国家卫生健康委员会"十三五"规划教材

全国高等中医药教育教材

供康复治疗学等专业用

作业治疗学

第2版

主　编　胡　军

副主编　闫彦宁　李奎成　徐　宁　余　瑾

编　委（按姓氏笔画为序）

艾　坤（湖南中医药大学）　　　　　赵美丹（天津中医药大学）

朱　毅（郑州大学第五附属医院）　　胡　军（上海中医药大学）

刘　琦（成都中医药大学）　　　　　胡玉明（南通大学附属医院）

刘沙鑫（四川大学华西医院）　　　　项栋良（黑龙江中医药大学）

刘晓丹（上海中医药大学）　　　　　施晓畅（上海交通大学医学院）

刘雪枫（福建中医药大学）　　　　　徐　宁（山东中医药大学）

闫彦宁（河北省人民医院）　　　　　郭华平（承德医学院）

李奎成（江苏宜兴九如城康复医院）　舒　乐（甘肃中医药大学）

余　瑾（广州中医药大学）

秘　书　刘倩雯（上海中医药大学）

U0207910

人民卫生出版社

图书在版编目（CIP）数据

作业治疗学 / 胡军主编. —2 版. —北京：人民
卫生出版社，2019
ISBN 978-7-117-26995-7

Ⅰ. ①作… Ⅱ. ①胡… Ⅲ. ①康复医学－医学院校－
教材 Ⅳ. ①R49

中国版本图书馆 CIP 数据核字（2019）第 237040 号

人卫智网　www.ipmph.com　医学教育、学术、考试、健康，
　　　　　　　　　　　　　购书智慧智能综合服务平台
人卫官网　www.pmph.com　人卫官方资讯发布平台

作业治疗学
第 2 版

主　　编：胡　军
出版发行：人民卫生出版社（中继线 010-59780011）
地　　址：北京市朝阳区潘家园南里 19 号
邮　　编：100021
E - mail：pmph @ pmph.com
购书热线：010-59787592　010-59787584　010-65264830
印　　刷：中农印务有限公司
经　　销：新华书店
开　　本：787 × 1092　1/16　　印张：26
字　　数：599 千字
版　　次：2012 年 7 月第 1 版　　2019 年 12 月第 2 版
　　　　　2019 年 12 月第 2 版第 1 次印刷（总第 2 次印刷）
标准书号：ISBN 978-7-117-26995-7
定　　价：68.00 元
打击盗版举报电话：010-59787491　E-mail：WQ @ pmph.com
质量问题联系电话：010-59787234　E-mail：zhiliang @ pmph.com

修 订 说 明

　　为了更好地贯彻落实《国家中长期教育改革和发展规划纲要(2010—2020年)》《医药卫生中长期人才发展规划(2011—2020年)》《中医药发展战略规划纲要(2016—2030年)》和《国务院办公厅关于深化高等学校创新创业教育改革的实施意见》精神,做好新一轮全国高等中医药教育教材建设工作,人民卫生出版社在教育部、国家卫生健康委员会、国家中医药管理局的领导下,在上一轮教材建设的基础上,组织和规划了全国高等中医药教育本科国家卫生健康委员会"十三五"规划教材的编写和修订工作。

　　为做好新一轮教材的出版工作,人民卫生出版社在教育部高等学校中医学类专业教学指导委员会和第二届全国高等中医药教育教材建设指导委员会的大力支持下,先后成立了第三届全国高等中医药教育教材建设指导委员会、首届全国高等中医药教育数字教材建设指导委员会和相应的教材评审委员会,以指导和组织教材的遴选、评审和修订工作,确保教材编写质量。

　　根据"十三五"期间高等中医药教育教学改革和高等中医药人才培养目标,在上述工作的基础上,人民卫生出版社规划、确定了中医学、针灸推拿学、中药学、中西医临床医学、护理学、康复治疗学6个专业139种国家卫生健康委员会"十三五"规划教材。教材主编、副主编和编委的遴选按照公开、公平、公正的原则,在全国近50所高等院校4000余位专家和学者申报的基础上,近3000位申报者经教材建设指导委员会、教材评审委员会审定批准,聘任为主审、主编、副主编、编委。

本套教材的主要特色如下:

　　1. 定位准确,面向实际　教材的深度和广度符合各专业教学大纲的要求和特定学制、特定对象、特定层次的培养目标,紧扣教学活动和知识结构,以解决目前各院校教材使用中的突出问题为出发点和落脚点,对人才培养体系、课程体系、教材体系进行充分调研和论证,使之更加符合教改实际、适应中医药人才培养要求和市场需求。

　　2. 夯实基础,整体优化　以培养高素质、复合型、创新型中医药人才为宗旨,以体现中医药基本理论、基本知识、基本思维、基本技能为指导,对课程体系进行充分调研和认真分析,以科学严谨的治学态度,对教材体系进行科学设计、整体优化,教材编写综合考虑学科的分化、交叉,既要充分体现不同学科自身特点,又注意各学科之间有机衔接;确保理论体系完善,知识点结合完备,内容精练、完整、概念准确,切合教学实际。

　　3. 注重衔接,详略得当　严格界定本科教材与职业教育教材、研究生教材、毕业后教育教材的知识范畴,认真总结、详细讨论现阶段中医药本科各课程的知识和理论框架,使其在教材中得以凸显,既要相互联系,又要在编写思路、框架设计、内容取舍等方面有一定的区分度。

　　4. 注重传承,突出特色　本套教材是培养复合型、创新型中医药人才的重要工具,是中医药文明传承的重要载体,而传统的中医药文化是国家软实力的重要体现。因此,教材既要反映原汁原味的中医药知识,培养学生的中医思维,又要使学生中西医学融会贯通,既要传承经典,又要创新发挥,体现本版教材"重传承、厚基础、强人文、宽应用"的特点。

5. **纸质数字,融合发展** 教材编写充分体现与时代融合、与现代科技融合、与现代医学融合的特色和理念,适度增加新进展、新技术、新方法,充分培养学生的探索精神、创新精神;同时,将移动互联、网络增值、慕课、翻转课堂等新的教学理念和教学技术、学习方式融入教材建设之中,开发多媒体教材、数字教材等新媒体形式教材。

6. **创新形式,提高效用** 教材仍将传承上版模块化编写的设计思路,同时图文并茂、版式精美;内容方面注重提高效用,将大量应用问题导入、案例教学、探究教学等教材编写理念,以提高学生的学习兴趣和学习效果。

7. **突出实用,注重技能** 增设技能教材、实验实训内容及相关栏目,适当增加实践教学学时数,增强学生综合运用所学知识的能力和动手能力,体现医学生早临床、多临床、反复临床的特点,使教师好教、学生好学、临床好用。

8. **立足精品,树立标准** 始终坚持中国特色的教材建设的机制和模式;编委会精心编写,出版社精心审校,全程全员坚持质量控制体系,把打造精品教材作为崇高的历史使命,严把各个环节质量关,力保教材的精品属性,通过教材建设推动和深化高等中医药教育教学改革,力争打造国内外高等中医药教育标准化教材。

9. **三点兼顾,有机结合** 以基本知识点作为主体内容,适度增加新进展、新技术、新方法,并与劳动部门颁发的职业资格证书或技能鉴定标准和国家医师资格考试有效衔接,使知识点、创新点、执业点三点结合;紧密联系临床和科研实际情况,避免理论与实践脱节、教学与临床脱节。

本轮教材的修订编写,教育部、国家卫生健康委员会、国家中医药管理局有关领导和教育部高等学校中医学类专业教学指导委员会、中药学类专业教学指导委员会等相关专家给予了大力支持和指导,得到了全国各医药卫生院校和部分医院、科研机构领导、专家和教师的积极支持和参与,在此,对有关单位和个人表示衷心的感谢!希望各院校在教学使用中以及在探索课程体系、课程标准和教材建设与改革的进程中,及时提出宝贵意见或建议,以便不断修订和完善,为下一轮教材的修订工作奠定坚实的基础。

人民卫生出版社有限公司
2019 年 1 月

全国高等中医药教育本科
国家卫生健康委员会"十三五"规划教材
教材目录

中医学等专业

序号	教材名称	主编	
1	中国传统文化（第2版）	臧守虎	
2	大学语文（第3版）	李亚军	赵鸿君
3	中国医学史（第2版）	梁永宣	
4	中国古代哲学（第2版）	崔瑞兰	
5	中医文化学	张其成	
6	医古文（第3版）	王兴伊	傅海燕
7	中医学导论（第2版）	石作荣	
8	中医各家学说（第2版）	刘桂荣	
9	*中医基础理论（第3版）	高思华	王 键
10	中医诊断学（第3版）	陈家旭	邹小娟
11	中药学（第3版）	唐德才	吴庆光
12	方剂学（第3版）	谢 鸣	
13	*内经讲义（第3版）	贺 娟	苏 颖
14	*伤寒论讲义（第3版）	李赛美	李宇航
15	金匮要略讲义（第3版）	张 琦	林昌松
16	温病学（第3版）	谷晓红	冯全生
17	*针灸学（第3版）	赵吉平	李 瑛
18	*推拿学（第3版）	刘明军	孙武权
19	中医临床经典概要（第2版）	周春祥	蒋 健
20	*中医内科学（第3版）	薛博瑜	吴 伟
21	*中医外科学（第3版）	何清湖	秦国政
22	*中医妇科学（第3版）	罗颂平	刘燕峰
23	*中医儿科学（第3版）	韩新民	熊 磊
24	*中医眼科学（第2版）	段俊国	
25	中医骨伤科学（第2版）	詹红生	何 伟
26	中医耳鼻咽喉科学（第2版）	阮 岩	
27	中医急重症学（第2版）	刘清泉	
28	中医养生康复学（第2版）	章文春	郭海英
29	中医英语	吴 青	
30	医学统计学（第2版）	史周华	
31	医学生物学（第2版）	高碧珍	
32	生物化学（第3版）	郑晓珂	
33	医用化学（第2版）	杨怀霞	

34	正常人体解剖学（第2版）	申国明	
35	生理学（第3版）	郭 健	杜 联
36	神经生理学（第2版）	赵铁建	郭 健
37	病理学（第2版）	马跃荣	苏 宁
38	组织学与胚胎学（第3版）	刘黎青	
39	免疫学基础与病原生物学（第2版）	罗 晶	郝 钰
40	药理学（第3版）	廖端芳	周玖瑶
41	医学伦理学（第2版）	刘东梅	
42	医学心理学（第2版）	孔军辉	
43	诊断学基础（第2版）	成战鹰	王肖龙
44	影像学（第2版）	王芳军	
45	循证医学（第2版）	刘建平	
46	西医内科学（第2版）	钟 森	倪 伟
47	西医外科学（第2版）	王 广	
48	医患沟通学（第2版）	余小萍	
49	历代名医医案选读	胡方林	李成文
50	医学文献检索（第2版）	高巧林	章新友
51	科技论文写作（第2版）	李成文	
52	中医药科研思路与方法（第2版）	胡鸿毅	

中药学、中药资源与开发、中药制药等专业

序号	教材名称	主编姓名	
53	高等数学（第2版）	杨 洁	
54	解剖生理学（第2版）	邵水金	朱大诚
55	中医学基础（第2版）	何建成	
56	无机化学（第2版）	刘幸平	吴巧凤
57	分析化学（第2版）	张 梅	
58	仪器分析（第2版）	尹 华	王新宏
59	物理化学（第2版）	张小华	张师愚
60	有机化学（第2版）	赵 骏	康 威
61	医药数理统计（第2版）	李秀昌	
62	中药文献检索（第2版）	章新友	
63	医药拉丁语（第2版）	李 峰	巢建国
64	药用植物学（第2版）	熊耀康	严铸云
65	中药药理学（第2版）	陆 茵	马越鸣
66	中药化学（第2版）	石任兵	邱 峰
67	中药药剂学（第2版）	李范珠	李永吉
68	中药炮制学（第2版）	吴 皓	李 飞
69	中药鉴定学（第2版）	王喜军	
70	中药分析学（第2版）	贡济宇	张 丽
71	制药工程（第2版）	王 沛	
72	医药国际贸易实务	徐爱军	
73	药事管理与法规（第2版）	谢 明	田 侃
74	中成药学（第2版）	杜守颖	崔 瑛
75	中药商品学（第3版）	张贵君	
76	临床中药学（第2版）	王 建	张 冰
77	临床中药学理论与实践	张 冰	

78	药品市场营销学（第2版）	汤少梁
79	中西药物配伍与合理应用	王 伟 朱全刚
80	中药资源学	裴 瑾
81	保健食品研究与开发	张 艺 贡济宇
82	波谱解析（第2版）	冯卫生

针灸推拿学等专业

序号	教材名称	主编姓名
83	*针灸医籍选读（第2版）	高希言
84	经络腧穴学（第2版）	许能贵 胡 玲
85	神经病学（第2版）	孙忠人 杨文明
86	实验针灸学（第2版）	余曙光 徐 斌
87	推拿手法学（第3版）	王之虹
88	*刺法灸法学（第2版）	方剑乔 吴焕淦
89	推拿功法学（第2版）	吕 明 顾一煌
90	针灸治疗学（第2版）	杜元灏 董 勤
91	*推拿治疗学（第3版）	宋柏林 于天源
92	小儿推拿学（第2版）	廖品东
93	针刀刀法手法学	郭长青
94	针刀医学	张天民

中西医临床医学等专业

序号	教材名称	主编姓名
95	预防医学（第2版）	王泓午 魏高文
96	急救医学（第2版）	方邦江
97	中西医结合临床医学导论（第2版）	战丽彬 洪铭范
98	中西医全科医学导论（第2版）	郝微微 郭 栋
99	中西医结合内科学（第2版）	郭 姣
100	中西医结合外科学（第2版）	谭志健
101	中西医结合妇产科学（第2版）	连 方 吴效科
102	中西医结合儿科学（第2版）	肖 臻 常 克
103	中西医结合传染病学（第2版）	黄象安 高月求
104	健康管理（第2版）	张晓天
105	社区康复（第2版）	朱天民

护理学等专业

序号	教材名称	主编姓名
106	正常人体学（第2版）	孙红梅 包怡敏
107	医用化学与生物化学（第2版）	柯尊记
108	疾病学基础（第2版）	王 易
109	护理学导论（第2版）	杨巧菊
110	护理学基础（第2版）	马小琴
111	健康评估（第2版）	张雅丽
112	护理人文修养与沟通技术（第2版）	张翠娣
113	护理心理学（第2版）	李丽萍
114	中医护理学基础	孙秋华 陈莉军

115	中医临床护理学	胡 慧
116	内科护理学（第2版）	沈翠珍 高 静
117	外科护理学（第2版）	彭晓玲
118	妇产科护理学（第2版）	单伟颖
119	儿科护理学（第2版）	段红梅
120	*急救护理学（第2版）	许 虹
121	传染病护理学（第2版）	陈 璇
122	精神科护理学（第2版）	余雨枫
123	护理管理学（第2版）	胡艳宁
124	社区护理学（第2版）	张先庚
125	康复护理学（第2版）	陈锦秀
126	老年护理学	徐桂华
127	护理综合技能	陈 燕

康复治疗学等专业

序号	教材名称	主编姓名
128	局部解剖学（第2版）	张跃明 武煜明
129	运动医学（第2版）	王拥军 潘华山
130	神经定位诊断学（第2版）	张云云
131	中国传统康复技能（第2版）	李 丽 章文春
132	康复医学概论（第2版）	陈立典
133	康复评定学（第2版）	王 艳
134	物理治疗学（第2版）	张 宏 姜贵云
135	作业治疗学（第2版）	胡 军
136	言语治疗学（第2版）	万 萍
137	临床康复学（第2版）	张安仁 冯晓东
138	康复疗法学（第2版）	陈红霞
139	康复工程学（第2版）	刘夕东

注：①本套教材均配网络增值服务；②教材名称左上角标有＊号者为"十二五"普通高等教育本科国家级规划教材。

第三届全国高等中医药教育教材建设指导委员会名单

顾　　问	王永炎	陈可冀	石学敏	沈自尹	陈凯先	石鹏建	王启明
	秦怀金	王志勇	卢国慧	邓铁涛	张灿玾	张学文	张　琪
	周仲瑛	路志正	颜德馨	颜正华	严世芸	李今庸	施　杞
	晁恩祥	张炳厚	栗德林	高学敏	鲁兆麟	王　琦	孙树椿
	王和鸣	韩丽沙					

主 任 委 员　张伯礼

副主任委员　徐安龙　徐建光　胡　刚　王省良　梁繁荣　匡海学　武继彪
　　　　　　王　键

常 务 委 员（按姓氏笔画为序）

	马存根	方剑乔	孔祥骊	吕文亮	刘旭光	许能贵	孙秋华
	李金田	杨　柱	杨关林	谷晓红	宋柏林	陈立典	陈明人
	周永学	周桂桐	郑玉玲	胡鸿毅	高树中	郭　娇	唐　农
	黄桂成	廖端芳	熊　磊				

委　　员（按姓氏笔画为序）

	王彦晖	车念聪	牛　阳	文绍敦	孔令义	田宜春	吕志平
	安冬青	李永民	杨世忠	杨光华	杨思进	吴范武	陈利国
	陈锦秀	徐桂华	殷　军	曹文富	董秋红		

秘 书 长　周桂桐（兼）　王　飞

秘　　书　唐德才　梁沛华　闫永红　何文忠　储全根

11

全国高等中医药教育本科
康复治疗学专业教材评审委员会名单

前　言

　　作业治疗学是康复医学的重要组成部分，协助服务对象或患者选择、参与、应用有目的性和有意义的活动，预防、减少或恢复生活中的功能障碍，增进健康，预防能力的丧失和残疾的发生，促进最大程度的功能恢复，最大限度地恢复躯体、心理和社会方面的适应和独立。

　　作业治疗学的发展和建立已有百年历史，已经建立了一个完整的学术体系。作业治疗学作为一个独立的康复治疗学科，在全球范围内设有专业完整的学科培养体系。经过多年艰苦的建设，中国有了自己独立的作业治疗专业，也正式加入了世界作业治疗师联合会的大家庭。作业治疗开始逐渐为广大患者接受的同时，临床作业治疗师人数也有了极大的增加。这一切都显示出了作业治疗在中国发展的勃勃生机。

　　众所周知，世界作业治疗师联合会的作业治疗学教育标准是全球本专业领域最权威的，本书借助全国通过该联合会专业认证院校的经验，内容上基本对接了世界作业治疗师联合会的作业治疗专业教育标准。上篇为作业治疗基本理论，其中包括了学科的发展历程、理论模式、实践原则、作业治疗评定及作业活动训练等内容；下篇为临床作业实践，从专业的实践角度出发，结合临床亚专科分类来介绍作业治疗学的工作内容。大道至简，作业治疗以人为本、以生活为源，关注能力表现和生活品质。本书涵盖了作业治疗领域的各个方面，有助于专业人员的研究和学习。同时，本书延续了上一版的特点，对于中国传统健康文化与作业治疗之间的融合做了有益的阐述。具有中国特色将是作业治疗植根中国土壤的根本要求，也是未来中国式作业治疗发展的方向。

　　本书的编写情况如下。第一章：余瑾；第二章：刘沙鑫；第三章：艾坤；第四章：胡军；第五章：刘晓丹；第六章：徐宁；第七章：阎彦宁、赵美丹；第八章：郭华平、朱毅、刘琦；第九章：朱毅、项栋良；第十章：舒乐；第十一章：施晓畅；第十二章：胡玉明、余瑾；第十三章：刘雪枫、郭华平；第十四章：李奎成；附录：胡军、刘倩雯。另外，上海市第七人民医院的周欢霞和上海中医药大学附属岳阳中西医结合医院的李文分、薛夏琰也参与了本书的编写工作。感谢各位编者的辛勤付出。

　　本书面世之际正值新中国七十华诞，编写组以此书向祖国献礼，并向多年来秉承初心、执着于康复事业的前辈和同道们致敬！也恳请各位同道在使用中对本书加以指正。

编者

2019 年 10 月

目　录

上篇　作业治疗基本理论

下篇　临床作业实践

第一章

作业治疗的概念

学习目的

通过学习有关作业和人类作业的本质,进一步学习理解作业治疗的基本常识、作业治疗师的工作内容和执业要求、作业治疗的范围、原则及治疗师角色,熟悉作业治疗的中国情境,与中国文化的对接,了解中国情境下作业意义以及状态模式。使学生掌握作业治疗的基本概念和理论基础,为后面相关专业知识的学习和本土化创新提供支持。

学习要点

作业的定义、作业的分类、影响作业的因素、人类作业本质、作业治疗的中国情境和状态模式、作业治疗师的工作领域和工作要求。

第一节 作业的定义及内容

一、作业

(一) 作业的定义

从事日常活动是人的特质,也是人类生存的基础。很多学者把作业(occupation)定义为人们日常所做的普通且熟悉的事情。实用主义哲学家和教育家 John Dewey 把作业描述为具有目的的持续性活动。

作业,也称作业活动,是指对个人自理、工作和闲暇活动的积极参与。作业被视为有目标的和精心设计的活动,而这些活动可以使人创造意义及美好的生活。作业是作业治疗的核心。

(二) 作业与文化

通过作业,人得以生存并持续发展,对自身产生认识,并与周围的世界发生互动。同时作业活动帮助人们发展各种技能和技巧,使人能追求自己的兴趣爱好,同其他人产生人际关系,建立并表达自己的价值观。

每一项简单的日常活动从广义上说都具有特殊的原因,与社会生活的联系更赋予了其特殊意义。比如,在第一次工作面试的清晨穿上一双鞋,就不仅是穿衣服的作业活动,而是有给雇主留下好印象从而获得工作机会的意义,更有潜在的实现梦想和成就自我价值的意义。因此,作业不仅是人们认可且熟悉的日常活动,也是人们描述并传递相关信息的媒介,更是文化的一部分。因此,有学者将作业定义为存在于文化范畴中的日常活动。作业治疗专家Kielhofner把作业描述为在时间范畴、物理和社会背景下所做的具有文化意义的工作、娱乐及其他日常活动。

二、作业的内容

(一)作业活动的目的和分类

根据人们每天作业活动的时间分配和目的的不同,作业活动有多种分类方法。最常见的分类方法包括工作、娱乐、自理和睡眠。该分类方法有利于作业领域知识的交流,无论来自何种社会文化背景,以上项目已将人们一天所有从事的活动都包含了进去。

1. 工作 传统意义上的工作指的是为维持生存而进行的活动。Primeau在1995年对工作领域进行了分析,指出工作的定义广阔,包含了从有酬劳的劳动到一系列无酬劳的活动,且很难明确地区分。比如,家务劳动就属于无酬劳并具备一定自主性的工作,从事家务的工作者对具体做什么有很高的自主权,这种自主权一般仅见于玩耍、休息或休闲活动。而且,有一些人在完成家务劳动的时候能获得放松和娱乐,这也不是传统意义上工作的特性。又比如,各项体育活动对于职业运动员属于工作的范畴,他们向观众展示高超的技能,并获得较高的报酬,而对于业余爱好者就只是自由选择的娱乐活动。

2. 娱乐与玩耍 选择权、自我表达和自我发展常常被用来描述娱乐的特性。玩耍作为儿童的主要作业活动,也常常与娱乐一词互换来描述成人非工作性的活动。娱乐是一类特别的活动,具有自由参与的特性,其主要目的是享受乐趣。一些学者指出娱乐能满足重要的心理需求,并试图根据满足需要的不同对娱乐进行分类,如Tinsley和Eldredge试图将娱乐活动分成11类,但这些分类方法的有效性并未得到充分证实。Stebbins将娱乐分为认真型和休闲型两类,认真型娱乐是指作为业余爱好者或志愿者为获得相关技能、知识和经验而投入大量时间和精力的活动,如汽车发烧友。相反的,休闲型娱乐是指不需要通过特殊训练,短时间内就能产生乐趣的活动,比如公园散步、逛街和野餐。也有根据娱乐活动的激烈程度,将娱乐分为静态和动态娱乐(图1-1)。

3. 自理 自理是指个体在其生活环境中维护自身生存发展的必要活动,一般包括自我维持(self-maintenance),如进食、如厕和个人卫生等基本内容(图1-2)等。自理除了维持基本的生存之外,还具有社会的必需性,比如进食和卫生是生存和维持健康的基本条件。而穿衣和打扮则在社会互动中有重要地位,这是因为社会和文化对人们的外表和着装有各种要求,并影响着个体在生活中的角色以及他人对其的接受程度。如果达不到要求,个体有可能面临失去社会地位和来自他人的支持与合作。社会接受程度是健康的一部分,影响着生活中各方面的成败,包括择偶和事业的发展。

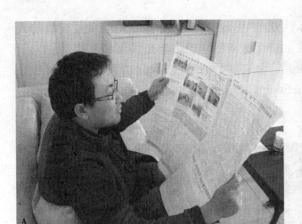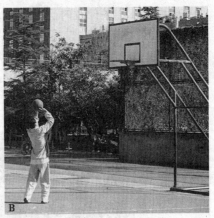

图 1-1 静态和动态的娱乐

A. 阅读；B. 打篮球

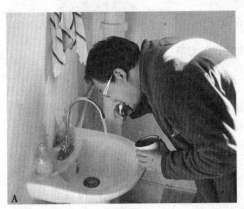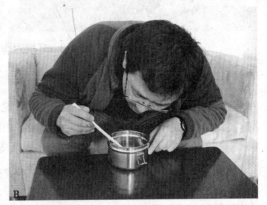

图 1-2 自理是生存必要的活动

A. 洗漱；B. 进食

4. 睡眠 睡眠是维持健康的一种特殊的作业活动，人一生的时间大概有三分之一用在睡眠上。在进化的层面，许多科学家仍不理解为什么睡眠能以一种行为方式遗传下来，因为在睡眠中动物和人都不能对环境做出及时的反应，包括自我保护和生产等。但睡眠在生理方面具有重要的恢复作用，包括修复组织、巩固记忆和保存能量等。

（二）完成作业活动的条件

若要成功地完成某一作业活动，就需要具备特定的能力和技巧。比如开车，司机需要一定程度的注意力、良好的视力和反应能力、对交通规则和标志的充分认识，以及操作汽车必需的灵活性和协调性。

从生物学和医学角度，完成作业活动所需的能力和技能都是作业康复治疗的目标，包括肢体和心理功能的恢复。但一项作业活动的完成不仅依靠个人的能力和技能因素，还应考虑完成任务的条件和环境因素。以开车为例，即使具备以上提及的能力和技能也不一定能开车到达目的地，因为驾驶可能受到环境的影响，如道路是否通畅、汽车有无故障等。

环境和社会条件有时会对作业活动产生明显的影响。例如：对于使用轮椅的人来说，是否存在无障碍设施对其完成上楼梯这项活动的影响是显而易见的（图1-3）。这一点，在2001年世界卫生组织发布的疾病分类系统——国际功能、残疾和健康分类（International Classification of Functioning, Disability and Health, ICF）中有明确的表述。

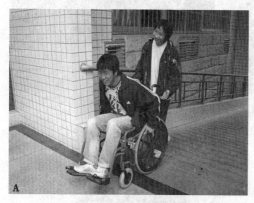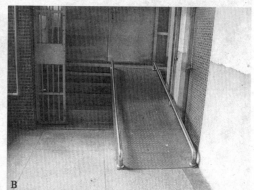

图1-3 环境对作业活动的影响

（三）作业活动完成的地点

作业活动一般在特定环境中发生，不论室内或是室外都与活动的特性有关。同时，地理位置也对个体移动、公共交通的使用、社会参与度和社会关系的发展产生影响。建筑和各种设施的设计核心应该是以支持人们完成作业活动为基础，增强人与各种物品的互动，改善设计并促进人在家庭、单位和其他环境的作业表现。因此无障碍的设计理念也越来越受到重视和强调。人造环境和自然环境的一些特性直接影响人进行活动的感受和经验，尤其是人的觉醒度和动机。比如宽敞明亮、色调严肃的房间适合进行学习和考试，而色彩丰富、装潢温馨的房间则适合放松和社交活动，地点的选择对作业活动的完成是有较大影响的。

（四）作业活动完成的时间

作业与时间的关系紧密，人生不同阶段从事的作业活动不尽相同，个体产生的经验与感受也可能随时间的推移而改变。由于作业具有时间性，作业活动的内容也随时间而变化，比如，上学、工作多数发生在白天的特定时段，而休息和夜生活一般在晚上进行；孩童的主要作业活动是玩耍，而成年人的主要作业活动则是工作。随着时间的改变，各种活动相互交织在一起，形成作业的等级。比如，夏天到体育馆学游泳可以被看作为一项作业活动，但可将其拆分成几个单独的活动，包括乘车去体育馆、换衣服、下水游泳等。每一个活动又可分为若干步骤，比如查找乘车路线和步行至车站等。由此可见，作业活动可根据所用时间长短和复杂程度而具备等级性，以上从查找乘车路线到整个夏天都去游泳就是不同等级的作业活动。越复杂、时间越长的活动对人们的意义也就越大。然而，目前尚未有根据此类等级来对作业活动进行分级的方法。

（五）作业活动的模式

日常生活有可预测性，由此反映了作业活动具备一定的模式性。不少生活必需的作业活动都是常规活动的重复,诸如自理、睡眠等。但是,一些活动如看电视和玩电脑,被个体过度重复和追求常常会对健康带来负面影响。而某些重复的活动具备自我推动力,不断鼓励个体参与其中,这使个体能真切地感受到朝某一重要目标前进而引起的进步,比如健身或者学习某一技能。由此导致的对活动的不断追求和参与的习惯明显不同。

1. 习惯 有些活动经过多次重复之后就变成习以为常、自动和潜意识的模式。习惯以一种半自动的方式影响行为,常常不需要有意识和刻意的行动,并发生于个体熟悉的环境中。其目的是通过一些自动化行为,在节省体力和注意力消耗的同时完成我们常规需要完成的某些活动,将资源用于更高级的作业活动的完成。比如,在刷牙过程中,具体操作是基本固定的程序,不需要特别刻意的控制就自动发生。

2. 常规 常规是具备一定稳定性和顺序性的作业活动,涉及某一时间段或情形下需完成的一系列活动。比如,每天早晨起床后要完成的梳洗和穿衣过程。有研究表明,德国老年人的自理和生产活动多数在早晨和中午完成,而娱乐和休息活动则在下午和晚上进行。相似的活动节律在高等级和组织性的动物身上也被发现,比如非洲山地大猩猩。

习惯和常规是决定生活方式的重要部分,也对健康产生深远影响。例如,有规律的锻炼和休息、健康饮食、按时服药、按质按量完成康复治疗计划等都是受习惯和常规影响的。

3. 生活方式 习惯、常规、文化背景和个人作业活动喜好决定了生活方式,即个体可选择的、能被观察到的和能与他人区别开的生活模式。Elliott 指出,个体解决个人需求和应对环境压力的方式也是生活方式的重要特征。很多关于生活方式的研究主要集中于保持健康和预防疾病方面,并发现类似的生活方式行为常常一起出现,比如按要求佩戴安全带的人睡眠也有规律,并按时吃饭和锻炼,定期检查身体;而滥用毒品和酒精的人,也常常伴随有其他不良行为。

第二节 人类作业的本质

一、作业活动与生命经历

通过对现在、过去和未来的探究,将人生故事一点点展开,是一种理解作业活动意义的重要方式,也是将生活描述并解释给自己和他人的叙事方式。作业活动的累积构成了生命经历。通过这种叙事方式,不断对生活中各种事件进行阐释,帮助人们获得相应的社会身份和生活目标。生命的经历因人们获得的不同作业活动机遇而发生着改变,在人们不断经历和感受的同时被记录和修改。

总之,作业活动具有目的性,与活动本身的特性和完成场合有关,最重要的是它对参与完成的个体有特殊含义,并且完成的时间和地点也会影响到它的意义。尽管作业活动的定义很多,但都具备以下共性:

1. 目的性明确。
2. 完成的场合和环境会对活动和参与者产生影响。
3. 能被参与者和其他人识别。

4. 对参与者或其他人具有特殊含义。

5. 受一定的文化背景的影响。

通过以上对作业活动的定义和多个层面的简短介绍，不难发现作业活动的复杂性和其对人们社会身份和生活意义的影响。人们作为行为主体在环境中完成活动。因此，环境、人和活动三要素以及它们之间互相影响的关系是了解作业本质的关键。只有充分掌握患者个人身体情况、需要完成的作业活动及在什么环境完成作业活动，才能提供全面和真正有效的作业治疗。随着各种信息技术的发展，各种统计和分析数据方法的完善，作业科学的知识体系必将得到丰富，并帮助人们获得更健康幸福的生活方式。

二、作业活动的意义

"意义"的大意是将世界上事物的表象联系起来。"意义"把世界上细小的、不相干的部分变成较大的、有联系的结构。"意义"能让人根据可供考虑的选择，依照个人价值，参考长远计划及一些等级目标来做决定。Baumeister假设人类对意义有四种基本需要，即对目标、价值、功效及自我价值的需要。这四种对意义的基本需要并非生存的必需条件，但是一旦这四种需要不能满足时，人们就会表现出痛苦、困扰和不安。自理活动、工作及闲暇是作业治疗所关注的三大范畴。作业治疗师对这些层面的意义感受至深。

1. 自理活动的意义　自理活动是生存最基本的要素，它亦帮助个人建立社会角色。除了生存以外，社交生活要求个人遵守某些卫生、衣着及社会形象的要求。"自我"这个层面应成为自理活动的焦点。"自我"的个人意义应受到尊重，并在治疗活动中加入患者选择的权利。例如：排泄是最私人和最不愿旁人看见的日常活动；饮食可被视为纯粹的社交活动，亦可被视为能反映生活素质的一个重要元素。

2. 工作的意义　工作可被定义为个人创造价值的活动。正因为工作的意义会受到工作性质及工作者态度的影响，所以没有一个统一的定义。工作可以是一项令人向往的活动，也可以是工作者享有高度自由时的自我表现机会。工作更可实践某些社会需要，并为工作者提供较广的社交圈。工作得到的报酬除了金钱，还有挑战、变化及自由等元素，以提升个人的能力和自信。工作就是我们勾勒人生计划的实验室。

3. 闲暇的意义　闲暇可被视为有效地利用空闲时间。闲暇可反映主体寻找愉快感觉的态度。与工作的性质相类似，闲暇活动包括挑战、技能、创作、自由及反馈。参与闲暇活动有助于发展个人知识、技术、生理及心理空间。这同样需要个人去体会对他人、宠物和环境承担的责任。

三、作业活动的关键

活动只是外在形式，活动对患者的意义才是关键，要了解作业治疗的概念就要从寻找此意义开始。作业活动的完成，包括相关的能力、技能和工具，同时也与完成的时间和环境有关，并成为人们生活经历的重要部分。作业活动对个人具有重要意义，塑造了人们的身份并促进对自我的认识。作业活动也具有社会层面的意义，人们通过对作业活动的描述、评价，促进自身与社会中其他个体的关系和交往的产生。

作业活动和其他人类活动的主要区别在于社会和具体环境赋予的意义。比如，用祖母留下的菜谱做红烧肉这一作业活动，如果只是关注活动的完成，就仅仅是按照菜谱里的顺序完成炖肉所需的步骤和行为。但从复杂的层面理解，按祖母留下的菜谱做菜，将会引起对往事、家庭传统和家庭关系的回忆，并对作品充满美好的期待。同样，在同事聚会和电视台厨艺比赛上同时做这道菜，尽管完成的菜谱和操作步骤是完全一样的，但是由于两个不同的场合赋予了这道菜不同的意义，所以一个人投入的注意力和完成的质量都会是不同的。

作业治疗活动是治疗师有目的、有计划地组织，希望患者投入地参与，才能增强治疗效果。想要患者投入地参与，治疗师首先应发掘活动对患者的意义，因为这个意义能成为患者的动力。积极地参与活动除了可使人忘记痛楚、增加运动量外，还能提高人的自我观念、自我控制能力、社交技巧及生活满足感。

第三节 作业治疗的定义及范围

一、作业治疗的定义

作业治疗的核心理念是：作业是人类的根本特质和发展基础，作业活动可以作为一种治疗手段，参与作业活动有利于恢复、保持和促进健康。由于作业的复杂性和多维性，参与作业活动不仅能促进肢体康复，也能促进心理和社会层面的康复。

不同组织机构对作业治疗的定义基本相同，世界作业治疗师联合会（World Federation of Occupational Therapists，WFOT）的定义是"作业治疗是通过帮助人们参与作业活动而促进其健康和安适的专业"，也就是以参与具有个人意义和目标的活动来提升健康的一门学科。简言之，作业治疗师以日常作业活动作为治疗手段，帮助各年龄阶段的人们参与并完成他们想要或是需要做的事情。作业治疗师面对的客户群体相当广泛，包括精神、肢体、发育发展和情感等领域有障碍的各类患者。治疗目标不仅是提升基本的运动和认知功能，还包括对永久失去功能的补偿，最终使患者拥有独立、高生产力和满意的生活。

作业治疗以作业活动和健康互相影响、相互制约的关系为哲学基础，帮助和促进患者功能的康复。作业治疗师以其全面的健康整体观成为现代医疗服务团队的一员，其地位与医生、护士、物理治疗师、言语治疗师、营养师等工作人员同等重要，他们以分工合作的方式共同制订最有效的治疗方案。目前，作业治疗师已经越来越多地参与到解决社会、政治和环境因素引起的健康问题，尤其是弱势群体所受的排斥和社会公正等问题中。

二、作业治疗的范围与服务领域

作业治疗是一门帮助客户发展、维持和恢复日常活动功能的学科，而日常活动常常又包括自理、工作和休闲娱乐等方面的内容，所以作业治疗师工作的范围非常广，需要具备各种专长才能服务于有不同需要的客户群体。以下根据作业治疗服务的地点，大致将其分成肢体健康、精神健康和社区服务三个领域，治疗师在每个领域之下，根据服务对象的人口学特点和诊断又各有所长。

（一）肢体健康

肢体健康障碍的康复，不仅是单纯的骨骼肌肉康复，还包括认知（记忆力、专注力和分析解决问题的能力等)和感觉(视觉、触觉和本体觉等)的治疗。

1. 急重症治疗部门 急重症服务一般由医院的住院部或重症监护单位提供,患者因较严重的疾病就诊,如脑外伤和脊髓损伤等。急性期诊治的主要目标是稳定患者的生命体征,去除威胁生命的因素和减少功能的丢失。作业治疗师的主要任务是进行家庭健康宣教,促进患者早期床上活动以及基本日常生活活动的恢复。

2. 康复中心和住院部 该部门一般收住已度过急性期和存在残障,需要康复的患者,如脑卒中、脊髓损伤和截肢等。此时作业治疗师需训练患者所需要的技能,帮助患者熟悉可为其提供的环境改造设施,提升日常生活活动能力,以促进其早日重返生活与工作。

3. 康复门诊部 主要针对不需要住院的各种患者的日常康复训练,常见的有骨科、神经科、烧伤科和手外科的患者。作业治疗师的治疗计划在改善患者自身功能障碍的同时,还应为患者提供相应的辅助策略,以提高患者日常自理和工作等方面的能力。作业治疗师应根据患者的具体需要制订康复计划,通过提升患者作业能力、改善患者功能障碍及提供辅助设备的方式,帮助患者完成所需要的作业活动。

4. 养老院和临终关怀护理院 在这些机构中,治疗师的主要角色是提高老年人的生活质量,包括提高自理能力、提供辅助工具和进行环境改造,以促进患者的独立生活能力。对于临终关怀的患者,作业治疗师根据其剩余功能对作业活动进行分析并降低难度,同时给家人和看护者提供康复知识的教育。

5. 儿科 作业治疗师也服务于儿科门诊和住院患者,儿科就诊的常见病种有发育迟缓、感觉控制和处理障碍、脑瘫和自闭症,以及任何影响儿童日常作业表现的各种外伤和慢性疾病。由于儿童和成人的作业活动相差很大,治疗师提供给儿童的服务是完全不同于成人的,主要关注点包括玩耍、自理、家务和学校学习,最终目的是保证患儿能够顺应发展规律,完成日常生活活动、社交活动、休闲活动等多方面的作业活动。

6. 工伤康复 治疗师为工伤残障人员提供康复服务,最大限度地恢复和提高其躯体功能以及生活应对能力、劳动能力,并早日让其重返工作岗位。常常需要个性化、目标明确和组织结构清晰的治疗方案,以及真实或模拟的工作活动来恢复生物力学、神经肌肉、心肺和代谢等方面的功能,以达到返回工作岗位的目标(图1-4)。工伤康复的治疗实际是伤员急性期和恢复工作之间的一个过渡时期。

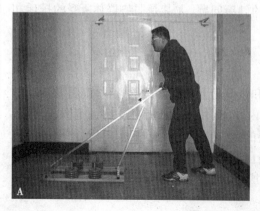
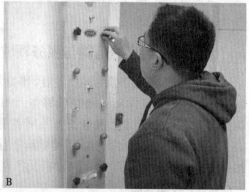

图1-4 工伤康复模拟训练

（二）精神健康

精神健康障碍的问题主要集中在生活自理、自信心、与人正确交往互动和寻找并保持工作岗位的能力障碍。其人群多种多样，包括老年人、成年人、青少年和儿童，疾病种类繁多，常见的有精神分裂、毒品酒精成瘾、痴呆、情绪障碍、人格障碍、进食障碍和焦虑综合征等。治疗师通过在实际情形中运用一对一治疗和（或）小组活动等多种方式，培养患者照顾自己和他人的能力、制订有规律的生活计划、增加社区生活参与度、培养社区资源使用能力（购物、去银行等）、经济管理能力、发展个人爱好、增强社交能力和再就业能力等，达到提高其生活质量的目的。治疗师还需对患者家属和看护者提供教育服务，使其加深对疾病和患者的理解，利用患者本身的优势来产生积极的改变，尤其是改善患者与家人和看护者之间的关系。

作业治疗师在医院住院部和社区提供精神康复服务：

1. 住院患者 指住院的急性期和康复期患者。对于急性期的精神健康障碍患者，由于其病情不稳定，患者对治疗的理解和参与度可能受到限制，作业治疗师在此阶段主要提供的服务包括快速评估患者情况及需要、找到最需要优先解决的问题并制订治疗计划、发现患者的优势和现有资源、提供有效的短期治疗、制订后期治疗计划或出院计划。相对于急性期，康复期患者病情稳定，对自身情况有一定了解，治疗师也相对易于接近患者开展治疗。这时的治疗主要关注于帮助患者恢复自信心、促进其参与各种生活活动、改善自我照顾和社会参与的能力，诸如心理治疗和生活能力的培训等。

2. 社区患者 一般指不需要住院治疗的患者，这个群体常常回到家中和家人生活或独自生活。作业治疗师提供的服务包括：与患者一起制订康复计划和个人发展计划；定期对患者的生活能力、工作表现和住所条件进行评估；改善单位、家庭和学校环境以促进患者作业活动的最佳表现；组织培训课程或者是社区内的治疗活动；为非官方精神治疗机构提供帮助和咨询，为有工作或在寻找工作的患者提供就业咨询并和雇主进行有效沟通。在社区工作的作业治疗师常常就职于日间看护中心、社区精神科诊所、收容所和一些民办机构。

（三）社区服务

社区服务的核心是作业治疗师和患者一起在其熟悉的环境中展开治疗。治疗师可能需要综合运用肢体和精神康复的知识及技能，还需面对较少见的患者群体，如无家可归者或高度贫穷人群。

目前我国的社区作业治疗服务尚属于亟待发展的领域，而西方常见的社区工作可以作为我们借鉴的对象：

1. 家庭服务 治疗师上门为有需要而不能到医疗机构接受治疗的各类患者提供治疗服务，如辅具制作、健康宣教、环境改造等。

2. 健康促进和生活方式咨询 不管是正常人还是有残障的人都有保持健康的愿望，达到健康需要正确的生活方式和一定的自我管理技巧，作业治疗师可以从生活各个层面为服务对象提供维持健康的咨询和训练。

3. 社区环境改造服务 专门为老年人的家、养老院、看护院等有需要的机构提供环境改造，从家具摆放、扩宽门窗走廊、安装卫生间辅具到各种高科技电子设备的配置使用。

4. 低视力康复　帮助患者利用现存的视力完成日常作业活动。补偿技术和环境改造包括正确的光线应用、物品颜色对比度调整和辅助具的使用。

其他常见的社会工作还包括为一些有康复需要的社区机构提供服务，比如日间看护中心、早教中心和收容所等。

三、作业治疗的原则

在治疗师进行治疗的过程中，为了能建立良好的医患关系、获得最佳治疗效果，以及达到保障公众健康安全的目的，有一系列基本原则是治疗师必须做到的。

（一）责任心

作为医疗卫生工作者，作业治疗师必须以患者的利益为服务的根本。责任心意味着治疗师必须对自己的行为负责，有义务向公众解释自己的医疗行为。一名有自知力和能胜任工作的治疗师，应该清楚自己的强项和不足，熟悉各种规章制度，在治疗过程中准确、谨慎地做出决策，并能全面清楚地解释某种决策的原因。

（二）专业界限

医患关系中，治疗师和患者是不平等的。由于治疗师自身所具备的知识和技能以及患者对此类知识技能的需求，治疗师经常处于相对更强势的地位，因此治疗师有责任主动建立并尽量保持平等的医患关系。为确保公众与本专业之间关系的良性发展，治疗师不应跨越界限，错误或过度地使用自己的权力，同时应该保持自身的专业能力和可靠性。

（三）知情同意

维护患者的知情同意权，保证了患者自由选择医疗卫生服务的权利，属于一种以患者为中心的服务模式，即以坦诚的态度来满足患者自身需要为根本目标。知情同意就是在执行医疗服务行为之前，获得患者的认可和同意，治疗师有义务提供与该行为相关的信息，并对患者提出的疑问进行解答，包括介绍可能有的其他选择。

（四）保密和隐私权

作业治疗师经常由于患者的信任而获得对方比较敏感的私人信息，治疗师有义务尊重和保护这类信息。当与法定有权获得此类信息的个人和机构进行分享时，所提供信息的量也应遵循适可而止的原则。

（五）有效的沟通

清楚的沟通是建立良好医患关系的核心，也是治疗师在执业过程中与患者和其他相关人员互动交流时必须具备的能力之一。有效的沟通包括恰当地使用语言、肢体和书面等交流方式，并建立良好的反馈机制，便于从患者和其他医疗团队成员处获取反馈信息，最终促进治疗师自身的发展。

（六）公开化

作业治疗的过程和其他医疗卫生专业一样必须透明和公开化，在医患关系中，交流应清楚、公开和全面。无论有意或无意，对患者隐瞒信息都是不恰当的，治疗师有义务保证与相关人员分享信息的质量。

（七）利益冲突

利益冲突出现在治疗师与患者存在不恰当的利益关系时，并因此影响了治疗师的专业判断和为患者根本利益服务的意愿及能力。比如，为科研目的或经济原因向患者推销某种治疗服务。利益冲突会以多种形式出现，无论是已经发生还是仅处于意识阶段都应该及时解决。

能否遵循以上原则，是治疗师建立良好的医患关系并高质量完成治疗服务的关键。在实际工作中治疗师将会面对来自外界和自身的各种困难和挑战，只有严于律己和不断提高才能成为一名合格的作业治疗师。

四、作业治疗师的工作角色和专业要求

刚毕业的作业治疗师大多从事的工作就是直接对患者进行个案管理，提供治疗服务，但随着工作年限的延长和对作业治疗不同领域经验的增加，作业治疗师可拥有多达 10 个与本专业相关的工作角色。这些角色包括临床工作者、教育者、科研人员、咨询者、行政管理人员、个体创业者等，而一个作业治疗师往往拥有一个以上的角色，例如一个在医院工作的作业治疗师除了完成临床工作之外，还在某高等院校担任兼职教师，同时可能是医院治疗师部门主任，并因此担任行政管理工作。表 1-1 简单介绍了作业治疗师常见的四个角色：

表 1-1 作业治疗师常见的角色

角色	主要职责
临床工作者	为患者提供高质量的作业治疗服务，包括评估、制订治疗计划，执行治疗计划，制订出院计划，各种相关记录文档的书写等 临床作业治疗服务可以通过直接的方式提供，也可以以监督和咨询的方式提供
教育者	在院校担任作业治疗课程教师，并在临床环境中承担临床带教工作 对患者及家属等相关人士提供相关疾病与作业治疗的知识教育和培训 向同行和其他健康专业人士提供业务培训 教育社会大众，促进作业治疗的影响力和发展
科研人员 / 学者	从事专业的学术工作，包括通过科研等方式来检验、发展和评估本专业的知识体系 完善作业治疗的理论基础和哲学基础
咨询者	为个人和社会团体组织提供作业治疗咨询服务

要成为一名合格的作业治疗师，需具备一系列执业必需的知识、能力与态度。世界作业治疗师联合会在 2002 年出版的《最低教育标准》中提到五个领域的能力，它们是：人 - 作业 - 环境与健康的关系；治疗性与专业性关系；作业治疗的程序；专业分析能力与行为；执业的背景（图 1-5）。

当然，不同国家地区的作业治疗师所应具备的特殊知识、技巧与态度还取决于当地健康需求的特点；当地卫生、福利、残疾与法律系统；当地促进健康的作业特性；以及教育课程的哲理与目的。以下将对五个专业技能领域的要求进行简述：

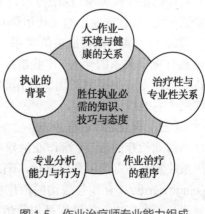

图 1-5 作业治疗师专业能力组成

（一）人 - 作业 - 环境与健康的关系

1. 作业 对作业的理解是本专业的核心，治疗师应具备相应的知识，包括对作业的定义、形式、种类的理解；各类健康、物理、社会和文化因素对作业的影响；作业是怎样组织和执行的；以及时间对作业的影响；作业怎样影响健康，以及作业对个体的意义等。同时，治疗师还应具备对作业活动的分析、调整与分级的技能；能够对个人和团体的作业目标、作业表现、作业能力、影响因素及满意度进行评估；分析作业表现与环境因素之间关系的技能，和治疗性的使用作业活动的能力。由于作业活动的复杂性，治疗师还应认识到不同个体对参与作业的不同理解和文化差异，并持有对不同人群作业参与的专业态度。

2. 人 即作业治疗师对人的认识，与他人工作的技巧以及对待他人的态度。治疗师需掌握人是因作业而存在的本质，理解生命周期中作业与人类发展的关系，个人意义是怎样通过作业经历表达的，以及身体、文化和社会等因素如何影响人们参与作业。由此更清楚地处理身体结构或功能失衡，以保留参与作业的潜能，应用理论与研究发现来为个体、组织或社区提供作业治疗。治疗师应认识到每一个人的价值，及其适应力与改变能力的不同。

3. 环境 因为环境对作业活动的影响，作业治疗师应具备对当地社会与文化环境因素、环境中的资源以及地理因素、社会机构制度等有较好了解的能力。能够评估环境中促进与阻碍作业参与的因素，并据此调整人类与各种环境之间的关系以促进其参与的能力。同时，治疗师也需要尊重人们自由选择生活环境的权利。

4. 作业与健康的关系 即掌握作业与健康如何相互影响。当个体活动和作业参与受限时，如何影响健康，而健康状况与对健康有威胁的因素又如何影响作业参与。治疗师不仅要具备评估健康的能力，还要有评估作业活动的能力，尊重他人对健康的理解以及对作业的态度。

（二）治疗性与专业性关系

治疗性与专业性关系，指治疗师要与作业治疗服务接受者建立有效的工作关系，以及和其他健康工作者建立有效的团队工作关系。

1. 与作业治疗服务接受者的关系 不仅指治疗师与服务接受者之间的关系，还需要与构成服务接受者的人类环境因素，包括他们的家人、照顾者或是有重要关系的其他人，建立有效的工作关系。治疗师需要有充分的沟通知识和技巧才能和患者建立良好的治疗性关系，包括与来自不同文化背景的人建立关系，以符合其文化的方式来进行沟通，尊重他人的文化信仰与行为。

2. 与团队和机构成员的关系 团队既包括医疗卫生团队的成员，也包括家庭成员及有重要关系的他人、作业治疗师助理、消费者代表、教育者和社区工作人员等。作业治疗过程中要理解团队合作的重要性，明确各团队成员的角色和拥有建立有效工作关系的技巧和态度。

（三）作业治疗的程序

作业治疗的程序，指作业治疗师和服务接受者工作时所遵循的过程。此过程会因治疗背景和目的不同而变化，不仅是解决健康问题，还可以是赋能（enabling）、赋权（empowering）、合作与咨询的治疗模式，服务不仅着重于个体，还包括团体或社区的健康与福利需求。此过程是作业治疗师提供服务的过程，治疗师需筛查、评估作业需

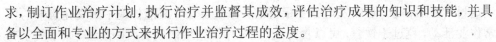

求,制订作业治疗计划,执行治疗并监督其成效,评估治疗成果的知识和技能,并具备以全面和专业的方式来执行作业治疗过程的态度。

（四）专业分析能力与行为

专业分析能力与行为,是指如何达到本地与国际上对合格健康工作者的要求,包括五项要素。

1. 研究／资料的搜寻过程　治疗师需具备寻找理论知识的能力,有评估寻找信息相关性与可靠性的能力,可以在相矛盾的信息间做出判断。并有将信息应用于实践的能力,包括使用理论与研究结果来证明实践工作的正当性。比如,当要在临床工作使用一项新治疗技术,治疗师并不是盲目开始,而是首先查阅与该技术相关的文献材料,评估文献应用于自己临床实践的可行性,最后用批判性的态度来检验使用效果。

2. 符合道德的实践工作　掌握国家与国际的道德准则与理论,能分辨治疗过程中遇到的两难困境,明确作为治疗师应承担的责任与义务,以及应表现的道德情操。

3. 专业能力　治疗师应对自身的知识、能力与态度,以及自身所具备的特质是否符合本地甚至国际要求有充分了解。治疗师不仅需要评估自身的现有能力与态度,还应了解何时需要进行自我在知识、能力与态度上的提升。只有通过持续不断地改进自我,接受督导,才能成为专业的作业治疗师。

4. 反思式的实践工作　反思是目前全球流行的工作方式,即要求健康工作者在工作中时时反省自己的表现,包括专业能力、态度等方面,还需通过不断反思,使治疗师可以不断在工作环境中提升与进步。

5. 管理自己、他人与服务　即在工作中,有责任与义务改善服务品质,推广作业治疗服务发展,对于自己与他人的工作有所了解,能监控并保护在工作场所中自身与他人的健康。

（五）执业的背景

作业治疗师在工作中,随时会碰到对工作产生影响的因素,包括物理的、自身的、社会的因素。治疗师应明确健康是基本的人权之一,应尊重不同文化背景的群体对健康的理解,了解有关卫生、福利、残疾、消费者与工作环境相关的法规,在充分了解影响因素的前提下,规划并提供可行的作业治疗。

第四节　作业治疗与中国情境

作业治疗本土化发展趋势迫切地呼唤中国情境,包含中国文化传统情境和创新情境。作业和作业治疗模式在很多方面,开始逐渐融入中国特色文化元素,发现新的有意义的生活,合理的生活重建,必须就中国情境模式予以深入考虑和应用,进行相关的探讨和尝试,激活思维和中国智慧,促进世界作业治疗技术的发展。

一、中国情境下的作业活动

中国情境下的各种生活活动,都可以有机地与作业训练和生活重建结合起来,不但在形式上进行结合应用,而且还有很多生动的意义探寻,比如饮食养生,在饮食中

笔记

满足日常生活需求，还能发现养生保健这一重要意义。最能体现中国文化影响的日常作业活动，莫过于饮食，民以食为天，比如中国情境的饮食，生动地反映了关于有意义的生活的定义。

饮食工具：筷子，是中国人日常进食的一般工具。使用筷子比使用刀叉需要更为精细的平衡控制能力，因此，在患者功能康复向独立生活转化的时候，治疗师可以引导患者练习使用筷子，不但能很好地锻炼手的灵活性，而且还有利于促进大脑功能重组。

饮食制作：比如，包饺子可以锻炼手指精细活动能力，调动肢体与大脑的活动和协调能力，以及多人协助的团队协作能力等，可以从多感官途径激活大脑神经系统潜能，促进功能重组。

饮食烹饪：中国菜讲究的色香味，体现出丰厚的文化底蕴，展示中国文化"和"的内在韵味。

饮食交流：中国人的饮食，常常有饭局，在吃饭之中进行着丰富的社会人际交流，并完成着各种任务和使命，有重要的社会功能，饭桌上的饮食的确是中国人的一种特殊的作业活动。

随着作业治疗的本土化发展，越来越多的中国情境活动形式被积极地应用起来，比如高雅的"琴棋书画诗酒花"和通俗的"柴米油盐酱醋茶"等，除了有作业活动的形式，还有调节身心的作用，同时也可以进行丰富的社会交流。另外，包括传统智力游戏可以作为认知训练，比如麻将、华容道、九连环等游戏，除了促进认知和智力发展，还可以进行社会交流，这些都具有鲜明的中国情境特色。

二、中国情境下作业活动的意义

人类通过作业活动，维系生存状态，发展生活技能，与周围的世界产生联系与意义，进而丰富发展出种种文化。文化源自生活，反过来又深刻地影响着生活中的种种作业活动。作业活动能为个体和人群提供意义、目的、选择、控制和自我价值，个体和人群的作业活动也会相互影响。不同的文化体系，在各种生活作业活动中的形式和思维模式，都截然不同。作业科学对人类存在的本质以及文化影响等方面十分关注，它欣赏并尊重人的多样性与个体性，重视不同文化信仰、习俗对作业活动和参与性的影响，并展开深入的研究。

中国情境下作业活动的意义，主要体现在以下三个方面。

1. 精神意义 中国传统文化十分重视精神追求，"形而上者谓之道，形而下者谓之器"，提炼体现中国传统文化的特征，可谓一个"和"字。无论从大自然到社会生活，或是人内在调节以及外在关系的万事万物中，在强调人与环境本是一个整体之余，更深刻地追求一种内在的和谐状态，即自身整体和谐，以及人与自然环境和社会环境的和谐关系，在这种状态中，获得幸福，实现人生的存在价值和意义。

和谐的本质，不是混合，而是和而不同，在差异中找到协同点，比如在对立之中找到平衡点，经典太极图所表达的意思即是如此。动静本是对立不同的两种行为，中国传统文化中则强调动静结合，动中求静，或静中求动，动静互根互用，在积极进取之中也不失自然稳重。

2. 物质意义 传统文化认为"形而上者谓之道，形而下者谓之器"。物质是属于

"形而下"的事物，物质为形，是载道之器，是基础，是工具。强调人与自然，人与外界物质环境的和谐统一，人通过对环境的调适，达到完美的生活状态。物质意义强调合理地利用自然环境，并使用系统方法来分析和了解自然环境，通过协调人与周围环境的关系，充分利用自然环境的有利条件来帮助人类达到最佳的生存状态。这就是古人称之为"天人合一"的整体状态。内在形神的协调状态，反映出外在心身的良好关系，是人体生命功能状态的体现。合一观体现了万物和谐的思想，也反映在物质生活的各个方面。

3. 社会意义　中国传统文化，强调人类作业活动必须一步步来实现，而且是从自己做起，再到家庭和社会。儒家经典《大学》说"格物致知，诚意正心，修身、齐家、治国、平天下"，指的是对家庭、对社会的贡献。子曰："幼有所养，老有所依。"则强调了对老人与儿童的关怀，进而引出大量社会作业活动，以帮助这些类别的人群。在我国的社会生活中，儒家文化的影响无疑是最为深远的，其代表思想就是"中庸"之道，即要找到处理问题最适合的方法。中庸思维模式在社会交流的互动情境中，表现最为明显。在交流中，一方面隐含了个人本身的自我感受，另一方面也隐含了外在给予的要求。此外，该思维特质中还包括了人际互动的情境脉络。中庸思维可以通过对自我和外在情境的省察，对他人行为的感受，对自身行为的把握，使人在不同的情境中，表现出不同的行为和面貌，因而促进个人的适应能力。

三、中国情境下作业治疗模式——状态模型

国际作业治疗体系中，有结合文化的模式，比如 Iwama 创立的 Kawa 模式，用河流来比喻人的生命。当人的生命之流变弱，就意味着个体状况出现问题，具有鲜明的东方文化特点。中国文化具有更深远的文明智慧沉淀，讲求的是"和谐"，即心身和天人的和谐状态。"和"的宗旨，贯穿人的生命和社会发展始终，深刻影响着各种中国情境作业活动。

中国情境下的作业治疗新模式，融汇了中国文化精神和现代系统科学理念，形成了作业治疗的状态模型雏形。即通过各种作业活动，来激活身心潜能，调节状态，促进功能康复。作业状态模型包含心本位、易（变化）、循环和自组织四大重要特征。其核心理念就是：把握状态，促进身心关系向正能量的方向发展，进一步促进功能训练和功能恢复。中国作业治疗活动形式非常丰富，究其总体特点，最终均落实在提升患者身心状态，进而实现功能重组。传统中国体育运动，例如八段锦、太极拳等轻缓舒展的活动，具有调整身心综合状态，帮助经络气血流通充盈，引导功能发展、促进功能康复等功用。状态引导功能，功能影响状态，状态模式与功能模式的互补互助关系，为广大作业治疗师和康复医师，提供了新的研究思路和领域，为建立中国特色的作业治疗学实践体系，勾画出美好蓝图。（图1-6）。

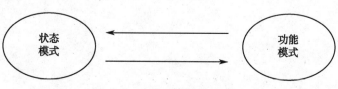

图1-6　状态与功能互补关系

学习小结

1. 学习内容

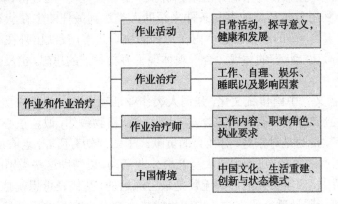

2. 学习方法

本章着重理解作业的基本含义及相关知识。结合实际,对日常活动的分类和其影响因素进行掌握,对国内外作业治疗发展和作业治疗师工作的不同,进行讨论和了解。理解中国情境以及相关创新作业模式。

(余　瑾)

复习思考题

1. 请把你一天所有的活动按自理、工作和休闲进行分类。

2. 请对比你儿时和现在的作业活动内容的不同。

3. 请说出对现在的你最重要的作业活动是什么,哪些因素促进你参与该活动?哪些因素可能限制了你的参与?

4. 假设你是刚刚毕业的治疗师,想在单位开展新的作业治疗领域的服务。对新业务你有什么计划?你预计会遇到什么阻力?怎么解决?

5. 如何理解作业与文化,作业的中国情境和状态模式?

第二章

健康与作业治疗的发展

📖 **学习目的**

通过学习健康概念的演变、作业治疗的诞生和发展、全球作业治疗组织,使学生了解国内外作业治疗行业及机构的发展,为后续专业知识的学习打下理论基础。

学习要点

各时期健康的理念,作业治疗的起源和基本发展过程,作业治疗行业机构的功能和发展。

第一节　健康概念的演变

健康是非常复杂的概念,不同经济、文化、哲学、社会阶层、医学发展水平和对病因的不同见解都会对健康的理解产生不同的影响。1946 年世界卫生组织提出了"健康是一种躯体上、心理上和社会上的完满状态,而不仅是没有疾病或虚弱"。这个健康概念经过很长时间的考验,至今仍然对促进健康和预防疾病起着指导作用。2011年世界卫生组织发布《世界残疾人报告》,提出:残疾(功能减弱或丧失)是人类的一种生存状态,几乎每个人在生命的某一阶段都有暂时或永久的损伤,而步入老龄的人将经历不断增加的功能障碍。这样为健康的概念注入了新的含义,换句话说,健康状态将不再是疾病、功能障碍、活动与参与这么简单的界定,还需要结合对象的具体情况来认识和定义。

一、古代健康理念

我国在古代科学、哲学、医学,甚至文学书籍中不乏对健康观的记载和诠释,健康概念受到三个客观因素的影响。一是社会文化,诸子百家中,在中国社会思想上、行为上和生活上影响深远的是儒道二家。孔子、孟子、老子和庄子等人的理论占据主导地位,如"三纲五常""慎终追远""仁、义、礼、智、信""无为而治"等观念。二是政治结构,西周之后中国进入春秋战国时期,战争频发,人心惶惶,诸子百家争鸣,统治者试图用政治思想来整顿社会。儒家的"入世"思想认为国乱在于人乱,人乱在于缺乏生活原则和规范。人要修身养性才能推己及人,国家太平。其核心主张是返璞归真、顺其自然，这样的社会才是最理想的生活环境。三是自然环境，传统中国社会追求"天人合一""与大自然融合""与物相接"，是一种与自然和谐统一的关系，这与西方文化不同，西方强调对自然的征服。在这些因素的影响下，中国人养成较为传统的顺其自然、修身养性的生活观念。有很大一部分古代论著把"健康"与"长寿"相提并论，追求健康的实质就是追求长寿。《素问·上古天真论》中有一段黄帝与岐伯关于健康长寿的对话，黄帝问曰："余闻上古之人，春秋皆度百岁，而动作不衰；今时之人，年半百而动作皆衰者，时世异耶？人将失之耶？"岐伯对曰："上古之人，其知道者，法于阴阳，和于术数……而尽终其天年，度百岁乃去……"类似的论述以我国道教为多见，健康就是保全自我以求长生。

要达到长寿目的，古人有许多养生保健的建议。比如生理方面，道家老子认为自然适度的锻炼和丰衣足食，才能有强健的体魄。儒家孔子在论及食物与健康的关系时，在《论语·乡党篇》里提到："食不厌精，脍不厌细。食饐而餲，鱼馁而肉败，不食。色恶，不食。臭恶，不食。失饪，不食。不时，不食，割不正，不食。不得其酱，不食。肉虽多，不使胜食气。唯酒无量，不及乱。"意思是吃饭越干净、越细致越好，鱼肉切得越细越好，腐败的粮食和不新鲜的鱼肉不能吃。颜色气味不正，没有煮熟的都不要吃。不到吃饭时间不吃；切得乱七八糟的肉不吃；调味不当也不要吃；肉可以多吃，但不要超过主食；酒可以喝，但不要喝醉。在古时一生漂泊的孔子能活到 73 岁，均衡的饮食是非常重要的。在心理方面，孔子在《中庸·素位章》里提出："君子素其位而行，不愿乎其外。素富贵，行乎富贵；素贫贱，行乎贫贱；素夷狄，行乎夷狄；素患难，行乎患难。君子无入而不自得焉。"意思是命不是人力可以改变的，芸芸众生，无论是什么人，总有一些问题无法解决和一些事情无法完成。人生有限定，总有失败和不如意，只有平静地接受必然的结果，才能在精神上超越成败，知足常乐，达到君子坦荡荡的境界。

当时的治疗手段，以中医和导引为主，强调从人体的整体入手进行调理，调动人体本来的免疫功能来抵抗疾病。中医利用自然界中的中药来调节人体内在的功能和平衡，其中阴阳五行理论很好地反映了古人对事物的理解，即万事万物皆有阴阳两面，两者间是一种平衡和互相转化发展的关系。

大约在秦汉时代，中国出现了传世医学理论著作《黄帝内经》，其理论基础是人体正常的生命活动过程体现了阴阳平衡。疾病就是因为内因和外因破坏了人体阴阳平衡而导致的。"夫百病之生也，皆生于风寒暑湿燥火"，风、寒、暑、湿、燥、火就是"六淫"，六淫致病。同时，内伤七情也可致病。七情指喜、怒、忧、思、悲、恐、惊。七情在一般情况下属于正常生理现象，但波动过于激烈或持续时间过长，就会导致机体多种功能紊乱而生病。因此，治疗疾病必须遵循"治病求本"，"调整阴阳"，"急则治其标，缓则治其本"，"治未病"和"扶正祛邪"等。

西方最早有关健康的记录来自公元前 6 世纪古希腊数学家毕达哥拉斯（Pythagoras）的体液学说，他认为人体由四个元素构成：气、火、水和土，而健康是四种体液：血液、黏液、黑胆汁和黄胆汁的平衡，打乱任何一种液体的平衡将导致身体或精神疾病。还有六个构成健康的环境和活动因素：空气和环境、运动与休息、食物和饮料、睡眠和觉醒、排空和蓄积（包括各种生理需要）、情感因素（喜、怒、恐惧和压力），这些因素会根据个人选择和所处环境而出现平衡、缺乏或是滥用状态。其后，希波克拉底（Hippocrates）将体液学说和他自己的医学知识相结合，并发扬光大，到中世纪时形成了在欧洲广为流传的《健康法典》。体液学说在当时西方影响力巨大，在1830年以前，各地出现过160多种不同语言版本的《健康法典》，但没有固定作者和统一的内容。法典让公众更清楚地了解健康，提供了预防和治疗疾病的方法，但也没有明确的为某一种诊断给出具体的治疗方法，其主要内容还是关于预防疾病。通过纠正以上六个活动因素的量和质，从而达到调整四种体液平衡的目的。当时，医生们根据法典为富人和贵族开出个性化的健康处方，法典的内容也被编入当时的医学教科书传授给学生。

无论中外哲人和医学家，他们的健康观都是一个整体的健康观，把人体视为一个整体，各种构成人体的元素和外部环境形成平衡。其核心是健康和长寿的关系，强调注意健康可以使人长寿。

二、近代健康理念的转变

19世纪初，工业的兴起改变了人们的生活方式，大量人口因为寻找工作涌入城市。环境拥挤，卫生条件差，加上工业发展带来的大量污染，导致传染病和流行病数量剧增，婴儿和孕产妇死亡率居高不下。

17世纪显微镜出现以后，细菌学和病理学等学科飞跃发展，带来了医学的革命。主流社会逐渐抛弃了主导西方医学两千多年的体液平衡经验医学模式，"单因单病"和"病在细胞"的生物医学模式开始主导西方医学，即每个病都有相对应的精确病因和病变部位，及相应的治疗方法（疫苗、药物和手术）。二次世界大战后细菌学、免疫学和现代药物学的发展，以及后来抗生素的发明，为传染病的治疗提供了强有力的手段。于是就给人们带来了一个印象：似乎所有疾病都是由细菌或病毒引起的，通过化学和生物学手段找到杀死细菌或病毒的药物就能解决问题。

工业革命和科学发展也改变了人们的思维方式，人们不再推崇传统医学和健康理念，转而依赖工具和科学来认识人类自身。过去认为的人体是各部分有机的整合，人与环境的互相影响，躯体、精神和社会的和谐关系等宝贵的整体观，在生物医学模式控制传染病后被渐渐地淡忘了。取而代之的是，健康和疾病的过程是一系列精密的机械和化学步骤的总和，生物和理化因素决定健康。此阶段的健康观，以微生物学、生理学和生物化学的实验结果为最佳判断标准；在工业化生产的影响下，对个人而言，健康是工作的前提，是一种身心没有疾病的状态。

然而，人并不是单纯的生物人，人的社会性决定了人的健康和疾病状态不会仅由生物属性决定，更多的是由其社会属性所左右。19世纪中叶，西方国家意识到单纯发展医学水平不能完全解决社会整体的健康问题。许多改善健康的社会经济措施开始被实施，包括改善卫生条件、提供饮用水和住所、改善营养状况、解决拥挤、增加教育机会等，随着社会经济因素对健康的影响日益彰显，公共卫生作为一门独立的学科也开始确立其地位。

公共卫生下的健康更多是针对社会群体而言的，而非某一个体的健康问题，世界卫生组织（World Health Organization，WHO）是全球公共卫生的倡导者。1946年，世界卫生组织提出了躯体上、心理上和社会上的完满状态，而不仅是没有疾病或虚弱的健康概念。后来在渥太华发布的《健康促进宪章》把健康描述成一种生活资源，其中包括社会、个人资源和身体功能，这是一个以维护社会群体健康为目标的定义。该宪章进一步列出了获得和保持健康的一系列前提条件，包括：和平、收入、稳定的生态系统；可持续发展的资源；社会公正和平等；住所、教育以及食物等。在 20 世纪 70 年代欧美做过的多次调查中，多数人把没有疾病作为健康的重要指标之一。有意思的是，到了 20 世纪 90 年代后期，在英国的一次调查中，大约有 10% 的人无法描述健康及其特性，更多的人想不出周围的人有哪一个是健康的。身体没有疾病已经渐渐不能全面地代表人们对健康概念的理解和需求。

三、现代全面的健康概念

随着后工业时代的到来，计算机和互联网的问世，标志着信息社会的开始。信息交流变得十分便利，也使得人们对时间与空间的概念发生了变化，在政治、经济和医学飞速发展的同时，社会竞争变得越发激烈，人们的生活节奏加快，新的健康问题油然而生。虽然抗生素的使用等医疗手段的发展使人类的死亡率大大降低，但由于现代生活方式的转变，人类的疾病谱正悄然发生着变化。现代人工作时间长、压力大、久坐、缺乏运动、不健康的饮食习惯、抽烟、酗酒，加上日益恶化的环境污染等问题，使得非传染性疾病（non communicable disease）发病率急剧增高，常见的包括高血压、冠心病、糖尿病、肿瘤和肺心病等。也有很大一部分人在不良的生活习惯下，长期处于"亚健康"和"灰色健康"的状态。至此人们认识到，单纯的医学和生物学的方法和研究远远不能完全控制和诠释人类的健康。始于 20 世纪 40 年代的"健康危险因素"概念和"多因多病的生物 - 心理 - 社会 - 环境新医学模式"在 70 年代基本成熟。

新医学模式认为，疾病的产生除了有生物学原因之外，人的心理、社会、环境因素也会发挥很大影响，过去被一度忽略的整体观再次被重视。因此，对于大众的健康来说，最重要的不仅是医疗，还包括改变自然和社会环境及调动人们维护自身健康的积极性，改变不健康的行为和习惯。人们追求的应该是健康，不应该仅仅是看病。在此理念的指导下，西方民众积极维护自己的健康。抽烟、酗酒、缺少运动、高胆固醇和高血压等健康危险因素已经成为西方家喻户晓的名词。通过预防和控制心血管疾病，从 1972 年到 2004 年，美国心血管病的死亡率下降了 58%。

WHO 的健康概念也随之发生改变。一些国家滞后的经济发展导致贫富差距增大，人们物质欲望不断膨胀，使部分人为获取个人利益不择手段，道德失衡成为影响个人发展和社会健康发展的突出问题。WHO 在 1990 年，将道德健康加入到原来的健康概念中，成为"身体健康、心理健康、社会适应良好和道德健康"的四维概念。在 1998 年发表的文件——"21 世纪全民健康"中，WHO 指出健康的核心内容包括：承认达到健康是基本人权、促进健康相关政策的制订、将性别平等的观念融入健康发展战略中，等等。现代的健康不仅是没有疾病和寿命的延长，人们在追求自身在各领域发展的同时，还渴望自我实现。由于人与人之间的不良影响也影响健康，所以人们还关注他人乃至全社会的健康，以及自然环境、社会环境、政治环境对健康的影响。

要达到现代健康，作业的重要性是不可忽略的。人类几乎所有的发展和进步都得益于参与作业活动，与生存相关的作业活动是促进人类进化的原因之一。随着人类身体和认知功能的发展，作业活动被扩展到了生存以外的领域，人类开始在未知环境中探寻新的作业活动，并逐渐改变了环境，这也是人类不同于动物的地方。随着人类作业活动范围的扩大,分工变细,各种职业慢慢诞生,最终产生了人类特有的社会、文化和经济环境。人的作业活动的熟练程度和科技的不断发展,持续改变着社会文化环境;同理,诞生在社会里的人由于受到社会性的约束,必须从事一些社会已经赋予价值的既定活动(如接受教育、找一份工作等),可见作业不仅影响个体,同时也与社会相互促进、相互影响。很多学者指出,人是作业的生物,参与了作业活动,人才有各方面的发展和社会的诞生,调整作业活动必然会对人的健康产生影响。WHO的健康概念指出,健康还包括承认每一个人的独特性,以及满足个人精神上对生命意义、目的和归属感的需求。人类只有通过作业活动才能实现自己的目标和生命的意义,因此合理正确的使用作业活动不仅能促进患者康复,也能帮助个人达到现代全面健康的要求。

从 2011 年 WHO 发布的《世界残疾人报告》来看,将来我们对于健康状态的诠释和理解将会发生改变,结合作业治疗的角度,健康状态应该是生命的平衡状态,无论有无疾病残疾、功能障碍、精神心理异常、环境不适等,只要能保持一种平衡的生活状态,那么这就是健康。这将对于疾病、生存、生活、医疗等领域产生全新的认识。

第二节　作业治疗的诞生及发展

一、作业治疗雏形的诞生

对作业治疗历史有深入研究的美国作业治疗师 Robert Bing 曾提出:"我们生存在现在,但面向未来。为使现在和未来有意义,我们对过去必须有深入的了解和感受。"为了更清楚地了解目前作业治疗发展的现状和特征,回顾本专业诞生和变革的历史是很必要的。

根据保存下来的古老文献,在东西方社会都有以锻炼、工作、娱乐等作业活动来改善人们身体和精神健康的记录。北宋时期,文学家欧阳修因为遭受政治打击,郁愤难抒,患了臂指麻木的疾病,久治不愈。最后通过学习弹奏古琴,抒发内心感受,慢慢地竟痊愈了。公元前 2 世纪,希腊内科医生 Asclepiades 就提倡使用音乐、锻炼和工作来治疗精神疾病患者。古埃及人为朝拜土星,修建了巨大的神庙,并把患忧郁症的患者带到庙内接受治疗,通过修建果园和花园让患者在其间劳作,在尼罗河上乘船旅行,还有其他一些娱乐活动以分散患者的注意力。

随着时间的迁移,虽然医学在一定程度上得到了发展,但对精神疾病原因的解释和治疗仍然缺乏手段。公元前 4 世纪,希波克拉底提出精神疾病的发生是因为人体四种体液不平衡。治疗目的是恢复体液平衡,一般根据季节的不同对患者实施特殊饮食、放血、催吐、导泻和暴晒等方法。在中世纪比较流行的观点是,精神疾病患者是恶灵上身、被下了诅咒或是本人犯的罪过导致的,常见的治疗手段就是驱魔或是其他一些迷信方法。以上的观念一直持续到 18 世纪,当时富有的精神疾病患者可请私人医生或住在条件较好的私立疯人院,但很多患者被囚禁于监狱或是条件极差的医院里,被用手铐和铁链绑着,没有供暖和照明,有极少的食物和衣服,床上没有铺盖且卫生条件很差。

17 世纪末和 18 世纪初,西方社会对社会结构和文化因素导致的一些巨大的不平等产生不满,社会良知觉醒。一种新的意识形态诞生,即所有人都有平等的权利享有幸福生活。公众对精神病患者的看法也逐渐发生改变,到1840年,欧洲救济院的大量增加和道德运动的开始终于带来了变革。

在19世纪初期,两所救济院因对精神疾病患者采取不一样的治疗而为人所熟知,一所是在巴黎的Bicetre,由Philippe Pinel医生(1745—1826)建立,另一所是位于英国约克的York Retreat,由非医护背景的William Tuke(1732—1822)成立。他们对精神疾病患者应用了心理社会治疗方法而非传统的物理疗法,二人也因这种被称为道德疗法(moral treatment)的改革而闻名。Philippe Pinel是一个法国医生,他提出运用作业活动,如运动、工作、音乐和文学等方法能让患者从障碍情绪中分散出来,并促进其心智的发展。William Tuke是教友派的一名富商,他发现英国的疯人院条件都比较糟糕,于是建立了一个救济院,聘请相信道德疗法胜于药物和禁锢的医生帮助运行。在他们的救济院里,患者们参与各种活动,例如开垦土地,种植粮食和蔬菜,在木工房里工作,饲养家禽和宠物,在草地上进行体育运动,到救济院外为病友和员工购买日用品,等等。定期还有歌手和舞者被请到院内为患者表演,进行娱乐互动。Pinel和Tuke的方法在缓解患者情绪、改善症状方面非常有效,他们的成果和工作被文献报道后,美国和欧洲涌现了很多类似的收容所,许多医院也进行了相似的改革。道德运动的促进者和参与者向世人证实了让患者参与简单的工作活动可以改善健康,有组织的活动相比无结构的禁闭更让患者的生活充实和有目的性。道德运动一词在19世纪中叶开始逐渐淡出,但受它影响而产生的新观念一直持续着,对于人性的关怀和对收容患者采取的模拟正常生活的治疗模式,也正慢慢促进着作业治疗的诞生。

到19世纪末20世纪初,人类在科学、科技、医学和工业上取得了巨大的进步,尤其是工具和机器的使用大幅度增加,导致人们对艺术和手工艺品给予了更多的支持,即艺术及手工艺运动(arts and crafts movement)。该运动由两名英国诗人和社会改革者John Ruskin和William Morris领导。他们带领英美两地的艺术及手工艺支持者来反对大规模的机器生产。他们认为大规模机器生产使人们与自然疏远,自我创意流失,用双手制作的东西可以和制作者的心灵相通,因此也更有益于身心健康。随着运动的发展,各地艺术和手工艺团体纷纷建立,那些因受伤或疾病被排除于主流生活之外的人渐渐引起人们的注意,他们面临除了"痊愈"就是被淘汰的两种境地,赋予他们其他的选择很有必要。在救济院和医院里,一种观念渐渐形成,即残障人士仍有生产力,并能参与到力所能及的手工艺品生产过程中去。这种观念和当时的艺术与手工艺运动相结合,对作业治疗的产生具有深远影响。

二、美国作业治疗促进会

作业治疗的正式诞生可追溯到1917年,一群相信作业活动能促进人类健康的专业人士在美国聚集,决定促成这门新学科的诞生。这些专业人士分别来自不同的背景,包括精神科、医学、建筑学、护理学、美术工艺、康复、教育和社会工作,也正因如此丰富的专业背景扩展了作业治疗的深度和广度。这一新兴的治疗方法在开始阶段有着各种各样的名称,如运动疗法、活动疗法、职业疗法、道德疗法和工作教育等。而"作业治疗"这一名称来自其中一位发起人——William Dunton,最后在另一位发起

22

人——George Barton 的建议下定为"作业治疗"。3 月 15 日，他们在纽约州的 Clifton Springs 召开初步的组建会议，并制作了美国作业治疗促进会的社团证书。该促进会是现美国作业治疗协会（American Occupational Therapy Association，AOTA）的原型。当时促进会的章程包括"研究及提升用于伤残者和疗养者的治疗性作业活动；收集作业治疗发展的新知识并用于促进大众健康；鼓励科研；促进作业治疗组织和其他康复组织的合作"。

1917 年 9 月，有 26 人参加了美国作业治疗促进会的第一次年会，并拟出初步的作业治疗原则，由 William Dunton 在次年的第二届会年会中发表，其主要内容如下：

1. 任何活动都应该具有治疗目的。
2. 活动应该使人感兴趣。
3. 活动除了引起患者注意和兴趣外，还要有实用性。
4. 活动能促进对患者的了解。
5. 活动应该和他人一起进行，如一个小组。
6. 作业治疗师应对患者做详细的评估，尝试通过活动满足更多的需要。
7. 活动应在疲劳出现前停止。
8. 适当时候给予真诚的鼓励。
9. 工作好于懒惰，即使患者最后的工作产物品质不良或毫无用处。

三、作业治疗发展历史

美国作为作业治疗的起源地，对专业发展起了重要和深远的意义，以下以美国作业治疗发展为主线介绍作业治疗专业的发展历史。

1. 第一次世界大战期间　道德运动之后，作业治疗被用于各种收容院和庇护所内精神科患者的康复上，其后第一次世界大战的重建过程也对专业发展起了重要作用。1917 年美国宣布参战，同时军方也启动了一项重建计划，目的是帮助受伤的士兵重返军事岗位或从事文职工作，该计划由物理治疗师、作业治疗师和职业康复评估员参与。1918 年初，该计划在华盛顿特区试运行，由一组非军人的妇女参加，多数为物理治疗师和作业治疗师。物理治疗师利用按摩和运动疗法为骨科患者提供服务，而作业治疗师则利用艺术和手工艺来治疗骨科和精神科的患者，恢复其身体和心智功能。由于战争需要，军方实施了多次培训计划，有数百名妇女受训成为专业人员，并有一大批治疗师被派往海外服务。在条件恶劣的法国，治疗师们向军方证实了活动对住院士兵康复的效果，作业治疗的需求也日益增加。很多学校和医院成立了速成班，并因此建立了一批新学校。培训通常包括艺术和手工艺课程、医学课程、实习等内容，很多只有高中学历的妇女都被录取参与培训。在作业治疗界，一部分人认为这是扩大专业的好机会，也有人认为培训班是因战争而仓促成立的，对培养出来的人的专业能力持怀疑态度。1918 年底战争结束，很多人离开了原先的岗位，只有少数人成为了真正的作业治疗师。通过战争的重建项目，作业治疗向社会证明了其价值。

2. 第一次世界大战结束到 1949 年　战争结束后，对于重建和士兵的康复并没有结束。期间美国颁布了两项法案，都是推动士兵职业康复和重返家园的。法案为康复提供了经费，强调为伤残人士提供必需的康复服务，促进其能从事"有收入的职业"。因为在职业训练和职业调整方面的作用，作业治疗越来越引起社会的重视。同时，在结核病的治疗和康复上，作业治疗也起了非常大的作用。当时美国各地的结核病院都雇有作业治疗师。

1921年，美国作业治疗促进会改名为美国作业治疗协会（AOTA），也是全球第一个正式的作业治疗协会。当时，第一次世界大战时期紧急成立的培训学校还有一部分仍在运行，但不同的课程之间差别很大。为了促进专业发展，建立统一的人才培养模式，在1923年AOTA编著了第一部《作业治疗最低教育标准》（*Minimum Standards Adopted for Training*），规定了入学条件、修业年限和课程内容，其中修业至少为一年，包括8～9个月的医学和手工艺知识学习，以及3～4个月的临床实习。由于AOTA没有权力关闭达不到要求的学校，于是采取对符合要求的学校进行认证的方式予以认可。随后几年，AOTA对这些标准进行了多次修改，每次都增加更多的教育要求。至1938年，共有5所学校达到要求被认证。1929年，AOTA开始建立一个作业治疗师注册制度，以区分从业人员是否从被认可的学校毕业，该制度于1931年开始实施并延续至今。

为提升新兴的作业治疗的影响力和专业性，AOTA在成立不久便开始出版专业期刊，这是因为当时作业治疗只能在医学刊物发表文章，而医学刊物无法提供足够的篇幅给这个新专业。1921年，William Dunton主办了一本名为《作业治疗文刊》的杂志。4年后更名为《作业治疗与康复》，1947年这本杂志正式被命名为《美国作业治疗杂志》（*American Journal of Occupational Therapy*），至今在业内都有非常高的影响力。

第二次世界大战再次导致对作业治疗师的需求增加，军方的支持导致联邦政府对于作业治疗教育的大量财政拨款，起初军方要求治疗师必须是被AOTA认证过的学校毕业的，但因为当时最低教育标准规定18个月才能完成学业，于是应急课程再次被启动，数据也显示，在此期间AOTA的会员数量大幅增加。鉴于此，AOTA在1945年开始规定注册治疗师必须通过考试，以保证注册人员的专业能力。

3．1950—1969年　科学的进一步发展给社会及人类健康带来了重大变革，也直接影响了作业治疗的发展。1950年，镇静剂和抗精神病药物的出现彻底改变了精神疾病的治疗模式，随着患者异常行为受到化学药物的控制，很多患者得以出院，因此作业治疗在精神科医院的角色被淡化，而社区精神卫生服务得以发展。随着新医疗技术和抗生素的出现，很多人能够带着伤残存活（如小儿麻痹），于是需要更多的设施和康复服务来满足残障人士的需求，美国政府也相应地增加了康复设施和专业人员培训的经费，作业治疗师开始更多地介入肢体康复，包括教导患者日常活动自理、设计并使用辅具、训练假肢的使用、运用渐进式阻力运动和肌肉再教育技术恢复运动能力，并评估和训练职业技能。

在此期间，奥地利精神分析学家西格蒙德·弗洛伊德（Sigmund Freud）的心理学理论得以发展并引发争议。弗洛伊德认为人格主要分成三个基本部分，即本我（id）、自我（ego）和超我（superego）。他把人的动机归纳为饿、渴、睡、性等，其中性欲占主导地位（本我）。但本我往往受到道德、社会法规等现实条件的制约（超我），最终由自我来达到两者的调节和平衡。弗洛伊德相信，如果曾经的一些创伤性的事件引起心理问题，只要其能够有知觉地将事件重演一次，并将本我、自我和超我进行平衡处理，那么问题就会解决。弗洛伊德的理论至今备受争议，但一部分支持他的治疗师沿用或修改了该理论，发展出诸如心理动力学（psychodynamic）的治疗模式，对精神科

笔记

24

的作业治疗产生了较大的影响。同时期还有很多理论和工作对作业治疗产生了深远影响，盖尔·费德勒（Gail Fidler）是一名美国作业治疗师，她的专长是精神科患者的治疗，是第一个使用弗洛伊德理论产生的心理动力学治疗模式的人，也是在精神科开展任务型小组活动和活动分析的创始人。她强调在作业治疗过程中，非人类环境因素和肢体语言的重要性，同时作为一名教育家，她积极地推动了美国作业治疗师硕士准入级（即执业的最低学历为硕士）的进程。珍·埃尔斯（Jean Ayres）是感觉统合理论（sensory integration theory）的创始人，其理论基本框架是儿童的正常发育有赖于感觉系统（主要是平衡觉、触觉和本体觉）对外界刺激的输入、处理和输出，多数有发育问题的患儿都由以上感觉功能障碍引起，给予相应的感觉刺激能促进儿童的康复。埃尔斯还出版了一系列与此理论配套的评估工具和治疗手册，大大推进了作业治疗在儿科领域的应用。

同时，西方一些康复治疗人员在当时神经发育学、神经生理学的研究成果上开展了对脑损伤后运动控制障碍治疗技术及方法的临床研究，先后推出了不少治疗脑损伤运动障碍的技术与方法，并逐渐形成了一个治疗技术体系——神经发育促进技术（neuro-developmental treatment），其典型代表为 Bobath 技术、Brunnstrom 技术、Rood 技术和 PNF 技术等。该系列技术以中枢神经系统作为治疗的重点对象，按照个体发育的正常顺序，通过对外周（躯干和肢体）的良性控制，抑制异常的病理反射和病理运动模式，引出并促进正常的反射和建立正常的运动模式。强调多种感觉刺激（躯体的、语言的、视觉的等）对运动反应的重要性。并认为重复（强化）训练对动作的掌握、运动的控制及协调，都具有十分重要的作用。该系列技术主张把治疗与功能活动特别是日常生活活动（activities of daily living, ADL）结合起来，在治疗环境中学习动作，在实际环境中使用已经掌握的动作并进一步发展技巧性新动作。由英国物理治疗师 Berta Bobath 和她的丈夫 Karel Bobath 经过多年康复治疗实践提出的 Bobath 技术被认为是 20 世纪治疗中枢神经系统损伤引起的运动障碍最有效的方法之一。在 Bobath 疗法中，主张利用反射抑制性运动模式，抑制异常的姿势和运动，然后通过头、肩胛、骨盆等所谓的关键点，引出平衡、翻正、防护等反应，引起运动和巩固抑制异常运动的疗效，在痉挛等高肌张力状态消失之后，采用触觉和本体感刺激，以进一步促进运动功能恢复。作业治疗师在神经系统疾病，尤其是评定和治疗小儿脑瘫以及成人偏瘫中广泛应用这一技术。各项新理论和技术为作业治疗的发展提供了新的理论和技术基础，也使作业治疗越来越趋近科学化和医学化。

随着 AOTA 的不断壮大，其管理结构也发生多次改变，以满足组织和会员的需求，1965 年美国作业治疗基金会正式成立，主要作用是通过经费支持来发展作业治疗科研项目。但随着工作重心向肢体康复和重度残疾者转移，作业治疗师的技术和知识结构也发生改变，过去以职业康复和手工艺为主的服务，变成以肢体康复为主的更为专业的技术服务。学校课程也相应地减少了艺术和手工艺内容，增加了人体结构和肢体康复的教学。一些人开始呼吁回归作业治疗的根源，反对医学的还原式治疗理论和专科化进程。随着其他康复机构对作业治疗师的需求增加，精神科作业治疗师开始出现短缺，而在治疗师监督下的助手和技术人员的专业知识也越来越丰富，引发了一个新的从业队伍的诞生：作业治疗师助理。这对专业内从业人员的级别划分具有重大意义。

在国内，众多文献显示 20 世纪 80 年代初才引入、开启、发展康复治疗。但是在成都的四川大学档案馆里面，华西协和大学医院 1952 年的组织结构图，把职业治疗部列在显著位置，说明在此时期，国内已经运用作业治疗技术为临床提供服务，并且已经有完整的组织结构。

4．1970—1990 年　这段时期内美国再次颁布多项法规，如：规定残障人士在接受康复服务时享有优先权；康复治疗计划需涵盖身体康复、教育准备、工作调整和职业训练等内容；提供给残障者的服务应包括辅助器具；无论是何种程度残障的儿童都有接受正规教育的权利。这些立法刺激了作业治疗服务的需求，也加速了一些专业化领域的出现，如专门制作辅具的治疗师和儿科治疗师。在此期间，AOTA 出版物也越加丰富，包括一本新的科研期刊——《作业治疗研究期刊》，越来越多的院校也开始提供研究型的学位。

从 20 世纪 70 年代起，出现了很多作业治疗师的代表人物，如 Mary Reilly, Phil Shannon 和 Gail Fidler 等。当时的作业治疗界弥漫着一种状况：原来专业基于道德治疗的哲学，即人的整体观和人本主义观念，已经开始被现代医学还原主义逐渐取代，人体被看作是用科学技术可以操控和被操控的机械生物。这些优秀作业治疗师认为作业治疗已经"出轨"，如果继续这样发展，作业治疗独特而伟大的思想将被医学的技术哲学一扫而空。他们呼吁治疗师拒绝还原主义并回归道德治疗和作业康复的原则。他们认为如果缺乏以自身独特专业理念为基础的科学、实践理论和科研，作业治疗专业很难在医疗卫生界有立足之地。这些呼吁使得作业治疗界意识到必须要有所改变，回归本源的运动开始兴起，各种作业治疗的理论和模式纷纷应运而生。

作业科学（occupation science），一门支持作业治疗实践的基础科学也在这一时期开始萌生，并于 1989 年由美国南加州大学的 Elizabeth Yerxa 教授正式提出，并成为了大学专业课程。作业科学强调日常作业活动的参与是健康生活的基本元素之一，并系统地分析了日常作业与健康和安适生活之间的关系，逐渐成为现代作业治疗的哲学基础之一。加拿大作业治疗师联盟和麦克马斯特大学（McMaster University）的学者推出了"以客户为中心"（client-centered approach）的治疗理念，指出治疗过程中治疗师和患者是平等的关系，整个治疗过程从评估、治疗到出院都应该有患者参与，以患者的治疗目标为主，双方共同协商达到一致。这种理念改变了以往医务人员是专家，患者是被动接受者的医患关系，大大改善了患者对治疗的依从性和效果。其他，如 Kielhofner 等发展出来的人类作业模式，将人类作业过程分成人的动机、习惯、作业能力和环境等子系统，通过分析子系统以确定治疗方向和目标。在纷纷涌现的新理论的支持下，作业治疗作为一门独立学科的基础得以巩固。

5．1991 年至今　西方社会从工业时代开始进入信息时代，其特点是信息科技，包括移动电话、电脑和网络的大规模应用。在作业治疗领域，治疗师可以通过网络方便快捷地获取各种信息，电脑技术也被运用于很多治疗当中（比如认知康复的软件），就连病历也可在电脑上输入。信息时代的便捷所带来的弊端是因生活习惯改变而患上非传染疾病人数的增加，如高血压、糖尿病、肥胖等，精神障碍的发病率也逐年增多，人口老龄化的问题也越来越明显。作业治疗的服务要求也有了变化，如对精神科和老年科治疗师的需求开始增加，治疗师在对人们生活方式的教育和改进方面的作用也越发重要，因各种残障人口数量增加，社区将是另外一个发展的重点。

20世纪90年代以后，作业治疗相关理论也继续得到发展和完善。麦克马斯特大学的 Mary Law 教授等开发了人-环境-作业（person-environment-occupation，PEO）模式，并由 Christiansen 在1997年进行了修改。该模式强调了人、环境和作业之间的关系，个人的作业表现是由三者共同作用之后产生的。PEO 模式将复杂的作业活动关系用简单明了的方式进行阐述，适用于不同个人和团体客户，并秉承了以客户为中心的治疗理念，模式在使用过程中由患者指出自理、工作和娱乐等方面需要改进的地方。Mary Law 在同一时期也推出了作业表现过程模式（occupational performance process model，OPP），将治疗过程归纳为一系列清楚的阶段，为治疗师制订、选择治疗方案提供了有效的依据。

由于服务领域和需求量的增加，作业治疗也面临着一系列自身的问题：没有足够的临床和学术人员开展科研；收集和传播现有科研成果的能力有限；提升从业人员的循证执业能力，等等。美国在1999年通过一项决议，正式要求将作业治疗师的入门级学历提升到硕士级，也就意味着要考试成为注册治疗师，学士学历是不够的，必须要达到硕士学历水平。现在已经有以博士作为入门级学历的趋势。但是也应注意到：在提升从业人员学历和能力的同时，大量高学历治疗师也导致医疗成本增加，给政府和个人带来了额外的负担。

随着专业的科研和临床技能发展，作业的丰富性和复杂性以及其对健康的影响已经得到证实。学者们也一直致力于发展并完善作业科学，用理论来指导实践，大力推广循证医学来确定最佳的治疗，并不断进行科研来证明服务效果。在医疗健康领域，作业治疗一直在寻求自己与其他专业不同的独立身份。其实从作业治疗诞生发展至今，就是基于整体功能的观点，强调作业是健康的需要，有目的的活动能够促进健康和个体的发展，这也是对20世纪70年代回归专业本源呼声的回应。正如其发展过程所示，作业治疗是一个动态的不断演变的专业，治疗方法和服务领域会持续对社会、文化及政治的需求做出反应。在《美国作业治疗杂志》50周年的特刊中，著名治疗师 Margaret Rerek 指出："在作业治疗发展的历史过程中，最引人注目的就是通过工作和休闲能达到一个人的自我实现，这一基本假设在各个社会当中都有戏剧性的一致性。当科技多年来有了大幅度的进步，而以纠正和改善妨碍自我实现的因素为目标的理念却始终如一……作业治疗从诞生以来一直以此为目的：关注健康与功能。"

第三节　作业治疗组织简介

一、世界作业治疗师联合会

世界作业治疗师联合会（WFOT）是唯一权威的作业治疗师全球性机构，其目的和任务是在全球范围内推广作业治疗，支持作业治疗作为一门艺术和科学在各国发展和应用，向大众证明其对社会的贡献。为促进作业治疗的全球化，WFOT 在治疗师的教育、执业能力和道德规范等方面发表了一系列相关文件，例如学历要得到 WFOT 的认可，作业治疗教育课程都要达到其颁布的《作业治疗师最低教育标准》。个人和国家级的作业治疗协会都可以成为 WFOT 的会员（需付年费），但作为国家级协会要加入的必备条件之一，就是该国至少有一个通过最低教育标准的作业治疗教育课程。

笔记

最早关于 WFOT 成立的讨论始于 1951 年的英格兰，当时有来自不同国家的 28 个代表参加，同年在瑞典斯德哥尔摩的世界康复大会上进行了更深入的探讨。1952 年，在英国利物浦的成立大会上，共有来自 10 个国家的作业治疗协会参与，美国的 Helen Willard 女士被选为临时主席，之后苏格兰的 Margaret B Fulton 女士当选为正式的第一届主席。同时，WFOT 第一部章程也编写完成。

到 1959 年，世界卫生组织正式与 WFOT 形成官方合作关系，1963 年 WFOT 成为联合国认可的非政府组织机构。1960 年 WFOT 向各会员国征集会标，最终由专业设计师将两个会标合并成为现在山峰状的标志，并于 1962 年正式启用。

目前，WFOT 下设五个项目组，相互分工合作完成整个机构的任务和目标，分别是：促进与发展项目组、管理项目组、国际合作项目组、教育与科研项目组和执业质量与标准项目组。每年的 10 月 27 日被 WFOT 设定为"世界作业治疗日"，当天将在全球范围内组织各种与作业治疗相关的活动，鼓励各地学生作为组织者和参与者开展活动，并且通过这些活动筹集基金，用于作业治疗发展的公益活动、教育或是科研项目。其中在 27 日将进行 24 小时在线的全球论坛，有 24 个来自不同时区和国家的作业治疗师分别用 1 小时介绍本地区作业治疗发展的经验和感受，其他任何在线的参与者都可以通过网络进行即时讨论，是一个扩大对外联系和建立国际合作网络的良好平台。在 WFOT 的官方网站上可以查阅各种与教育和执业相关的信息，例如全球通过 WFOT 教育认证的所有学校名单[截至 2017 年，中国大陆有 6 所学校获得该认证，其中本科：首都医科大学（2006）、昆明医科大学（2010）、四川大学华西临床医学院（2014）、上海中医药大学（2016）、福建中医药大学（2016）；硕士研究生：四川大学 - 香港理工大学灾后重建与管理学院（2016）]；全球范围内与作业治疗相关的重大事件和新闻；WFOT 历年来发布的各种文件和书籍，其中很多实用的资源都是免费阅读的。

WFOT 成立之初只有 10 个成员国（或地区），至今，已有 100 余个成员国（或地区），包括正式成员（full member）、准成员（associate member）和区域性成员（regional member），中国香港和中国台湾分别于 1984 年和 1986 年加入 WFOT，现为正式会员，中国澳门于 2006 年加入 WFOT，为准会员。2018 年，中国正式加入 WFOT。

二、美国作业治疗协会

美国作业治疗协会（AOTA）成立于 1917 年，是全球最早成立的作业治疗专业协会，代表着美国作业治疗师和作业治疗学生的利益，并改善作业治疗服务的质量。AOTA 的会员包括作业治疗师、作业治疗师助理和作业治疗学生，主要来自美国 50 个州（以及哥伦比亚特区和波多黎各）和少部分国际会员。AOTA 的核心项目和活动是保障作业治疗服务质量，促进公众平等获得健康服务资源，以及不断提升成员的专业能力。AOTA 通过提供各种资源、设立执业和教育标准来教育大众，扩大作业治疗对公众的影响，也提升了公众对作业治疗的认可程度。

美国作业治疗协会的宣言：促进作业治疗服务质量、保证公众享有服务的平等权利；通过设立各项标准、担任专业代言人、领导教育和科研的开展等措施促进专业不断发展。积极推广作业治疗对公众的影响力，因其作为先进的卫生服务专业，通过治疗性的使用作业活动，能有效提高个人和社会的健康状态、生产力和生活质量。未来的作业治疗必将成为强有力的、被广泛认可的、以科学为本的、循证的医疗卫生专业；在全球范围内有广泛业务和学术联系的网络，并能在多样化的执业环境中满足社会的作业需求。

AOTA 旗下有多本出版物，包括纸质、电子版的刊物以及书籍著作。《美国作业治疗杂志》是正式的付费专业刊物。该杂志主要关注作业治疗领域中的教育、科研、执业过程中的各种现象和问题，以及新兴治疗方法和专业发展趋势的讨论。SIS 季刊（*Special Interest Section Quarterly Newsletters*）是关注作业治疗 11 个不同领域的付费刊物，每年出版 4 次，为对某个领域有专长或是特殊兴趣的作业治疗工作者提供丰富的资源。《作业治疗实践杂志》（*OT Practice Magazine*）是一本免费的在线杂志，每月两期，内容学术性相对较低，但包括大量实用技术、继续教育、最新专业新闻和招聘信息。

三、澳大利亚作业治疗协会

澳大利亚作业治疗协会（Occupational Therapy Australia）是本地作业治疗师的专业协会，服务于公立或私立健康机构的注册作业治疗师，主要提供专业支持和各种相关资源以促进专业水平的进一步卓越化，根据会员需要提供高质量、目的性强和公平的服务。为保证作业治疗各个领域的专业服务质量，协会每年都举办各种学习班、工作坊和讲座，以不断提高治疗师的专业能力。协会根据作业治疗师的专长，成立了针对各种病种、服务环境和技术的兴趣小组，这些小组可以通过各自的论坛讨论和分享经验，并促进循证医学的应用。同时，该协会还积极和各战略伙伴和利益相关者建立联系，以提升作业治疗的公众认可程度和影响力。

作为一个自我管理的专业协会，所有会员都自愿遵守协会制定的各种专业、技术和职业道德准则，以确保治疗师能保持高专业水准并赢得公众的信任。对此，该组织专门设立了一个向大众开放的投诉平台，针对投诉进行调查并采取严肃的管理措施（最高可吊销治疗师执照），以达到对治疗师的监管作用。

具备世界作业治疗师联合会认可的学历者都可以注册成为会员，如果是非澳大利亚学校毕业的学生则还需提供自己能达到当地执业要求的各种证明，方可成为会员。注册时根据自己所在的地理位置加入协会的各个分会（如昆士兰地区分会和维多利亚地区分会等），一旦成为会员就表示愿意遵守各种专业和职业道德标准，会员需每年缴纳会费。

《澳大利亚作业治疗杂志》（*Australian Occupational Therapy Journal*）是该协会的正式出版期刊，每 2 个月出版 1 期，主要关注与作业治疗相关的理论、执业、科研和教育相关的内容。会员有免费阅读所有文章全文的权限。在澳大利亚作业治疗协会的官方网站上，还有澳大利亚各作业治疗教育课程的信息、全国范围内的招聘信息、兴趣小组论坛、培训资源、各项技术和科研的相关资源等信息。

四、英国作业治疗师协会与作业治疗师学院

英国作业治疗师协会（British Association of Occupational Therapy，BAOT）是英国所有作业治疗工作人员的专业组织，成立于 1936 年。英国作业治疗师学院（College of Occupational Therapists，COT）是 BAOT 下属的一个慈善机构。

BAOT 包含四个不同管理和顾问功能的委员会，其成员来自 BAOT 和 COT 会员，分别指导协会不同领域的工作。教育与发展委员会负责所有会员的个人发展和专业教育，主要包括：对新出台的影响教育的政府政策的解读；针对政府政策与 COT 官员共同制订行动计划；监督计划的执行。会员与外部事物委员会负责会员相关政策及服务、出版物、对外联系、市场营销和国际事务，研究制订各种运营计划以满足会员个人需求和协会的市场运作需求。专业化执业委员会负责解读英国政府健康政策的改变和执业过程中出现的新问题，为保障作业治疗服务的治疗和专业性，其成员来自作业治疗服务的各个领域。科研发展委员会负责指导与科研相关的管理和发展工作，并提供图书和信息服务。

作为其主要职能之一，COT 每年出版大量关于作业治疗和其他医疗卫生专业相关的书籍和杂志，内容涵盖执业标准、道德规范、科研管理和教育发展等领域。《英国作业治疗杂志》（*British Journal of Occupational Therapy*，BJOT）是 COT 正式出版物之一，在国际范围内发表与作业治疗相关的理论、执业、科研、教育和管理的文章。

五、中国作业治疗康复组织

虽然有历史显示新中国成立前就已经有作业治疗师在提供服务，但国内一直没有国家级学会/协会的作业治疗行业组织。2011 年 8 月广东省康复医学会成立作业治疗专业委员会；2011 年 10 月底，在中国康复医学会的牵头下，在广州成立了康复治疗专业委员会作业治疗学组，学组委员共 53 名，其中治疗师和作业治疗教师 43 名，分别来自 24 个省市自治区。作为我国作业治疗行业组织，作业治疗专业委员会、作业治疗学组的目标是促进作业治疗在国内的教育和执业的发展，并为未来成立中国作业治疗协会做准备。2017 年中国康复医学会常务理事会议通过并于 12 月成立作业治疗专业委员会。2018 年中国康复医学会作业治疗专业委员会正式加入 WFOT。目前作业治疗在国内大部分地区的发展还属于早期阶段，面临从业人员资质良莠不齐、毕业生学历不统一、临床服务领域相对局限等困难，作业治疗专业委员会面临的任务任重而道远。

作业治疗在中国香港被称为职业治疗。1950 年物理治疗师 Wallace Turne 组建了一个委员会来讨论职业治疗的建设与发展，旨在帮助手工艺患者的工作和促进作业治疗在香港的发展。到 1953 年，香港政府正式批准在医疗部门设立职业治疗师的职位。1956 年第一个作业治疗部门在香港成立。至 20 世纪 70 年代中期，已经发展出 24 名作业治疗师，到 1978 年香港职业治疗协会成立时，有 40 名成员。同年，香港理工大学的作业治疗课程被世界作业治疗师联合会认证，本地机构自此可以聘用拥有国际认证学历的本地学生，进一步刺激了专业的发展。截至目前，香港已有 1 400 多名注册治疗师，分别在近 100 家机构中工作。

2005 年成立香港职业治疗学会，其宗旨是为会员及公众提升职业治疗的提供、使用、支援及卓越素质，其目标是保持香港职业治疗的专业水平，促进公众对香港职业治疗的认识，举行会议讨论及交流专业意见，建立及保持与学会会员的联系，促进及保护学会会员的利益，建立及保持跨专业之间的联系。在其网站主页上可以找到中英文的学会、专科、学生等方面的信息，并定期出版一本《香港职业治疗期刊》。

中国台湾的作业治疗始于 1945 年左右，称为职能治疗。当时几所历史比较久的精神科医院已经有以手工艺活动为主的作业治疗雏形,比如锡口医院和仁济医院。至 1956 年,在国际妇女会的帮助下,台湾大学精神科首先成立了第一个作业治疗部门。1967 年,第一个名为振兴的专门康复中心成立,作业治疗开始应用于精神科之外的小儿麻痹、脑卒中和脊髓损伤等领域。台湾大学医学院康复医学系于 1970 年成立,并分别建立了物理治疗和作业治疗专业,台湾地区把作业治疗更名为职能治疗。20 世纪 80 年代,其他台湾院校也纷纷开始设立作业治疗课程,1982 年台湾职能治疗学会成立,并于 1986 年正式加入 WFOT。台湾大学康复医学系于 2002 年开始作业治疗硕士课程教育,目前台湾大学和成功大学已经开办博士学位课程教育,执业职能治疗师达 2 000 人左右。和其专业组织类似,台湾职能治疗学会为会员提供专业资质认证、专业培训、在职人员继续教育和专业期刊的出版等服务。

学习小结

1. 学习内容

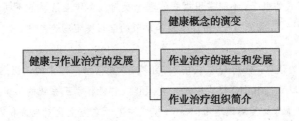

2. 学习方法

本章着重理解健康概念演变的过程,以及对作业治疗诞生和发展的影响。通过了解西方作业治疗的发展过程以及其行业机构的功能,对我国作业治疗未来的发展有所启发和展望。

（刘沙鑫）

复习思考题

1. 对你个人而言,什么才是满意的健康状态?

2. 结合第一章和上一个问题,哪些作业活动能促进你的个人健康?

3. 参考美国作业治疗发展的历史,请指出我国正处于初级阶段的作业治疗发展,面对的挑战和有利条件是什么?

4. 如果中国作业治疗协会成立,作为会员,你想得到什么样的服务?

第三章

作业治疗实践模式

作业治疗实践工作需要大量而特定的专业知识，许多由患者处反映而来的问题要求作业治疗师在理论知识的指引下进行分析解决，因此大量解决实践中问题的理念被提炼和创造，这便形成了各种不同的作业模式。

作业治疗实践模式的形成是一种反复认定，不断修改思考及实践的过程，模式包含受人们所期望的、能提供实践及高效服务的足够观念及工具，能解释在治疗过程中所涉及的现象，并提供合理的解决方案。

Kielhofner 曾说过："模式可以有效地连接理论和实践。"每个作业治疗实践模式的发展均有其独特的历程，包含了一系列指示发展的动态过程。而这个过程均有一个共同的特点，即：始于实践中技能和想法的提炼—对实践行为的观察并剔除错误实践经历—最终形成理论—服务于实践。理论性和实践性并存形成了作业治疗实践模式独特的组织形式。

Mitcham 说过："模式可以有效地诠释一个专业的独特性，也能表述出一个专业的范例。模式是告诉我们一个医疗专业是什么和为什么，一个概念模式经常是一个医疗专业对自己的认识和这个专业给其他专业和社会的一个印象。"

模式能够帮助作业治疗师有意义地执行他们的治疗，也就是：当治疗师遇到某一个案时，治疗者如何知道要从个案身上提取出哪些信息，以利于后续治疗计划的拟定？个案通常会陈述多方面的信息，他们往往无法有次序地陈述自身问题。在此状况下，治疗者可借助模式设计优先讨论的议题。

作业模式是作业治疗学中极其重要的理论基础。对作业模式的理解在很大程度上决定了作业治疗师的专业水平,而学会灵活使用并将不同的作业模式用于治疗干预中,则体现了作业治疗师的专业技能。

第一节　作业表现模式

作业表现模式(occupational performance model, OP)最早由美国南加利福尼亚大学作业治疗学部 Reilly 等人于 20 世纪 60 年代初提出,形成了对作业治疗整体性概括的理论架构。在此基础上,美国作业治疗协会于 1994 年提出统一术语(uniform terminology)作为作业治疗世界性蓝本,正式命名为作业治疗实践框架(occupational therapy practice framework, OTPF),即本节所述的作业表现模式。

作业表现是作业治疗的根本目标,是指人从事某作业活动时的表现,关注的作业范围包括日常生活活动、工作及生产活动、休闲活动。作业技能即完成作业所需的基本功能,是作业活动的基本组成部分,作业表现和作业技能密切相关。同样,作业表现会根据个人在不同情景和不同环境下改变。

以前认为作业表现模式完成的要素包括运动、感觉整合、认知、心理、社会,现在将其变为包含感觉运动、认知技能、社会心理三个要素;以前认为的对时间、空间的影响也改变为作业的情况,以此来说明作业治疗的范围及其过程。

一、作业表现模式基本内容

(一)作业表现范围

作业表现模式所关注的作业能力范围包括日常生活活动、工作及生产活动、休闲活动。

1. 日常生活活动　梳洗、口腔卫生、沐浴、如厕、个人器具护理(如眼镜、义齿)、穿衣、进食、定时服药、维持身体健康、社交、与人沟通、行动、在小区走动、对紧急事件的反应、性生活。

2. 工作及生产性活动　家居管理、处理衣物、家居清洁、煮食及清洗、金钱管理、家居维修、照顾其他人士、教学活动、职业活动、职业探索、寻找工作、工作表现、计划退休、参加义务工作。

3. 休闲活动　休闲活动探索和休闲活动表现,包括主动式休闲、被动式休闲、交际活动、艺术活动等。

(二)作业技能分类

1. 感觉运动　①感觉:感觉注意、感觉处理、触觉感觉、肢体空间感觉、平衡视觉、听觉、嗅觉感知处理、触摸感知运动、疼痛反应、本体感觉、左右分辨、形状分辨、空间位置、视觉整合、图形背景分辨、深度分辨、空间关系、地点定向。②神经肌肉骨骼:反射、关节活动度、肌张力、肌力、肌耐力、姿势控制、姿势摆放、软组织完整性。③运动能力:大肌肉协调、本体运用、两侧共同性运动、控制运动、小肌肉协调、视觉运动共同性、口腔运动控制。

2. 认知技能　醒觉层次、定向能力、分辨能力、集中注意能力、活动主动性、终止活动能力、记忆力、排列能力、分类能力、概念形成、空间运用、问题解决能力、学习能力。

3. 社会心理技能　①心理能力：价值观、兴趣、自我认知能力。②社会能力：角色活动能力、社会品行、社交能力、自我表达能力。③自我保护能力：应对技巧、时间控制能力、自控能力。

（三）作业情境

1. 时间范畴　年龄、发展阶段、生命周期、残疾状况。

2. 环境范畴　文化、社会性、物理性环境。

二、作业表现模式的应用

作业表现模式中，良好的作业技能和作业情境是作业表现的基础。因此，在作业治疗中，治疗师可对拟采用的治疗性作业活动进行分析，分析进行该项作业活动所需的作业技能与作业情境方面的要求，同时对个体目前所具备的作业技能与情境进行分析。当个体目前的能力与该项治疗性作业活动所要求的最低水平相符合时，即可选取这项作业活动进行治疗。在临床治疗过程中，也可以选择比目前个体水平稍高的治疗活动，可以保证治疗活动对个体的挑战性、趣味性。但需要注意的是，在进行治疗性活动时，应尽可能保证个体经过努力后能够完成，以满足活动后的成就感。

第二节　人类作业模式

人类作业模式（model of human occupation，MOHO）是美国的 Kielhofner 教授于 20 世纪 80 年代提出。1980 年，该理论首次出现于美国作业治疗学杂志。2008 年出版的《人类作业模式：理论与应用》对该理论作了更完整的论述。

MOHO 提供了一个人类的作业适应和治疗的过程，是一种以客户为中心的理论模式，考虑到了推动作业的动机（motivation），保持作业的日常习惯（routine），熟练技巧能力（skilled performance），以及环境对作业的影响。

一、人类作业模式的主要观点

人类作业模式关注的是个人在何种程度上可以参与作业活动，并达到积极的适应状态。该模式将人的内在特征和外部环境联系在一起，成为一个动态的整体。另外，该模式提出作业活动可对人的内在特征、动机和表现产生影响。

人类作业模式强调：①作业表现是动态的，且因外部环境不同而不同，即人的内部特性与外部环境紧密联系并且相互作用，构成了影响个人动机、行动和表现的网络。②作业对个人自我组织很重要，即通过作业活动，人们能保持或者改变他们的能力，并产生新的经验去肯定或重塑他们的动机。

二、人类作业模式的主要内容

（一）人类作业模式关于人的描述

每个人都有其独特的作业活动。为了解释人是如何选择、组织和实施自己作业活动的，MOHO 提出了影响作业活动的人的三个相互作用的内在特征：即意志、习惯和履行能力（图 3-1）。

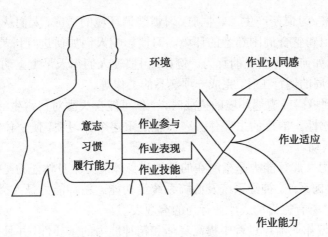

图 3-1　人类作业模式

1. 意志　意志是指人们被激励并选择作业活动的过程。任何人都有从事作业活动的欲望，这种欲望由以前的经验形成。意志包含对作业活动的深刻思考和感受过程，这个过程发生在期待做的可能性有多大、选择做什么、经历什么以及随后的经验解释的循环中。这些思考和感受涉及三个问题：如何体现个人完成作业的能力和效果；什么作业是重要的或值得去做的；什么作业能让人们愉悦和满足。这三个问题可以归纳为影响人的意志的三个方面：即个人因素、价值观和兴趣。

个人因素是指在作业活动中，个人对自我能力的认识和对作业结果的预想和感受。这与个人自知、自信密切相关。包括对自己优缺点的认识、面对任务时的态度（自信或焦虑）及事后的反思。

价值观是一个人认为什么是好的、正确的、重要的事情的信念，包括对值得做的活动的想法和感受，完成这些活动的适当方法，以及赋予这些活动的意义。价值观引导人们选择什么值得去做，应该如何去做，最终可实现什么样的目标和愿望。当人们从事的活动符合他们的价值观时，他们会体验到正确和归属感。

兴趣是在作业活动中通过快乐和满足的体验而产生。兴趣始于自然性情（例如倾向于享受身体或智力活动），可通过作业活动所产生的乐趣和满意的经验进一步发展。因此，兴趣的发展取决于人们所从事的作业活动。

意志对作业活动有着广泛影响，它主导人类的作业活动，影响人们如何选择、预期及理解自己的作业活动。意志引导人们如何看待这个世界及其所面临的机遇和挑战。在很大程度上，人们如何体验生活，如何看待自己和其所处的世界，与意志有密切的关系。意志也是作业治疗过程的核心。作业治疗必须符合客户的意志，所有的治疗需要客户选择符合自己意志的作业活动。客户的意志很大程度上决定了治疗结果。

2. 习惯　习惯是指人们将自己的行为组织成模式和惯例的过程。通过在特定环境中反复练习，人们建立了习惯的行为模式。这些行为模式由作业习惯和生活角色决定，它们一起塑造人们日常生活的方方面面。由于角色和习惯，日常生活中的大多数活动都会以自动和可预见的方式展开。

习惯通过多次重复的作业活动获得，当这些作业活动不自觉或很流畅地在日常

笔记

35

生活中表现出来,习惯便产生了。同时,习惯强调环境的适应,人们从事习惯性的作业活动需要利用和整合周围熟悉的环境。习惯影响人们如何进行日常活动,如何安排自己的时间,如何组织自己的行为。例如:习惯使人们每天早上主动进行自我照料性活动,组织每周的例行工作,完成一项熟悉的工作等。

当习惯受到障碍或遭遇环境的挑战时,个体可能会失去对日常生活的熟悉性、一致性及相对放松性。治疗的主要任务之一就是重建个体习惯,使个体能够更容易地参与日常作业活动。

3. 履行能力　履行能力是指潜在的精神和身体能力。身体能力是身体的基本功能,例如骨骼肌肉系统、神经系统及心肺系统等功能。精神能力是人类的心理、认知及智力等功能。所有能力构成作业行为的客观表现。

MOHO 强调作业治疗过程中提高身体和精神能力的重要性,并且关注作业过程中个体的经历和感受,特别是在作业受限时。在治疗中,关注个体对障碍的经历和感受,对个体更有帮助。具有各种身体障碍的人可能会减少使用自己的身体或完全放弃使用。治疗可以帮助人们"回收"自己的身体或身体的一部分,并将其整合,形成一种新的作业方式。

（二）人类作业模式关于环境的描述

MOHO 强调所有作业活动是由人的内在特征(意志、习惯和履行能力)与身体和社会环境的特征相互作用而产生的。环境被认为是影响作业动机、组织和表现的个人背景,包括特定的物理、社会、文化、经济和政治环境。多个维度的环境影响着个体的作业活动,如个体遇到的不同场景、物体、人以及作业的期望和机会。同时,更大的文化、经济条件和政治环境也影响着个体的作业活动。因此,环境包括以下多个维度:个体活动时所使用的物体;个体活动的空间;在特定情况下可用、预期或要求的作业活动的形式或任务;构成个体背景的社会团体(例如家人、朋友、同事和邻居)和周边的文化、政治、经济力量。

个体的作业活动以及他们对这些作业活动的看法和感受,是个体动机、习惯和角色、能力与上述各个维度环境相互作用的结果。环境影响着个体的行为以及他们对自己行为的看法和感觉。反过来,人们也会选择和改造他们的环境。个体有选择与之相适应的环境的倾向,以实现他们的价值观和兴趣。

（三）人类作业活动的三个层次

MOHO 模式确定了三个层次来检查个体的作业活动:作业参与、作业表现和作业技能。

作业参与是指与个体社会文化背景相适应的,为了个体生活幸福所需从事的工作、娱乐或日常生活活动。作业参与的例子可以包含义工、全职或兼职的工作、定期与朋友聚会、自我照料、维持个体的生活空间、上学等多个方面。

每个方面的作业参与均涉及一系列相关的任务。例如,维持个体的生活空间可能包括支付租金、维修和清洁等。个体在完成这些任务时所表现出来的作业活动形式被称之为作业表现。

（四）作业的认同感、能力与适应

作业的适应一般指通过所经历的作业活动,个体得以发展,并在面对新的挑战时转变为应对策略,取得好的结果和状态。作业适应由两个基本要素构成:个体所创造的作业认同感和在各种情况下能促进作业认同感产生的作业能力。

随着时间的推移,人们通过所从事的作业活动形成了自己的作业认同感。这种认同感是在对作业经验的思考与感受中所产生的,通过作业经验的累积,个体逐渐认识到自己是什么样的人和希望成为什么样的人。因此作业的认同感被定义为:个体在参与作业活动过程中所形成的对自身的定义。

作业能力指个体维持参与作业活动的程度,并因此形成作业认同感。作业能力是通过作业经验及身份的肯定而获取,需要个体良好内部特征做支撑,即需具备良好的履行能力,足够的作业动机,良好的作业习惯。同时作业能力也受外部环境影响。

三、人类作业模式的应用

MOHO 是一种以客户为中心的理论模式,也是当今作业治疗领域应用最多的作业模式。它专注于客户的内在特征(意志、习惯及履行能力),强调外在环境的重要性,并强调客户的内在特征与外在环境的相互作用。认为每一个人独特的内在特征和所处的外在环境决定了康复目标和治疗策略。

MOHO 应用的基本前提是:作业治疗过程中所有策略的动态变化都是由客户的作业参与行为驱动的,客户的作业参与行为是康复治疗动态变化的核心。作业参与行为是指在特定的环境条件下,客户在治疗过程中或治疗完成时的行为、想法和感受。

在作业治疗过程中,意志、习惯和履行能力对客户的作业形式、完成治疗任务的情况和治疗效果均有一定影响。例如,在治疗的任何时刻,客户都可以考虑:①利用履行能力锻炼作业技能;②唤起旧习惯,塑造作业表现;③为了实现某一角色而努力;④对作业表现是否感到满意或享受;⑤给所做的活动赋予一定的含义和意义(即作业对于客户的生活意味着什么);⑥感受能否胜任作业的形式/任务。客户行为、想法和感受的各个方面,均与作业治疗的动态变化相适应。出于这个原因,治疗师使用MOHO 时应关注客户的意志、习惯、履行能力和环境条件,以及随着治疗的展开,这些因素是如何相互作用的。

第三节　加拿大作业表现模式

加拿大作业表现模式(Canadian model of occupational performance,CMOP)首次出现在 1986 年由加拿大国家健康福利部和加拿大作业治疗师协会出版的《以客户为中心的作业治疗指南》中。该模式的初衷是规范指南,所以 CMOP 模式最初没有创造自己的理论系统。然而指南中确定了该模式所关注的领域,而后逐渐发展出了现在概念化的模式。关于本模式的详细阐述和讨论可参考 2001 年加拿大作业治疗师协会出版的《赋能的作业活动:作业治疗的展望》一书。

CMOP 模式最关注的是客户及作业治疗师之间的相关联系。与其相关的三个方面为:以客户为中心的理论及其资源;影响作业活动表现这一因素的概念体系;在实践中实施以客户为中心及作业活动表现理论的具体过程。

CMOP 模式的理论包含了两个关键特性:以客户为中心的理论以及作业表现的理论。以客户为中心的理念是基于心理学家 Carl Rogers 提出的以客户为中心的实践观,这一理念关乎整个治疗过程及治疗师与客户的关系。作业表现的理念是借鉴

Reed 和 Sanderson 在作业治疗学中的认识,该理念被定义为"一种让人们能够有能力去选择、去组织、去做有文化底蕴且与年龄相适应的作业活动,使这样的作业活动满足自我照料、享受生活、迎合社会和经济架构的要求"。

一、早期 CMOP 的组织结构

CMOP 模式基于 Reed 和 Sanderson 在 1980 年创建的作业表现模式。该模式呈现出作业表现是个体、作业活动、环境三者之间互动的结果。CMOP 模式将个体的作业表现定义为最核心的内容。个体的作业表现包含自理活动、生产性活动及休闲活动三大范畴。个体的精神、物理、社会文化及道德部分使得个体的作业表现呈现出独特的色彩。一个健康并具有功能的个体,其本质便是经过这四部分的协调整合展现出的良好整体。环境是个体之外所发生的情景,并引起个体对其反应(图 3-2)。

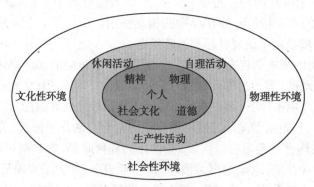

图 3-2 早期 CMOP 的组织结构

二、CMOP 模式理论的发展

随着理论的不断探索与发展,在原有模式的基础上,CMOP 模式涵盖了更多新系统的价值和信念、作业表现的概念及影响作业活动表现的各因素,创造出了更详尽的作业模式图(图 3-3)。

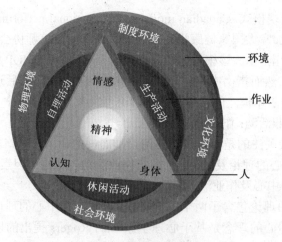

图 3-3 CMOP 模式结构图

CMOP 模式将价值和信念与作业活动、个体、环境、健康以及以客户为中心的实践观相联系。CMOP 模式中作业活动的价值被认为是：①给予生活的意义；②对健康和良好身心状态至关重要；③行为组织与发展的动态变化；④改造环境或被环境改造；⑤具有治疗价值等。

CMOP 模式包括作业活动表现的概念和它与以客户为中心的实践观之间的关系。CMOP 模式认为：①作业表现是个体与作业活动、环境三者之间互动的结果。个体与环境紧密联系，个体被认为是环境中的一部分，而不是将环境置身于个体以外，作业活动是个体与环境间相互作用的结果。在个体 - 环境 - 作业活动中，任何一方条件的改变都会影响到其他两者，并影响作业活动表现。②个体是以客户为中心的实践观中最重要的部分。个体的身体、精神、情感、认知，所生活的环境以及所选择的作业活动都是独一无二的，这使得个体的作业表现呈现独特的色彩。"以客户为中心"的一个关键要素就是承认"个体独一无二"的文化价值观念，这种"独一无二"正是个体的作业活动表现的特征。

三、CMOP 模式核心内容及其表述

1. 个人 CMOP 模式将 1980 年的作业表现模式中个人的精神、物理、社会文化及道德四部分的内容转化为精神、身体、认知、情感四个部分，并作出了各自的解释。

（1）精神：人的本质，"生存"的基本核心。精神代表了个体的核心，被认为是一种释放的生命力量、更高的自我要求、意愿及自我野心之源；一种所处的环境下个体生存的目的和意义。治疗师应该关注如何帮助客户保持自我功能并勇于面对逆境及挑战的内在力量，这种内在力量即精神。

（2）身体：包括感觉、运动等功能，如关节活动度、肌力、耐力、抓握能力等。

（3）认知：包括知觉、注意力、记忆力、理解力、推理判断能力等，如思维、感知、认识、记忆、判断、学习、了解、专注力和问题解决等。

（4）情感：包括个体内在及外在的情感社会功能，如主观感觉、内在的经验、价值观、动机、情绪、意愿或欲望等。

2. 作业活动 作业活动由自理活动、生产性活动及休闲活动组成。

（1）自理活动：即为了照顾自我而进行的作业活动，包括个人自理、功能性转移和社区的管理等活动。

（2）生产性活动：对社会、经济作出贡献或提供经济保障的作业活动。生产性活动不仅包括有经济回报的职业活动即受薪活动；也包括个体有生产性感受的活动即不受薪活动，如家务管理、社区进行的义务性活动等。

（3）休闲活动：为了获取愉悦感而进行的作业活动。包括各种娱乐活动、艺术活动、社交活动等。

3. 环境 CMOP 模式中，环境是指在个体之外所处的情景，并引起个体对其的反应。分为物理性、文化性、社会性及制度性环境。

（1）物理性环境：如天气、建筑、地形、温度、基础设施、交通等自然或人为物件及设施。

（2）文化性环境：基于特定人群的社会思潮及价值系统，如民族和种族传统、仪式、庆典、饮食文化、规范习俗、态度和信仰等。

39

（3）社会性环境：人们所在的特定社会环境下，作为有相似兴趣、价值观、态度及信仰的社会群体所反映出的社会性特征。包括与个人、家庭、朋友和人群的关系；他人对个体及相关事件的态度等。

（4）制度性环境：社会政治、经济、法律法规等政府性机构及实践，包括政策、质量控制及其他组织性实践等。

四、CMOP 模式的应用

基于 CMOP 模式"以客户为中心"及"作业表现"的理论，加拿大作业表现评估量表（the Canadian occupational performance measure，COPM）于 1991 年由加拿大作业治疗师学会认定并出版发行，作为加拿大和美国作业治疗师的临床主要指导思想之一，继而传播至世界其他地区。

COPM 是一种以客户为中心，以客户意愿确立主要治疗目标的评估方法，体现了以客户为中心的作业实践特点，其中心思想是客户作为被治疗的主体，应该参与治疗决策的整个过程。COPM 的实施标志着作业治疗学临床思想体系的变革，即以医师和治疗师为中心的作业治疗模式逐渐转向为以客户为中心的治疗模式。

COPM 用于测量具体步骤如下（表 3-1）：

1. 确认作业表现方面的问题　通过与客户或其照顾者面谈，鼓励其想象生活中具有代表性的一天，询问关于自理、生产和休闲活动方面的问题，让客户确定想做、需要做或期待去做的活动，然后要求他们确定哪些活动的完成情况难以令人满意，即为客户的作业表现问题。

2. 确认问题的重要程度　让客户对访谈所确立的问题进行重要性排序，采用 1～10 分的量化自评分进行重要性评分，10 分为极其重要，1 分为不重要。按照评分结果选择客户认为最重要和最迫切需要解决的 5 个问题。

3. 作业活动表现和满意度评分　采用 1～10 分的量化自评分进行评分，让客户自己确定上述 5 个问题的活动表现情况，10 分为完全不受限（完全独立），1 分为完全受限（全部依赖）；同时，让客户确定当时对每项活动的自身满意度，10 分为完全满意，1 分为完全不满意。

表 3-1　COPM 评估表

评估时间 评估内容	初评		复评	
活动项目	活动表现评分 1	满意度评分 1	活动表现评分 2	满意度评分 2
1. 2. 3. 4. 5.	1. 2. 3. 4. 5.	1. 2. 3. 4. 5.	1. 2. 3. 4. 5.	1. 2. 3. 4. 5.
得分	活动表现分 1＝活动评分总和÷项目数	满意度分 1＝满意度评分总和÷项目数	活动表现分 2＝活动评分总和÷项目数	满意度分 2＝满意度评分总和÷项目数
活动表现分差＝活动表现分 2－活动表现分 1				
满意度分差＝满意度分 2－满意度分 1				

4．再评估　在客户所选择的 5 个问题中，根据客户需求和目前功能状态，确定作业治疗目标。在治疗过程中，选择适当时机，针对上述作业表现的问题，再次让客户自己进行作业活动表现和满意度的评估。

第四节　人 - 环境 - 作业模式

一、人 - 环境 - 作业模式的理论发展

人 - 环境 - 作业模式（person-environment-occupation model，PEO）是由加拿大 Law 博士等人于 1994 年提出的，对 1991 年加拿大作业治疗学会提出的"加拿大作业表现模式"（CMOP）予以了较大幅度的修订，重新提出了作业表现模式，最新的版本名称是"加拿大作业表现和参与模式"（Canadian model of occupational performance and engagement，CMOP-E），但用 PEO 简称较易理解明白。

在 CMOP 模式结构图的中央，以作业活动部分（金字塔塔尖处）做一个纵切面，从纵切面上，可以看到人、环境、作业活动三个部分，个体的作业活动是作业治疗所关注的具体范畴，作业表现是人、环境及作业相互作用的结果。CMOP-E 是 CMOP 的延伸，它包含了作业参与方面的内容。作业参与是作业、人、环境三者之间互动所产生的，是在特定环境中，在自我选择、动机和有意义的情况下投入到作业活动中的表现，即作业表现。这种理论即被发展为人 - 环境 - 作业模式（PEO）（图 3-4）。

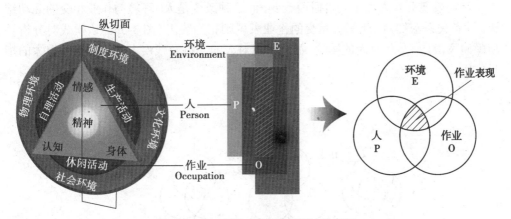

图 3-4　人 - 环境 - 作业模式理论的发展

PEO 模式认为，作业表现是人、环境及作业相互作用的结果。人有一种探索、控制及改变自己及环境的天性，在日常生活中的"生活"被视为是人与环境的互动，该互动过程是透过日常作业而进行的。这个过程是动态的，且不断因情况而改变，并伴随着三者的互相影响。在 PEO 作业模式里，客户是作业治疗实践的中心。

该模式中，作业治疗关注的是与人类作业活动相关的事物，以及进行作业活动的人和环境对作业活动的影响。作业治疗关注的不只是现实生活中进行的人类的作业活动，同样关注作业活动本身所包含的不同层次的重要性，或者说作业活动给个体、家庭或机构所带来的不同程度的满足感。作业治疗也同样关注由人、环境、作业之间的互动所显示的作业参与的潜力和可能性。

二、人-环境-作业模式的要素

1. 人 人的完整性包括心灵、情感、身体结构及认知能力四方面。心灵方面（spirituality）包括人找寻生存的意义及对生命的了解；情感包括人对人际交往及人与人个别关系的渴求；身体结构包括人的身体功能及精神健康；认知包括对日常生活能力的操控能力，例如沟通、情绪发展、动机的形成，找寻个人及工作目标等。

2. 环境 人是一个不断改变的个体，拥有很多不同的角色，这些角色会随时间流逝及情景变化而改变其重要性及意义。环境的定义包括文化、社会性、物理性及机构环境。环境不单包括非人类环境、文化/机构/个人的环境，还包括人在不同时代、年纪、发展阶段所处的情景。环境对作业表现既可以起到促进作用，也可以起到抑制作用。

3. 作业活动 作业活动的定义是日常生活中我们所做的一切事情，包括自我照顾、生产力（除了经济外，还包括对社会的贡献）及休闲活动。有意义的活动是任务组成的单位，而作业就是个人一生中要处理的不同任务。为使人能够完成作业的目的，关键在于使客户在其所处环境中选择自认为有意义、有作用的作业，即通过促进、引导、教育、激励、倾听，鼓励客户去掌握生活的手段和机会，并与他人协同完成作业活动。

三、人-环境-作业模式在人生不同阶段的动态变化

作业表现会随人生不同阶段而改变，而这种改变是人、环境与作业相交的互动结果，三者关系密切，因此三者相交的作业表现则相当突出（图3-5）。该模式对分析环境障碍及改造、文化对人的影响、社会环境对人的支持及残疾人士的参与有很大的指导作用。

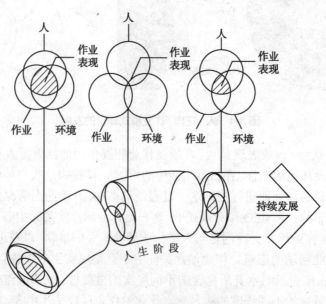

图3-5 人-环境-作业模式

人 - 环境 - 作业模式在人不同的发展阶段有不同的改变：①对于新生婴儿、小孩及学童，环境因素在 PEO 模式中占有最大比重。他们正处于学习及求学阶段，重塑新的环境及自己身处的空间，从而寻找自己在这环境下的作业模式。②对于成年人，环境因素的影响较少，但人的因素（包括心灵、情感、身体及认知）却渐趋扩大，作业能力因个人能力增加而增强。人会找寻自己的事业、工作、兴趣、娱乐、伴侣、朋友及心灵的需要，从而进一步肯定自我在家庭及社会上的角色，或更认识及了解自己的需要。③对于老年人，随着年龄日增及个人能力下降，人的因素会渐渐减少。作业的角色及其重要性会减轻或下降。环境再次成为主导作业能力的因素。他们已退休，没有工作及经济收入，老年人需要在一个安全、熟悉，且对身体功能要求不高的环境下生活，他们需要他人照顾。在文化环境下找寻自己的根、童年回忆及社会的认同感（图 3-6）。

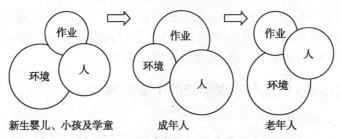

新生婴儿、小孩及学童　　　　成年人　　　　老年人

图 3-6　人 - 环境 - 作业模式在个人不同发展阶段的改变

第五节　人 - 环境 - 作业与表现模式

人 - 环境 - 作业与表现模式（the person environment occupation performance model, PEOP）发展于 1985 年，并由 Charles Christiansen 和 Carolyn Baum 于 1991 年出版的《作业治疗：克服人类表现的缺陷》中首次提出。其后经过不断改进完善，在他们 2005 年出版的著作《作业治疗：表现，参与及良好状态》中有了系统性的描述。

一、人 - 环境 - 作业与表现模式的基本理论

PEOP 是一个以客户为中心的模式，它提出改善个人、团体及机构的可行而又有价值的作业活动表现，并且促进个人、团体和机构参与到周围的环境中。

PEOP 模式的主要内容包含个人因素、环境因素、作业因素，作业因素包括作业活动和作业活动表现（图 3-7）。

PEOP 模式描述人们在日常生活中想做和需要做的活动；在作业活动方面的实际表现；如何将心理、生理、神经行为、认知和精神因素等与进行活动的环境相结合，从而发挥作用。交互能力、环境和选择的活动将直接影响作业活动的表现和参与。

PEOP 模式两个重要的理念：①人天生就有探索世界的动机，并证明它在自己的掌握中。为了满足自我需求而必须去做的事反映了一个人的能力和技巧，这是对个人能力的一种衡量。要做到这一点，一个人必须有效地利用居住环境内（个人、社会和物质）的资源。②成功的经验帮助人们提高对自我的认识，这促使他们以更大的信

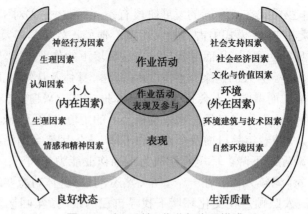

图 3-7 人 - 环境 - 作业与表现模式

心面对新的挑战。通过作业活动，人们形成自我认同，并从中获得满足感。情绪上的完整及目标的实现有助于产生满足感，对个人有积极意义。这些有意义的经验的积累帮助人们了解他们是谁，及他们在这个世界上的定位。

二、人 - 环境 - 作业与表现模式的主要内容

(一) 个人(内在因素)

个人的能力和技能支撑作业活动的表现，能力和技能被各种表现赋予的因素支持着。这些因素存在于人自身之中，因此被称之为内在因素。这些内在因素包括：神经行为、生理、认知、心理、情感和精神因素。

1. 神经行为学因素 神经行为学对作业表现具有潜在的支持或者促进作用。转移控制、调节感觉输入、协调和整合感觉信息、弥补感觉缺失并通过神经结构进行修正的能力是影响和支持所有作业活动表现的重要神经行为学特征。治疗性干预必须遵循基本神经行为原则，使个人可以从治疗中获得最佳效果。

2. 生理因素 对于那些导致中等劳累程度并且压力持续不断的作业活动，身体健康和健壮是必需的要求。耐力、柔韧性、运动和力量等能力是作业表现的关键，也是维持健康所必需的。久坐不动的生活方式和虚弱体质，往往会导致健康问题。从事作业活动可促进个人使用他们的运动和记忆技巧，这将反过来增强他们在任务、活动和角色承担中的表现，并且同时维持他们健康的生理状态。

3. 认知因素 认知涉及语言的理解和产生机制、识别模式、任务组织、推理、注意力和记忆。当这些功能正常时，它们支持人的学习、交流、移动和观察。当这些功能有缺陷时，它们会对人的生活造成不便。认知康复和认知的适应变化是使个人去学着适应规避不足或对缺失进行补救。作业治疗师的目标是了解如何减少脑损伤的不良后果，使个体可以继续从事日常生活、社会交往、家庭生活、职业和教育活动。当一个人有认知障碍时，不仅要考虑认知功能的恢复，治疗师还应该了解在整个生命周期中，如何通过特定的作业活动促进和维护认知能力的适应性。

4. 心理和情感因素 心理因素是行动的基础。心理因素描述人格特质、动机的影响、影响个人做什么的思想过程、如何解释这个事件，以及它们如何有助于自我的心智健全。人格可以被描述为兴趣、价值观和一种个人态度，会影响个体的注意力、

行为以及对新事件的解释。经验对情绪的影响对于自我认同有促进作用。自信心是一个重要的心理因素，因为过去成功的经验使人们能够主动地审视他们自身。除了要了解心理因素如何影响动机、影响身体、对有效的表现作出贡献外，作业治疗师还需要关注的是一个人的作业活动如何有助于提升他的幸福感。

（二）环境（外在因素）

环境始终参与影响作业表现。有研究表明，一个积极的环境可以加快康复进程。作业治疗师可以用环境的力量来影响与作业活动相关的表现和意义。所有康复计划的核心仍是功能恢复，但功能恢复不是唯一目标。康复领域所有专业人士的关键任务是理解致残的基本性质，也就是说，要理解残疾条件下如何发展、进展和适应，以及如何让生物、行为和环境因素影响这些变化。

1. 环境建筑与技术因素 环境的物理特性是最明显的。因此，当讨论对作业表现的影响因素时，最有可能要考虑的是环境。如果利用环境来支持个人的作业表现，环境设计上的考虑应该包括可接近性、可管理性，以及安全性和美观性，以支持残疾人参与作业活动。作业工具在设计上，除了让残障人士有能力使用外，还必须与其使用环境相适应。符合这种描述的工具或设备，有时被归入辅助技术设备的类别。

2. 自然环境因素 自然生态环境，包括地形、阳光、气候和空气质量等特征，可以在许多方面影响一个人的作业活动表现。地理因素可以影响作业活动需要的因素，影响需要的任务、所需能力、舒适度或方便程度。对于有功能障碍的人，自然环境会造成作业活动的差异：在炎热的夏季或寒冷的冬天，他们是否可以上学，工作或从事休闲活动，这些环境对他们来说很重要。

3. 文化与价值因素 文化是指代代相传的价值、信仰、习俗和行为。这包括社会上传播的行为模式、艺术、信仰、机构和人类工作的所有成果和思想。文化影响着许多方面，信仰决定各项工作任务的重要性，传递有关工作的态度，是价值观的体现。文化因素也影响了预期的社会职责，如父亲、母亲、子女、户主等社会角色的社会责任都会受到文化背景的影响。文化背景会影响到人们的选择，如人们要做什么、怎样做以及它对人们如何重要。个体的文化偏好在作业治疗师提出干预计划时必须受到尊重和照顾。文化在作业活动表现方面的影响，对提供有效的服务是至关重要的。这些影响通过人们对于干预的目的及重要性的认识而发生，进而影响到个体的依从性。

4. 社会支持因素 人类有社会属性，他们所做的活动通常会涉及他人或自我内心的社会目的。社会支持影响着作业结果，并起到促进健康和康复的作用。作业治疗师必须了解社会的支持机制，帮助他人学习如何有效地使用社会资源。同时要了解支持的类型和来源，以及评估客户所使用的社会支持模式。基本上有三种类型的社会支持，包括：实际支持（包括仪器、援助和切实的支持）、信息支持（包括咨询、指导、知识或技能培训）和情感支持（包括交流、使之产生自尊和归属感）。

5. 社会经济因素 经济条件和资源可用性可能决定了残障人士是否能得到医生或其他专业人士的服务、拥有在环境中活动的能力；可以在社交网络中联系其他人。政府和就业政策往往决定了可能性资源的使用，这些可能性资源应该包括个人援助、医疗保健、禁止歧视、平等的就业机会、获得为残疾人设计的辅助技术以及充分参与政府决策的权利。

（三）作业活动

该模型的第三个组成部分是作业活动，它是人和环境之间的桥梁。在日常作业活动的表现中，通过个人代理的过程或者当在环境中因个人目的发生行为时的处理来体现。人类作业的许多方面，可基于时间和个人意向进行选择。作业受社会和文化的影响，有着复杂的层次。

作业活动都具有目的性。不同的结果关系到对受薪工作和生产力的追求，如教育、上门维修、相关娱乐、个人护理和休息等。作业活动总是涉及社会层面，无论是直接的还是间接的。作业活动的表现和参与是通过作业活动的经历表现出来的。作业活动的表现可以根据人职业类型的复杂程度来描述。选定的任务和参与的作业活动的表现，反映个人的个性，不同社会角色的期望，以及在生命过程不同阶段或时期的挑战和角色。作业活动的选择也受生活方式偏好的影响，这是基于现有的资源、利益、价值观和个人哲学所体现出来的。

第六节　河流模式

河流模式（the Kawa model）发展于 2000 年，正式面世于 2006 年的书籍《河流模式：文化相关性的作业疗法》（*The Kawa Model: Culturally Relevant Occupational Therapy*）中。这本书展现了该模式的创立者 Michael Iwama 在模式研究中基于东方文化背景的探索。

一、河流模式的理论特点

Kawa，日语意义为河流，河流模式尝试解释在特定的东方日本社会和文化背景下，针对个体客观环境的作业治疗策略，并阐明基本原理和使用方法。根据日本"万物合一"的世界哲学观，即事物在流动，部分发生变化也会改变整体，选择"河流"之名亦取之于日本社会广泛流传的经典歌曲《蜿蜒的河流》。

河流模型运用河流隐喻人的生命旅程，描述人一生不同阶段所遭遇的事情。多样性且具时序性的生命经验就像一条河流般，由高山顺流而下至海洋。河流的源头代表生命的起源，而入海口与大海相汇处代表生命的尽头（图 3-8）。

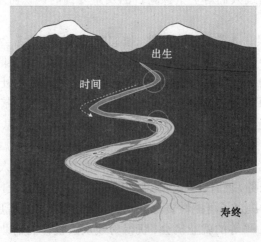

图 3-8　河流的状态

通过对河流的描述隐喻个体生活的特征:

1. 生活的多样性　沿着河道曲径,水流的性质及特性会因地而异,因不同情形而变。流水、河岸床、岩石、浮木构成了河流的要素,它们是一个整体,每一个要素的改变都可以使其他要素发生改变,这就造就了河流的多样性。河流的多样性可反映个体生活状态和整体日常生活的多样性,并受各种要素影响。

2. 生命的时序性　河流从源头流到尽头,犹如个体生活的过去、现在与未来。

二、河流模式的组成部分

河流模式中,河流不同时间的横截面就代表个体那个时间的生活状况,借助河流截面进行分析,帮助个体解决那个时间点生活中出现的问题。河流模式运用原本象征性意义的河流观点,通过其潜在的四个相关概念来表达,即河流、河岸床、岩石和浮木(图3-9)。这四个组成部分都是相互影响的(图3-10)。

1. 河流　代表个体生活状态与整体日常活动。可以是个体考虑到的过去、现在与未来的生活。个体的工作经历、患病历程、自我管理和休闲活动等,都能当做河流的一部分。河流也可以像是有许多支流流入的状态。在必要与适当的时候,个体人生中的重要他人(看护者、配偶等)的河流也应该被纳入考量。

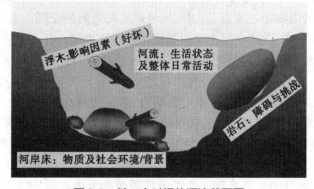

图3-9　某一个时间的河流截面图

2. 河岸床　代表物质及社会环境／背景。一般指家庭、学校或工作的环境。社会环境能够由朋友、家人、同学、同事、爱人、宠物、亲属、熟人等任何个体认为是重要的社会支持组成。

3. 岩石　代表障碍与挑战,阻挡生活状态的遭遇,造成个体的生活崩解／身体的伤残。可分类为(但不限定于)日常生活上的困难、害怕与担忧、在职能治疗服务范畴外的不便、身体缺陷或医疗相关问题。如果个体的重要他人(如看护者、伴侣等)之岩石与个体的生命有直接影响,就该被纳入治疗或评估的考虑当中。

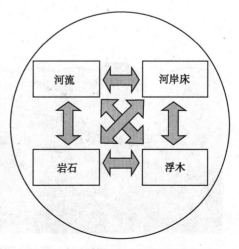

图3-10　河流模式四个部分相互影响

4. 浮木 代表影响因素。指个人性格特质或"态度"；特别技巧、技能及经验，如个人拥有良好的运动能力、接受过专门的训练或交流、与人有良好的沟通能力、社交能力良好、拥有一门手艺、具有艺术性等；信念、价值观及原则；物质及（或）社会资本，如财富及开源途径，以及与拥有权力或影响力人士的社交关系。以上各项可能是好的影响因素，也可能是坏的，可对生活状态产生正面或负面的影响（浮木可把岩石推出而滚动，也可被岩石挡住去路）。

在河流模式的应用中，重要的是个体如何诠释组成其生命旅程的元素，而非治疗师是否认同个体所说的事物是否符合"岩石"或"浮木"的定义。重点是关于"个体的河流"，是关于他的经验。个体找出他们的问题及困扰，并解释他们的意义。

三、河流模式的意义

正如人们的生命是有限制的并且适应他们周围的环境、周围的人和自然环境一样，河流中的水在流动时，也会触及岩石和河岸以及所有其他因素组成的环境。当生命能量或流动减弱时，客户都可以被描述为不适，或在一个不和谐的状态。当生命能量完全停止流动时，标志着生命的终结。

周围社会的主体框架可以影响河流的整体流量。和谐的人际关系，可以实现和补充生活的流动。用一条河流的比喻描绘出个体的生命流程和情况的目的是使描述更清晰，注意力可以集中在岩石、浮木、河堤和底部之间的空间。在确定对个体适用和直接的作业治疗时，这些空间与河的其他元素同样重要。在河流模式中，空间是个体的生命能量（水）明显流动通过的点。水通过这些空间自然地奔驰，可以侵蚀岩石和河流的墙壁和底部，并随着时间的推移，把它们转化为能容纳生命流动的更大通道。这种效应反映了自然特有的、不可分割的、潜在的愈合潜力。

自然设计、灵活和适应性强是河流模式的特点。在特定的时间和地点，每个客户的河流都有其重要的概念和配置。对于不同个体来说，在他们的世界里问题和情况的定义是广泛多样的。反过来看，这些个体特别的定义揭示了在特定文化背景下，广阔的视野和作业治疗的干涉范围。作业治疗师帮助个体着眼于河流中的阻塞，寻求更大的拓展空间，最大限度地加强并提高个体生命的流动（图3-11）。

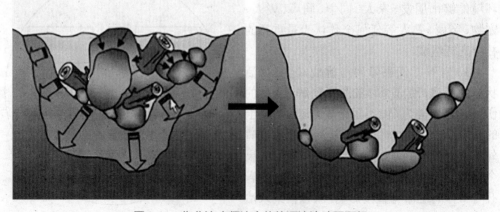

图3-11 作业治疗师让个体的河流流动更顺畅

学习小结

1. 学习内容

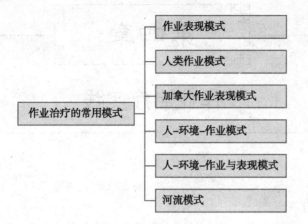

2. 学习方法

学生通过了解相关作业治疗的常用模式：作业表现（OP）模式、人类作业模式（MOHO）、加拿大作业表现模式（CMOP）、人 - 环境 - 作业（PEO）模式、人 - 环境 - 作业与表现（PEOP）模式、河流（Kawa）模式等，使学生掌握相关治疗实践中的思路。

（艾　坤）

复习思考题

1. 常见的作业治疗模式有哪些？
2. 各种模式间有何相似之处？
3. 各种模式间有何不同之处？
4. 请对常见的作业治疗模式如何运用到实践中发表您的看法。
5. 根据 Kawa 模式的思想启发，试述如何在东方思想体系下创造有本土特色的模式。

第四章

作业治疗实践

📋 **学习目的**

通过本章节的学习,学生将了解作业治疗循证实践和以服务对象为中心原则;学习国际功能、残疾和健康分类与作业治疗的关联;掌握作业分析的基本理论;熟悉临床作业治疗的流程。

学习要点

循证实践和以服务对象为中心;作业分析的基本理论和方法;临床作业治疗实践的流程。

第一节 循证实践和以服务对象为中心原则

一、循证实践

(一)概述

关于循证实践(evidence-based practice,EBP)有许多定义。然而,从本质上讲,这些定义所说的内容是相同的。目前,最为人们所熟知的定义是由 David Sackett 和他的同事在 1996 年提出的:"循证医学是最佳研究证据与临床技术、患者价值观念的综合。"

近年来,循证实践被许多专业组织强调,比如美国心理学会、美国作业治疗协会、加拿大作业治疗师协会等。这些协会也强烈推荐其会员通过调查来获得证据支持或者反对某些特殊干预措施的使用。在专业实践的领域中,如医学、心理学、精神病学、康复治疗学等,在过去相当长一段时间内,实践是建立在不牢固的人体知识上的。一部分知识只是前辈们经验的总结,且大部分知识还没有有效的科学证据来验证其可行性。因此,这也让那些从未经过专业系统学习的江湖游医有了可乘之机。由于人们逐渐意识到引经据典是一种科学的方法,所以循证医学逐渐诞生,它既能保存完整的专业领域,又能保护公众远离这些假医生的"治疗"。此外,即使没有医疗欺骗行为出现,仍然有许多工作需要通过循证手段来验证其意义,并以此作为促进这些工作发展的依据。

循证实践涉及复杂、谨慎的决策制订,不仅要考虑手边的证据,还要考虑患者的特质、环境及其意向。因此,在循证实践的理论中认为康复治疗应当是个体化的,并且在不断变化,具有不确定性和可能性。

循证实践发展出了一套独有的个体化实践指导方针。现实中依赖于"过去我们一直是这样做的"这样想法的例子比比皆是,而且有些操作与新发现、学科进展相互矛盾。因此,循证实践是明智的处理方法,针对"遵循经验法则、习俗和传统这样的做法"进行了再思考。

循证实践的哲学基础包括以下几方面:①临床技术或者专家的建议;②外部的科学依据;③服务对象/患者/看护者期待接受高质量的服务,这种服务(往往)受到服务对象的兴趣、价值观、需求及选择的影响。

由于循证实践是以服务对象/患者/其家庭为中心的,因此临床工作者的首要任务就是向服务对象/患者介绍目前相关系统研究中最好的证据,包括个人的选择、环境、文化背景、对于健康和幸福的价值观念。根本上,循证实践的目的就是在个人的基础上向服务对象/患者提供最佳的临床服务。

（二）循证实践的重要性

1. 大量文献信息的处理　临床实践文献资料出版很快,海量的信息让专业人员很难跟上它们的更新速度。运用综合、严谨的循证实践资源,临床治疗师可以用一种有目的且有效率的方法为患者做出循证决策。

2. 对知识需求的满足　从业者对于专业知识的需求是无法得到满足的。由于缺少实践、信息资源和较弱的检索技巧,很多问题无法在患者访问期间得到解答。综合运用循证实践资源能够帮助治疗师快速找到解决临床问题的循证方法。

3. 实施的延迟性　研究结果经常会被推迟应用到临床实践中。基于科学的严谨性,有新发现或想法诞生时,需要大量的实验和理论来论证。临床研究要完全运用到每天的实践中大约会推迟 17 年的时间。例如:尽管在 20 世纪 70 年代就有证据表明,婴儿俯睡更易引起婴儿猝死综合征(sudden infant death syndrome, SIDS),但是直到 20 世纪 90 年代早期这一观点才被人们所认可。运用循证实践从广泛的领域中寻找证据,可以为临床工作者提供更全面、更及时的临床证据。

二、以服务对象为中心原则

（一）概述

以服务对象为中心(client-centered)是一种服务理念,就是在作业治疗过程中尊重并与服务对象合作的理念。

从 20 世纪 80 年代早期开始,"以服务对象为中心"的服务理念已经成为了加拿大作业治疗师服务的核心理念。并且这个理念被逐步在全球作业治疗领域推广开来。1995 年,Mary Law 及其同事将"以服务对象为中心"定义为"包含着尊重、与服务对象合作的哲学观念的服务形式"。加拿大方面在以服务对象为中心的作业治疗的实践准则中,给"以服务对象为中心"下了这样的定义:"一种目的在于让服务对象赋能的合作方法。服务对象可以是个人、团体、机构、政府或其他。作业治疗师表现出尊敬服务对象,让服务对象参与决策制订,考虑并满足他们的需要,以及认可他们的经历和学识。"

在作业治疗领域,加拿大的作业治疗师们从 20 世纪 80 年代早期开始就是以服务对象为中心这一作业治疗实践方式的先驱者。他们在众多文献中讨论服务对象在介入治疗过程中的参与度，以及如何促进实践。在增强"以服务对象为中心"实践的同时，也要增加实践中角色的灵活性，因为治疗师关注的是服务对象在接受作业治疗时能否发现日常作业活动的意义。这一观点也被美国作业治疗协会接受，并在关于临床推理的研究中多次提出。Schwartz 认为作业治疗师们需要了解服务对象的个人生活经历，以及找出他/她认为有意义的作业活动，帮助人们了解他们的价值观念和对日常生活的期望。

康复治疗的目标在于个人具有完全的参与性。以服务对象为中心的哲学基础就是创造一种有同情心的、有尊严的和赋权的环境，在此环境中服务对象主导治疗过程并利用内在力量加速康复过程。这个理论承认个体的自主性，以及服务对象在治疗过程中带来的帮助，还有服务对象选择权的重要性和服务对象 - 治疗师合作的益处。在这个理念中，治疗师应该承认服务对象和家人最了解自身问题；每一位服务对象和家人都是独特的；在一个有支持性的家庭和社会环境下，服务对象能够达到最大功能的恢复。在以服务对象为中心的协作模式下，服务对象和治疗师一起参与到治疗过程中，提高个人自我管理的能力，并共同评估疗效。

（二）"以服务对象为中心"的发展历史

"以服务对象为中心"理论框架基础由学习理论和自身及动态人际关系的观点演变而来。"以服务对象为中心"这一概念是由 Carl Rogers 在 20 世纪 40 年代提出的"以个体为中心"的概念转化而来。Rogers 用它描述了一种非指向性的实践方式，更关注接受服务的患者所关心的那一部分。"以服务对象为中心"的一个关键要素就是承认并尊重患者独一无二的文化价值观念。"深入地说，这一要素是建立在特定关系下，能够密切地观察对方的行为这一基础之上的。这样的观察在某种程度上可以说超越了现有文化的限制和影响。"Rogers 认为，服务对象有能力在康复实践中扮演一个活动角色，并以此来提出和解决问题。依照 Rogers 的观点，治疗师所扮演的角色是通过刺激个人愿望和理解问题的能力来帮助服务对象促进问题的解决，并提出适合他/她生活方式的解决方法。

"以服务对象为中心"的一个重要特色就是治疗师的不定向性。当治疗师或顾问满足于自身价值，并能够用非评判的方法和服务对象一起工作时，他们是非常有帮助的。他们能够看到服务对象对于发展的需求，并乐于分享知识、提供相关信息来帮助服务对象解决其自身问题。治疗过程的重点不应当放在治疗方法上，虽然治疗师和患者也会讨论解决方法，但是当治疗的焦点集中在技术及方法上时，患者更多的还是被动接受。

以服务对象为中心的另一特色是它的基于现象的特性。有一个重要的假设就是从这一特性上提出的：服务对象是描述他们经历和现状的最佳人选。因此，对于治疗师们来说，最重要的是用足够的时间去聆听并了解服务对象的生活经历。

（三）"以服务对象为中心"的作业治疗

时至今日，许多学者都尝试着在文章中描述他们所理解的"以服务对象为中心"的概念。这里将他们所提倡概念中的核心部分整理出来（表 4-1）。在这框架里，虽然每个人对于"以服务对象为中心"强调的观点不同，但也有些相同的地方。这些相同的观点也许可以用来定义"以服务对象为中心"的作业治疗。

表 4-1　以服务对象为中心的概念

Law, Baptise&Mills (1995)	Blank, Horowitz, &Matza(1995)	Gerteis, Edgman, Levitan, Daley & Delbanco(1993)	Rosenbaum, King, Law, King & Evans(1998)	儿童健康护理协会(1987)	加拿大职业治疗师协会(1997)
• 服务对象的自主性与选择性	• 患者是服务中的主动参与者	• 尊重患者价值观念、表现及需求	• 鼓励患者制订方案	• 在儿童生活中，家庭是不变的	• 聆听服务对象的价值、意图及选择
• 尊重差异性	• 患者参与治疗方案的确定	• 关注协调与整合	• 家庭决定参与的层次	• 父母-专业人员合作模式	• 帮助服务对象预见可能发生的事
• 合作与责任	• 设计医院环境以提高舒适度	• 提供信息与教育；重视交流	• 父母对于他们的孩子有根本的责任	• 信息分享	• 为服务对象的成功、失败提供支持。尊重服务对象的缺点和优势
• 赋能	• 需要家庭的参与	• 提供物理环境上的便捷	• 不同家庭的期望及差异性	• 满足家庭需求的全异性	• 促使服务对象明确自己的需求和有意义的结果
• 情景融合	• 提供可获得的信息，增加交流	• 提供环境支持	• 考虑所有家庭成员的需求	• 面政策／规划	• 促使服务对象全面参与到作业治疗服务
• 可及性与灵活性		• 让亲友参与康复过程	• 鼓励运用社会支持	• 认可来自家庭的力量及个性化；尊重不同的处理方法	• 提供信息
		• 服务的连贯性；将协助向交流和（或）其他服务过渡	• 鼓励所有家庭成员的参与	• 理解并吸收儿童、青少年和家庭的发展需求	• 绝不用制度约束服务对象
			• 提供个性化服务	• 鼓励父母间的支持	• 强调开放式交流
			• 合作	• 灵活的、可获得的、负责任的健康提供系统	
			• 可及性（accessibility）		

"以服务对象为中心"的作业治疗的一般概念包括：尊重服务对象、他们的家庭以及他们所做出的决定；服务对象及家庭有最终的决定权，选择日常作业活动和作业治疗服务；提供信息、物理环境（physical comfort）和社会环境支持；强调以人为本的交流方式；促进服务对象全方面地参与作业治疗；提供灵活、个性化的作业治疗服务；服务对象赋能以解决作业表现的问题；关注于人 - 环境 - 作业活动之间的关系。

1. 尊重服务对象、他们的家庭以及他们所做出的决定　所有"以服务对象为中心""以人为本"和"以家庭为中心"的服务框架都是从强调尊重服务对象及其家庭开始的。作业治疗的服务对象来自不同的背景，遭遇不同的生活经历，每个人所生活的环境以及选择的作业活动都是独一无二的。服务对象已经在每日生活中形成他们自己处理挑战的模式。"以服务对象为中心"作业治疗的一个基本理念就是：治疗师要尊重服务对象做出或将要做出的决定，以及他们个人处理问题的方法。

2. 服务对象及其家庭有选择日常作业活动和作业治疗服务最终的决定权　一旦表现出对于服务对象以及他们的问题多种性质的尊重，服务对象和其家庭就有特殊义务讨论他们的日常作业活动以及其所接受的作业治疗服务。服务对象掌握了多数关于他们自身需求的重要信息。我们应当鼓励他们做出选择，评价需要作业治疗介入的作业活动表现。

3. 提供信息、物理环境和社会环境支持　物理环境、社会环境支持、信息提供以及强调交流的规定目前时常在以服务对象为中心的框架中提及。服务对象需要在作业治疗设置中感到舒适，无论是在医院或社区。如果把关于服务对象的作业表现和潜在解决方法的信息用一种可理解的方法告诉服务对象，这会帮助他们在干预过程中做出决定。现在作业治疗师应当比过去更加重视和服务对象之间的关系及相互作用。在一个开放的、有同情心的环境里——作业治疗师能倾听人们的故事，聆听他 / 她关于需求的描述，能够增强服务对象与治疗师合作解决作业表现问题的能力。

4. 促进服务对象全方位地参与作业治疗　以服务对象为中心实践的另一基本概念是服务对象的参与度能够促进服务对象与治疗师之间形成合作伙伴关系。服务对象与治疗师间合作关系的发展通常由权力的意识转移所促进，这种转移应当是由治疗师向服务对象转移。这种权力的转移通常发生在服务对象明确了介入治疗的作业表现、积极参与决定介入的方法、评定作业治疗结果的时候。在提供者 - 服务对象的相互作用中，服务对象的参与度可分为不同层次。连贯的参与度可以分为三种模式：服务对象依赖型、服务对象合作模式和相互参与。以服务对象为中心的作业治疗的目标，就是确保治疗师与服务对象之间的关系是相互参与的模式。

（1）提供灵活、个性化的作业治疗服务：所有以服务对象为中心、家庭为中心或者以人为本模式的框架都关注于使健康护理系统得以结构化的方式。要形成以服务对象为中心，服务系统必定十分灵活，只有这样，服务对象的个性化需求以及他 / 她的家庭才能在服务规定的各方面被考虑到。服务只有在触手可及且可协调时，服务对象才能理解治疗过程并很容易地参与到服务中。

（2）服务对象赋能以解决作业表现的问题：以服务对象为中心的本质就是关注赋能并促进服务对象的参与度和提供其所需要的结果。在这一理念中，治疗师并不是提供解决各种作业表现问题方法的专家。治疗师所扮演的仅仅是促进者的角色，使

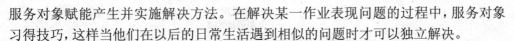

服务对象赋能产生并实施解决方法。在解决某一作业表现问题的过程中，服务对象习得技巧，这样当他们在以后的日常生活遇到相似的问题时才可以独立解决。

（3）关注于人 - 环境 - 作业活动（PEO）之间的关系：在以服务对象为中心的作业治疗原则中，有一个独特的观点，即认为服务对象的认知与他们的工作、生活、娱乐的环境和社会是分不开的。基于人类 - 环境行为理论，环境对个人的角色和日常作业活动不仅有促进作用，也有压抑作用。现在新兴的作业治疗实践模式强调人类 - 环境 - 作业活动间的关系，以及作业治疗干预的能力，期望通过改变环境来促进作业表现。

在作业治疗师与服务对象共同实施"以服务对象为中心"的作业治疗实践时会遇到各种挑战。治疗师与服务对象共同合作完成作业治疗本身就是一项挑战，每一位服务对象都来自不同的生活背景，有着不同的经历。也许每一次的治疗合作都是一次全新的体验与尝试。此外，有限的治疗时间与资源也是在实施以服务对象为中心的作业治疗中会遇到的问题。如何充分利用每一次的治疗时间？如何在有限的资源中为每位服务对象提供个性化的治疗服务？如何改变服务对象的"患者"角色，使服务对象赋能而主动参与……许多问题需要作业治疗师在今后的学习工作中自己领会。

第二节 国际功能、残疾和健康分类与作业治疗

在过去，医疗模式是生物医学模式，其所关注的重点仅着眼于疾病，认为残疾是直接由于疾病、创伤或其他健康问题所致，仅仅是个体的特征，需要专业业务人员对个体提供治疗和照顾，以矫治个体的问题。随着社会的不断发展，对残疾的关注重心从个体的身体层面转移到社会活动、参与的层次上。如今的医学模式已经变为了生物 - 心理 - 社会模式。对于残疾的理解也不断加深。残疾作为一个复杂的现象，既是个体身体的问题，也是复杂的社会问题。

国际功能、残疾和健康分类（ICF）是一种描述，而不是一个评估工具，它不是一种对疾病的测量。ICF 适用于所有人，而不只是残疾人。在新版 ICF 分类中，同时定义了一些新的概念。活动是指个人在日常生活中实际进行着的行动、工作（不包括潜在能力），参与是指与社会相连接，并赋予了价值观的活动。此外，功能障碍中的"障碍"与诸多背景因素有着较复杂的关系。ICF 分类能让作业治疗师们在一定程度上描述服务对象的现状（功能形态障碍、活动受限及参与受限）。Haglund L. 等在 2003 年研究得出结论，ICF 分类可以作为作业治疗师之间交流的工具，但是无法成为作业治疗的一个专业术语。

ICF 不是对残疾的等级分类模式，是研究方面可用于交流的共同语言工具，可用于数据的描述和标准化。国际功能分类与作业表现的概念是兼容的。在 ICF 中，健康被看成是环境因素、健康状况和个体功能之间互动的结果（图 4-1）。残疾是社会环境与个人障碍综合的结果。国际功能分类与传统理念有一个本质上的区别，就是把重点从注重健康与残疾的原因转移到其影响上面来，所关注的是个体在他们所处的环境中所面对的问题，而不是他们的医疗诊断。因此，它是以人为中心的，与作业治疗的哲学理念与传统也是相吻合的。

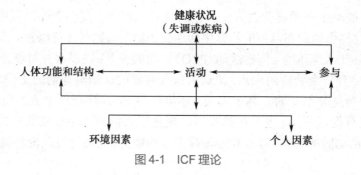

图 4-1 ICF 理论

ICF 使作业治疗服务更深入地去了解是什么妨碍了人们融入到生活当中或回到工作岗位（受薪或义工），是什么妨碍了家人的支持或个人目标的实现。残疾是个体特性与个体生活的情景特性互动的结果。残疾与健康应当是生物、个体与社会三方面的整体观。

同时，这些也是作业治疗所关心的重点。在作业表现模式中，可以看到作业活动是离不开环境因素的。环境可以是与人有关的，比如家庭成员；也可以是与人无关的，比如设施、家具、器具等。任何日常活动都是在一定环境中发生的，换句话说就是人与环境的互动。

从 ICF 的观点来看，作业治疗所关注的项目可以归纳为如下几项：

1. 健康、幸福及人们参与自我照顾和家庭活动的关系；人际互动与关系；重要生活领域包括教育、工作及休闲；以及在社区中的社会及公民性作业活动。

2. 支持或阻碍参与这些作业的环境因素。

作业治疗与 ICF 的主要差异表现在：

1. 作业治疗特别强调影响人们健康与福利的个人因素。

2. 强调服务对象对于作业及参与作业治疗的主观经验的重要性。

3. 作业治疗与 ICF 皆考虑到健康与环境中相关因素对于参与的影响，除此之外，作业治疗还关心社会、文化与经济对参与及福利的影响。

第三节 作业分析

一、作业分析的定义及含义

作业分析（occupational analysis）是指作业治疗师在一定理论框架的指导下，运用自己的专业知识，分析服务对象作业活动的构成，所需的技能以及活动对服务对象所具有的意义和潜在的治疗价值这一系列问题的系统过程。在作业分析之后，作业治疗师能够准确了解服务对象的真正需求和所需要完成的活动，在完成这些作业活动中服务对象所存在的优势、弱势以及可能存在的困难，这些都为之后的治疗起着参考的价值，其最终目的是促使患者有能力参与或重新参与这些对其有意义和价值的作业活动中去。

作业分析既包括分析服务对象所进行的作业活动，也包括服务对象如何安排其一天、一周甚至更长时间中的作业活动。服务对象对作业活动的编排反映着其在日

笔记

常生活中如何在满足自身需求的同时适应社会生活环境的变化，是否具备合理安排日常生活并保证生活质量的能力。经过合理安排的日常生活是具有节奏及和谐的作业的习惯和规律，与此同时还能随着日常生活需求的变化而发生适应性改变。

一般我们将作业分析通过两个层面的视角进行诠释，分别为活动分析（activity analysis）和作业分析。

（一）活动分析

活动分析指的是传统意义上的狭义的作业活动分析，其分析过程中既不需要考虑个体之间的差异，也不需要考虑完成活动时的背景因素限制。作业治疗师分析的是在特定环境情况下较为抽象的活动。此时，作业治疗师进行活动分析是有目的地对作业活动进行选择，挑选出具有治疗作用或治疗意义的作业活动，有效地提高患者参与更多活动的可能性，从而帮助患者恢复原有的能力或重新学习代偿的方法。

活动分析在选择合适的活动之后，通常将这一活动分解成恰当的步骤序列，之后再进一步分析在完成每个步骤的过程中需要提供和使用的工具，以及在完成该活动过程中所存在的安全隐患和所需要的某些特定技能。活动分析的特别之处在于一般不需要考虑不同的服务对象，其在完成所选定活动时可能出现的不同方式。活动分析者及作业治疗师在确定了某一项活动的常规步骤之后，即可根据其所指定的常规步骤进行推断，如一个偏瘫患者在完成刷牙的活动时可能遇到的问题及困难，如何克服这些问题。作业治疗师通过实践和积累，对于日常生活中我们经常使用到的工具有成熟的思考时（如：如何使用和操纵某种工具，使用该工具可以使患者完成何种活动，在使用该工具时，需要患者具备何种能力），作业治疗师在活动分析中更容易挑选出合适的活动作为治疗手段。所选出的活动均具有典型特点，并不是某一服务对象的亲身经历，是一种较为抽象、典型的活动方式，并不涉及服务对象本身的生活方式和生活环境。

（二）作业分析

作业分析，所关注的是在特定情景环境下的某个特定的服务对象，其在真实环境中所需要完成的特定作业活动。作业治疗师在作业分析过程中需要深刻理解和分析服务对象在真实环境下完成其作业活动的细节。作业分析有别于其他专业的活动分析，它需要作业治疗师在分析过程中利用自身的理论框架，不停留在仅分析活动本身，而是有效结合环境、背景，以及服务对象本身角色和价值观等多方面内容后，对服务对象所要进行的作业活动进行分析，此种分析更好地体现了以服务对象为中心的治疗模式。

总而言之，活动指的是在某个特定背景下，个体从事不同活动的通用方式，是一种抽象的概念。作业指的是某特定服务对象选择从事的活动以及每一个体从事该活动的实际经历，是一个较为具体的概念。活动分析和作业分析作为每一个作业治疗师所必须掌握的基本技能，需贯穿于治疗过程之中。作业治疗师既需要具备分析在特定文化背景下个体从事某一活动的能力，也需要具备分析不同服务对象在其真实环境中完成具体活动的能力。活动和作业均是作业治疗中的核心概念，在治疗过程中常被提及并使用，分别作为治疗的手段和治疗的目的。这两者之间既具有共同性也存在差异性。

笔记

二、作业分析要素

（一）作业活动的分类

作业活动常大致分为三种类型：日常生活活动、工作性及生产性活动、休闲娱乐活动。美国作业实践框架中将作业活动归纳为八个不同领域（OTPF，2014），包括了：

1. 基础性日常生活活动 指的是自我照料性活动以及个人日常活动，是个体在真实环境中生存的基础，关系着个体的基本生存和生活质量。包括吃饭、穿衣、个人卫生等活动。

2. 工具性日常生活活动 指的是日常家居和社区生活活动，其所需要的能力和要求往往高于基础性日常生活活动。包括照顾孩子、照顾宠物、财务管理、外出购物、家务活动、社区活动、驾车等。

3. 睡眠和休息（sleep and rest） 包括合理安排睡眠和休息时间，以维持身体健康及保证其他作业活动的有效参与。包括了睡眠和休息过程相关的所有活动。个体需要通过完成这些活动以保证睡眠所需的准备完善，从而可以进行睡眠。主要内容有睡前常规习惯（如睡前祷告、睡前阅读、睡前服药、睡前按摩等）、与共同使用睡眠空间的人的互动、做梦以及夜间使用卫生间等。

4. 教育（education） 教育指的是一切关于学习和参与到教育环境中的活动。主要包括正式的教育活动和非正式自学活动。正式的教育活动包括学术教育（科学、阅读、学历教育等）、课外教育（体育、乐队、舞蹈、各种兴趣组织等）和职业教育等几种类型。非正式自学活动可以分为自我兴趣和爱好的探索过程以及有针对性的兴趣爱好系统性学习。

5. 工作（work） 指的是与工作相关的所有活动，包括对于带薪职位和无薪职位的寻求、申请、具备胜任该工作所需的技能（如时间管理、遵守工作规则、与工作环境中的其他个体进行人际交往互动等），以及恰当时机进行的退休准备。

6. 玩耍（play） 是对能够产生享受、娱乐、开心或消遣的自发或有组织的活动，不局限于儿童或青少年特有的玩耍活动。除了包括探索、实践、尝试各种探索性游戏外，还包括了对活动相关工具的维护，以及平衡玩耍与其他作业活动之间关系的能力。

7. 休闲（leisure） 指的是发生在没有其他作业活动需要完成的闲暇时间，既可以是主动参与的兴趣和娱乐活动（如扑克牌、下象棋），也可以是被动参与的（如听广播、看电视）。包括与娱乐相关的所有活动，以及如何有效平衡休闲娱乐活动与其他生活活动的能力。

8. 社交（social participation） 指的是在特定社会结构下的社交活动，包括社区、家庭、同道及朋友间的各种交流和互动活动。

（二）作业分析的内容

作业分析的内容主要包括四个部分：从事活动的对象、活动分析、活动实施环境的分析、活动的适应与改良。

1. 从事活动的对象 从事活动的对象是影响作业活动选择和完成表现最主要的内在因素。个体的内在动机、兴趣、信仰、对自身角色的认识，以及躯体状况和能力都影响其作业活动。作业分析过程中必须考虑到服务对象的精神、认知、躯体、情绪以及社会交流等多方面因素，以分析个体需要完成的作业活动及个体是否具备完成作业活动所需要的能力。这些因素间存在动态交互作用，一种占主要作用的要素可能影响特定及相关的作业活动的参与。如一个老人在独自洗澡时跌倒，那么可能会拒绝之后独立洗澡的活动，需要在他人帮助下才愿意进行。所以，在作业分析过程中，需要作业治疗师仔细分析影响作业表现的个体内在因素，以便促进作业治疗的进行。借鉴美国作业实践框架，我们把从事活动对象的个体因素分为以下几类：

(1) 精神层面：个体在精神层面的认识影响着个体对自我、他人以及世界的认知，从而影响着其作业活动的选择和完成情况。个体的精神层面包括价值观、信仰等。这些都能够激励个人对作业活动的坚持，尤其是在较为艰难的时期，个体的精神为其提供理解和接受生命事件的方式，以维持或提高个体的生活质量。若作业活动违背了个体精神层面的认知，则会产生负面影响。

(2) 认知层面：认知层面包括普遍需要的基础认知功能和特殊认知功能。基础认知功能包括有意识的状态、定位定向能力等，特殊认知功能包括注意力、记忆力、知觉、思考、判断等。这些能力决定了个体进行实际作业活动的选择以及作业活动实施过程中的计划和管理。

(3) 躯体功能层面：躯体功能层面包括感觉、关节活动度、关节稳定性、肌力、肌耐力、姿势控制、心肺功能、发声及言语能力等。这些功能决定了个体有能力参与到何种作业活动中，负责产生完成作业活动所需的感知觉反应，同时也负责完成身体与周围环境的互动，影响作业活动完成的质量。

(4) 情绪管理层面：情绪管理包括在自己和他人互动过程中认同、管理以及表达感受的能力和技巧，可起到强化良性互动并协调个体与他人之间关系的作用，影响着个体作业活动的参与程度、不同作业活动之间的协调情况以及完成作业活动的质量。

(5) 社交技能层面：社交技能涵盖了人与人之间互动交往所需的言语和非言语技能，个体的信念、生活和社会经历影响着个体对作业活动的参与。

(6) 个体角色层面：个体在不同组织或群体之中，根据成员的组成不同和成员间的相互期望不同，担任着不同的角色。每一个个体都会有许多不同的角色，如某一个个体在家庭环境中可以是一个母亲，在工作环境中可以是一个老师，在厨房烹饪的环境中，可以被看作是一个厨师，等等。个体角色受内部因素和外部环境因素的多重影响。不仅与个体的性别、年龄相关，还与其所处的作业环境相关，而在这些因素影响下所产生的角色决定了个体所需要进行的作业活动。然而，由于角色的概念常会使个体在不知不觉的情况下被框定在他人对其的期望之中，而忽略了个体本身的需求，因此需要引起注意。

2. 活动分析 所选取的活动需是有意义、有目的及有参与性的活动。作业治疗师对于活动的分析需考虑活动中所需要的各种能力和技能，以及实施过程中对于环境因素的需求。

(1) 活动所需能力和技能层面：①躯体功能：运动、感觉等。②认知功能：记忆、注意、启动、思考、计划、解决问题能力等。③心理功能：认同、解决以及恰当的表达感受情绪的能力；顺应能力、自控能力、自尊心等。④精神层面：对人生观、价值观的探索及认识的能力。⑤社交技能：与他人有效互动和交流所需的言语及非言语能力、合群性以及社会问题应对能力。

（2）活动实施环境因素的需求：①时间：个体从事活动分布于一天中的具体时间点，以及在一年及生命周期中的时间点。这三种时间点能很好地揭示特定环境下活动的作用性。表示了在一年中的某一天从事特定的作业活动是否适合特定的年龄阶段。②地点：分析活动发生的地理位置、场地以及其对活动的影响，也包括分析活动发生在户外还是户内，私人空间还是公共区域等。③设备：活动是否需要特殊设备，分析对特定设备的需求以及可获得性，工具是否易于获得，工具需要花费多少钱，在哪里以及怎样获取等。④安全性：活动相关的安全隐患是什么，如何避免这些风险，让患者参与决定对安全风险的接受度，特别是某些文化观念可能成为潜在的风险。

3. 活动实施环境的分析　活动需要在一定环境下才能有意义地进行。环境影响作业活动的发生、进行和完成情况。环境包括个体所处的物理环境、社会环境、文化和政治环境等，此外，时间和空间的不同也会影响个体的作业活动。一些作业活动对古人来说有意义，而对现代人来说反而显得过于繁琐。一些作业活动需要个体之间进行面对面地交流，而另一些可以通过互联网等手段在虚拟环境中进行。我们将主要从以下几方面进行作业环境的分析：

（1）文化环境（cultural context）：文化环境包括了风俗习惯、信仰、活动方式、行为规范、社会对于每个个体的期待。文化环境影响着身处其中的个体每天的每一个活动。文化环境可以和种族有关，也可以是一个特定家庭、团体、工作场所、组织的文化，它影响个体如何看待自己和别人，决定了作业活动的特定价值和接受程度。因此，作业治疗师在进行作业分析时需要考虑文化因素，以确保作业活动符合个体目标，具有实用性。

（2）个人因素背景（personal context）：个人因素包括了个体的年龄、性别、身体状况、职业、所承担的角色等。这些因素都会影响个体作业活动的选择和表现，如对于一个 13 岁的中学生来说，完成家务活动对于他，远没有 45 岁的家庭主妇来得有意义。因此，作业治疗师在选择作业活动时，需考虑个体的个人因素，使个体完成对其来说具有意义的作业活动。

（3）当前背景（temporal context）：当前背景指的是用时间和历史的塑造所得来的背景环境，它取决于个体所处于的生命阶段，一天、一周、一年之中的时间段，活动的节奏以及历史因素，如个体现在已经退休 10 年，或人们一同庆祝国庆节等。

（4）虚拟背景（virtual context）：虚拟背景指的是不存在真实的物理环境，仅使用声波或电波进行沟通交流的环境。虚拟背景的形式多种多样，包括聊天室、聊天工具、视频会议、电子邮件、远程操控等。由于现今信息产业的大力发展，虚拟背景也应当列入个体的作业活动分析之中。

（5）物理环境（physical environment）：物理环境包括了自然环境、建筑环境和时间环境等方面。自然环境方面涵盖了天气、地形、动植物等，它影响着一些作业活动的可及性和实施性。建筑环境包括了建筑物结构、无障碍性、设备、装置、照明及温度调节、家居位置摆放等，它影响着个体执行作业活动的方式和质量。建筑环境的无障碍性可以有效地保障和提高作业活动的安全性，这也是作业治疗师必须考虑的因素之一。时间因素指的是一天 24 小时内，一周，或是整个生命周期中与时间相关的进程,它影响着作业活动完成的节奏、时间和执行的可能性。

(6)社会环境(social environment):社会环境涵盖内容广泛,错综复杂并且互相影响。个体每天需要在多重的社会环境之下进行作业活动,如家庭成员、亲朋好友、同事、社区、组织等。社会环境潜移默化地影响着个体的作业活动,以及个体与个体之间的活动。

社会环境中包括了社会结构,即根据不同性别、角色、年龄等,通过对不同角色的需求进行组织,以满足社会的结构发展。社会结构由社会与文化决定,影响着作业活动的选择。社会环境还涉及作业的习惯背景。如某个体习惯于饭后刷牙,或是每天晚上要喝粥等。习惯的产生既可以作为作业活动目的,也可能阻碍作业活动的选择和良好进行。因此,习惯和惯例提供日常生活的结构和目的,然而并不总是积极的影响。

从更大的方面来说,社会政治环境对于个体的作业活动也会产生非常重要的影响,立法和资源的供应或分配影响个体的作业活动。政治和体制决策可能导致战争、就业减少、通货膨胀和资源的可负担性,从而影响作业的可用性、可能性和不可避免性。

(7)经济环境(financial context):个体的经济背景影响其对于某些作业活动的可及性。经济环境决定了个体在一些资源上的可获得性,可能会影响个体的健康和生活质量。经济背景影响个体的生活环境和可以获得的有利资源,会使个体的作业活动需求发生改变,如,只用自行车代步和使用汽车代步,以及有专车司机为个体开车代步,他们对于外出出行的作业活动需求不同。

4. 活动的适应与改良 活动的适应与改良的主要目的是为了使个体能够参与到对其来说有意义的作业活动之中,而不是为了提高或是改变个体现有的能力。适应的目的在于改变作业活动对于功能水平的需求以和个体当前现有的功能水平相匹配。作业治疗师可以通过改良作业活动本身从而降低活动要求(降低认知要求、给予提示等手段)、使用辅助设备(使用拾物器、轮椅等)、改变物理和社会环境(专业护理人员上门服务、社会扶持志愿者等)等手段来实现适应目的。

三、以作业活动为基础的作业分析

为了更好地理解作业分析,作业治疗师可以将作业活动依据以下几个方面进行分析:

1. 作业描述 作业治疗师在进行作业活动分析的最初,应对所选择的作业活动进行简要描述,内容需要包括个体在完成该活动时常用的方式以及对于环境的需求等内容。

2. 所需物件及其特征 在确定所分析的作业活动之后,作业治疗师应针对个体在进行该项日常生活活动时所需要使用的工具、材料及设备进行描述。在描述的过程中,需要考虑到物件的文化象征以及其对于个体来说所具有的意义,如刷牙时需要使用的牙刷、写书法时需要用到的笔墨纸砚等。

3. 空间要求 作业治疗师需要对所选择的作业活动将要实施的真实环境进行分析,主要包括其所处的物理环境。此过程中的关键内容包括:活动发生的物理环境;环境的主要结构特点;结构和家具对于个体的活动表现有何影响;活动场所的光线、声音、气味、温度等。此外，作业治疗师还应描述个体是否在其他不一样的环境进行该活动，并描述与上述环境的差异。

4. 社会要求　作业治疗师应对个体进行指定的作业活动社会和文化环境进行描述，关键内容包括：涉及该活动的其他人，彼此是何种关系，以及彼此的期望；他人对个体的规则、规范以及期望；参与该活动对个体的文化和象征性意义。

5. 顺序、时间与模式　作业治疗师应根据所选定的作业活动列出从事该活动的详细步骤（不超过15步），还应计算每一步所需要的时间。在此过程中，作业治疗师应注意的是：顺序和每一步所需时间的灵活度有多大；一天中该活动发生或者反复发生的常规时间；该活动发生的频率。

6. 所需技能　作业治疗师使用作业治疗理论框架，确定此作业活动中所需的5~10项核心技能，如运动、感觉、认知、知觉、心理功能以及社会交流能力。技能考虑应和可用的环境相结合。

7. 身体结构及功能要求　对个体在完成此项活动中需要使用的身体结构和核心身体功能进行列举。

8. 安全隐患　作业治疗师应结合当前个体所存在的问题（如认知障碍、判断能力障碍、感觉减退等），对个体在完成该活动时可能存在的安全隐患进行列举，列在考虑范围之中。

9. 活动分级　根据个体特定情况和环境变化，列举三到四个改变活动任务难度的方式，可以简化任务难度，也可以增加任务的挑战性。

第四节　作业治疗流程

作业治疗学与临床医学，无论在工作的对象、方法以及欲达到的目的等方面均有显著区别。因此，作业治疗具有独特的工作模式。以科学、规范的工作流程开展治疗是克服不同阶段的难点，也是提高康复疗效的重要保证。

一、作业治疗流程的定义及内容

作业治疗流程指作业治疗师和作业服务接受者工作时所遵循的过程。是作业治疗最基本的步骤，治疗师必须熟悉，以便应用于作业治疗之中。

常规的作业治疗过程包括三个基本步骤，一是个人化的初次评估，患者、家人和治疗师一起制订治疗目标；二是个性化的治疗手段，提高患者参与作业活动和达到目标的能力；三是治疗过程中或结束后的再次评估，以明确治疗目标是否已经达到或是需要对现有方案进行改进。

业内专家所描述的作业治疗过程差异不大，不同治疗师根据自己经验也有自己安排治疗的方式。Creek提出了作业治疗的11步治疗流程：①接到转诊患者；②初步信息收集；③首次评估；④发现患者需求和问题；⑤设定治疗目标；⑥制订治疗计划；⑦实施治疗；⑧持续评估并随时修改治疗方案；⑨治疗结果评估；⑩结束治疗、出院；⑪病案回顾。

在作业治疗流程中，以下这些方面是在整个过程中需要重点关注的：交流；作业资料的搜集整理；方案的制订及实施等。

二、作业治疗临床文件及内容

（一）临床文件的目的

临床文件是作业治疗师工作的基本内容之一，借由病历记载的方式，作业治疗师可将个案的评估和治疗方法与其他专业人员沟通，呈现专业治疗师的价值与需求。临床文件是服务对象接受专业处理的永久性记录，也是一种法律文件，因此其需遵循必要的规范，以便必要时可经得起法律调查。美国作业治疗协会规定作业治疗服务临床文件需具有以下目的：①说明提供服务对象接受作业治疗的原因及其接受作业治疗后的结果之间的关联；②反映作业治疗师的临床推理技能及专业判断能力；③提供有关服务对象接受作业治疗服务的相关沟通信息；④构建一个有关服务对象的现况、接受作业治疗服务及结果的记载历程。

（二）临床文件书写的基本技能

临床文件书写中需注意撰写的专业性与规范性。正确的文法与用字是任何专业医疗记录中所必需的。惯用术语应使用正确。唯有用字正确及文意清楚的记录才能确保不会发生误解。在使用专有名词缩写时，应使用已获得专业间认同的缩写用词。使用不熟悉的专有名词缩写或与治疗情境不符的用语都是导致病历沟通误解的原因。

（三）临床文件的内容

1. 临床文件的内容

（1）服务对象的基本信息：年龄、性别、病史、诊断、专业检查等。

（2）服务对象的作业背景：作业历史、生活方式、兴趣、价值观和个人需求。

（3）服务对象的作业表现：包括服务对象的日常生活表现；骨骼及肌肉、活动能力及作业表现、社会心理表现、认知、感觉等。

（4）服务对象的环境评定：文化背景及环境因素评定；生活质量评定；社区评估等。

（5）治疗目标：包括治疗的短期目标与长期目标。如在一个月的疗程中，临床文件记录需包含每个星期要达成的短期目标和一个月治疗后的长期目标。

（6）干预计划：具体记录采用何种方式和方法对服务对象实施干预。

（7）疗效进展：包括治疗的时长、次数、每一次治疗的进展和服务对象的反馈等。

（8）出院/转介计划：当对服务对象的治疗告一段落后，作业治疗师会在临床文件中记录出院计划，包括本次治疗的疗效评价，患者现阶段的作业表现情况，出院后回到生活中的环境改造意见或家庭训练计划等。若作业治疗师认为患者仍需其他学科介入治疗，可记录转介计划，推荐患者进入其他类型的机构场所进行下一步治疗。

2. 临床文件完成方式

（1）查阅病历：通过阅读病历可以了解服务对象的病史、疾病诊断、治疗经过、用药或手术情况以及其他专业的检查、评定结果。此外，通过了解病史和疾病诊断，治疗师可提前考虑在评定和治疗过程中应注意的问题，从而避免发生不良反应。

（2）与服务对象面谈：从广义上来讲，在一般场合与服务对象的交谈，如检查、测量或作业活动训练中与服务对象的交流，在食堂、休息室里的聊天等均可视为面谈的方式。除了和服务对象交谈之外，还可与服务对象的家人进行交谈。治疗师从侧面了解他们对服务对象恢复的期望目标,功能障碍对服务对象日常生活的影响、对服务对象性格的影响以及对家庭的影响。

(3)观察:单纯询问服务对象的情况是不够准确的,因为服务对象功能障碍后很少从事日常活动。服务对象回想起的是发病前的情况,很可能会夸大或缩小其真实能力。较好的方式是治疗师在服务对象活动的场所和时间注意观察,进行动作评定和分析。一般先观察较为简单、安全的动作,然后观察较为困难、复杂的动作。

(4)使用评估工具:作业治疗师通过采用标准化或非标准化的评估工具对服务对象的作业表现进行评估,并将数据和结果分析记录在临床文件中。通常作业治疗师会在治疗的开始前、治疗过程中、结束后采用相同的评估工具进行评估,以进行疗效的进展跟踪与对比。

三、作业治疗方案的制订及实施

(一)作业方案的制订

作业方案的制订是作业治疗实施的核心部分。治疗方案是根据对每个患者的功能障碍和评定情况进行推理分析后制订的。一个有效的治疗方案,取决于治疗师是否认真地进行评定和病史的采集,以及仔细地分析和总结评估材料。治疗方案应包括分析资料、研究资料、长期和短期目标的制订、治疗方法的不断改进和完善。作业治疗师在完成治疗方案的过程中,可以更多地去发现、思考和解决问题,这些问题可能是:患者存在什么受限和缺损?他有哪些能力和技术?最有利于治疗方案实施的治疗途径是什么?等等。

在制订治疗方案的过程中,可以考察治疗师的能力和专业水平。计划本身有助于研究资料的获取,有利于证实作业治疗服务的目的和效果,使作业治疗体系不断发展和完善。

1. 结合评定,对资料进行推理分析　在此阶段中,作业治疗师应重点考虑患者疾病所导致的功能障碍,在找出患者存在全部问题的基础上,对有关资料进行整理,通过分析、研究,对问题作出合理解释。在采用相应作业模式的基础上,对患者存在的问题、产生问题原因、应采取的措施以及措施的理论依据一一加以分析。

(1)寻找功能障碍的原因:多种因素可以导致共同的功能障碍,换句话说,某种功能障碍可能由多种因素导致。例如:偏瘫患者的肩痛可以是肩关节周围肌力弛缓、肌张力低下、肩关节长期不活动所致,也可以是周围软组织损伤的结果。确定哪些因素是引起某种特定障碍如肩痛的主要原因,理解症状体征与障碍之间的内在联系,对于采取对因治疗,制订治疗方案具有直接的实际指导意义。

(2)寻找功能性活动障碍的原因:多系统功能整合是人体完成各种功能性活动的基础。因此,相关组织、器官或系统的功能损伤最终将影响日常生活活动。一种功能障碍可影响多种日常生活活动的完成。例如:手部关节活动受限,必将影响手的抓握功能和灵巧性,其结果是使进食、梳洗、系扣、写字等多种日常生活能力受到影响。此外,一些疾病也可引起某种日常生活活动能力障碍。例如,类风湿关节炎可能导致手指关节挛缩畸形,不能用勺进食,是因为类风湿关节炎引起手指关节的急性炎症,从而使手指关节活动受限。

(3)功能障碍的确定:在综合、归纳和总结所有资料的基础上,确定出患者的功能障碍。患者的功能障碍包括各种作业活动障碍和影响作业活动完成的各种相关因素。例如，一位脑卒中患者的功能障碍诊断包括如下内容：

1）作业活动障碍：进食障碍；梳洗障碍；穿衣障碍；上下楼梯障碍。

2）影响作业活动的因素：躯体运动功能障碍：患者上肢痉挛、连带运动模式，下肢部分分离运动；认知障碍：记忆障碍，单侧忽略；环境障碍：住宅内门的宽度不允许轮椅自由进出，住宅入口处无斜坡、扶手。

在明确患者的功能障碍之后，为了确定治疗重点，治疗师还需要对种种作业活动障碍按照重要程度的先后顺序进行一些调整，使之与患者的考虑和需求一致。为此，治疗师需要与患者及其家属坐在一起，从作业疗法诊断的角度向他们介绍患者存在的问题，并提出治疗目标。

2．明确治疗目标　目标是指患者在未来某个时间里最终能达到的总体功能改善，最终目标必须通过多个短期和长期目标的获取来实现，治疗目标应能够反映患者的需要并与最终目标相吻合。

治疗目标分为最终目标（长期目标）和近期目标（短期目标）。

近期目标是指通过 1～3 周的作业治疗和训练，在某些问题上可能达到的康复效果。近期目标是实现远期目标的许多阶段性目标，是远期目标的基础和具体步骤。

长期目标应是康复治疗结束或出院时所达到的效果，也应是患者通过作业治疗可能达到的最佳状态，如可独立进食、梳洗、修饰等。长期目标的制订需要综合患者的功能、能力以及社会因素，并在评价结果和了解患者需求的基础上形成。

长期目标的设定，有利于患者和家属对康复的理解，根据自己的条件，客观地安排治疗、工作和学习计划。近期目标的设计可使患者看到希望，找到奋斗目标，为治疗人员提供检验治疗效果的时机与标准。

3．选择治疗方法　治疗方法的选择决定了治疗目标能否实现。有时选择多种治疗方法实现一个目标，有时一个治疗方法适用于多个治疗目标。

4．实施治疗计划　当目标和治疗方法确定就可以实施计划，治疗师及患者应努力合作，按康复计划进行，克服存在的问题，发挥患者潜在功能。

5．再评定及治疗计划的修正　随着治疗计划的实施，需要经常评估治疗效果，治疗师要注意观察和询问涉及的问题有：①治疗目的是否适合患者的需要和能力；②选择的治疗方法是否最适合于目标的实现；③患者是否认为这些治疗方法是有价值和有意义的；④治疗目标是否与患者目标相一致。

6．修改治疗计划　通过观察和评定可以发现患者的功能变化，包括治疗目的的修改，治疗量的调整，如活动时间、强度、难度的调整，可以说整个治疗过程就是治疗计划不断评估、修改、实施的过程。

（二）作业方案的实施

1．原则

（1）选择作业治疗的内容和方法需与治疗目标相一致：选择合适的作业治疗，帮助患者恢复已丧失或部分丧失的功能，达到生活、工作、学习、交流等能力的完全自理或基本自理。如果患者的功能障碍不能完全恢复，作业治疗中应有针对性地利用患者残存的功能或借助辅助用具或适当进行环境改造来提高患者的自理能力，达到日常生活部分自理。对于那些严重残疾最终无法恢复功能的患者，作业治疗方法可以选择代偿或补偿训练,使患者最大限度地达到生活自理。

(2)根据患者的愿望和兴趣选择作业活动:治疗中不仅考虑治疗目的及患者能力,患者的愿望和要求也是作业治疗师选择治疗方法的主要考虑因素之一。治疗师应根据患者的身份、地位、观念、潜力以及文化与社会背景综合判断患者的愿望和要求,选择合适的治疗方法。

(3)建议选择患者能完成 80% 的作业活动:每个患者的损伤程度不同,存在个体差异,在选择作业活动时,应根据患者的具体情况,选择患者能够完成 80% 以上的作业活动,随着患者作业能力的提高逐渐增加作业难度和强度。

(4)作业治疗在考虑局部效果时要注意对全身功能的影响:作业治疗既要考虑治疗的局部效果,也要重视治疗的整体作用。

(5)作业治疗的选择需与患者所处的环境条件相结合:根据患者的残疾和环境评定,采取相应的作业治疗,训练患者适应所处的生活环境,同时进行适当的环境改建,方便患者的生活自理。

2. 治疗量的选择

(1)作业项目的选择:选择作业项目,应遵循作业治疗原则,根据每个患者功能状态和作业治疗的目标,从多种作业治疗技术中选择合适的作业项目。

(2)作业活动强度选择:选择何种活动强度,决定了患者能否完成治疗任务。在选择时,不仅要考虑治疗局部的活动强度,还要考虑全身所能承受的负荷强度。

(3)作业治疗时间和频度:作业强度、时间、频率是构成作业治疗量的基本要素。作业治疗中的实际时间长短与休息时间如何配合,应结合患者实际情况制订。

(4)动作与方向:作业活动是动静结合,是直线的或是对角回旋的,可因其活动量有所不同,动作方向可以是单方向的,也可以是多方向的对角螺旋性运动。

(5)治疗中的辅助用具:为弥补肌力不足,可借助吊带、弹簧等助力装置辅助患者完成作业活动。上述装置采用助力的多少,取决于患者主动用力的多少。辅助用具的作用在于:功能替代、矫正畸形、稳定关节,同时还可以采用矫形支具提高作业能力。

学习小结

1. 学习内容

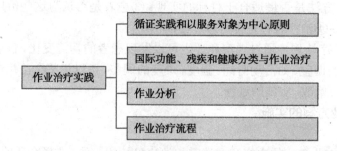

2. 学习方法

在理解循证实践和以服务对象为中心的理念的基础上,参考 ICF 架构,进行作业分析;并在熟悉作业治疗流程的基础上,了解作业分析的重要性。

(胡 军)

复习思考题

1. 简述循证实践的定义及其重要性。
2. 简述"以服务对象为中心"的作业治疗的概念及主要内容。
3. 从 ICF 框架来看，作业治疗所关注的项目可以包括哪些？
4. 作业分析包括哪几个要素？请简述每个要素的主要内容。
5. 学习临床文件书写规范的目的是什么？临床文件中主要包括哪些内容？

第五章

作业评定

学习目的

通过学习作业评定中角色与动机的评定、日常生活活动评定、个体因素评定、文化背景及环境因素评定、生活质量评定、社区评定的评定方法等内容，使学生掌握发现患者作业功能障碍的方法及技能，为后续作业治疗的学习打下坚实基础。

学习要点

角色与动机的评定；日常生活活动评定；个体因素评定；文化背景及环境因素评定；生活质量评定；社区评定。

作业评定是一个系统地收集那些影响人们作业表现的信息的过程，通过作业评定，获取患者作业能力信息，并发现问题、形成想法、提出治疗目标和计划的过程。评估可以客观、深入、全面地描述个案的临床特质与问题，有效的评估可引导作业治疗师进行临床推理与临床决策。

评定的过程一般包含：①初次评估。可帮助作业治疗师掌握临床决策所需要的相关资料，并据此为患者拟定治疗计划。②治疗过程中再评估。可了解患者功能的变化与进展，作为治疗方案调整的依据。③总体疗效评估。在治疗方案结束时进行，用以验证作业治疗的总体效果，并了解患者是需要进一步治疗还是回家。

评定的形式主要有访谈、问卷调查、直接观察、量表评定等，虽然形式多种多样，但评定的基本要求是一致的，即：①全面性；②可信性；③敏感性；④适应性；⑤实用性；⑥统一性。

作业评定的意义：①了解机体的功能障碍及作业能力；②为制订作业治疗计划提供依据；③动态观察机体功能障碍的发展进程及预后；④让患者及时了解自身功能障碍的情况。

作业治疗师在评估时，可依据不同的实践框架分层次进行，常用的作业评定层次有：①功能障碍水平的评定（主要是肌力、肌张力、关节活动度等）；②能力障碍水平的评定（主要是日常生活活动、认知、生活质量等）；③社会障碍水平的评定（主要是文化背景及社会环境、社区等）。

评定步骤一般包含收集资料、交谈、开始评定等几个步骤。

1. 收集资料 可通过阅读病历，参加查房，与其他医师、护士、治疗师交谈等来获取。主要包括以下内容：

68

（1）患者的性别、年龄、职业、诊断，所处环境及其在社会中所承担的角色。

（2）患者残疾前的功能状况。

（3）患者残余的功能及其潜能。

（4）由疾病和（或）残疾而出现的其他生理和心理问题。

（5）患者使用或不使用辅助器、支具和设备的实际或潜在能力。

（6）患者的一般情况：处于急性期还是慢性期；有无肌萎缩、肌痉挛；（局部）关节情况或活动范围；有无关节肿胀、畸形等；有无浅感觉和（或）本体感觉丧失；有无感知及认知障碍等。

2．交谈　通过与患者交谈，确认所获得的资料是否准确，交谈时患者家人最好参加以辅助患者，具体交谈方式可参考COPM问卷模式。

3．开始评定　如交谈后患者未表现焦虑、疲劳等症状，可开始评定。

本章就作业评定中的角色与动机的评定、日常生活活动评定、个体因素评定、文化背景及环境因素评定、生活质量评定、社区评定等方面进行阐述。

第一节　角色与动机的评定

一、角色评定

角色与动机的评定一般是在首次接触病人时要考虑的，角色与动机不同，可能会导致治疗结果的不同。作业治疗的目标是作业活动表现的提高及个人所期望的角色任务的发展，人的角色包含三个方面：自我维持、自我提升、自我发展。角色不同，其期望完成的作业活动表现不同，因此，在评定中首先要对角色进行评价。角色评定常用的量表是 role checklist，该量表将角色分为学生、工人、志愿者、护理人员、家庭维护者、朋友、家庭成员、宗教参与者、业余爱好者、参加组织者、其他 11 个方面，主要反映患者对于自身角色的定位及对所定位角色的价值观念，完成该表大约需要 15 分钟，有效性好，两周内重复可靠指数为 0.82，其优点是适合于各种年龄的患者，目前已经被翻译为 10 种不同的语言（表 5-1）。

表 5-1　角色评定量表

角色	角色身份			价值定位		
	过去	现在	将来	无价值	一般价值	非常有价值
学生						
工人						
志愿者						
护理人员						
家庭维护者						
朋友						
家庭成员						
宗教参与者						
业余爱好者						
参加组织者						
其他						

笔记

二、动机评定

动机是激励和维持人的行动，并使其行动导向某一目标，以满足个体某种需要的内部动因。在作业评定中，动机是通过人们对于其所从事的作业活动的兴趣来表达的，兴趣是人类在进行作业活动时感受到欢愉或者满足感的过程。因此，兴趣不仅表现为在进行作业活动时的欢愉感，也表现为做特定事情时不同于他人的偏爱。对某种作业活动"有兴趣"意味着个体感受到了投身此次积极经历的某种吸引力，意味着其对这种作业活动的动机，当然，这种吸引力可能来自于参与其中对自我能力体现、身心的自我挑战、伙伴间的合作关系等方面的积极感受。同时，感觉经历拓展、审美品位的提升、技能的增强等方面也是欢愉感的来源。许多作业活动产出成果及产品，满足感便是从产出和创造中释放而来。某个作业活动对个人特定的吸引力代表了个体化差异及社会多样化潜在的形成基础。

动机评定常采用量表（interest checklist）进行，它是一份调查问卷，包含了 80 个条目内容，收集患者过去、现在、将来三个不同时间段对不同作业活动的兴趣，修订后的量表包含了 68 个项目，并被应用在 MOHO 理论模式中，这份量表可以用于青少年或成人。完成整份问卷需 10～15 分钟，有效性未见报道，重复可靠性为 0.92，优点是便于管理，参与者有很大范围的活动可供被评估，也为作业治疗计划提供很多思路。缺点是未见有效性和敏感性报道，患者可能误解有些条目（如参与的水平不清楚），那些有身体功能障碍或心理障碍的患者在使用此表时是受限制的（表 5-2）。

表 5-2　动机评定量表

活动	你的兴趣水平						你目前参与此项活动吗		你将来会参与这项活动吗	
	过去 10 年			过去 1 年						
	强烈	一般	从不	强烈	一般	从不	是	不	是	不
园艺工作										
针线活										
玩牌										
学习外语										
教会活动										
听收音机										
散步										
汽车修理										
写字										
跳舞										
打高尔夫										
踢足球										
听流行音乐										
爵士										
假期活动										
养宠物										

续表

活动	你的兴趣水平						你目前参与此项活动吗		你将来会参与这项活动吗	
	过去10年			过去1年						
	强烈	一般	从不	强烈	一般	从不	是	不	是	不
看电影										
听古典音乐										
演讲										
游泳										
参观										
修补										
检查										
烧烤										
……										

第二节 日常生活活动能力评定

一、定义

日常生活活动能力是指人们为了维持生存及适应生存环境而每天必须反复进行的、最基本的、具有共同性的身体活动,即进行衣食住行及个人卫生等基本动作和技巧。日常生活活动能力是个体在发育过程中逐步习得的,可通过反复实践来完善,对于一般人,这种能力是极为普通的,但对于残疾者却往往是难以进行的高超技能。

二、分类

日常生活活动分为基础性日常生活活动和工具性日常生活活动两方面,基础性日常生活活动的内容主要包含在家的移动、饮食、穿衣、洗澡、基本的交流和个人卫生等,虽然很多工具性日常生活活动评价也包含了一部分的自我照顾内容,但其主要焦点仍然是家庭管理任务,如饮食计划,准备、购买和清洁;洗衣;购物;家庭季节性护理;花园打理等。

三、内容

日常生活活动的内容包含自理、运动、交流、家务、娱乐活动五个方面。自理活动主要包含进食、更衣、如厕、洗刷、修饰等;运动包含床上体位保持、床上体位转换、床上转移等;交流包含电话、阅读、书写、使用电视、电脑等;家务活动包含购物、拖地、洗衣、晾晒、购物、照顾孩子、安全使用家电、使用环境控制器及收支预算等;娱乐活动包含打牌、下棋、摄影、旅游、社交等。

四、评定方法

日常生活活动的评定可采用直接观察法和间接评定法等进行。直接观察法主要是通过直接观察患者的实际操作能力进行评定,该方法可客观地反映患者的实际操

笔记

作能力，但耗时耗力；间接评定法是通过询问方式进行评定，该方法简单、快捷，但缺乏可信性。为了弥补两种方法的缺点，我们在进行日常生活活动能力评定时常采用两种方法结合。过去，评定的方法多为定性，即非标准化的评定方法，直到20世纪70年代，大量的评定量表出现，定量的标准化量表开始大量使用。

（一）非标准化的评定方法（以穿上衣为例）

1. 详细了解受检者发病或受伤前的穿衣活动情况。

2. 评定前选择适合的上衣、辅助器具及评定环境，并就正常的穿上衣活动进行活动分析，以作为评定时的参考和对照。

3. 向受检者解释穿上衣活动评定的目的和过程，并取得配合。

4. 按照活动分析的步骤对受检者进行穿上衣活动评定，并就受检者完成活动所需帮助的类型和量、完成活动的能力、效率、安全性等方面进行观察并作适当记录。

5. 对评定结果进行分析、总结，并向受检者解释结果。

（二）标准化量表评定法

1. 基本的日常生活活动标准化量表　常用的基本日常生活活动的标准化量表主要有：Barthel 指数（Barthel index）、功能独立性评定（functional independence measure，FIM）、Katz 指数（Katz index of independent in activities of daily living）、Klein 日常活动量表（Klein-Bell activities of daily living scale）、Kenny 自理评定（the Kenny self-care evaluation）、PULSES 评定量表、A-ONE 量表（Arnadottir OT-ADL neurobehavioral evaluation）。

（1）Barthel 指数：该量表是由 Florence Mahoney 和 Dorothy Barthel 于 1965 年设计并应用于临床，包含大便控制、小便控制、修饰、如厕、进食、上楼梯、洗澡、转移、步行、穿着 10 项内容。根据需要帮助的程度分为 0、5、10、15 分四个等级。总分为 100 分，得分越高，独立性越强，依赖性越小。若总分达到 100 分，表示患者不需要照顾，日常生活可以自理，但并不意味着患者能独立生活，他可能不能烹饪、料理家务和与他人接触。评出分数后，可以按下列标准判断患者 ADL 独立程度：60 分以上者为虽然有轻度残疾，但生活基本自理；40～60 分者为中度残疾，生活需要帮助；20～40 分者为重度残疾，生活需要很大帮助；20 分以下者为完全残疾，生活完全依赖。1995 年，国外学者 Korner-Bitensk 和 Wood-Dauphinee 提出改良的 BI 量表，称为 MBI（modified Barthel index），将量表评分更加细化，并被认为可以预测患者将来的恢复情况。

如果是患者自己测评，需时 5～10 分钟，若是直接观察需时 20～60 分钟，据国外研究报道，其有效性同 Katz 指数相比 k=0.77，与 kenny 自理评定量表相比 k=0.42，可靠性高，重复可靠性指数 k=0.98。优点是可靠性、有效性较好，被广泛使用，易于管理；缺点是对于较高水平功能的患者会产生天花板效应（表 5-3）。

表 5-3　Barthel 指数评分标准

项目		分类和评分
大便	0 分	失禁；或无失禁，但有昏迷
	5 分	偶尔失禁（每周≤1 次），或需要在帮助下使用灌肠剂或栓剂，或需要器具帮助
	10 分	能控制；如果需要，能使用灌肠剂或栓剂

续表

项目		分类和评分
小便	0分	失禁;或需由他人导尿;或无失禁,但有昏迷
	5分	偶尔失禁(每24小时≤1次,每周>1次),或需要器具帮助
	10分	能控制;如果需要,能使用集尿器或其他用具,并清洗;如无须帮助,自行导尿,并清洗导尿管,视为能控制
修饰（个人卫生）	0分	依赖或需要帮助
	5分	自理:在提供器具的情况下,可独立完成洗脸、刷牙、梳头、剃须(如需要用电则应会用插头)
如厕	0分	依赖
	5分	需部分帮助:指在穿脱衣裤,使用卫生纸擦净会阴,保持平衡或便后清洁时需要帮助
	10分	自理:指能独立地进出厕所,使用厕所或便盆,并能穿脱衣裤、使用卫生纸,擦净会阴和冲洗排泄物,或倒掉并清洗便盆
进食	0分	依赖
	5分	需部分帮助:指能吃任何正常食物,但在切割、搅拌食物或夹菜、盛饭时需要帮助,或较长时间才能完成
	10分	自理:指能使用任何必要的装置,在适当时间内独立完成包括夹菜、盛饭在内的进食过程
转移	0分	依赖:不能坐起,需两人以上帮助,或使用提升机
	5分	需大量帮助:能坐,需两个人或一个强壮且动作娴熟的人帮助
	10分	需小量帮助:为保安全,需一人搀扶或言语指导、监督
	15分	自理:指能独立地从床上转移到椅子上并返回。独立地从轮椅到床,再从床回到轮椅,包括从床上坐起,刹住轮椅,抬起脚踏板
平地步行	0分	依赖:不能步行
	5分	需大量帮助:如果不能行走,能使用轮椅行走45m,并能向各方向移动以及进出厕所
	10分	需小量帮助:指在一人帮助下行走45m以上,帮助可以是体力或言语指导、监督。如坐轮椅,必须是无需帮助,能使用轮椅行走45m以上,并能拐弯。任何帮助都应由未经特殊训练者提供
	15分	自理:指能在家中或病房周围水平路面上独自行走45m以上,可以用辅助装置,但不包括带轮的助行器
穿着	0分	依赖
	5分	需要帮助:指在适当的时间内至少做完一半的工作
	10分	自理:在无人指导的情况下能独立穿脱适合自己身体的各类衣裤,包括穿鞋、系携带、扣解纽扣、开关拉链、穿脱矫形器和各类护具等
上下楼梯	0分	依赖:不能上下楼梯
	5分	需要帮助:在体力帮助或言语指导、监督下能上、下一层楼
	10分	自理(包括使用辅助器):指能独立地上、下一层楼,可以使用扶手或手杖、腋杖等辅助用具
洗澡（池浴、盆浴或淋浴）	0分	依赖或需要帮助
	5分	自理:指无须指导和投入帮助能安全进出浴池,并完成洗澡全过程

笔记

（2）功能独立性评定（FIM）：该量表是由 Grange 和 Hamilton 于 1983 年提出的，可以全面、客观地反映患者 ADL 能力的评定方法，包含了 6 个方面 18 项功能（13 项运动功能及 5 项认知功能），自理活动 6 项、括约肌控制 2 项、转移 3 项、行走 2 项、交流 2 项和社会认知 3 项。每项分 7 级，最低得 1 分，最高得 7 分，总积分最高 126 分，最低 18 分，得分越高，独立水平越好，反之越差。需时约 45 分钟，依赖于患者的能力。有效性好，优点是有效性及可靠性高，可应用于残疾患者测评，缺点是缺少一些可能影响患者作业表现的内容，如身体功能、环境支持等方面评定（表 5-4）。

表 5-4　FIM 的得分标准

功能独立：独立完成所有活动	7分	完全独立	能独立完成所有活动，活动完成规范，无须矫正，不需要辅助设备和帮助，并在合理的时间内完成
功能独立：有条件地完成活动	6分	有条件的独立（帮助独立）	能独立完成所有活动，但活动中需要辅助设备（假肢、支具、辅助具），或超过合理的时间，或活动中不够安全
功能依赖：需要有人监护或身体方面的帮助，或不能活动	部分依赖：患者可以承担≥50%的活动，并需要不同程度的帮助　5分	监护、准备或示范	患者在没有身体接触性帮助的前提下，能完成活动，但由于认知缺陷、平衡差等，需要他人监护、口头提示或引导；或者需要他人准备或传递必要的用品如支具、衣物等
	4分	最小帮助	患者完成活动时，需最小的身体接触性帮助，其主动用力程度≥75%（帮助<25%）
	3分	中等帮助	患者在活动中要求中等的接触性帮助，其主动用力程度达到 50%～74%（帮助达到 25%～49%）
	完全依赖：患者用力<50%，需要最大或全部帮助　2分	大量帮助	患者在活动中要求最大的体力帮助，其主动用力程度为 25%～49%（帮助达到 50%～74%）
	1分	完全依赖	患者在活动中的主动用力程度<25%，不能做任何活动

（3）Katz 指数：该量表是由 Katz 等人于 1963 年提出的，他们通过大量临床观察发现 ADL 能力的下降是按照一定顺序发生的，复杂的功能往往先受到影响，他把 ADL 由难到易分为 6 项：洗澡、穿衣、转移、上厕所、大小便控制和进食，并将功能状况分 A、B、C、D、E、F、G 7 个等级，A 级完全自理，G 级完全依赖。完成该量表需时约 5 分钟，如果直接观察则需时更长，有效性在 0.3～0.5 之间，内在可靠性较低，没有关于重复可靠性报道。优点是迅速并便于管理，缺点是结果太一般，不能用于治疗计划（表 5-5）。

（4）Klein 日常活动量表：该量表是由 Klein 和 Bell 于 1982 年发表的，主要用于测评患者 6 个方面的能力：穿衣、移动、洗澡、个人卫生、饮食和应急电话交流。这些 ADL 能力被分解为 170 个条目，由于条目多，使得该量表成为敏感性最好的 ADL 评价量表之一，每个条目的得分是 1～3 分，需时约 30 分钟，依赖于患者的能力及疲劳水平。有效性为 0.86，内部可靠性为 0.92。优点是敏感性高，有效性及可靠性好，适合于临床研究；缺点是对于高水平患者会产生天花板效应。

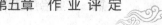

表 5-5　Katz 指数评分标准

	完全独立	需要帮助	依赖
洗澡：包括海绵擦浴、盆浴或淋浴	无须帮助，能自己进出澡盆或浴室洗澡	只需帮助洗身体的一个部位（背部或腿），或进出澡盆时需要帮助	需要帮助洗身体一个以上的部分，或不能洗澡
穿着：包括从衣柜或抽屉里取出衣服（包括内衣、外套），使用扣件（包括穿戴支具）	完全不需帮助，能自己取衣服，穿衣服（包括使用扣件）	除系鞋带需要帮助外，取衣服和穿衣服不需帮助	取衣服或穿衣服需要帮助，或只能穿部分衣服，或完全不能穿衣
上厕所：包括进厕所，解大小便，便后自我清洁，整理衣裤	进厕所，解大小便，自我清洁和整理衣裤的所有动作，无须帮助（可以用支持物如拐杖、步行器，或轮椅），夜里可以用便盆或便桶，早上倒干净	进厕所，或便后自我清洁，或整理衣裤，或夜里用便盆、便桶时需要帮助	不能走进厕所解大小便或不能便后自我清洁，或不能整理衣裤，或夜里用便盆、便桶时需要帮助
转移：包括上下床和进出轮椅	上下床及进出轮椅无须帮助（可以用支持物如拐杖和步行器）	上下床及进出轮椅需要帮助	不能下床
控制大小便	大小便完全自控	大小便偶有失禁	大小便完全失禁，需要监护，或使用导尿管、灌肠及有规律地使用尿壶或便盆管理大小便
进食	自我进食，无须帮助	能自我进食，但夹菜、盛饭、切肉、给面包涂黄油等准备性活动需要帮助	需帮助进食，部分或完全地依赖鼻饲或静脉输液补充营养

　　(5) 修订的 Kenny 自理评定量表：该量表是 Schoening 和 Kenny 于 1965 年提出的，并于 1973 年进行修订，评定的内容主要包括 6 个方面（床上活动、移动、体位转移、个人卫生、穿着、进食）共计 17 项。每个方面内容分为 5 个功能等级，记分标准为 0～4 分，6 项总分为 0～24 分，0 分表示完全依赖，24 分表示完全独立。

　　(6) PULSES 评定量表：该量表是由 Moskowitz 和 Mccann 于 1957 年提出的，主要用来评定慢性疾患、老年人和住院患者 6 个方面的 ADL 能力：躯体状况、上肢功能、下肢功能、感官功能、排泄功能、精神和情感状况。1975 年 Granger 对原评定量表进行了修订，修订后的评定表仍然按 6 项 4 级评分，但评定具体内容有所改变（表 5-6、表 5-7）。

　　(7) A-ONE 量表：该量表是由 Arnadottir 于 1990 年提出的，主要用于评价神经行为功能障碍及 ADL 功能水平，是为 16 岁以上中枢神经系统损伤的患者设计的量表，该量表包含 4 个方面内容：特殊神经行为功能缺失次表、特殊神经行为功能缺失检核表、普通神经行为功能缺失次表、普通神经行为功能缺失检核表。该量表可靠性高，内部可靠性为 0.84，重复可靠性 0.85；有效性未见数据报道。优点是基于作业治疗理论，对 ADL 及神经行为学功能均有评价；缺点是临床医师需要培训 40 小时才可以有资质进行评定，有效性需要进一步研究确认。

表 5-6　改良 PULSES 评定记录表

评定次数	1	2	3	4
评定日期				
P（躯体状况）				
U（上肢功能）				
L（下肢功能）				
S（感官功能）				
E（排泄功能）				
S（精神、情感）				
合计				

表 5-7　改良 PULSES 评分标准

P		身体状况：指内脏器官如心血管、呼吸、消化、泌尿、内分泌和神经系统疾患情况
	1 分	内科情况稳定，只需每隔 3 个月复查 1 次
	2 分	内科情况尚属稳定，需每隔 2～10 周复查 1 次
	3 分	内科情况不太稳定，最低限度每周需复查 1 次
	4 分	内科情况不稳定，每日需严密进行医疗监护
U		上肢功能及日常生活自理情况：指进食、穿衣、穿戴假肢或矫形器、梳洗等
	1 分	生活自理、上肢无残损
	2 分	生活自理、但上肢有一定残损
	3 分	生活不能自理、需别人扶助或指导，上肢有残损或无残损
	4 分	生活完全不能自理、上肢有明显残损
L		下肢功能及行动：指步行、上下楼梯、使用楼梯、使用轮椅、床椅转移、如厕情况
	1 分	独立步行、转移，下肢无残损
	2 分	基本上能独立行动，下肢有一定残损，需使用步行辅助器械、矫形器或假肢，或利用轮椅能在无梯级的地方充分行动
	3 分	在扶助或指导下才能行动，下肢有残损或无残损，利用轮椅能做部分活动
	4 分	完全不能独立行动，下肢有严重残损
S		感官功能：包括语言、听觉和视觉
	1 分	能独自做语言交流，视力无残损
	2 分	基本上能进行语言交流，视力基本无碍，但感官及语言交流功能有一定缺陷，例如轻度构音障碍，轻度失语，要戴眼镜或助听器，或经常要用药物治疗
	3 分	在别人帮助或指导下能进行语言交流，视力严重障碍
	4 分	聋、盲、哑，不能进行语言交流，无有用视力
E		排泄功能：指大小便自理和控制程度
	1 分	大小便完全能自控
	2 分	基本上能控制膀胱及肛门括约肌，虽然有尿急或急于解便，但尚能控制，因此可参加社交活动或工作；虽需插导尿管，但能自理
	3 分	在别人帮助下，能处理好大小便排泄问题，偶尔有尿床或溢便
	4 分	大小便失禁，常有尿床或溢便

续表

S	精神和情绪状况
1分	能完成日常任务,并能尽家庭和社会职责
2分	基本上适应,但需在环境上、工作性质和要求上稍作调整和改变
3分	适应程度差,需在别人指导、帮助和鼓励下,才稍能适应集体和社会环境,进行极小量力所能及的家务或工作
4分	完全不适应家庭和社会环境,需长期住院治疗或修养

2. 工具性日常生活活动标准化量表 常用的工具性日常生活活动评定的标准化量表有:快速残疾评定量表(a rapid disability rating scale,RDRS)、Frenchay活动指数、功能活动问卷(the functional activities questionnaire,FAQ)、日常活动状况测试(ADL situational test)、运动及活动技巧评估表(assessment of motor and process skills,AMPS)、厨房活动任务评估表(kitchen task assessment,KTA)。

(1)快速残疾评定量表:该量表是Linn于1967年提出的,可用于住院和社区中的老年患者。其评定内容包括日常生活需要帮助的程度、残疾程度、特殊问题的严重程度3个方面,共18个评定项目,按其程度分为0~3分4个级别打分,最高分为54分,分数越高表示残疾越重,完全正常为0分(表5-8)。

表5-8 快速残疾评定量表(RDRS)

内容	0分	1分	2分	3分
1. 日常生活需要帮助的程度				
(1)进食	完全独立	需一点帮助	需较多帮助	喂食或经静脉供给营养
(2)行走(可用拐杖或助行器)	完全独立	需一点帮助	需较多帮助	不能走
(3)活动(外出可用轮椅)	完全独立	需一点帮助	需较多帮助	不能离家外出
(4)洗澡(要提供用品及监护)	完全独立	需一点帮助	需较多帮助	由别人帮助洗
(5)穿着(包括帮助选择衣物)	完全独立	需一点帮助	需较多帮助	由别人帮助穿
(6)用厕(穿脱衣裤、清洁、造瘘管护理)	完全独立	需一点帮助	需较多帮助	只能用便盆,不能护理造瘘管
(7)整洁修饰(剃胡子、梳头、修饰指/趾甲、刷牙)	完全独立	需一点帮助	需较多帮助	由别人帮助洗梳修饰
(8)适应性项目(钱币或财产管理,使用电话,买报纸、卫生纸和点心)	完全独立	需一点帮助	需较多帮助	自己无法处理
2. 残疾程度				
(1)言语交流(自我表达)	正常	需一点帮助	需较多帮助	不能交流
(2)听力(可用助听器)	正常	需一点帮助	需较多帮助	听力丧失
(3)视力(可戴眼镜)	正常	需一点帮助	需较多帮助	视力丧失
(4)饮食不正常	没有	轻	较重	需经静脉输入营养液
(5)大小便失禁	没有	有时有	常常有	无法控制

续表

内容	评分及其标准			
	0分	1分	2分	3分
(6) 白天卧床(按医嘱或自行卧床)	没有	有,较短时间(3小时以内)	较长时间	大部分或全部时间
(7) 用药	没有	有时有	每日服药	每日注射或加口服
3. 特殊问题的严重程度				
(1) 精神错乱	没有	轻	重	极重
(2) 不合作,对医疗持敌对态度	没有	轻	重	极重
(3) 抑郁	没有	轻	重	极重

(2) Frenchay 活动指数：该量表共有 15 个项目,主要内容包括准备主餐、洗餐具、洗衣服、轻度家务活、重度家务活、当地购物、偶尔社交活动、外出散步、能进行喜爱的活动、开车或坐车外出、外出旅游、园艺、操持/汽车维护、读书、工作等。每一项活动均给予 0~3 分,0 分表示最差程度,3 分表示最好程度。主要用于社区中脑卒中患者 IADL 的评定。该量表内部可靠性为 0.87,重复可靠性为 0.79;有效性未见数据报道。优点是简单、便捷、评定者不必进行专业培训(表 5-9)。

表 5-9　Frenchay 活动指数内容及评分标准

项目	说明	评分标准
1. 准备主餐	需要参与组织、准备与烹调主餐的大部分活动,不仅是做快餐	近 3 个月来: 0= 从来不 1<1 次/周 2=1~2 次/周 3= 几乎每天
2. 洗餐具	必须做全部工作,或每样都做,如洗、擦和放置,而不是偶尔冲洗一件	
3. 洗衣服	组织洗衣服和风干衣服(用洗衣机、手洗或送洗衣店洗)	近 3 个月来: 0= 从来不 1=1~2 次/3 个月 2=3~12 次/3 个月 3= 至少 1 次/周
4. 轻度家务活	打扫、擦拭或整理小物件	
5. 重度家务活	所有家务活,包括整理床铺、擦地板、收拾炉子、搬椅子等	
6. 当地购物	无论购物多少,应在组织与购买中起实质性作用,必须到商店去,而且不仅是推推手推车而已	
7. 偶尔社交活动	去俱乐部、上教堂、上电影院、上戏院、喝酒、与朋友聚餐等。如果到达目的地后能主动参与活动,也可以让他人将其送至目的地	
8. 外出散步>15 分钟	持续步行至少 15 分钟(允许为缓口气而短暂地停顿),约 1.6km。如可以步行足够长的距离,包括步行去购物	
9. 能进行喜爱的活动	需要有一定程度的主动参与和思考的嗜好,如在家栽花种草、针织、画画、游戏、运动等,不仅是看电视中的运动节目	
10. 开车或坐车外出	需要驾车(不仅是坐在车里)或登上公共汽车/长途汽车,并且乘车外出	

笔记

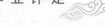

续表

项目	说明	评分标准
11. 外出旅游	乘长途汽车或火车，或驾车去某地游玩，不是常规的社会性外出（即购物或拜访本地朋友）。患者必须参与组织与决策。由机构组织的被动性的旅游除外，除非患者试图决定去与不去	近6个月来： 0= 从来不 1=1～2 次 /6 个月 2=3～12 次 /6 个月 3= 至少 2 次 / 周
12. 园艺	屋外的园丁活。轻度：偶尔除草；中度：经常除草、修剪等；重度：所有必需的活，包括重体力的挖掘	近6个月来： 0= 从来不 1= 轻度的 2= 中度的 3= 所有必需的活
13. 操持 / 汽车维护	轻度：修理小物件；中度：某些装饰活、常规的汽车养护	
14. 读书	必须是完整较厚的书籍，不是杂志、期刊和报纸	近6个月来： 0= 没有 1=1 次 /6 个月 2=≤1 次 /2 周 3=>1 次 /2 周
15. 工作	指有报酬的工作，而不是志愿性的工作	近6个月来： 0= 没有 1=<10 小时 / 周 2=10～30 小时 / 周 3=>30 小时 / 周

（3）功能活动问卷：该问卷又称为 Pfeffer 门诊患者功能缺损调查表，是由 Pfeffer 于 1982 年提出的，主要用于社区老年人的独立性和轻症阿尔茨海默病患者的评定，1984 年进行了修订。该问卷的主要内容包括 10 项：支票平衡、填写表格、自行购物、技巧性活动、使用炉子、准备饭菜、新鲜事物了解、注意和理解、遵守编写、独自外出等。评分采用 0～3 分四级评分，0 分表示最好程度，3 分表示最差程度（表 5-10）。

表 5-10　功能活动问卷（FAQ）（问患者家属）

项目	评分标准			
	0分	1分	2分	3分
	正常或从未做过，但能做	困难，但可单独完成或从未做过	需要帮助	完全依赖他人
Ⅰ. 每月平衡收支的能力				
Ⅱ. 工作能力				
Ⅲ. 能否到商店买衣服、杂货和家庭用品				
Ⅳ. 有无爱好，会不会下棋和打扑克				
Ⅴ. 会不会做简单的事，如点炉子、泡茶等				
Ⅵ. 会不会准备饭菜				

续表

项目	评分标准			
	0分	1分	2分	3分
	正常或从未做过，但能做	困难，但可单独完成或从未做过	需要帮助	完全依赖他人
Ⅶ. 能否了解最近发生的事件（时事）				
Ⅷ. 能否有参加讨论和了解的事、书和杂志的内容				
Ⅸ. 能否记住约会时间、家庭节日和吃药				
Ⅹ. 能否拜访邻居，自己乘公共汽车				

（4）日常活动状况测试：该量表是 Skurla 和 Rogers 于 1988 年提出的，主要是用于痴呆患者作业表现的测评，这些测评主要内容有 4 项：穿衣、饮食准备、购物、电话，每项内容又分为子项目：穿衣 10 项；饮食准备 9 项；购物 8 项；电话 11 项。评分采用 0～4 分 5 级评分，分数越低代表能力越差，穿衣最高得分 40 分，饮食准备 36 分，购物 32 分，电话 44 分。完成该测试需要的时间随个人作业表现能力不同而有长有短。可靠性、有效性未见数据报道。优点是为痴呆患者提供了作业表现内容的测评。

（5）运动及活动技巧评估量表（AMPS）：该量表是由 Fisher 于 1993 年提出的，主要用于患者运动技能和处理技能的评定，包含 56 个 IADL 任务，患者可选择 2～3 个 IADL 任务来执行，在每一个任务里，均有 15 个运动技能和 20 个处理技巧被评估，评分采用 1～4 分 4 级评分，分数越高代表作业表现越好。需时 30～60 分钟，有效性较好，可靠性高，内在可靠性为 0.74～0.93，重复可靠性为 0.70～0.91。优点是可靠性及有效性较好，且可评估的任务可以根据每个人的情况进行选择，适合群体可以是 3 岁以上的儿童和成年人。缺点是评定者需进行专门培训，限制了它的临床使用。

（6）厨房活动任务评估表（KTA）：该量表是由 Baum 等人于 1994 年提出的，主要是用于阿尔茨海默病患者在烹饪任务完成过程中的认知评定，主要包括在制作布丁过程中 6 个方面的评定：动机、组织、步骤、测序、安全性、完成情况。评分采用 0～3 分 4 级评分，总分 18 分，分数越高代表作业表现越差。需时约在 30 分钟以内。有效性好，可靠性高，在 0.85 左右。优点是有效性及可靠性好，完成时间短，并易于管理；缺点是功能较好的患者会出现天花板效应。

第三节 个体因素评定

作为作业评定中的主体，患者的个体因素对作业表现起到了至关重要的作用，因此，对于个体因素的评定也是很重要的，通过对患者个体因素的评定，可以及时把患者作业能力的改善情况反馈给患者，以提高患者对自身功能状态的认识，增进对个体参与作业活动能力的了解。个体因素的评价主要包括骨骼肌肉评定、活动能力及作业表现评定、社会功能评定、心理功能评定、认知评定、感觉评定等方面。

一、骨骼与肌肉评定

人体骨骼与肌肉的评定主要包含五个方面：肌力评定、握力捏力评定、水肿评定、关节活动度评定、肌张力评定。

（一）肌力评定

肌力是指肌肉收缩产生的最大力量，也称绝对肌力。肌肉持续性维持一定强度收缩的能力又叫耐力。肌力与耐力的大小，与肌纤维类型、代谢特点等因素有关。肌力评定的目的主要有：判断有无肌力低下及低下的范围和程度、发现导致肌力低下的原因、为制订治疗及训练计划提供依据、检验治疗及训练效果等。肌力评定主要用于骨科伤病、神经系统疾病、人体体质强弱等三个方面。肌力测定的方法主要有两大类：手法肌力检查和仪器肌力检查。

1. 徒手肌力检查（manual muscle testing，MMT） 是一种不借助任何器材，仅靠检查者徒手对受试者进行肌力测定的方法，这种方法简便易行，在临床中应用广泛。检查时要求受试者在特定的体位下，分别在减重力、抗重力和抗阻力的条件下完成标准动作。测试者通过触摸肌腹、观察肌肉的运动情况和关节的活动范围以及克服阻力的能力，来确定肌力大小。评级的标准见表5-11。

表5-11　肌力分级（Lovett、MRC、Kendall）标准

测试结果	Lovett 分级	MRC 分级	Kendall 分级
能抗重力及正常阻力运动至测试姿位或维持此姿位	正常（Normal，N）	5	100
	正常⁻（Normal⁻，N⁻）	5⁻	95
能抗重力及阻力运动至测试姿位或维持此姿位，但仅能抗中等阻力	良⁺（Good⁺，G⁺）	4⁺	90
	良（Good，G）	4	80
能抗重力及阻力运动至测试姿位或维持此姿位，但仅能抗小阻力	良⁻（Good⁻，G⁻）	4⁻	70
	好⁺（Fair⁺，F⁺）	3⁺	60
能抗肢体重力运动至测试姿位或维持此姿位	好（Fair，F）	3	50
抗肢体重力运动至接近测试姿位，消除重力时运动至测试姿位	好⁻（Fair⁻，F⁻）	3⁻	40
在消除重力姿位做中等幅度运动	差⁺（Poor⁺，p⁺）	2⁺	30
在消除重力姿位做小幅度运动	差（Poor，P）	2	20
无关节活动，可触及肌肉轻微收缩	差⁻（Poor⁻，P⁻）	2⁻	10
	微（Trace，T）	1	5
无可测知的肌收缩	零（Zero，Z）	0	0

徒手肌力检查各部位肌肉包括：

躯干肌力检查：屈颈肌、伸颈肌、躯干屈肌、躯干伸肌、躯干旋转肌、骨盆侧向倾斜肌。

上肢肌力检查：肩胛内收肌、肩胛下降肌、肩胛上提肌、肩胛外展肌、肩前屈肌、肩后伸肌、肩外展肌、肩水平屈曲肌、肩水平后伸肌、肩外旋肌、肩内旋肌、肘屈肌、肘伸肌、前臂旋转肌、尺侧腕屈肌、桡侧腕屈肌、尺侧腕伸肌、桡侧腕伸肌、掌指关节屈伸肌、掌指关节内收肌、掌指关节外展肌、远近端指间关节屈肌、拇指腕掌关节内收

外展肌、拇指腕掌关节对掌肌、拇指掌指关节屈伸肌、拇指指间关节屈伸肌。

下肢肌力检查：髋关节屈伸肌、髋关节内收外展肌、髋关节内外旋肌、膝关节屈伸肌、踝背屈跖屈肌、踝内翻外翻肌、蹬趾屈伸肌、蹬趾内收外展肌、趾屈伸肌。

具体检查方法见《康复评定学》相关章节。

2. 仪器肌力检查　一般来说低于 3 级的肌力不用仪器检测，主要依靠手法肌力测试。当肌力超过 3 级时，可采用专用器械和设备进行定量测试。仪器测试较手法测试的分级量化指标更客观、更具有可比性，因此在临床实践和体育运动中应用广泛。仪器肌力测试主要包含 3 种方法：等长肌力测试、等张肌力测试、等速肌力测试。具体测试方法见《康复评定学》相关章节。

（二）握力捏力的评定

1. 握力测定　握力的测定采用握力器，测定时被测者需坐在椅子上，肩关节无屈曲外展，肘关节 90° 屈曲，上臂紧贴体侧，前臂处于中立位，双足平放于地面。开始测定肌力后，要求被测者尽量用力握紧，重复 3 次，测试结果取平均值。

2. 捏力测定　捏力的测定采用捏力计，姿势与测定握力的姿势相同。要求被测者用力进行拇指与示指二指尖捏（tip pinch）、侧捏（lateral pinch）、三指捏（three-jaw chuck），每个姿势重复 3 次取平均值。

（三）水肿评定

由于神经、骨骼肌肉、淋巴系统等损伤造成肢体水肿，会直接影响肢体关节活动度和感觉，进而影响人的功能。常见的水肿评定方法有两种，分别为量尺缠绕法和体积法。

1. 量尺缠绕法　采用皮尺通过缠绕的方法测量肢体周径，并与健侧肢体进行对比。手的缠绕方式为：量尺起于尺骨茎突，量尺在腕关节的掌面侧到达桡骨茎突，斜向上到达第五掌指关节的背侧，绕过掌骨头到达第二掌指关节，穿过手背回到起点。一般对两只手均进行测量，并进行数据比较，判断是否水肿。皮尺测量法较为快速、方便。

2. 体积法　选取一个足够大的容器，容器具有足够的空间放入一只手，容器边装有导出管装置，杯子放于导出管下。将容器注满水，被测试者缓慢垂直地将手放入水中，并且不碰到容器壁，排出的水由导出管流入杯中，测试者将收集到的水倒入量杯中进行读数，排出的体积即为受试者手的体积。两手均使用同一方法测量，肿胀手的体积比非肿胀手的体积大。注意测量前被测者的手无开放性伤口，并确定测量仪器皆放在水平桌面上。

（四）关节活动度评定

关节活动度又称关节活动范围（range of motion，ROM），是指一个关节从起始端至终末端的正常运动范围。具体而言，是指关节的移动骨在靠近或远离固定骨的运动过程中，移动骨所达到的新位置与起始位置之间的夹角。关节活动度评定是指运用一定的工具测量特定体位下关节的最大活动范围，从而对关节功能做出判断。关节活动度评定主要用于关节炎、骨折、烧伤以及手外伤等疾患的评定。ROM 分为主动 ROM 和被动 ROM。主动 ROM 是指被检查者在没有外力的作用下通过支配某关节的肌肉收缩来完成 ROM。被动 ROM 则是指被检查者肌肉无收缩而是在外力的作用下完成 ROM。通常被动 ROM 比主动 ROM 的活动范围稍微大一点。关节活动度评定的目的主要有确定关节功能状况、明确关节活动异常的原因、指导康复治疗。

测量关节活动度的主要工具为量角器，它是由移动臂、固定臂和一个中心组成。

长度有 7.5～40cm 不等，测量时应根据关节大小选择适当的量角器。

测量关节活动度的步骤主要包括：①患者处于舒适的位置；②露出将要测量的关节；③确定测量关节的骨性标志；④稳定测量关节的近侧端；⑤被动活动该关节以了解可能的活动范围和有无抵抗感；⑥使关节处于起始位；⑦量角器的轴心对准关节轴，固定臂与构成关节的近端骨轴线平行，活动臂与构成关节的远端骨轴线平行，避免采用使角度针偏离角度计的运动方向；⑧记录关节起始位的角度后移走量角器，不要尝试在关节运动过程中固定量器；⑨可能的 ROM 范围之内，治疗师应小心、轻柔地移动关节，以确定完全的被动 ROM，测量时千万不可用暴力，并注意观察患者有无疼痛或不适感；⑩重新摆放量角器并记录终末位的角度。移走量角器让患者的肢体处于休息位。

在测量关节活动度之前，治疗师应先了解各个关节活动度的正常平均值（表 5-12）。

表 5-12 正常关节活动度

关节	活动度(°)	关节	活动度(°)
颈椎		**指间关节**	
屈曲	0～45	屈曲	0～80/90
伸展	0～45	**髋**	
侧屈	0～45	屈曲	0～120
旋转	0～60	伸展	0～30
胸腰椎		外展	0～40
屈曲	0～80	内收	0～35
伸展	0～30	内旋	0～45
侧屈	0～40	外旋	0～45
旋转	0～45	**膝**	
肩		屈曲	0～135
屈曲	0～170	**踝**	
后伸	0～60	背屈	0～15
外展	0～170	跖屈	0～50
水平外展	0～40	内翻	0～35
水平内收	0～130	外翻	0～20
内旋	0～70		
外旋	0～90		
肘和前臂			
屈曲	0～135/150		
旋后	0～80/90		
旋前	0～80/90		
腕			
掌屈	0～80		
背伸	0～70		
尺偏	0～30		
桡偏	0～20		

（五）肌张力评定

肌张力（muscle tone）是指肌肉组织在静息状态下一种不随意的、持续的、微小的收缩，肌张力的本质是紧张性牵张反射，正常人体的骨骼肌处于轻度的持续收缩状态，产生一定的张力即肌张力。必要的肌张力是维持肢体位置、支撑体重所必需的，也是保证肢体运动控制能力、空间位置、进行各种复杂运动所必需的条件。正常肌张力有赖于完整的外周和中枢神经系统调节机制，以及肌肉本身的特性如收缩能力、弹性、延展性等。

正常的肌张力分为三类：静止性肌张力、姿势性肌张力、运动性肌张力；异常肌张力同样分为三大类：肌张力减低（迟缓）、肌张力增高（痉挛）、肌张力障碍。

肌张力评定的目的主要有：确定病变部位、预测康复疗效、为制订治疗计划提供依据、及时治疗，避免并发症的发生。

肌张力的测试方法主要包括：

1. 视诊　注意观察患者肢体或躯体异常的姿势（面具脸、静止性震颤、搓丸样动作等）。

2. 触摸　肌张力低下，手感柔软、松弛，手指按压抵抗较少；肌张力正常，手感柔软适中，结实而有弹性；肌张力增高时手感紧张，手指按压时有较大的抵抗。

3. 反射检查　①被动运动：通过检查者的手感觉到肌肉抵抗，以此来反映肌张力情况；②摆动检查：肌张力下降时摆动振幅增大，肌张力增高时摆动振幅减小；③肌肉僵硬的检查及伸展性检查。

4. 姿势性肌张力的检查法　让患者变换各种姿势或体位。①正常姿势张力：反应迅速，姿势调整立即完成；②痉挛或肌僵硬：过度抵抗，姿势调整迟缓；③手足徐动：过度抵抗或抵抗消失交替出现；④弛缓型：无肌张力变化，关节过伸展。

5. 生物力学评定方法　钟摆试验、屈曲维持试验、便携式测力计方法、等速装置评定方法。

6. 电生理评定方法　①表面电极肌电图；②H反射；③F波反应；④紧张性振动反射；⑤屈肌反射反应。

具体测试方法见《康复评定学》相关章节。

二、活动能力及作业表现评定

鉴别患者的活动能力与作业表现问题是评价实践中最重要的因素，并指导接下来的评价及干预计划，关于个体的愿望或期望的作业表现的最佳获得途径是去询问个体、家庭、组织或者所服务的机构，但这并不总是可行的，一些个体无法交流，一些组织并不清楚他们想要什么或需要什么，但患者想要什么或需要什么是评价过程中最重要的，因为这体现了以客户为中心的思想。目前国际上常用的活动能力及作业表现的评定量表有 COPM 量表（Canadian occupational performance measure）、OPHI-Ⅱ量表（occupational performance history interview Ⅱ）、SPSQ 量表（satisfaction with performance skilled questionnaire）、OSA 量表（occupational self-assessment）。

（一）COPM 量表

该量表是由 Law 等人于 1998 年提出的，用于评价个体对于自身的作业表现及日常生活活动的满意度，主要包含三方面内容：自理、生产活动、休闲活动，是由治疗师实施的半开放式的问卷，需时 30~40 分钟，有效性好，可靠性高，重复可靠性为 0.75~0.89。优点是使用广泛，已被翻译成 20 种语言，在世界 35 个国家和地区均有使用。

该量表包含四个步骤。步骤一：确定作业表现方面的问题。与顾客见面，鼓励其想象日常生活中有代表性的一天，询问关于自理、生产和休闲活动方面的问题。让顾客确定想做、需要做或期望去做的活动。然后要求他们确定哪些活动的完成情况难以令其满意，并把这些活动方面的问题记录在评定量表中。步骤二：确定作业活动的重要程度。用评分标准，让顾客对每一个活动的重要性进行打分，分数从 1~10，并把得分填在相应步骤后面。步骤三、四：即初次评估和再评估。让顾客确定 5 个重要的、有问题的活动并记录在表格中，用评分标准让顾客就每个问题对自己的表现和满意度进行打分，然后计算总分。总分的计算是把所有问题的表现分或满意度分累加，然后除以问题总数。再评估的分数以同样方法计算，同时计算两次评估的分数差值。

（二）OPHI-Ⅱ量表

该量表由 Kielhofner 等人于 1997 年提出，主要是对个体生活史广泛、详细的描述，以及残疾对生活的影响程度和人们希望生活的未来走向等方面进行评价，该量表包含三个内容：作业表现、身份、行为的评价。量表为半开放式的，完成该量表需时 45~60 分钟。量表中三部分内容的有效性均非常好，内部可靠性为 0.38~0.73，重复可靠性为 0.80~0.89。优点是评价标准及分析非常清晰，也已进行了 Rasch 分析；缺点是评分者可靠性未见报道。

（三）SPSQ 量表

该量表是 Yerxa 等于 1988 年提出的，主要评价患者对于其在所生活的家庭、社区及社会中的作业表现的满意度，所需时间未见报道。有效性及可靠性未见报道。

（四）OSA 量表

该量表是由 Baron 等于 2001 年提出的，主要用于患者对于作业表现及环境适应性的自我评价，需时 10~20 分钟。有效性被很多研究用 Rasch 分析法报道过，可靠性未见报道。

三、社会功能评定

康复医学的最终目标就是提高患者生活质量，回归社会。而回归社会除了要求患者有良好的躯体功能外，还需有较好的社会功能，因此，有必要对社会功能进行评定。社会功能是指个人能够在社会上发挥一个公民应有的功能及其在社会上发挥作用的大小。常用的评价方法主要是问卷及量表，主要包括：社会功能缺陷筛选量表（SDSS）、功能状态问卷、社会行为计划量表。

（一）社会功能缺陷筛选量表

该量表是 WHO 制定的用于评定社区慢性病患者及精神病患者社会功能缺陷程度的量表。该量表包含 10 项内容的评估：职业和工作、婚姻职能、父母职能、社会性退缩、家庭外的社会活动、家庭内活动过少、家庭职能、个人生活自理、对外界的兴趣和关心、责任心和计划性，每项评分为 0~2 分。0 分为无异常或仅有不引起抱怨或问题的极轻微缺陷；1 分为确有功能缺陷；2 分为严重功能缺陷。完成该量表需时 5~10 分钟。可靠性好，评分者可靠性为 0.85~0.99；有效性高，为 0.72~0.83。优点是有效性及可靠性好，缺点是该量表不适合于住院期间的评定（表 5-13）。

表5-13　社会功能缺陷筛选量表

项目	内容	1	2
职业和工作	指工作和职业活动的能力、质量和效率，遵守劳动纪律和规章制度，完成生产任务，在工作中与他人合作等	水平明显下降，出现问题，或需减轻工作	无法工作，或工作中发生严重问题。可能或已经被处分
婚姻职能	仅评已婚者。指夫妻间相互交流，共同处理家务，对对方负责，相互间的爱、支持和鼓励	有争吵，不交流，不支持，逃避责任	经常争吵，完全不理对方，或夫妻关系濒于破裂
父母职能	仅评有子女者。指对子女的生活照顾，情感交流，共同活动，以及关心子女的健康和成长	对子女不关心或缺乏兴趣	根本不负责任，或不得不由别人照顾孩子
社会性退缩	指主动回避和他人交往	确有回避他人的情况，经说服仍可克服	严重退缩，说服无效
家庭外的社会活动	指与其他家庭及社会的接触和活动，以及参加集体活动的情况	不参加某些应该且可能参加的社会活动	不参加任何社会活动
家庭内活动过少	指在家庭中不干事，也不与人说话的情况	多数日子至少每天2小时什么都不干	几乎整天什么都不干
家庭职能	指日常家庭活动中应起的作用，如分担家务，参加家庭娱乐，讨论家庭事务等	不履行家庭义务，较少参加家庭活动	几乎不参加家庭活动，不理家人
个人生活自理	指保持个人身体、衣饰、住处的整洁，大小便习惯，进食等	生活自理差	生活不能自理，影响自己和他人
对外界的兴趣和关心	了解和关心单位、周围、当地和全国的重要消息和新闻	不太关心	完全不闻不问
责任心和计划性	关心本人及家庭成员的进步，努力完成任务，发展新的兴趣或计划	对进步和未来不关心	完全不关心进步和未来，没有主动性，对未来不考虑

（二）功能状态问卷

该量表主要用于调查个体近1~2个月的社会功能状况，具体内容有三项：工作行为、社会行为和其他人的相互作用，其中工作行为和社会行为评分级别为0~4分，5级；和其他人的相互作用评分级别为1~6分，6级（表5-14）。

表5-14　社会生活能力近况评定

在过去一个月中您	
Ⅰ. 工作行为	ⅰ. 在相同的工作中您和其他人干得一样多吗？
	ⅱ. 你由于健康状态而缩短工作时间或增加中途的休息次数吗？
	ⅲ. 每日工作的小时数和常规的一样多吗？
	ⅳ. 在相同的工作中，你干活的细心与准确性和其他人一样吗？
	ⅴ. 你由于健康的缘故虽然仍可从事通常的工作，但已做出某些改变了吗？
	ⅵ. 由于你的健康缘故，害怕不能工作吗？
评分：所有时间均如此：1分；大多数时间如此：2分；有些时间如此：3分；任何时间均不如此：4分	

续表

Ⅱ. 社会活动	ⅰ. 访亲探友有困难吗？
	ⅱ. 在街道中参加社会活动或义务工作有困难吗？
	ⅲ. 照料其他家庭成员有困难吗？

评分：通常无困难：4分；有些困难：2分；由于健康原因通常不这样做：1分；通常由于其他原因而不这样做：0分

Ⅲ. 和其他人的相互作用	ⅰ. 你将自己从周围的人群中孤立出来吗？
	ⅱ. 你对他人有深厚感情吗？
	ⅲ. 你对周围的人易发怒吗？
	ⅳ. 你对你的家人和朋友提出无理的要求吗？
	ⅴ. 你和其他人相处很好吗？

评分：所有时间均如此：1分；大多数时间如此：2分；较多时间如此：3分；有时如此：4分；极少时间如此：5分；任何时候也不如此：6分

评分的等级标准为：极重度缺陷，11～24分；重度缺陷：25～38分；中度缺陷：39～51分；轻度缺陷：52～62分；正常：63～66分。

（三）社会行为计划量表

该量表主要是用于个体先前一个月的行为测评，主要测评行为的频度与程度，主要考虑频度。评分级别为0～4分，5级（表5-15）。

表5-15 社会行为计划量表

1. 交流：主动开始交流

2. 交流：不着边际

3. 交谈：怪异／不恰当

4. 社会融合：以适当方式进行社会接触

5. 社会融合：具有敌意的社会接触的比例

6. 社会融合：寻求被注意的行为

7. 自杀和自我伤害的意念与行为

8. 惊恐和恐惧

9. 多动不安

10. 大笑和自语

11. 因怪异念头而起的行动（仅0～2分）

12. 作态和装相

13. 不为社会接受的习惯和方式

14. 破坏性行为（针对财物）

15. 抑郁（仅0～3分）

16. 不当性行为

17. 个人外表和卫生

18. 迟缓

续表

19. 少动
20. 专注力（仅0~2分）
21. 妨碍进步的行为
22. 上班日职业类型（0~5分）
23. 闲暇活动

四、心理功能评定

心理是人脑对客观现实的主观反映，心理功能属于高级神经功能，心理功能的障碍会对机体其他功能恢复有着不可忽视的影响，因此，评定患者是否存在心理功能障碍以及主要表现在哪些方面、严重程度如何，将有助于制订全面有效的康复治疗计划，并合理地判断康复预后。

心理评估是应用心理学的理论和方法对人的心理品质及其水平作出的综合评定。所谓心理品质包括心理过程、人格特征和自我认知等内容，如情绪状态、气质特点、智力水平、性格特征、自我评价等。心理评定的方法主要有观察法、调查法、作品分析和心理测验。

具体评定见《康复评定学》相关章节，本书仅介绍在作业治疗过程中与患者情绪情感相关的评定方法。

（一）情绪与情感的定义

情绪与情感指客观事物是否符合个体的需要而产生的主观体验。对定义的理解要注意以下三个方面：

1. 诱发　由客观刺激引起，所有情绪情感都不是自发的，它是由现实环境中的刺激而引发。引起情绪与情感的客观刺激包括人和物或机体生理状态等。

2. 体验　体验是情绪情感的基本特色，客观事物对人具有不同的意义，人对客观事物的态度也各不相同，所以情绪与情感是人对客观事物的主观态度体验。情绪情感不是对客观事物本身的反映，而是反映客观事物与人的需要之间的关系。

3. 基础　情绪与情感产生的是以需要能否满足为基础的，当客观事物满足了人的需要就会产生积极的态度体验（愉快、满意），相反则产生消极的态度体验（伤心、抑郁）。

（二）情绪与情感的区别和联系

1. 区别　产生需要不同、反映特点不同、表现形式不同。

2. 联系　情绪是情感的外在表现形式，情感是情绪的内在本质内容。情绪和情感相互依存，交融为一体，彼此不可分割。内在的情感体验需要通过外在的情绪呈现出来，外在的情绪表现受内在稳定的情感制约、调节和监督。

（三）情绪与情感的分类

1. 基本的情绪形式

（1）原始情绪：根据情绪与生理需要的关系，把复杂的情绪分为喜欢、快乐、恐惧、愤怒、悲伤等基本形式。

（2）感知情绪：与感觉刺激有关的情绪，如看到辽阔大海而心潮澎湃、听到优雅琴声而陶醉、触到伤口而疼痛等。

（3）人际情绪：与人际交往有关的情绪，如爱恨情仇、思念、牵挂等。

（4）自我评价情绪：与个体对自己的看法评价有关的情绪，如自信、自卑、内疚、惭愧、骄傲、悔恨、自责等。

2．情绪状态 根据情绪发生的强度、稳定性、紧张度和速度，可分为心境、激情和应激三种情绪状态。

（1）心境：是一种微弱而持久的具有笼罩性和弥散性特点的情绪状态。心境作为一种心理背景，在某一时间段影响人的一切活动，使人的所有方面都带有相同的感情色彩。这种状态持续时间少则数小时，长则数周、数月或更长时间。积极乐观的心境，使人信心倍增，精神振奋，调动灵感发挥创造性，提高活动效率；消极悲观的心境，使人意志消沉、萎靡不振、丧失信心，降低活动效率，阻碍活动进展，有害身心健康。

（2）激情：是一种迅速、强烈而短暂的情绪状态。它具有暴发性、冲动性、激动性的特点。激情是可以被人意识到的，个体能够主动地用理智来控制、调节、避免或减轻激情发作时的强度。激情有积极和消极之分，积极的激情能够鼓舞人心，激励人们迎接挑战、攻克难关去实现目标，是促进人们积极行动的巨大驱动力；消极的激情则会让人头脑不冷静，作出缺乏理智的冲动失控行为，影响身心健康和人际关系。

（3）应激：是在出乎意料的紧急情况下所引起的高度紧张的情绪状态。在现实生活中发生突发事件和意外事件时，常需要人们迅速、毫无选择地作出抉择，应付危机形势，这时所产生的高度紧张的情绪状态就是应激。

3．社会情感 是由社会需要引起的人类所特有的高级情感形式，包括道德感、理智感、美感。

（1）道德感：指个体的思想意图、行为举止是否符合社会伦理道德规范而产生的主观体验。

（2）理智感：是个体通过智力活动探索科学知识过程中产生的主观体验。

（3）美感：是依据一定的审美标准评价客观事物时所产生的主观体验。美感包括艺术美感、社会美感、自然美感。

（四）患者情绪变化的特征

患者情绪活动的特征包括主导心境、情绪强度、持续时间和稳定性四个方面。

1．主导心境差 受疾病影响，患者主导心境普遍较差，多表现为郁郁寡欢、紧张不安、萎靡不振、忧心忡忡、寝食难安。

2．情绪活动的强度大 患者的情绪反应强度普遍大于正常人。其情绪反应的强度随着病程的进展而发生变化。

3．情绪活动的持续时间长 疾病期间由于病痛对正常生理功能造成了明显影响，患者的情绪体验以消极情绪为主，持续时间也较长。

4．情绪活动不稳定 多数患者的情绪活动不稳定，表现出易激惹、冲动、急躁，或易愤怒争吵，悲伤哭泣，无理取闹，情感脆弱易受伤害。

（五）患者常见的不良情绪

个体在患病后，由于社会角色及环境的改变，正常生活模式被破坏，不少患者的心理状态失去平衡,产生不良情绪反应。常见的不良情绪有恐惧、焦虑、抑郁和愤怒。

（六）情绪与情感的评估方法

1. 会谈法　通过与患者和患者家属及其同事、朋友谈话,收集、了解患者情绪情感变化的主客观资料。

2. 观察与测量　主要观察情绪的外部表现和测量生理指标的变化。

（1）情绪的外部表现

1）面部表情：眼睛和口是反映情绪的最重要表情部位,如高兴时眉开眼笑,口角微翘;疼痛时眉头紧锁,口角抽动;震惊时目瞪口呆;无奈时目光呆滞,双唇紧闭等。

2）身段表情：当一个人情绪发生变化时常伴有肢体动作表现,如紧张时坐立不安,双腿发抖;悔恨时捶胸顿足;得意时摇头晃脑;骄傲时趾高气扬等。

3）言语表情：言语是交流思想表达情感的物质工具。如喜悦时音调高亢、语速较快;紧张时声音颤抖,语言断续;悲哀时音调低沉、语速缓慢;痛苦时呻吟等。

（2）情绪引发的生理变化：主要有呼吸系统、消化系统、循环系统、内外腺体（汗腺、泪腺、肾上腺、胰腺等）和脑电波、皮肤电的变化。可通过肤电反馈仪、脑波仪、血压计等观测。

3. 量表评定法　是对情绪情感较为客观的评估方法。常用的有以下两种：抑郁自评量表（self-rating depression scale, SDS）和焦虑自评量表（self-rating anxiety scale, SAS）。

（1）抑郁自评量表：该量表是由 Zung 于 1965 年提出的,可全面、准确、迅速地反映被试者的抑郁状态及有关症状的严重程度和变化。该量表包含 4 项主要内容：精神病性情感症状（2 个项目）、躯体性障碍（8 个项目）、精神运动性障碍（2 个项目）、抑郁的心理障碍（8 个项目）。该量表采用 4 级评分,主要评定症状出现的频度,A 计 1分,B 计 2 分,C 计 3 分,D 计 4 分。然而,要注意 20 道题目中有 10 题为反向计分题,它们是 2、5、6、11、12、14、16、17、18 和 20,其计分方式为 A 计 4 分,B 计 3 分,C 计 2 分,D 计 1 分。SDS 的主要统计指标为总分。把 20 题的得分相加为粗分,粗分乘以 1.25,四舍五入取整数,即得到标准分。抑郁评定的分界值为 50 分,分数越高,抑郁倾向越明显。该表的优点是使用简单,不需专门训练即可进行,且不受年龄、性别、经济状况等因素影响,适用于各种职业、文化阶层及年龄段的正常人或各类神经症、精神病患者,应用广泛。

（2）焦虑自评量表：该量表由 Zung 于 1971 年提出,从量表构造的形式到具体评定的方法,都与抑郁自评量表（SDS）十分相似,它也是一个含有 20 道题目,分为 4 级评分的自评量表,用于评价当事人的主观焦虑感受。SAS 采用 4 级评分,主要评定症状出现的频度,A 计 1 分,B 计 2 分,C 计 3 分,D 计 4 分,但 20 道题目中有 5 题为反向计分题,它们是 5、9、13、17、19,其计分方式为 A 计 4 分,B 计 3 分,C 计 2 分,D 计1 分。SAS 的主要统计指标为总分。把 20 题的得分相加为粗分,粗分乘以 1.25,四舍五入取整数,即得到标准分。焦虑评定的分界值为 50 分,分数越高,焦虑倾向越明显。该表优点是有非常广泛的适用性,并能准确而迅速地反映伴有焦虑倾向的被试者的主观感受。

笔记

五、认知评定

认知是指认识活动或认知过程,即个体对感觉信号的接受、检测、转换、简约、合成、编码、储存、提取、重建、概念形成、判断和问题解决等信息加工的过程,属于高级脑功能活动。认知功能主要涉及记忆、注意、思维、推理、智力等,是人类高级神经活动中最为重要的过程。各种原因导致的脑损伤均可引起不同程度和形式的认知功能障碍。认知功能障碍一般包括记忆、注意、知觉等障碍,其评定方法包括一般筛查评定及专项评定两个方面。

在评定患者的认知状态时,需要考虑到几个因素:患者的受教育程度以及语言的流利程度;有无听觉和视觉缺损,或表现为与痴呆相似的症状,如幻觉和视觉或妄想;是否有抑郁症的表现及近期是否遭受精神刺激。

(一)认知功能筛查评定

1. 简易智能精神状态检查量表(mini mental status examination, MMSE) 该量表是由 Folstein 于 1975 提出的,为神经科和康复医学科采用的简易精神状态量表,主要用于神经系统疾病患者早期进行性痴呆的筛选,共测试 8 项内容:时间定向、空间定向、语言能力中复述、命名、理解指令及表达能力、记忆能力中瞬时记忆及短时记忆、心算能力、结构模仿能力,量表由 20 个问题共 30 项组成,每项回答正确计 1 分,错误或不知道计 0 分,不适合计 9 分,拒绝回答或不理解计 8 分。在积累总分时,8 分和 9 分均按 0 分计算。最高分为 30 分。文盲小于 17 分、小学小于 20 分、中学以上小于 24 分为痴呆。应用得较多,范围较广,不仅可用于临床认知障碍检查,还可以用于社区人群中痴呆的筛选。各国在引进该量表时,对其在不同文化背景下的效度和信度,以及影响评定结果的因素也进行过较为系统的研究,认为 MMSE 作为认知障碍的初步检查方法,具有简单、易行、效度较理想等优点(表 5-16)。

表 5-16 简易智能精神状态检查量表

题号	检查内容	记分	项目号
1	现在是哪一年?	□	1
2	现在是什么季节?	□	2
3	现在是几月份?	□	3
4	今天是几号?	□	4
5	今天是星期几?	□	5
6	我们现在是在哪个国家?	□	6
7	我们现在是在哪个城市?	□	7
8	我们现在是在哪个城区?	□	8
9	这里是哪个医院(胡同)?	□	9
10	这里是第几层楼(门牌号是多少)?	□	10
11	我告诉你三样东西,在我说完之后请你重复一遍它们的名字,"树""钟""汽车"。请你记住,过一会儿我还要你回忆出它们的名字来。	树□ 钟□ 汽车□	11 12 13

笔记

续表

题号	检查内容	记分	项目号
12	请你算算下面几组算术： 100−7= 93−7= 86−7= 79−7= 72−7=	□ □ □ □ □	14 15 16 17 18
13	现在请你说出刚才我让你记住的那三种东西的名字。	树□ 钟□ 汽车□	19 20 21
14	（出示手表）这个东西叫什么？	□	22
15	（出示铅笔）这个东西叫什么？	□	23
16	请你跟我说"如果、并且、但是"。	□	24
17	我给你一张纸，请你按我说的去做，现在开始："用右手拿着这张纸"； "用两只手将它对折起来"； "放在你的左腿上"。	□ □ □	25 26 27
18	请你念念这句话，并按上面的意思去做——"闭上你的眼睛"。	□	28
19	请你给我写一个完整的句子。	□	29
20	出示图案（下图），请你按这个样子把它画下来。	□	30

2. 蒙特利尔认知评估（Montreal cognitive assessment，MoCA） 蒙特利尔认知评估是一个用来对轻度认知功能障碍进行快速筛查的评定工具（图 5-1）。2004 年 11 月确定了最终版本，它是由加拿大 Nasreddine 等根据临床经验并参考 MMSE 的认知项目和评分而制订的。与 MMSE 相比，对于轻度认知功能障碍的筛查更具敏感性。评定了许多不同的认知领域，包括：注意与集中、执行功能、记忆、语言、视空间技能、抽象思维、计算和定向力等 8 个认知领域的 11 个检查项目，总分 30 分，≥26 分为正常。

3. Loewenstein 认知功能评定量表（Loewenstein occupational therapy cognitive assessment，LOTCA） 该量表是由 Katz 和 Rahmani 于 1974 年提出的，可用于脑损伤后患者认知功能的评定。该量表内容分为四大类：定向检查、知觉检查、视运动组织检查、思维操作检查。需时 30～40 分钟。优点是有效性及可靠性好，操作简便、应用方便（表 5-17）。

（二）认知功能专项评定

1. 注意功能的评定 注意是指心理活动指向一个符合当前活动需要的特定刺激，同时忽略或抑制无关刺激的能力。注意是一切意识活动的基础，与皮质觉醒程度有关。常见的注意力障碍包括：觉醒状态低下、选择注意障碍、保持注意障碍、转移注意障碍、分配注意障碍。长久的注意功能障碍可能在伤后持续很长一段时间，从而影响患者的日常生活。常用的测试包括：

姓名：_____

蒙特利尔认知评估量表（MOCA）

教育年限：_____　　　　年龄：_____

性别：_____　　　　日期：_____

视空间/执行功能	画钟（11点10分）（3分）	得分
复制立方体　　　戊　甲　End　⑤　乙　②　①　Begin　丁　④　③　丙　[　]	[　]　　[　]　　[　]　轮廓　　数字　　指针　[　]	__/5

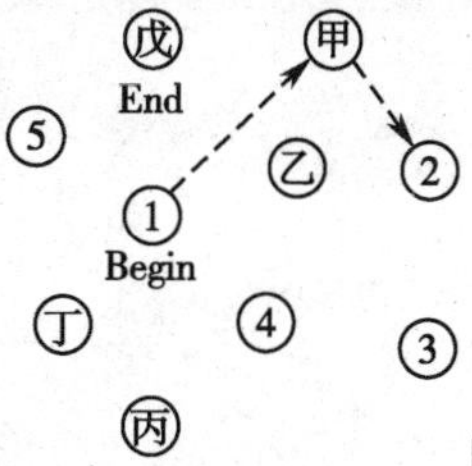

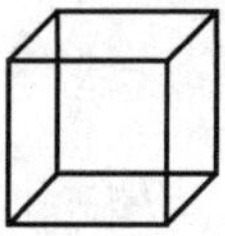

命名	
	__/3
[　]　　　　　　　　　[　]　　　　　　　　[　]	

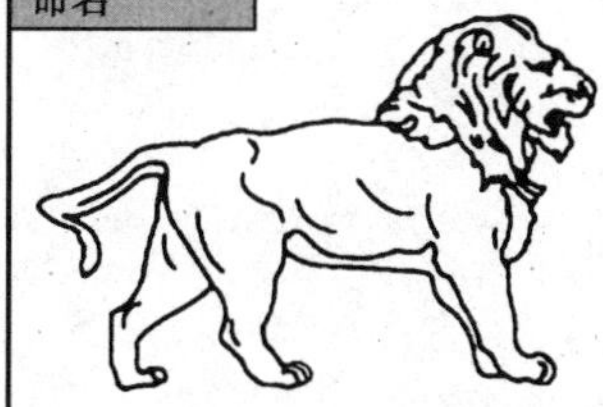

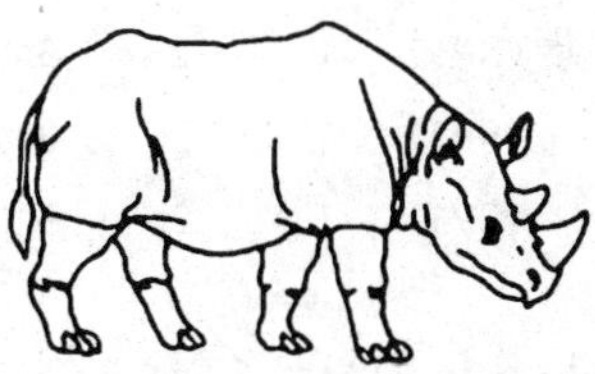

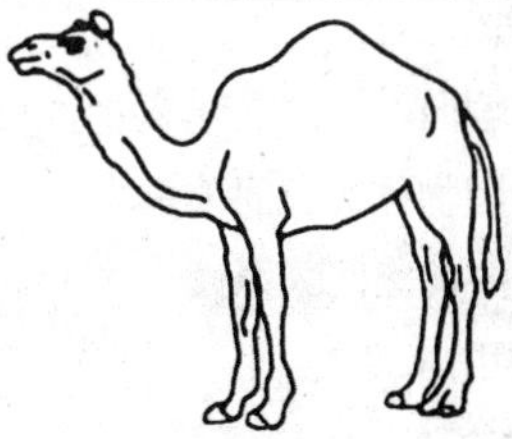

记忆	阅读名词清单，必须重复阅读。读2次，在5分钟后回忆一次		脸面	天鹅绒	教堂	雏菊	红色	没有分数
		第1次						
		第2次						

注意力	现在我阅读一组数字（1个/秒）	顺背　[　]　21854　倒背　[　]　742	__/2

现在我阅读一组字母，每当读到A时请用手敲打一下。错2个或更多得0分。 [　]　FBACMNAAJKLBAFAKDEAAAJAMOFAAB	__/1

现在请您从100减去7，然后从所得 [　]93 [　]86 [　]79 [　]72 [　]65 的数目再减去7，共计算五次。连减：4或5个正确得3分，2或3个正确得2分，1个正确得1分，0个正确得0分。	__/3

语言	现在我说一句话，请清楚地重复一遍，这句话是："我只知道今天李明是帮过忙的人"。[　] "当狗在房间里的时候，猫总是藏在沙发下。" [　]	__/2

流畅性/固定开头词语 "请您尽量多地说出以"发"字开头的词语或俗语，如"发财"，我给您1分钟时间，您说得越多越好，越快越好，尽量不要重复。"	[　]_____（N≥11个词）	__/1

抽象能力	请说出它们的相似性。　例如：香蕉——橘子[　] 火车——自行车[　] 手表——尺	__/2

	没有提示	面孔 [　]	天鹅绒 [　]	教堂 [　]	雏菊 [　]	红色 [　]	只在没有提示的情况下给分	__/5
选项	类别提示							
	多选提示							

定向力	[　]星期　　[　]月份　　[　]年　　[　]日　　[　]地方　　[　]城市	__/6

正常≥26/30	总分　　　　　　__/30　教育年限≤12年加1分

图 5-1　MoCA 认知功能评定量表

表 5-17 Loewenstein 认知功能评定量表

测试对象姓名：		评定者：						测试日期：	
测试项					**分数**				**备注**
		低					高		
定向									
1. 地点定向	（OP）	1　2　3　4　5　6　7　8							
2. 时间定向	（OT）	1　2　3　4　5　6　7　8							
视知觉									
3. 物体识别	（OI）	1		2		3		4	
4. 形状识别能力	（SI）	1		2		3		4	
5. 图形重叠识别	（OF）	1		2		3		4	
6. 物体一致性识别	（OC）	1		2		3		4	
空间知觉									
7. 身体方向	（SP1）	1		2		3		4	
8. 与周围物体的空间关系	（SP2）	1		2		3		4	
9. 图片中的空间关系	（SP3）	1		2		3		4	
动作运用									
10. 动作模仿	（P1）	1		2		3		4	
11. 物品使用	（P2）	1		2		3		4	
12. 象征性动作	（P3）	1		2		3		4	
视运动组织									
13. 复绘几何图形	（GF）	1		2		3		4	
14. 复绘二维图形	（TM）	1		2		3		4	
15. 插孔拼图	（PC）	1		2		3		4	
16. 彩色方块拼图	（CB）	1		2		3		4	
17. 无色方块拼图	（PB）	1		2		3		4	
18. 碎图复原	（RP）	1		2		3		4	
19. 画钟	（DC）	1		2		3		4	
思维操作									
20. 物品分类	（CA）	1		2		3		4	5
21. Riska 无组织的图形分类	（RU）	1		2		3		4	5
22. Riska 有组织的图形分类	（RS）	1		2		3		4	5
23. 图片排序 A	（PS1）	1		2		3		4	
24. 图片排序 B	（PS2）	1		2		3		4	
25. 几何图形排序推理	（GS）	1		2		3		4	
26. 逻辑问题	（LQ）	1		2		3		4	
注意力及专注力		1		2		3		4	
评估所需时间：									
评估过程完成：		一次完成				两次或以上完成			

（1）日常注意力测验（test of everyday attention，TEA）：该测验由 Roberson 等于 1994 年制订，是唯一有正常参考值的注意力测验。该测验把日常活动作为测试项目，可以量度 5 种不同类型的注意力，有 3 个平衡版本。测试内容涉及注意的各个方面以及定向力、警觉性等。共有 8 个测验项目：即阅读地图、数电梯上升的层数、在分散注意力的情况下数电梯上升的层数、看电梯、双向数电梯上升或下降的层数、查阅电话、数数及查阅电话、核对彩票。

（2）William 数字顺背及逆背测验（William's digit span test forward and backward）：该测验是一个非常简单的测试方法，分为 2 种，即顺背和逆背，按读的前后次序复述为顺背，按读的前后次序完全相反复述为逆背。评定者按评定表中的数字，每 1 秒读 1 行数字的速度读，然后让患者重复说出来。一般成年人能够顺背 6～8 位，逆背 4～5 位为正常。

2. 记忆功能的评定　记忆是使贮存于脑内的信息复呈于意识中的功能，是保存和回忆以往经验的过程，主要由对输入信息的编码、储存和提取三部分组成，记忆功能是人脑的基本认知功能之一，记忆障碍是指个人处于一种不能记住或回忆信息或技能的状态。常用的测试包括：

（1）韦氏记忆评分表：该表是第一份记忆检查量表，由 Wechsler 于 1945 年提出，包括经历、定向、数字顺序、再认、图片回忆、视觉提取、联想学习、触觉记忆、逻辑记忆和背诵数目 10 项内容，本量表有 7 个分测试，4 种版本，现用的修订版只需要 5 分钟即可完成。由于该量表简易、方便，至今在全世界已广泛应用（表5-18）。

表5-18　韦氏记忆量表测试内容和评分方法

测试项目	内容	评分方法
A. 经历	5 个与个人经历有关的问题	每回答正确一题记 1 分，最高 5 分
B. 定向	5 个有关时间和空间的问题	同上
C. 数字顺序关系 （A）顺数：从 1 到 100 （B）倒数：从 100 到 1 （C）累加：从 1 起每次加 3，至 49 为止	限时记错、记漏或退数次数 同（A） 同（A）	分别按记分公式算出原始分 同（A） 同（A）
D. 再认	每套识记卡片有 8 项内容，呈现给受试者 30 秒后，让受试者再认	根据受试者再认内容与呈现内容的相关性分别记 2、1、0 分或 -1 分，最高分为 16 分
E. 图片回忆	每套图片中有 20 项内容，呈现 1 分 30 秒后，要求受试者说出呈现内容	正确回忆记 1 分，错误扣 1 分，最高得分为 20 分
F. 视觉提取	每套图片中有 3 张，每张上有 1～2 个图形，呈现 10 秒后让受试者画出来	按所画图形的准确度计分，最高为 1～4 分
G. 联想学习	每套卡片上各有 10 对词，读给受试者听，每组呈现 2 秒后停 5 秒，再读每对词的前一词，要求说出后一词	5 秒内正确回答一词记 1 分，联想中有困难和容易两种，3 遍测试的内容联想分相加后除以 2，与困难联想分之和即为测验总分，最高分为 20 分

续表

测试项目	内容	评分方法
H. 触觉记忆	使用一副槽板，上有 9 个图形，让受试者蒙眼用利手、非利手和双手分别将 3 个木块放入相应的槽中。再睁眼，将各木块的图形及其位置默画出来	计时并计算正确回忆图形和位置的数目，根据公式推算出测验原始分
I. 逻辑记忆	3 个故事包含 14、20 和 30 个内容。将故事讲给受试者听，同时让其看着卡片上的故事，念完后要求其复述	回忆每一内容记 0.5 分，最高分为 25 分和 17 分
J. 背诵数目	要求顺背 3～9 位数，倒背 2～8 位数	以能背诵的最高位数为准，最高分分别为 9 分和 11 分，共计 20 分

注：评分将 10 个分测验的粗分（raw score）转换为量表分（scale score），相加即为全量表分。将全量表分按年龄组查全量表分的等值 MQ 表，可得到受试者的记忆商数（memory quotient，MQ）。以上量表中，测试 A～C 测长时记忆，测试 D～I 测短时记忆，J 测瞬时记忆。MQ 表示记忆的总水平。

（2）Rivermead 行为记忆测试（the Rivermead behavioral memory test，RBMT）：该测试由英国牛津 Rivermead 康复中心于 1987 年编制而成，有儿童至成年等共 4 个版本，每个版本均有 11 个项目，检测患者对具体行为的记忆能力。主要内容包括回忆人名、自发地记住某样物品被藏的地方、问 1 个对某线索反应的特殊问题、识别 10 幅刚看过的图片、即时和延迟忆述 1 个故事、识别 5 张不熟悉面貌的照片、即时和延迟忆述 1 条路线、记住 1 个信封、对时间地点及人物定向力的提问等。完成测试需时约 25 分钟，患者在此项行为记忆能力测验中的表现，可帮助治疗师了解患者在日常生活中因记忆力受损所带来的影响（表 5-19）。

表 5-19　Rivermead 行为记忆测试

评定内容及内容示例
（1）记姓名：给患者看一张照片，"他叫 ×××，把名字复述一遍，请记住他的姓名，等会儿我再问你。"
（2）记被藏物品：选择一件患者带来的东西（避免贵重的），"现在我把你的这个东西藏起来，等检查都完了以后，你向我要回你的东西，请你记住它是什么东西，我藏在哪儿了。"
（3）记约定："我现在把闹钟定在 20 分钟后的位置，等会儿铃响的时候，你就问我：'下次我什么时候再来'，明白了吗？"
（4）图片再认："我给你看一组图片，你要一边看，一边记，同时说出它是什么。"给患者呈现 10 张图片，每张 5 秒，"等会儿我再给你看图片，有的是你刚才看过的，有的是没看过的，请你告诉我哪张是看过的，哪张是没看过的。"
（5）故事即时回忆："现在我给你念一个小故事，你注意听，等我念完了以后，请你尽可能完整地重复我的故事。"给患者念故事。
（6）图片再认：将第（4）步看过的图片（10 张）再混入未看过的 10 张中，顺序是任意的，"现在我给你看一些图片，有的是你刚才看过的，有的是没看过的，请你告诉我哪张是看过的？"请患者再认。
（7）照片再认："现在我给你看几个人的照片，请你注意看，并记住你看过他们，等会儿我还要问你的。"给患者看 5 张照片，每张呈现 5 秒。
（8）路径即时回忆："现在我要在这屋子里走一下，带上这个信封，请你注意看我走的路线，等我完成了这套动作后，请你重复我的动作，明白了吗？现在开始。"坐在一个椅子上，起立，拿桌上信封，走到门口 - 窗户 - 回到桌子 - 放信封 - 坐到椅子上。"好，现在请你重复一下我刚才的动作。"

评定内容及内容示例

(9) 照片再认：将第(7)步看过的5张照片混入未看过的5张，顺序是任意的，"现在我给你看一些照片，有的是刚才看过的，有的是没看过的，请你告诉我哪些是看过的。"

(10) 定向和日期：

A. 今年是哪一年？

B. 现在是几月份？

C. 今天是星期几？

D. 今天是几号？

E. 我们现在在哪儿？

F. 我们现在在哪个城市？

G. 你多大年纪？

H. 你是哪一年出生的？

I. 现在我们国家的总理是谁？

J. 现在美国的总统是谁？

(11) 记约定：

铃响时，若患者主动问预定时间的话，计2分。

铃响时，若患者主动想起了有事儿，但忘了其内容计1分。

铃响时，经提示，患者才想起问预定时间计1分。

铃响时，经提示，仍想不起要问什么计0分。

(12) 故事延迟回忆："刚才我给你念的那个小故事，你还记得吗？现在请你再尽可能完整地把那个故事讲一遍。"若患者想不起来，检查者提示开头，并予以记录。

(13) 路径延迟回忆："你还记得我刚才在屋子里走的路径吗？若记得的话，请你再按我刚才的顺序走一遍。"若患者没想起拿信封，予以提示："想一想，你应该拿什么？"若患者不可能想起来，告诉患者："应该拿上这个信封走。"

椅子、桌子、门口、窗户、椅子。5个点各计1分。

(14) 记姓名：给患者看第(1)步看过的照片，"你还记得这个人的姓名吗？"

(15) 记被藏物品："这个检查就到此为止了。"检查者说完后等5秒。

(16) 学习新技术：口述并示范一遍电子定时钟(或计算器)的使用方法，允许患者试行3次。

合计：	分

3. 知觉功能评定　知觉是客观事物的整体在人脑中的直接反映，它是客观事物的个别属性或个别部分在大脑中综合起来，并借助以往的类似表象与记忆经验而形成的一种综合映象。知觉功能是脑部的高级功能，主要包括脑部对各种外界事物识别和处理的过程。知觉包括视觉、听觉、空间觉、触觉等感觉功能，常见的知觉障碍有视觉空间认知障碍、失认症和失用症等。

(1) 视觉空间认知障碍(visual spatial cognitive disorder)：包括空间定位障碍、方向距离的判断障碍、地理性定向障碍、半侧空间忽略(hemi-spatial neglect)、Balint综合征等。最常见的是半侧空间忽略。半侧空间忽略也称为半侧空间失认、单侧忽略，是指对来自损伤半球对侧的刺激无反应，主要表现在视觉形式上。此种失认与偏盲不同。偏盲是视束和视觉中枢受损所致，患者有主动转头的代偿动作出现。

常用的测评方法：

1) 二等分试验：在纸的中央画数条水平直线，患者目测找出并画出中点。

2) Albert线段划消测验：在一张16开白纸上均匀分布多条线段，每条线段长2.5cm(图5-2)。请受检者在所看见的每一条线段上划一道。不能在所有线段上都划道，并且被划道的线段均偏在纸的一侧为阳性。也可通过对漏划线段计数来评定半侧空间失认的程度。

3）自由画：选择大致左右对称的图形自由画出。用口头命令让患者画人脸及身体四肢等图形，左侧空间忽略的患者其画的左侧，即画面人物的右侧上肢、下肢、手、足、眼等器官被省掉了或被简化。或让患者画大的表盘（直径大于5cm以上的表盘绘画，容易检出）等，如果患者将表盘中左侧7~11的时间数字都漏掉，或将所有数字全部写在右侧表盘内，可以诊断为半侧空间忽略。

4）绘图测验（图5-3）：检查者将画好的表盘或房子等，大致左右对称的图画出示给受检者，要求其临摹。也可以要求受检者在画好的圆圈内填写表盘上的数字和指针，要求指向十点一刻。只画图形的一半或将表盘数字均填写在圆圈一侧者为异常。

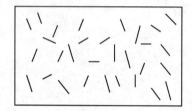

图5-2 Albert 线段划消测验

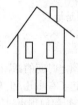

图5-3 绘图测验

（2）失认症（agnosia）：失认症是指在没有感官功能不全、智力衰退、意识不清、注意力不集中的情况下，不能通过器官认识身体部位和熟悉物体的临床症状。包括视觉、听觉、触觉和身体部位的认识能力缺失。

1）视觉失认：视觉失认是指在没有语言障碍、智力障碍、视觉障碍等情况下，不能通过视觉认识原来熟悉物品的质、形和名称，也不能说明物品的功能、用途等，即有视觉感受存在，但不知物品为何物。

测评方法：①配对测试：请患者看一张图片，同时另外交给患者多张图片，要求其从中找出与单独出示的图片完全相同的一张；②画物品图形：出示一件结构较简单的物品，请患者在一张纸上画出该物品；③描述物品的性状：要求患者对实物或照片上的物品做特征性描述，包括形状、颜色、表面特征及用途；④借助视觉以外的感觉通路可以准确地认知和命名物体。

2）听觉失认：听觉失认是指没有听力下降或是丧失，能判断声音的存在，但不能识别其意义。

听觉检查，目的是除外听力障碍所引起的对声音的辨别障碍；非言语听觉认知，检查者在患者背后发出各种不同的声响，如敲门、杯子碰撞、拍手等，要求其辨别；言语听觉试验，检查项目包括听理解、阅读理解、书写、自发言语、复述、听写等。

3）触觉失认：触觉失认是指在触觉、温度觉、本体感觉以及注意力正常的情况下，不能通过触摸识别原已熟悉的物品，也不能说明物品的功能、用途。

测评方法：①深、浅感觉及复合感觉检查：目的是除外感觉异常所造成的不能通过触觉辨别物体；②命名检查：请患者看几件日常用品并为其命名，目的是除外命名性失语；③物品的触觉性选择：在桌上摆放若干日常用品，先请患者闭眼或用屏风遮挡视线，由检查者选择其中任意一件物品请患者用手触摸，然后交还给检查者放回桌上，这时请患者睁开眼或移开屏风，在桌上物品中找出刚才触摸过的那一件；④物品的触觉性命名：先请患者闭眼或用屏风遮挡视线，用手触摸一件日常用品后为其命名并说明其用途；⑤几何图形的触觉性选择：准备 10 个用塑料片制成的几何图形，如正方形、三角形、椭圆形等，同时在一张纸上绘出 10 个分别与每个塑料片相同的几何图形，在用塑料片制成的几何图形中任选一片请患者闭目触摸，然后再睁开眼，从若干绘画图形中找出与刚才触摸过的塑料片相同的图形。以上触摸检查均须左右手分别测试，再同时用双手触摸。

（3）失用症（apraxia）：失用症即运用不能，是在无运动或感觉障碍时，在做出有目的或精细动作时表现无能为力的状况，有时也意味着不能在全身动作的配合下，正确地使用一部分肢体去做已形成习惯的动作，但要在临床所能诊断的限度内排除麻痹、肌张力异常、共济失调、不随意运动、听力障碍、理解障碍等情况。常见的失用症分类：肢体运动性失用、意念性失用、意念运动性失用、结构失用、穿衣失用、口面失用、步行失用、言语失用、失用性失写。

1）肢体运动性失用（limb-kinetic apraxia）：运动性失用是指在排除通常的麻痹、共济失调、感觉障碍、不随意运动、异常反射等运动障碍的基础上，出现的失去执行精巧、熟练动作的能力，不能完成精细动作如写字、穿针、弹乐器等。一般限于肢体，多见于上肢。因患者对运动的记忆发生障碍，致使动作笨拙，精细动作能力缺失，但对于动作的观念保持完整。重者不能做任何动作，对检查者的要求做出毫无意义的若干运动。可通过检查精细运动试验进行判定，试验方法如下：

①手指敲击试验：让患者一侧手指快速连续敲击桌面或足趾叩击地面等；②手指模仿试验：让患者用手指模仿治疗师的手指动作；③手的轮替试验：嘱患者以前臂快速地做旋前旋后动作；④手指屈曲试验：嘱患者用示指做快速屈伸的动作；⑤集团屈伸速度试验：嘱患者做手的快速集团屈曲和伸展动作。

2）意念性失用（ideational apraxia）：意念性失用是动作意念或概念的形成障碍，其表现为可以正确完成复杂动作中的每一个分解动作，但是不能把分解动作按照一定的顺序排列成为协调的功能活动，也不能描述一项复杂活动的实施步骤。如知道手里的物品是什么，却不能针对其功能和用途进行使用，如钢笔的使用；或是两种以上物品同时操作障碍，不能将复数的用具按准确的顺序达到使用目的。损害部位多见于左侧顶叶后部、缘上回及胼胝体。

可以使用几种简单的办法进行评定，观察其误反应，出现操作或程序错误，如：①备好信纸、信封、邮票、糨糊等，让其折叠信纸放入信封，贴好邮票写上地址；②将蜡烛立起，从火柴盒中拿出火柴棒，将火柴点燃，再吹灭；③打开牙膏盒，从牙杯中取出牙刷，将牙膏涂在牙刷上。

3）意念运动性失用（ideomotor apraxia）：兼有上述两种情况，患者虽然能理解被命令的旨意，能做简单的和自发性动作，但不能完成复杂随意动作和模仿动作，患有这种失用症者不能准确执行曾经学过的运动动作，其特征是，在其无意识的状态下可充分进行的运动，在指令条件下却无法完成或无法模仿。如令其指鼻，却摸耳朵。损害部位为顶叶意想中枢与运动前区皮质的联系纤维。

意念运动性失用可用下述检查评定：

口颜面部的检查：请患者将检查者所说的内容用动作表示出来。"吹灭火柴"：控制短呼吸有困难，口形的动作和保持及吸气保持等有困难；"伸出舌头"：不能伸出舌头,舌头在口腔中活动,舌尖抵住前齿出不来;"用吸管喝水":不能收拢口唇,变成吹气的动作,有探索样口唇动作。

四肢动作的检查:请患者将检查者所说的内容用动作表示出来。"敬礼":手举过头顶,晃动手臂,手的位置不固定;"使用牙刷":不能正确抓握,不能张口,明显偏离口,用手指碰牙刷;"弹硬币":抛硬币,手旋内旋外,不用拇指和示指弹而是弯手腕;"用锤子钉钉子":手水平方向前后动,用拳头用力叩击;"使用梳子":用手当梳子,用手梳头发,手的动作不确切;"踢球":原地踏步,脚尖蹭地等。

全身动作的检查:请患者将检查者所说的内容用动作表示出来。"拳击的架势":身体各个部位不正确,双手并在一起;"用棒球棒击球":双手同时握棒较难,做敲击动作;"鞠躬":躯干动作不协调。

以上三种失用症状均可用 Goodglass 失用测试评定,该检查法是让患者具体完成一系列课题,当患者不能完成时,治疗者示范给患者看,让患者模仿,若仍不能完成时,让患者进行实际操作来完成课题。分别检查以下动作的完成情况:

口腔/面部的动作:咳嗽动作;用鼻子呼吸(用鼻子"吭吭"出气);吹灭火柴;用吸管吸;鼓腮。

肢体动作:摆手做再见动作;做手势模仿;将手指放在口唇做"嘘"状;敬礼;做停止手势;刷牙动作;梳头;钉钉子;用锯锯木头;拧螺丝。

全身动作:摆拳击架势;摆打高尔夫姿势、做士兵步行状;做出用铁锹铲雪的样子;站立,转身两圈再坐下。

评定标准:正常:患者不用实物,仅听语言性命令即可理解课题并完成;轻、中度失用:给予实物才可以正确完成的情况;重度失用:给予实物也完全不能完成的情况。

4)结构失用(constructional apraxia):结构失用是涉及空间关系的结构性运用障碍,由 Kleist 于 1934 年提出。表现为缺乏对空间结构的认识,丧失对空间的排列和组合能力。如患者在画图时出现左右倒置、比例失调、笔画长短不一等。结构失用是在日常生活中不容易被发现的一种症状,只有在特定的作业情况下(绘图、建筑、手语、组装玩具或模型工作等)才可能成为问题。

常用的评定方法是让患者复制某种图形等,如:立体模型组合;用火柴棒组合图形;模仿画出几何图形(图5-4)。

也可以利用其他的检查方法进行评定,如:自发地画房子、人物、钟表等;自发地写物体的名字、听写、抄写等。

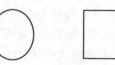

图 5-4　画图测验

5)穿衣失用(dressing apraxia):穿衣失用由 Brain 于 1941 年提出,指患者不能认知衣服与人体的空间关系,出现穿衣的一系列动作行为异常及障碍。穿衣时,常弄错左右、里外、上下,自己不能将手穿过袖口,不能系领带,出现将两脚均穿入一侧裤腿中,或仅穿右半侧衣服等现象。评定穿衣失用的方法是,具体观察患者穿脱衬衫或套头衫的实际情况:观察患者首先从何处开始,能否区分衣袖、前襟、后背,能否找到要穿过的袖口,有无忘记左侧穿衣,或者将里外穿反、前后穿反,能否正确系衣扣,能否整理好穿上衣服,有无顺序错误,有无遗忘部分等。

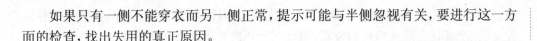

如果只有一侧不能穿衣而另一侧正常，提示可能与半侧忽视有关，要进行这一方面的检查，找出失用的真正原因。

六、感觉评定

感觉是人们对客观事物个别属性的反映，是客观事物个别属性作用于感官，引起感受器活动而产生的最原始的主观映象。感觉障碍主要有两大类：刺激性症状（感觉过敏、感觉倒错、感觉过度、感觉异常、感觉错位、疼痛）；抑制性症状（感觉缺失、感觉倒退）。躯体感觉评定主要包括浅感觉、深感觉、复合感觉三方面的检查。

（一）浅感觉检查

脊髓节段性感觉支配及检查部位见表5-20。

表5-20　脊髓节段性感觉支配及检查部位

节段性感觉支配	检查部位	节段性感觉支配	检查部位
C_2	枕外隆凸	T_8	第八肋间
C_3	锁骨上窝	T_9	第九肋间
C_4	肩锁关节的顶部	T_{10}	第十肋间
C_5	肘窝的桡侧面	T_{11}	第十一肋间
C_6	拇指	T_{12}	腹股沟韧带中部
C_7	中指	L_1	T_{12}与L_2之间上1/3处
C_8	小指	L_2	大腿前中部
T_1	肘窝的尺侧面	L_3	股骨内上髁
T_2	腋窝	L_4	内踝
T_3	第三肋间	L_5	足背第三跖趾关节
T_4	第四肋间	S_1	足跟外侧
T_5	第五肋间	S_2	腘窝中点
T_6	第六肋间	S_3	坐骨结节
T_7	第七肋间	$S_4 \sim S_5$	肛门周围

1．触觉检查　患者闭目，检查者用棉签或软毛笔轻触患者皮肤，让患者回答有无轻痒的感觉。注意两侧对称部位的比较，刺激动作要轻，刺激不应过频。检查四肢时，刺激走向应与长轴平行。检查腹部时，刺激走向应与肋骨平行。检查顺序为面部、颈部、上肢、躯干、下肢。

2．痛觉检查　通常用大头针针尖以均匀的力量轻刺患者皮肤，让患者立即陈述具体的感受及部位。麻木患者从障碍部位向正常部位逐步移行；过敏患者从正常部位向障碍部位逐步移行。患者应闭目接受测试，注意两侧对比。有障碍时，记录类型、部位和范围。

3．温度觉检查　用盛有热水（40～50℃）及冷水（5～10℃）的试管测试，让患者回答自己的感受。患者应在闭目情况下交替进行，试管的直径要小，接触时间以2～3秒为宜。应注意两侧对称部位的比较。

（二）深感觉检查

1．关节觉　包括运动觉和位置觉。运动觉：患者闭目，检查者被动活动患者四肢,让患者说出肢体运动的方向。位置觉:患者闭目,检查者将其肢体放置在某种位置上,让患者说出肢体所处的位置,或让另一侧肢体模仿出相同的角度。

2．振动觉　用每秒震动 128 次的音叉柄端置于患者肢体的骨隆起处。常选择的骨隆起部位有胸骨、锁骨、肩峰、鹰嘴、尺桡骨茎突、棘突、髂前上棘、股骨粗隆、腓骨小头及内外髁等。询问患者有无振动觉,并注意感受的时间,两侧对比。

(三) 复合感觉的检查

1．两点辨别觉　患者闭目,用分开的两脚规刺激两点皮肤,若患者有两点感觉,再缩小两脚规的距离,直到患者感觉为一点为止,测出两点间最小的距离。

2．图形觉　患者闭目,用铅笔或火柴棒在其皮肤上写数字或画图形(圆形、方形、三角形等),询问患者能否辨别。

3．实体觉　患者闭目,将日常生活中熟悉的物品放置于患者手中,让其抚摸后,说出该物的名称、大小、形状等。先测患侧。

4．定位觉　在使用棉签轻触患者皮肤的过程中,让其在闭眼状态下说出触摸的位置。

第四节　文化背景及环境因素评定

一、文化背景评定

文化是一种指导人们与其他人或与环境之间相互作用的信息化系统。人们的价值观、信仰及行为方式都受文化的影响。同时,文化是新兴的、动态的、互动的。文化由生物遗传或基因决定,也与种族有关,它影响经济、社会及政治,也影响治疗师对患者个体的理解。进一步说,医生对于患者在医院的种族记录的可靠性和准确性应持谨慎态度,因为不同的种族群体之间区别明显,一个人的种族背景同其文化特征密切相关。

文化背景对于个体经历的影响是多种多样的,并且是动态的,这就要求康复医师在面对来自不同种族、不同地区的患者时不能特征化或刻板化,作业治疗师也要跳出自己文化背景的限制,与每一个患者分享不同的价值观与信仰,同时,在选择评定工具时要考虑不同文化背景的个体,比如要考虑所有文化背景下的知识、经历及技术。

二、环境因素评定

(一) 环境与无障碍环境的定义

环境是指围绕人群的空间以及其中可以直接、间接影响人类生活和发展的各种自然要素和社会要素的总体,由各种自然环境要素和社会环境要素所构成。2001 年世界卫生组织发布了国际功能、残疾和健康分类(ICF)报告,根据 ICF 观点,残疾人所遇到的活动受限和参与限制是残疾人的损伤(功能、结构)和环境障碍交互作用的结果,对环境在残疾人康复的过程中所起的作用给予充分肯定。当患者的某些损伤无法改变时,就需要通过改变环境来适应残疾人的损伤,从而从根本上解决残疾人的困难。在作业治疗里,环境会影响患者的行为,也会影响患者的作业表现。

无障碍环境是针对障碍环境提出的,根据 ICF 对障碍环境的解释:"障碍环境是个人环境中限制功能发挥并形成残疾的各种因素。它包括许多方面,例如有障碍的物质环境,缺乏相关的辅助技术,人们对残疾的消极态度,以及既存在又妨碍所有健康人全部生活领域里的服务、体制和政策。"

（二）无障碍环境的内容

联合国《残疾人权利公约》针对无障碍环境提出了国际法规,内容包括:

1. 为了使残疾人能够独立生活和充分参与生活的各个方面,缔约国应当采取适当措施,确保残疾人在与其他人平等的基础上,无障碍地进出物质环境,使用交通工具,利用信息和通信,包括信息、通信技术和系统,以及享用在城市和农村地区向公众开放或提供的其他设施和服务。这些措施应当包括查明和消除阻碍实现无障碍环境的因素,并除其他外,应当适用于:

（1）建筑、道路、交通和其他室内外设施,包括学校、住房、医疗设施和工作场所。

（2）信息、通信和其他服务,包括电子服务和应急服务。

2. 缔约国还应当采取适当措施,以便:

（1）拟订和公布向公众开放或提供的无障碍设施和服务的最低标准和导则,并监测其实施情况。

（2）确保向公众开放或为公众提供设施和服务的私营实体在各个方面考虑为残疾人创造无障碍环境。

（3）就残疾人面临的无障碍问题向各有关方面提供培训。

（4）在向公众开放的建筑和其他设施中提供盲文标志及易读易懂的标志。

（5）提供各种形式的现场协助和中介,包括提供向导、朗读员和专业手语译员,以利于向公众开放的无障碍建筑和其他设施的利用。

（6）促进向残疾人提供其他适当形式的协助和支持,以确保残疾人获得信息。

（7）促使残疾人有机会使用新的信息和通信技术和系统,包括因特网。

（8）促进在早期阶段设计、开发、生产、推行无障碍信息和通信技术系统,以便能以最低成本使这些技术和系统无障碍。

（三）环境评定的方法

1. 环境评定分级法评定

（1）分级:根据 ICF,环境评定的分级可用"障碍"或"帮助"的程度来判断。每项环境因素都按 5 级来评定,采用 0～4 尺度来表示。若根据环境的障碍程度来判断时,则分值从无障碍的 0 分到完全障碍的 4 分;若根据在该环境下需要帮助的程度来判断时,则在分值前要冠以 + 号,从无须帮助的 0 分到需要完全帮助的 +4 分,见表 5-21。

表5-21　环境评定分级

障碍		需要帮助	
障碍情况	分值	帮助情况	分值
无障碍（没有,可忽略）	0	无须帮助	0
轻度障碍（一点点,低）	1	轻度帮助	+1
中度障碍（中度,一般）	2	中度帮助	+2
重度障碍（高,很高）	3	大量帮助	+3
完全障碍（全部……）	4	完全帮助	+4

笔记

（2）内容

1）生活环境：人们日常生活活动的基本环境。

2）移动环境：人们下肢移动（包括卧、坐、站）的环境。

3）交流环境：人们交流的环境。

4）教育环境：人们受教育的环境。

5）就业环境：人们就业的环境。

6）文体环境：人们文化、娱乐、体育活动的环境。

7）宗教环境：人们宗教信仰或非宗教信仰的环境。

8）居家环境：人们从事家务活动的环境。

9）公共环境：人们从事公共活动（包含公共活动和公共建筑物）的环境。

在利用环境评定分级法对环境进行评定时，要考虑残疾人的障碍类型，同时要考虑环境类型，需要评定的环境共有 9 种，但个案评定时要根据实际情况选择。为减少主观性，在环境评定时可由团队来共同完成，可以通过问卷形式，也可通过实地考察的形式进行。

2. 标准化量表评定

（1）家庭环境评估：该方法由 Iwarsson 于 1996 年提出，主要用于描述、评估和预测个体使用移动装置及家庭环境之间的一致性或适应性，评估多个属性，可适用于个人检测或者群体调查。此评估方法一开始是为老年患者设计的，但后来使用的范围不断增加，可适合任何类型的患者。

该评估方法包含以下方面：个人（15 项）、功能状况（13 项）、对移动装置的依赖程度（2 项）、室外状况（33 项）、入口（49 项）、室内状况（100 项）、交流（6 项）等。该评定方法是客观、规范的评估方法，可通过访谈、直接观察、实地考察测量等方法进行。评定主要分三个阶段进行：第一阶段是决定患者的功能限制及对移动装备的依靠程度；第二阶段是识别物理环境的障碍；第三阶段是对比第一阶段和第二阶段的结果，预估功能无障碍的分数（4 分李克特量表）。整个评定需时 2 小时以上，要根据功能受限的程度及物理环境的具体情况而定，特别是第二阶段需要花时间管理登记。

该评估方法内部可靠性为 0.68～0.98，重复可靠性为 0.92～0.98；有效性好。优点是细致、切实可行、有最新网络版、在欧洲广泛使用，对于临床及科学研究有意义；缺点是对于欧洲以外的评定者需进行培训，且第二阶段需要花时间管理记录。

（2）HOME 量表（home observation for measurement of the environment）：该评估方法由 Caldwell 和 Bradley 于 1984 年提出，有 4 个版本：婴儿版、幼儿版、童年版、青少年版。该评估方法包含 3 个环境方面的内容：活动方面（社会行为和社会化）、环境因素方面（物理环境：照明、安全、尺寸、定位、装置 / 技术 / 电器 / 工具 / 玩具；社会环境：激励、社会支持、交流、家庭组织）、参与 / 生活习惯方面[人与人之间的交往（家庭成员、亲戚朋友），社区生活，公共服务使用]。该评估方法使用的目的是对于孩子从家庭中获得的认知、社会化、情感发展的激励与支持的数量和质量给予描述及区分。该方法可适用于 0～15 岁的孩子。

该评估方法可通过访谈、实地观察的方式进行；无创但需患者或照顾者积极参与。该方法容易管理记录，容易打分，但向患者解释较为复杂，训练录音带是可利用的。且每一个版本所包含的项目是不同的。

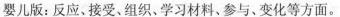

婴儿版：反应、接受、组织、学习材料、参与、变化等方面。

幼儿版：学习材料、语言刺激、物理环境、反应、学习刺激、社会成熟建模、经历、接受的变化等方面。

童年版：反应、鼓励成熟、学习材料、活泼刺激、情感趋势、物理环境、父母参与、家庭参与等方面。

青少年版：物理环境、学习材料、建模、教学活动、监管活动、经历、接受、责任感的变化。

该评估方法需时 90～120 分钟。有效性好，可靠性高。优点是容易可行，且有大量的科学研究佐证，可适合不同年龄段的患者；缺点是只考虑家庭环境，没有考虑更广泛的邻居或社区。

（3）SAFER-HOME（safety assessment of function and the environment for rehabilitation-health outcome measurement and evaluation）：该评估方法由 Letts 等人于 1995 年提出，主要测评两个方面内容：活动/参与（在家庭环境中的移动、自我照顾及 IADL）和环境因素（物理环境，包括安全、架构、设计；社会环境，包括来自照顾者的支持）。该评估开始时是为精神科患者设计的，后来推广到有身体残疾的成年患者，并被广泛使用。

该评估方法可采用与患者或照顾者访谈的形式进行，也可采用实地考察的方法。该方法包含 10 个方面（饮食准备、火警危险、移动和如厕、认知伤害、家政支持、紧急呼叫、功能交流、自我照顾、家庭援助、药物）共 93 项，采用 4 级评分：没问题、有轻微问题、有中等问题、有严重问题。整个评估需时 45～90 分钟。有效性及可靠性较好。优点是全面覆盖了家居安全的各个方面，且经过严格的科学验证；缺点是在某些实践方面有管理障碍，有效性及可靠性需进一步验证。

（4）MPOC（home and community environments: measure of processes of care）：该评估方法由 King 等于 1995 年提出，主要包含三个方面内容：能力/残疾（社会技能和行为）、环境因素（物理环境：照明、安全、尺寸、定位、装置/技术/电器/工具/玩具；社会环境：激励、社会支持、交流、家庭组织）、人与人之间的关系（家庭成员、亲戚朋友、社区生活、公共服务使用）。主要评估对象是那些长期有健康或生长发育问题的孩子的家庭看护者，主要评估场所包含家庭、社区机构、康复中心/医护中心。

该评估方法可采用看护者完成调查问卷的形式，也可采用实地考察形式，要求患者积极参与。整个评估过程容易记录、打分、解释。需时 15～20 分钟。有效性好，可靠性高。优点是有健全的心理测量仪器提供服务，可快速简单记录；缺点是目前只能在儿科使用。

（5）环境质量评估（measure of quality of the enviroment，MQE）：该评估方法由 Boschen 和 Noreau 于 1998 年提出，主要包含三个方面内容：活动（评估对日常生活活动及社会角色有影响的环境因素）、参与（评估那些引起参与限制的障碍）、环境因素（包含社会的、态度的、体制的、技术的、物理的环境评估）。主要评估对象是有身体残疾的患者。

该评估主要是通过与患者访谈的形式进行，访谈家庭、社区、工作间。整个评估需时约 30 分钟。有效性好，可靠性高。它是首个对影响社会参与及日常生活有利或不利的环境因素进行评定的评估工具。评估的环境因素包含各个方面，评估方法容易记录,有效性及可靠性好,坚持以患者为中心的理念。缺点是没有正式出版,没有给出总结分数及解释分数的方法。

(6) MSPSS(multidimensional scale of perceived social support):该评估方法由Zimet 于 1988 年提出,主要是从三个方面(家庭、朋友、其他)评估社会支持的程度。评估对象可以是青少年、成年人或老年人(55～82 岁),可以是那些有应对困难或生活满意度问题的患者,也可以是那些有精神疾患(焦虑、抑郁、精神分裂症)的患者、手术后(心脏手术、癌症手术)患者或边缘化人群(如监禁女性)。

该评估方法主要是列举家庭、朋友及其他与患者密切相关的 12 项关系来评估,得分 1～7 分,1 分是非常不同意,7 分是非常同意,整个评估需时 2～5 分钟。有效性一般,可靠性好。优点是使用简单、打分耗费时间短、坚持以家庭为中心的理念;缺点是需要进一步评估其敏感性。

第五节 生活质量评定

一、定义

生活质量(quality of life,QOL),又称为生存质量,由美国经济学家 J. K. Calbraith 在 20 世纪 50 年代首先提出,属于社会学概念。后来这一术语被引入医学研究,主要是指个体生理、心理、社会功能三方面的状态评估,即健康质量。与存活和其他类型的临床结果一样,患者的生活质量也是他们所接受的医疗保健服务有效性的一个重要指标。随着社会科学领域对于生活质量研究的不断完善和医学研究领域的拓展与发展,生活质量研究于 20 世纪 70 年代末期逐渐成为医学研究的一个热门,在包括康复医学在内的各个医学分支学科得到广泛研究,并被医学界作为衡量疾病对患者的影响程度和医疗服务成效的指标之一。康复医学区别于其他临床医学学科的最显著特点,在于它不仅只是治病救命,更重要的是它着重关注患者存活后的功能恢复和生活质量的提高。我国关于生活质量的研究始于 20 世纪 80 年代中期。

二、内容

WHO 提出的与生活质量有关的因素包括:
1. 躯体功能 饮食、睡眠、行走、家务、休闲。
2. 心理状态 抑郁感、忧虑感、孤独感、记忆力、推理能力、应变能力。
3. 自理能力 自我料理、大小便。
4. 社会关系 家庭关系、与他人交往、社会整合、社会角色。
5. 生活环境 社会支持、就业情况、经济状况。
6. 宗教信仰与精神寄托 宗教信仰的种类。

三、评定方法

生活质量评定是康复评定中一项重要内容,常用的评定方法主要有:

(一)访谈法

研究者通过与患者交谈来了解患者的生活质量各个方面。该法灵活、适用广泛,

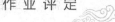

但主观性较强且花费较多。

（二）观察法

通过对患者的观察来判断其生活质量的水平，此法适合于一些特殊人群，如精神病患者、阿尔茨海默病患者等。

（三）主观报告法

由患者根据自己对生活质量的解读来报告其生活质量的等级，该法容易统计分析，但可靠性差。

（四）标准化的量表评价法

目前医学领域已经开发了很多生活质量评定量表，概括起来可以分为三大类：①普适性量表，适用于不同健康状态和疾病类型不一的一般人群；②疾病专用量表，专门用于某一种疾病患者的评定；③领域专用量表，是用于测量生活质量构成各领域的量表，专门用于了解患者某一方面的问题。

1. 普适性量表

（1）世界卫生组织生活质量评定量表（WHOQOL-100）：该量表是 WHO 在 15 个国际研究中心（美国、英国、俄罗斯、泰国等）历时多年发展出的一份多国家地区、多种文化背景的人参与合作，并可做跨文化比较研究的测量生存质量的工具，用于检验总体生存质量和整体健康感知觉。该量表的内容包括生理、心理、独立性、社会关系、环境和精神支柱 / 宗教和个人信仰 6 个领域，共 24 个方面（表 5-22）。研究人群主要为年轻人（18～44 岁）、中年人（45～64 岁）和老年人（65 岁以上），50% 均为 45 岁以上人群。随着 WHOQOL 的逐渐发展，它已在美国、欧洲国家、俄罗斯、印度、中国、日本、澳大利亚等国家进行广泛检验，可靠性高，有效性好，已被全世界各地广泛使用。

表 5-22　WHOQOL-100 量表结构

Ⅰ. 生理领域	Ⅲ. 社会关系领域
1. 疼痛与不适	14. 个人关系
2. 精力与疲倦	15. 所需社会支持的满意程度
3. 睡眠与休息	16. 性生活
4. 走动能力	Ⅳ. 环境领域
5. 日常生活能力	17. 社会安全保障
6. 对药物及医疗手段的依赖性	18. 住房环境
7. 工作能力	19. 经济来源
Ⅱ. 心理领域	20. 医疗服务与社会保障：获取途径与质量
8. 积极感受	21. 获取新信息、知识、技能的机会
9. 思想、学习、记忆和注意力	22. 休闲娱乐活动的参与机会与参与程度
10. 自尊	23. 环境条件（污染 / 噪声 / 交通 / 气候）
11. 身材、相貌和感受	24. 交通条件
12. 消极感受	总的健康状况与生活质量
13. 精神支柱	

（2）SF-36 健康调查简表：该量表是由美国医疗结局研究组在一家保险公司健康保险项目有关研究的基础上修订而成的普适性测量表，于 20 世纪 80 年代初期开始研制，90 年代初完成了含有 36 个条目的健康调查问卷简化版。我国于 1991 年由浙江

大学医学院社会医学教研室翻译了中文版的 SF-36。该量表主要内容包括躯体活动功能、躯体功能对角色的影响、躯体疼痛、总体健康自评、活力、社会功能、情绪对角色的影响和精神健康 8 个领域,需时 5~10 分钟。该量表目前是世界上公认的具有较高信度和效度的普适性生活质量评价量表之一。

(3) Spitzer 生活质量指数:该量表最早开发用于测评患者活动水平、社会支持和精神健康状况,主要包含 5 个方面的内容:活动、日常生活、健康、支持、情感。该量表采用三级评分(0~2 分),评分最高为 10 分,最低为 0 分。分数越高,表示 QOL 越佳(表 5-23)。

表 5-23　Spitzer 生活质量指数评分表

1. 活动	
(1)无论退休与否,全天或接近全天在通常的职业中工作或学习;或处理家务;或参加无报酬的志愿活动	2 分
(2)在通常的职业中工作或学习;或处理自己的家务;或参加无报酬的志愿活动,但需要较多帮助,或显著缩短工作时间或请病假	1 分
(3)不能在任何岗位上工作或学习,并且不能处理自己的家务	0 分
2. 日常生活	
(1)自己能独立地进食、沐浴、如厕和穿衣,利用公共交通工具或驾驶自己的车子	2 分
(2)在日常生活中和交通转移中需要帮助(另一人或特殊仪器),但可进行轻的作业	1 分
(3)既不能照料自己也不能进行轻的作业,或根本不能离开自己的家或医疗机构	0 分
3. 健康	
(1)感觉良好或大多数时间都感觉良好	2 分
(2)缺乏力量,或除偶然以外,并不感到能完全达到一般人的水平	1 分
(3)感到十分不适或糟糕,大多数时间感到软弱和失去精力,或者意识丧失	0 分
4. 支持	
(1)患者与他人有良好的相互关系,并且至少从一个家庭成员或朋友中得到有力的支持	2 分
(2)从家人和朋友中得到的支持有限	1 分
(3)从家人和朋友中得到的支持是不经常的,或只是绝对需要时或患者昏迷时才能得到	0 分
5. 情感	
(1)表现出宁静和自信的情绪,能够接受和控制个人的环境和周围事物	2 分
(2)由于不能充分控制个人的环境而有时变得烦恼,或一些时期有明显的焦虑或抑郁	1 分
(3)严重的错乱或非常害怕或者持续的焦虑和抑郁,或意识不清	0 分

(4)生活满意度指数 A 量表:该量表由 Neugarten 等于 1961 年提出,主要用于测量受试者对于生活的满意程度,包含 20 个题目,其中 12 个为正向问题,8 个负向问题,涉及热情与冷漠、决心与不屈服、愿望与实现目标的统一等内容。采用三级评分,分数越高表明生活满意度越高,有效性好、可靠性高(表 5-24)。

表 5-24　生活满意度指数 A 量表

	同意	不同意	其他
1. 当我年纪变大时,事情似乎会比我想象的要好些	2	0	1
2. 在生活中,和大多数我熟悉的人相比,我已得到较多的休息时间	2	0	1
3. 这是我生活中最使人意气消沉的时间	0	2	1
4. 我和我年轻的时候一样快活	2	0	1
5. 我的生活将比现在更快活	2	0	1
6. 这是我生活中最佳的几年	2	0	1
7. 我做的大多数事情都是烦人和单调的	0	2	1
8. 我希望将来发生一件使我感兴趣和愉快的事情	2	0	1
9. 我所做的事情和以往一样使我感兴趣	2	0	1
10. 我觉得衰老和有些疲倦	0	2	1
11. 我感到年纪已大,但它不会使我麻烦	2	0	1
12. 当我回首往事时,我相当满意	2	0	1
13. 即使我能够,我也不会改变我过去的生活	2	0	1
14. 和与我年龄相当的人相比,在我生活中我已做了许多愚蠢的决定	0	2	1
15. 和其他与我同年龄的人相比,我的外表很好	2	0	1
16. 我已做出从现在起 1 个月或 1 年以后将要做的事情的计划	2	0	1
17. 当我回首往事时,我没有获得大多数我想要的重要东西	0	2	1
18. 和他人相比,我常常沮丧	0	2	1
19. 我已得到很多从生活中我所希望的愉快事情	2	0	1
20. 不管人们怎么说,大多数普通人都变得越来越坏而不是好些	0	2	1

2. 疾病专用量表　脑卒中专用生活质量量表(stroke-specific quality of life scale, SS-QOL),该量表是由美国学者 William 等人提出,用于评价脑卒中患者生活质量的量表,包括体能、家庭角色、语言、移动能力、情绪、个性、自理、社会角色、思维、上肢功能、视力和工作能力 12 个方面的内容,共 49 个条目,采用 0~5 分 6 级评分,得分越高代表生活质量越高,优点就是针对性较强,覆盖面较全,弥补了其他量表的一些不足。

第六节　社 区 评 估

一、社区及社区康复的概念

社区是指进行一定的社会活动,具有某种互动关系和共同文化维系力的人类生活群体及其活动区域,它包含了四个基本要素:地域(社区区位)、人群(社区人口)、文化维系力(社区文化)、社区活动及其互动关系(社会活动)。社区的功能主要有:满足生活需求功能、社会化功能、社会控制功能、社会参与功能、社会互助功能。

社区康复(community-based rehabilitation)是相对于传统康复途径新的康复服务理念,1981 年 WHO 给社区康复下的定义为"在社区层次上采取的康复措施,这些措施是利用和依靠社区的人力资源而进行的,包括依赖有残损、残疾、残障的人员本身,以及他们的家庭和社会"。1994年WHO、联合国教科文组织、国际劳工组织联合发表的《关于残疾人社区康复的联合意见书》对社区康复下了新的定义:"社区康复是社区发展计划中的一项康复策略,其目的是使所有残疾人享有康复服务、实现机会均等、充分参与。"

社区康复开展的康复训练与服务主要有:进行初次功能评估、制订康复计划、选择适宜的训练项目、指导进行康复训练、定期的康复评定、选用及制作训练器材、用品用具的信息供应及维修等服务、心理支持服务、知识普及服务、转介服务等。

二、社区评定方法

社区康复评定是指按照一定标准,以检查社区康复服务规划目标、策略、行动计划的执行情况和康复对象的康复效果为依据,对社区康复服务的各项工作和康复对象进行客观、科学的鉴定。其评定方法包括:

1. 自我评估　指项目计划管理者、执行者及服务对象对自身工作及康复效果的评定。

2. 相互评价　指不同计划项目之间、不同康复对象之间进行的交流性评定。

3. 上级评估　指项目计划的上级主管部门和康复服务上级指导者对项目及康复对象的评定。

4. 外界评定　指国外、社区外的组织、团体、个人对项目及康复对象的评定。

三、社区融合评定

社区评定包含的内容较多,我们以社区融合方面的评定内容为例展开。几乎所有的作业治疗师都认为社区融合是最终目标,在社区里,患者可以幸福、积极地生活。社区融合包含三个方面的内容:与他人的关系、生活独立性、作业活动的丰富性,即社区融合是"有事可做、有地方可住、有人去爱"。常用的社区融合评定量表有四个:重返正常生活指数(reintegration to normal living index,RNLI)、克雷格障碍评估和报告(craig handicap assessment and reporting technique,CHART)、社区融合问卷(community integration questionnaire,CIQ)、社区融合量表(community integration measure,CIM)。

1. RNLI　该量表是Dauphinee等于1988年提出,用于评估个体或群体伤残发病后在恢复正常生活模式过程中的变化情况。所评估的对象主要是突然发病导致残疾的患者。该量表使用视觉模拟反应的方法来评价11个方面,总分是110分,可以用于自测或访谈,需时5~10分钟。可靠性高,为0.90~0.95,有效性好。优点是得分容易解释、经常用于临床或科研,容易登记;缺点是没有标准化。

2. CHART　该量表由Whiteneck等人于1992年提出,主要用于评定患者在社区环境的受阻碍程度,一开始是为脊髓损伤患者设计的,修订后的量表包含了认知功能评定并应用到其他康复群体。该量表包含了6个方面(躯体独立性、认知独立性、功能性移动、作业、社会融合及经济独立性)的32项问题。评估采用访谈的形式,需时约30分钟。该量表有效性未见报道,重复可靠性为0.80~0.95。优点是使用广泛、并被使用在模型系统数据库中;缺点是打分繁琐,没有考虑到ICF框架中的参与方面。

3. CIQ 该问卷是 Willer 于 1993 年,针对大脑损伤后社区融合的妨碍程度提出的,用来评价大脑损伤后康复的患者,也已用于其他康复患者。该问卷分为三部分(家庭融入、社会融入及生产活动)共 15 个条目,需时约 10 分钟。该问卷重复可靠性为 0.91～0.97,有效性好。优点是广泛应用于临床及科研,且有大量的心理学测量证据,缺点是其关心的内容是基于假设的。

4. CIM 该量表是由 Mccoll 等人于 1997 年提出,是一个简短的以客户为中心的社区融合量表,主要用于大脑损伤患者,也用于其他康复患者。该量表共有 10 个条目,可自我检测,也可通过访谈(电话或面对面)的形式获得,需时约 5 分钟。内在可靠性为 0.87,有效性未见报道。优点是来自质性研究的措辞使得它的语言和思想容易被接受,缺点是没有 CIQ 著名,但名字却与其相近。

学习小结

1. 学习内容

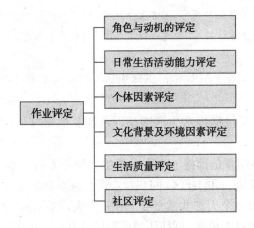

2. 学习方法

学生通过掌握相关作业评定方法的理论知识、各种功能障碍,了解患者的病因、病程及预后,同时通过实践来熟练使用各种评定方法,为制订完善的作业治疗计划打下坚实基础。

(刘晓丹)

复习思考题

1. 作业治疗师为什么要进行评估?

2. 请简述日常生活活动的分类及具体的评定方法。

3. 让学生分饰不同的角色(学生、家庭主妇、老人),并以加拿大作业表现评估量表来进行评定。

第六章

作业活动训练

📖 学习目的

　　通过学习日常生活活动的概念、基本日常活动（穿衣、转移、进食等）训练的步骤，以及其他常用的治疗性作业活动训练，为进一步学习作业治疗打下基础。

学习要点

　　基本 ADL 训练；工具性 ADL 训练；其他常用治疗性作业活动的治疗作用和训练。

　　作业活动训练主要包括日常生活活动训练和其他治疗性作业活动训练，是作业治疗的重要组成部分。

　　日常生活活动（ADL）是维持一个人日常生活所必需的基本活动。ADL 是功能障碍者生活自理、回归家庭、回归社区、回归社会所必须掌握的基本技能。这种活动能力是一种综合能力，对每一个人都非常重要。在正常人，这种能力极为普通，无须做任何特殊努力即可具备；但对于患者，则往往需要经过反复甚至艰苦的训练才有可能获得。

　　以改善或恢复这些活动能力为目的而进行的一系列针对性训练，称为日常生活活动训练（ADL 训练）。ADL 训练是作业治疗中最重要、最常见的内容之一，具有功能障碍的患者要重新生活就必须从简单的、基本的 ADL 训练开始，因此必须予以足够重视。

　　ADL 训练可分为基础性日常生活活动（basic activities of daily living，BADL）训练和工具性日常生活活动（instrumental activities of daily living，IADL）训练两部分。BADL 训练的内容包括进食、梳洗、穿脱衣服、如厕、入浴、室内移动等与自身相关的最基本的自理活动。IADL 训练是指与日常生活环境相关联的适应性活动，即在各种环境中利用工具进行的活动，如家务劳动（煮食、洗涤、清扫等）、外出活动（购物、打电话、使用交通工具等）、阅读书报、计算机操作、网络及娱乐设施的使用等。休闲活动亦属于 IADL 范畴。

第一节　主要基础性日常生活活动训练

一、训练目的与原则

　　进行日常生活活动训练，其目的在于建立患者的自我康复意识，充分发挥其主观能动性,提高重建独立生活的自信心;通过训练或维持基本的日常生活活动,调动并挖掘患者自身潜力,把对他人的依赖程度降至最低;进一步改善患者的躯体功能,包括关节的灵活性、机体的协调性与平衡能力,以适应日后回归家庭、重返社会的需要;通过在日常生活环境中进行训练,并对特定动作进行分析,找出患者存在的主要问题,提出解决问题的方法,达到最大限度的生活自理。

进行日常生活活动训练时要注意以下原则:

1. 充分了解患者的基本情况 首先要了解患者及其家属对日常生活的需求、最迫切需要解决的问题,以便充分调动患者及家属参与训练的积极性。其次应对患者之前的生活情况、文化背景、职业特点等以及目前的功能水平、病程阶段进行了解,为提出相应的训练目标和内容提供可靠的依据。

2. 由易到难,从简单到复杂 训练应以目标为中心,将每一动作分解成若干部分进行练习,熟练后再结合起来整体练习,满足患者社会角色的需求。

3. 训练环境尽量接近真实情况 训练时应尽量让患者能在真实或接近真实的环境中(如起居室、卫生间、厨房等有家具设备的环境)进行。训练时间也应与患者平时的作息时间相吻合。如进食活动可在就餐中进行训练,更衣活动可在早晨或晚间进行训练。

二、训练内容与步骤

掌握 BADL 技能是患者走向独立的重要一步。作业治疗师必须从实际出发,根据功能障碍的不同和患者个体差异等,综合各方面因素,制订详细可行的训练计划,有步骤地进行日常生活活动的训练。一般可在日常生活的真实环境中进行训练,并对特定的动作进行分析,必要时使用自助具,如穿衣、穿鞋、穿袜自助具及长柄发梳等。

（一）更衣训练

更衣既是患者日常生活活动的需求,也是患者维护自尊、提高自信心的重要方式。着装与时间、场所、目的相适应是作为一个社会人应掌握的常识和行为。完成更衣活动需要综合很多技能,如患者对衣服的部位与身体部位相适应的认知判断能力、平衡协调能力等。当患者的坐位平衡较好时,即可开始更衣训练。训练内容包括穿脱上衣、穿脱裤子、穿脱鞋袜等。

1. 穿脱上衣训练。

（1）穿脱开襟上衣

偏瘫患者穿前开襟衣训练(图6-1):患者取坐位,先穿患侧,后穿健侧。

1）偏瘫患者健手将衣服置于膝关节上,分清衣服前后、衣领、袖笼等。

2）将患手插入同侧衣袖内,用健手将衣领向上拉至患侧肩。

3）健手由颈后部抓住衣领拉至健侧肩部,再将健手插入另一衣袖中。

4）健手系好纽扣并整理好衣服。

偏瘫患者脱前开襟衣训练(图6-2):与穿衣相反,先脱健侧,再脱患侧。

1）健手解开上衣纽扣。

2）偏瘫患者健手抓住衣领向上由头脱下患侧衣袖的一半,使患侧肩部脱出。

3）健手脱掉整个衣袖。

4）健手再将患侧衣袖脱出,完成脱衣动作。

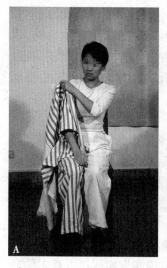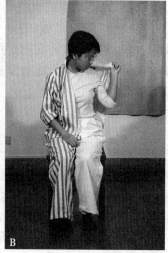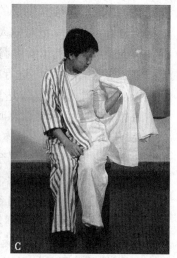

图 6-1 穿上衣

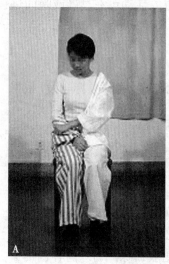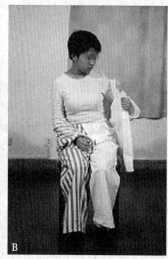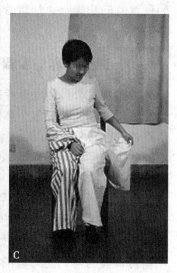

图 6-2 脱上衣

（2）穿脱套头上衣

偏瘫患者穿套头上衣训练：患者取坐位，先穿患侧，后穿健侧。

1）偏瘫患者健手将衣服背向上置于膝关节上，分清衣服前后、衣领、袖笼等。

2）将患手插入同侧衣袖内，并将手腕伸出衣袖。

3）将健手插入另一衣袖中，并将整个前臂伸出袖口。

4）健手将衣服尽可能拉向患侧肩部。

5）将头套入领口并伸出，然后整理好衣服。

偏瘫患者脱套头上衣训练：与穿衣相反，先脱健侧，再脱患侧。

1）偏瘫患者健手抓住衣衫后领向上拉。

2）在背部从头脱出，随之脱出健侧衣袖。

3）最后脱出患侧衣袖，完成脱衣动作。

114

对于四肢完全瘫痪的患者,必须完全依赖他人穿脱衣物;对于截瘫患者,如不能坐起但能够翻身,则可以通过训练完成穿脱上衣的活动,还可以用手系扣子,必要时借助辅助用具。

在进行更衣训练时,首先检查患者在完成这些动作的过程中存在哪些问题,进行活动分析。对于有困难的步骤或动作成分可单独设计作业活动反复进行训练,在动作成分已经能够完成的情况下,可开展系统的更衣训练。

在更衣训练过程中,应避免使肌张力增高的动作和错误的用力方式,还可在进行训练的同时教会患者使用自我抑制痉挛的方法。

训练用的上衣以质软、宽松、穿着舒适、穿脱方便为宜,纽扣可选择按扣或尼龙搭扣。如果健侧肢体有关节活动受限疾病时,应将所穿衣服改制成宽松式,以方便患者穿脱,从而避免强行穿脱而引起关节疼痛,或因穿脱困难而使患者失去信心。

2. 穿脱裤子训练

(1)卧位穿脱裤子训练

1)先坐起将患腿屈膝屈髋,放在健腿上。

2)患腿穿上裤腿后拉至膝盖上方,以同样的方法穿上健侧裤腿。

3)躺下,蹬起健腿,抬起臀部,将裤子提至腰部。

4)扣好扣子,系好腰带并整理。

脱的顺序与穿的顺序相反,只需躺着就可用健脚帮助脱下患侧裤腿。

(2)坐位穿脱裤子训练

1)偏瘫患者取坐位,将患腿屈膝屈髋,放在健腿上。

2)健手穿上患侧裤腿,向上提拉,放下患腿,然后穿上健侧裤腿。

3)站起,将裤子提至腰部并整理好裤子。

4)坐下并系好腰带。

脱裤子的顺序与上述穿裤子的顺序相反,先脱健侧,再脱患侧。

3. 穿脱鞋袜训练

(1)穿脱袜子训练

1)先将患侧腿交叉放在健侧腿上,如果不能主动完成,可用交叉握住的双手抬起患腿置于健侧腿上。

2)找好袜子上下面,用拇指和示指将袜口张开,身体前倾将袜子套入脚上。

3)再抽出手指整理袜底、袜面,将袜腰拉到踝关节处,最后从脚跟处向上拉平整理。

4)用同样的方法穿上另一只袜子。

脱袜子比穿袜子简单,动作模式类似。

(2)穿鞋和脱鞋训练:患者可以像穿袜子那样穿上鞋,但脚要平放在地板上才能系上鞋带。如果穿系带子的鞋,鞋带的穿法应使患者能用单手系鞋带。

应选择穿脱方便的鞋,对弯腰有困难的患者,应用长柄鞋拔提鞋。家属可到市场上买一普通鞋拔子,将鞋拔子固定在一圆棍上即成穿鞋器。为了方便,也可以不穿系带鞋,改穿船形鞋。

4. 偏瘫患者更衣训练注意事项

(1)患者学习自己穿脱衣服时,健侧肢体应具备基本活动功能,有一定的协调性、准确性和肌力。

（2）如健侧肢体有关节活动受限疾病时，应将所穿衣服改制成宽松式，以方便患者穿脱，避免强行穿脱而引起关节疼痛，或因穿脱困难而使患者失去信心。

（3）内衣以质软、平滑、穿着舒适、穿脱方便、前开襟的为宜。

（4）外衣以宽松式为好，纽扣以按扣或尼龙搭扣为宜。

（5）西服应选择光滑衬里，领带为方便易结的"一拉得"或其他饰物。

（6）穿脱裤子时，患者应具备坐位和控制平衡的能力，掌握桥式运动方法，以便能将裤子拉到腰上。裤子腰带可以改造，或用弹力带，或尼龙搭扣等，也可选用背带挂钩式裤子。

（7）穿脱鞋袜时应注意选择软底、穿脱方便的鞋子，也可在鞋上安上尼龙搭扣等。

（8）对弯腰有困难的患者，可用简易穿袜器及穿鞋器协助穿脱。

（9）在穿鞋及穿袜子时患者不可用力过大，防止患侧上下肢出现联合反应影响动作完成。

（二）进食训练

进食的过程较为复杂，与体位、姿势、咀嚼、吞咽、体能等因素密切相关。进行进食训练，不仅可以减少患者的依赖性，还可以增强其对康复的信心。

1. 进食的体位　进食训练应根据患者的身体状况来选择既安全又有利于进食的体位。

（1）坐位：对于生命体征平稳、坐位时无直立性低血压反应的患者，尽量采取坐位进食，头略前屈是最合适的体位。在这种体位下进食，食物不容易从口中漏出，又有利于食团向舌根运送，还能减少鼻腔逆流和误咽造成的危险。

（2）半卧位：对于不能坐起的患者，可选择将床摇起30°的半卧位，头部前屈体位。偏瘫患者可在背部或是患侧分别放置小枕头以保持坐位平衡，同时保证患侧上肢有一定依托，防止患侧肩胛带后伸。

2. 进食前的准备

（1）食物准备：首先要做的是将食物分成一口大小，要将整条鱼分开，用小刀将肉切成块，将油炸食品分开等。由于食物的种类形状不同，一口大小的食物可以用筷子夹起、勺子舀起、叉子叉住等，最后放入口中。

（2）充分评估患者进食的姿势、头的位置和活动范围、视觉范围、上肢活动范围、餐具的持握和操作、手的活动范围和协调性、口的张开程度等情况，与功能障碍相联系，确定适当的进食方法。

（3）需要时为患者提供防滑垫、万能袖套、合适的刀叉、有把手的杯子、防洒盘子等进食辅助具。如单手用勺进食时，碟子可以使用特制的碟档，以防止食物被推出碟外，为了防止进食过程中碟子移动，可在下面加垫一条湿毛巾、一块胶皮或利用带负压吸盘的碗。为了便于抓握餐具，还可用毛巾缠绕餐具手柄起到加粗作用。

3. 进食动作训练

（1）固体食物

1）患者靠近桌旁坐下，上肢放在桌子上，以帮助患者进食时保持对称直立的坐姿，将食物放在适当位置。

2）将食物及餐具放在便于使用的位置，必要时碗、盘应用辅助具固定。

3）把筷子和调羹放进碗里，夹盛食物后送入口中。

4）咀嚼和吞咽食物。

5）放下进食用具。

（2）饮水训练

1）杯中倒入适量温水，放于适当位置。

2）稳定水杯，如果是偏瘫患者，可用患手持杯，健手帮助以稳定患手，端起后送至嘴边。

3）缓慢倾斜水杯，倒少许温水于口中，咽下。

4）必要时可用吸管饮水。

（3）注意事项

1）为患者提供良好的进食环境，进食前如有活动的义齿应取下。

2）进食时要端坐于桌前，头颈部处于最佳的进食位置。患侧手臂置于向前的位置靠近餐具，手臂正确的位置将帮助患者保持对称直立的坐姿。

3）进食时患者应心情放松，注意观察患者的咀嚼和吞咽能力，以避免进食时发生呛咳。

4）如有可能让患者用健手把食物放在患手中，再由患手将食物放于口中，以训练健、患手功能的转换，最后过渡到学会使用患手。

5）如果在吞咽时，发现口腔塞有食物或是呛咳则提示吞咽问题，需要进行更全面的评估和特别处理。

（三）个人卫生训练

清洁是人的基本需要，不仅可以让人感觉舒适、心情愉快，还可以保持皮肤的正常功能，减少感染机会。个人卫生训练包括：修饰（刷牙、洗脸、梳头、修剪指甲等）、洗澡、如厕。

1. 修饰　对于偏瘫患者，能否独立完成修饰训练的动作，与患侧手的功能恢复程度、健侧手的代偿密切相关。在脑卒中早期，为使患者尽快开始 ADL 内容训练，可鼓励患者先进行健手操作，逐步采用健手辅助患手或是只用患手操作，尽可能发挥患手的残存功能，避免成为失用手。在训练的最后阶段，可应用辅助用具和代偿策略帮助患者完成动作。

（1）刷牙、漱口：①备好使用物品，靠近水池。②装水：打开水龙头，将水杯装满水。③挤牙膏：可将牙刷固定在架子或防滑垫上，或是用膝盖夹住，健手将牙膏挤到牙刷上。④拿起牙刷刷牙：可选择健手辅助患手持牙刷，也可以用健手持牙刷。⑤拿起水杯漱口。

（2）洗脸：①备好使用物品，靠近水池。②装水：打开水龙头，将脸盆装水。③拧毛巾：将浸湿后的毛巾套在水龙头或是患侧前臂上，利用健手将毛巾向一个方向拧干（图 6-3）。④洗脸：将毛巾平拿在手掌上洗脸。⑤再次拧干毛巾。

（3）梳头：①面对梳洗台，坐稳。②拿起梳子梳头：可根据患者情况使用加长、加粗柄的梳子，或是弯曲成角的梳子。

（4）修剪指甲：将指甲剪固定在木板上，木板再固定在桌上，一端突出桌沿，剪把处系上小绳并穿过木板，绳端扣一环。一手伸入环中使劲一拉即可剪去伸入指甲剪刀口内的指甲。

2. 洗澡 洗澡是一项复杂的活动，需要患者有良好的坐位、站立平衡能力。训练内容可根据患者的具体功能情况以及个人的习惯调整。

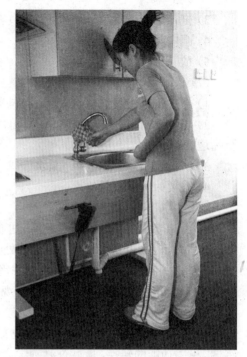

图6-3 拧毛巾

（1）准备：①将洗澡所需的衣物装在袋子里带进浴室，进入浴室后可将袋子挂在或是放置在容易取用的地方。②确认洗澡所需的用品如沐浴液、浴巾等，并将其放在容易取用的位置。③由于浴室地面湿滑，预先在浴室入口及浴缸前放置防滑垫。④对于下蹲、起立困难者，需要对浴室进行环境改造，安装扶手帮助浴室里转移活动的完成与提高安全性。

（2）进出浴缸：①用转移板进出浴缸：患者靠近浴缸站立，背对放置在浴缸上的转移板；小心地坐在转移板上，抬移双腿进浴缸（如果是偏瘫患者，可健腿先进浴缸，再用健手辅助患腿进浴缸）；在双腿进入浴缸后，慢慢移动臀部坐进浴缸。②从轮椅进出浴缸：可参考本章转移的相关内容。③对于转移能力差的患者，可直接使用浴椅通过淋浴来完成洗澡活动。

（3）擦洗：①脱去衣物。②利用长柄刷、带圈毛巾和沐浴球等完成擦洗。擦洗前可将沐浴液先涂抹在手或海绵上，也可将香皂先擦在健侧上肢和手上，再依次擦到身体的其他部位。③冲洗完毕后，将毛巾拧干，擦拭身体。

训练过程中，应注意调节室温与水温，防止烫伤的发生。

3. 如厕 在进行如厕训练之前，患者的躯体功能应达到最基本的要求，如坐位与站立位的平衡、身体转移等。同时应教会患者控制大小便的方法（如控制大小便的基本方法、导尿管的使用等）。必要时，对厕所环境提出建议和改进方法，最大限度地使患者达到独立如厕的能力。

步骤如下：

（1）患者靠近并背对坐便器站立。

（2）一手扶持厕卫扶手，一手解开腰带脱下裤子。

（3）身体前倾，借助扶手缓慢坐下或蹲下。

（4）便后处理，进行自我清洁。

（5）一手拉裤子，一手扶持扶手，身体前倾站立，站稳后穿好裤子。

在进行如厕活动时，可将卫生纸放在伸手易取的地方，不需要转身就能拿到。以免因增加难度使患者在转身拿取卫生纸时摔倒。

（四）床上活动训练

床边活动是BADL中重要的活动训练内容之一，是进行衣、食、住、行等活动的前提和基础。及早的进行床上活动训练可以更好地预防压疮、坠积性肺炎等并发症的发生，也利于患者获得最大的功能独立性。训练内容包括：桥式运动、床上翻身、床上坐起。

1. 训练前准备

（1）了解患者的功能状态：患者如果能够进行躯干的主动活动，有较好的静态和动态平衡功能，则对于床上活动训练起到有利作用；在认知方面，患者应具备基本的遵从简单指令的认知能力。

（2）训练初期，应保证床的空间足够患者安全翻身。

（3）床的高度以患者坐在床沿时双足能够平放在地面上，同时保持髋、膝、踝屈曲 90° 左右为宜。由训练床过渡到家居使用的床时，可根据患者需要提出改进床高度的建议。

2. 桥式运动　桥式运动是指通过屈髋屈膝、抬起臀部来帮助患者提高下肢的动作控制与协调，为训练站立和行走奠定基础，同时还有利于穿脱裤子等日常生活活动的训练。桥式运动可根据患者能力，选择单腿搭桥与双腿搭桥，如果患者还不具备独立完成桥式运动的能力，可在治疗师的协助下进行。

（1）双腿搭桥训练

1）患者仰卧于床面，双下肢屈曲，双足平放于床面。

2）双上肢伸展，双手交叉，健手握住患手，患侧拇指在上，双肩屈曲 90°。

3）依靠背部及双足的支撑，将臀部与腰部抬离床面，尽量使髋关节伸直、双膝靠拢处于中立位，保持稳定。

（2）单腿搭桥训练

1）患者仰卧于床面，双上肢伸展，双手交叉，健手握住患手，患侧拇指在上，双肩屈曲 90°。双下肢屈曲，双足平放于床面。

2）健侧脚离开床面、膝关节伸展，健腿伸直抬高与床面成 30°～45°，维持患足单脚支撑，仅以双肩和患脚为身体支点。

3）将健侧膝关节屈曲放在患腿上，保持至少 10 秒后缓慢放下。对于患侧下肢无力支撑的患者也可交换健脚支撑，完成同样的动作。

独立桥式运动适用于骨盆与下肢控制能力较好的患者，如果控制能力不足，治疗师可协助其完成动作：治疗师一手扶持患者双腿，使其两膝屈起并拢、两脚心朝床面而立，另一手扶住患者臀部，予以适当帮助，协助其控制下肢并上抬骨盆。

（3）注意事项

1）避免简单地利用健侧上肢和下肢支撑臀部抬高离开床面。

2）双足平放于床面，足跟不能离床。

3）完成动作时双膝关节尽可能并拢，防止连带运动的出现，诱发痉挛。

4）患者抬起臀部时尽可能伸髋。

3. 床上翻身　床上翻身是指改变卧床时身体与床之间接触面的姿势转换，是其他功能训练的基础，可增强躯干与肢体动作的控制技巧。根据患者残存的功能情况不同，所采取的翻身训练方式也不同，通常向患侧翻身比向健侧翻身更容易。

（1）向患侧翻身（图 6-4）

1）患者仰卧位，双手 Bobath 握手（十指交叉相握，患侧拇指放在健手拇指上方），健侧下肢屈曲。

2）头转向患侧，健侧上肢带动患侧上肢向上伸直，并向患侧摆动，身体翻向患侧。

对于体力不足或是痉挛较严重者,治疗师可将手放在患膝上辅助患腿外旋,另一手协助患侧上肢处于前伸位置。

对于需要协助的截瘫或四肢瘫患者,治疗师可一只手置于患者一侧腰下,另一只手置于患者同侧髋部下方,用力推动患者髋部向上,使患者完成翻身活动。

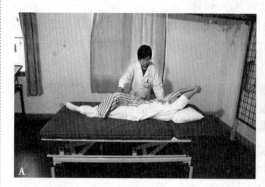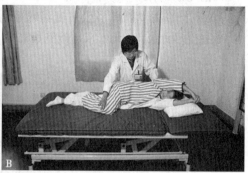

图6-4　向患侧翻身

(2)向健侧翻身(图6-5)

1)患者仰卧位,健腿插入患腿下方,并使双髋、双膝屈曲。

2)头转向健侧,双手Bobath握手,将身体摆至健侧时,顺势翻向健侧。

3)在身体旋转的同时,用健腿搬动患腿,翻向健侧。

治疗者必要时双手可放于患者臀部和足部,辅助向健侧翻身,摆放好肢体。

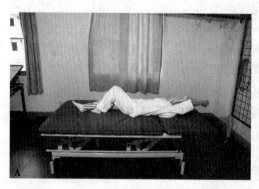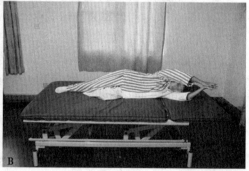

图6-5　向健侧翻身

(3)注意事项

1)头部是控制身体的关键点,不论是向哪一侧翻身,都应先转动头部,再进行上肢、躯干、下肢等部位的旋转。

2)对偏瘫患者进行翻身训练时,应注意保护患肩,避免牵拉患侧上肢。

4.床上坐起　坐起是指从卧位到坐位的转换。在身体条件允许的情况下,当患者完成床上翻身和桥式运动后,应及早训练床上坐起。因为长期卧床会引起一系列不良的生理效应。而早期采取直立位(即坐和站),可以提供有关的视觉输入,增加患者的活动范围,而且能增强患者战胜疾病的信心,消除抑郁心理。

（1）从健侧坐起的训练

1）令患者翻身至健侧卧位。

2）用健腿将患腿移至床边，垂下小腿。

3）利用健侧肘撑起上身，健手撑床面使躯干伸直至坐位。

如果患者需要协助，治疗师可立于健侧床边，将患者患侧上肢搭在肩上，用双手扶住患者双肩向上抬，或是指导患者用健侧上肢撑起上身，用健侧腿将患侧腿带至床下呈坐位。

对于早期的偏瘫患者，床边坐起比较有效的方法是帮患者先转向健侧，然后坐起。原因为：①这样可避免患者试图从仰卧位拉自己坐起时对健侧上臂的过度使用。②对患者来说，这是一个借他人最少帮助、快而容易的坐起方法。③此法告诉患者怎样独立坐起。

在训练时，为避免患侧的忽略，应提醒患者注意不要将患侧的上肢和手置于身后；应避免患者用健手握住床沿将身体拉起的动作；坐起过程中，注意利用双下肢像钟摆一样的下压动作协同躯干伸直坐起。

（2）从患侧坐起的训练

1）患者侧移至床边并转向患侧。

2）将健腿插入患腿下，使双腿位于床沿外。

3）健手撑住床面，伸直上肢、下压下肢将肩部和身体从患侧撑起至坐位。

从患侧坐起较健侧坐起困难，需要患者有较好的身体调节能力和坐位平衡，但是它可促进患者对患侧肢体存在的认识，不容易忽略患侧。

需要注意的是，对于卧床时间较长或是体质差的患者，在开始训练前，应先让其进行不同角度的半坐位适应性训练，直至能维持直立坐位超过半小时，再进行床边坐起训练。

（五）转移训练

转移活动是指整个身体从一个地方到另一个地方的位置变化，是获得或保持日常生活活动独立性的一个基本活动。转移训练的内容包括在床、轮椅、厕所、浴室之间的转移，在病房、治疗室以及家庭环境中都可以进行此项训练。

1. 训练前准备　在进行转移训练之前，治疗师应对患者的功能情况（如体能、认知等）进行评定。患者的静态平衡和动态坐位平衡达到较好的水平才能完成独立转移，否则就需要在辅助下转移；在认知功能方面，患者应没有影响完成转移训练的视野、空间结构等感觉缺损。同时也应了解家属或是照顾者的能力。

如果患者需要，可以利用辅助器具如转移板、转移带、起吊机等帮助转移。还应在训练前对进行转移的地面条件、光线、床和椅的高度等进行合理安排和布局。

2. 床椅转移　转移的形式多种多样，可以根据患者实际的功能情况和环境条件适当选择，以下介绍的是部分常用转移方式：

（1）独立转移

1）偏瘫患者的侧方转移（轮椅到床）（图6-6）：①轮椅准备：将轮椅置于患者健侧，并且与床尽量成45°。刹住车闸，移开脚踏板。②站起：患者健手握住轮椅外侧扶手，健足稍前，患足稍后，躯干前倾站起。③转动：站稳后以健腿为旋转轴，缓慢转动身体。④坐下：调整身体位置，对着床缓慢坐下，坐正。

121

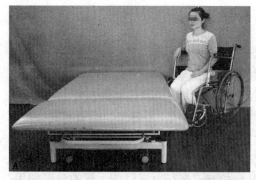
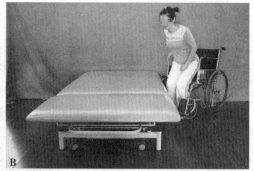
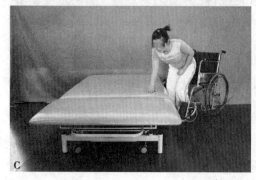
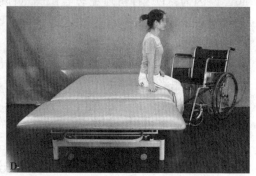

图6-6 侧方转移

从床到轮椅的转移步骤与此相反。

2) 截瘫患者的侧方转移（床到轮椅）：①将轮椅与床平行或成30°，刹住车闸，拆去轮椅近床的扶手（如果轮椅的扶手是不可拆卸的，忽略此步骤）。②患者取床边端坐位，一手撑住床面，一手握住轮椅外侧扶手，将身体支撑起并移动臀部至轮椅座位上。③安装轮椅扶手（如果轮椅的扶手是不可拆卸的，忽略此步骤），并移回脚踏板，将双足放在脚踏板上。

从轮椅到床的转移步骤与此相反。

（2）辅助下转移

1) 偏瘫患者的辅助下转移：①将轮椅置于患者健侧，并且与床尽量成45°，刹住车闸，拆去轮椅近床的扶手（如果轮椅的扶手是不可拆卸的，忽略此步骤），移开脚踏板。②患者坐床边，双足着地，双手Bobath握手，身体尽量前屈并偏向一侧。③治疗师与患者面对面，用膝盖顶住患者患侧下肢的膝盖，弯腰并将双手插入患者臀部下方，托住患者臀部。④治疗师利用口令与患者同时发力使其臀部离开床面，同时以健腿为轴，旋转身体，使臀部对准轮椅座位坐下。⑤整理好患者的坐姿，安装轮椅扶手（如果轮椅的扶手是不可拆卸的，忽略此步骤），放下脚踏板，将患者双足置于脚踏板上，打开车闸，驱动轮椅。

2) 截瘫患者的辅助下转移：①将轮椅置于患者健侧，并且与床尽量成30°~40°，刹住车闸，拆去轮椅近床的扶手（如果轮椅的扶手是不可拆卸的，忽略此步骤），移开脚踏板。②患者在治疗师协助下坐起并移至床边，双足着地，躯干略前倾。③治疗师面向患者站立，双膝夹住患者双膝外侧并固定，弯腰双手抱住患者臀部或是拉住患者皮带，患者双手抱住治疗师颈部，将头放在治疗师靠近轮椅侧的肩上。④治疗师挺直

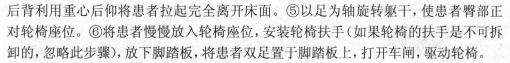

后背利用重心后仰将患者拉起完全离开床面。⑤以足为轴旋转躯干,使患者臀部正对轮椅座位。⑥将患者慢慢放入轮椅座位,安装轮椅扶手(如果轮椅的扶手是不可拆卸的,忽略此步骤),放下脚踏板,将患者双足置于脚踏板上,打开车闸,驱动轮椅。

从轮椅到床的转移步骤与此相反。

需要注意的是,转移训练不宜太快,更应该注重的是安全性。在帮助偏瘫患者完成转移的时候,应避免用力拉拽其患侧上肢造成肩关节半脱位,应支持患侧上肢进而控制身体平衡。训练过程中,治疗师要充分利用自己的膝盖控制患者的膝盖以利于稳定。

3.厕卫转移 厕卫转移的步骤可参考床椅转移,在这里仅就墙壁安装了扶手的卫生间里的独立转移作简单介绍。

(1)将轮椅驱动至坐厕旁,患者健侧靠近坐厕且与坐厕成30°~40°,刹住车闸,移开脚踏板。

(2)健手借助固定于墙壁的扶手站起。

(3)以健侧下肢为中心旋转身体,坐向坐厕。

返回轮椅时按照相反的步骤进行。如果患者有自己穿脱裤子的能力,应在坐上坐厕前脱好裤子。坐厕的高度尽量与轮椅高度一致。

4.浴室转移

(1)偏瘫患者的浴室转移

1)将轮椅驱动至浴缸旁,与浴缸平行,刹住车闸,拆去轮椅近浴缸的扶手(如果轮椅的扶手是不可拆卸的,忽略此步骤),移开脚踏板。

2)健手托起患腿放入浴缸内。

3)健手扶住浴缸边缘或是安装的扶手,身体前倾,利用健腿抬起臀部移动到浴缸内的转移板或是浴椅上坐稳。

4)将健腿也移入浴缸中。

(2)截瘫患者的浴室转移

1)在浴缸内先放入一个固定稳妥的矮凳,将轮椅驱动至浴缸旁,刹住车闸,拆去轮椅近浴缸的扶手(如果轮椅的扶手是不可拆卸的,忽略此步骤),移开脚踏板。

2)将双足托至浴缸内。

3)双手支撑身体将臀部移至浴缸内的矮凳上。

进行上述转移训练的时候,要求患者有足够的体力将自己转移到浴缸中去,否则可借助滑板来完成转移。

需要注意的是,进行训练前应保证浴室地面的干燥、防滑,可放置防滑垫。刚开始训练的时候,需要治疗师在旁保护。

第二节 部分工具性日常生活活动训练

在日常生活中,仅保持 BADL 的独立性是不够的,作为社会一员,个人还需要与社会环境接触并产生互动关系。IADL 正是体现了这种关系。根据患者的需要,治疗师在提供基本 BADL 训练的基础上,还可以协助患者进行家务、外出交流等 IADL 训练,让他们可选择有意义的生活,重建患者与社会环境间的互动关系,达到进一步提升独立生活能力的目的。

一、家务训练

家务活动内容非常丰富,包括洗衣、做饭、购物、清洁卫生、财务管理、照料小孩等。每个家庭家务的内容是不一样的,做家务的方式也可能不一样。训练前应对患者的家务活动能力进行评定,如活动能到达的范围、移动能力、手的活动、能量消耗、安全性以及交往能力等;还需了解其家庭成员组成和环境状况、患者在家庭担当的角色,据此选择患者和家庭需首要解决的问题,并对家务活动进行必要的简化,家庭设施进行必要的改造,以适应患者的需要。

家务的内容可以分为三个层次。第一是为了满足生理需求的家务,如与进食、睡眠、排泄相关的准备工作;第二是为了生活舒适而进行环境的调整,如扫地、布置家具、给阳台上的花浇水等;第三是家族内部、与邻居或社区居民各种关系的处理。

在进行家务训练的过程中,将会涉及以下各方面能力:移动能力、上肢在一定范围内活动的能力、手的精细动作能力、足够的体力、基本的智力、交流能力等。以煮食为例:在做煮食的准备工作过程中,需要在厨房内或厨房和贮藏室之间来回走动,反复拿起、放下各种物品,完成这些动作需要有移动能力以及上肢和双手的配合;做菜时要放适量的调味品,完成这一动作要求手的精确配合及基本的智力;在较热的环境中坚持操作一段时间,需要有足够的体力支持;要做出符合要求的饭菜,需烹饪者与服务对象之间反复进行交流,因而烹饪者应具备一定的交流能力。另外,充足的光线、清新的空气、整洁的环境、愉快的气氛,都有利于提高做家务的效率。

下面以偏瘫患者为例,介绍几种家务活动的训练方法。

(一)切菜

1. 固定菜板　可将菜板置于防滑垫上或是使用自助菜板(即菜板中央有一固定作用的钉子,周围三面有防止菜品掉出的挡板)。

2. 固定需要切割的菜品　利用菜板上的钉子固定肉、菜或其他块状食物。

3. 健手持菜刀进行切菜活动。

4. 将初次成片或成块的菜品重叠,再固定于钉子上进行进一步的切丝。

需要注意的是:在刚开始训练的时候,可降低操作难度,如选择轻便的刀具;菜板由家属预先固定好;需要的物品放置于容易拿取的地方等。在训练后期,可根据患者能力合理地设置物品摆放架,将所需物品放置在最方便的位置,减少不必要的活动。

(二)开瓶盖

患者健手抓住需要开启的瓶子,可使用固定在墙上的开瓶器,旋转打开瓶盖,亦可训练患者使用自己习惯的方法打开瓶盖,如将瓶子用腿或腋窝、肘部夹住,健手拧开瓶盖。

训练时同样遵循由易到难的原则,先选择瓶口较宽的瓶盖进行开启训练。为贴近日常生活,可取用患者日常使用的物品,如洗发水瓶、沐浴露瓶、调味品瓶、牙膏等。

(三)清洁餐具

1. 将需要清洁的餐具放置在水池边。

2.利用固定在水池边的刷子等清洁用具洗刷餐具。

3.将洗刷后的餐具放置在水池中。

4.打开水龙头。

5.拿起餐具进行冲洗

在训练过程中,要保证清洁用的刷子固定稳定。为了减少餐具在清洁过程中的破损,可在水池的底部垫上橡胶垫子。必要时,可将水龙头按照患者的需要改造成宽手柄或是按压式设计。

（四）扫地、拖地

1.用患手和躯干夹住簸箕把手。

2.再用健手持扫帚将垃圾扫入簸箕。

3.拖地时,先把拖把杆固定在患臂下,然后用健手转动拖把拧干,再用健手持拖把慢慢拖地。

必要时,可选择加长把或粗把的扫帚和簸箕,以及拾物器等辅助用具。可根据患者的体能适当安排劳动内容,如周一扫地,周二拖地等,避免过度操劳。

（五）清洗衣物

1.将需要清洗的衣物拿至水池或水盆旁。

2.打开水龙头,将衣物浸泡于水中。

3.倒入洗衣粉或洗衣液。

4.固定搓衣板。

5.健手抓持衣服一角于搓衣板上上下搓洗。

需要时,可在清洗衣物之前,将洗衣粉预先装在小袋中备用,一次一包,避免洒出浪费;也可根据患者的体力考虑配置运送衣物的推车。

（六）节省体能的原则

年龄或疾病的原因会导致许多患者心肺功能不足或肌力低下,因此在进行家务训练时,使用节约体能的技术和方法,避免无谓的体能消耗和预防继发损害是十分必要的。节省体能的原则有:

1.合理安排活动 将繁重和轻巧的活动交替进行;在开始活动前,先将活动所需的物品准备好,并放置于容易拿取的位置,避免不必要的身体前倾和旋转;活动过程中适当地安排休息时间,每完成一个活动,都应进行休息再接着完成下一个活动,尽管有时候还不觉得疲劳,仍要注意休息。

2.简化活动 使用辅助器具或是现代的家电设备来简化活动。

3.控制活动速度和节奏 活动的速度和节奏不应太过急促,安排充足的时间完成活动。在感到疲乏之前,应减慢活动速度或停下来休息。

4.运用身体力学 进行活动时避免站立过久、蹲位或弯腰工作,尽量采取坐位;避免双手抬举过高,肘的位置不要高于肩膀;避免推、抬重物。

5.配合呼吸 配合动作进行呼吸调节,如当准备用力时应吸气,出力时应呼气;伸腰、举手时应吸气,弯腰、收手时应呼气。

二、使用交通工具训练

如果患者因病不能使用交通工具外出,生活的活动范围就只能局限于家中及附

125

近场所,不能参加社交活动或是参加工作。为满足基本生活需要的外出可以委托他人去办理,但是像看电影、听音乐会之类的娱乐活动,必须亲临现场亲身感受才有意义。外出活动的困难,会使得患者越来越不想外出,在家中无事可做,进而影响心理状态,逐渐变得情绪低落,心情压抑。因此,有必要帮助这些患者积极外出活动,以利于改善他们的心理状态。使用交通工具训练是患者回归社会不容忽视的环节。

（一）搭乘公共汽车训练

1. 上车训练　方法与上楼梯的方法一样,健手扶住车门或把手,将身体重心转移到患侧,健腿迈上车门口的台阶。当患者将重心前移到前面的健腿上时,患腿再迈上台阶。

2. 下车训练　健手扶住车门或把手,将身体重心转移到健侧,先用患腿下车,重心转移到患腿后,再迈健腿。

在训练过程中,可先根据当地常用的公交车台阶高度和宽度的比例,在模拟台阶进行练习。在模拟训练完成后,可带领患者进行实际场景的实地练习,完成训练与实际生活的衔接。

（二）轮椅上下马路镶边石

1. 轮椅面对台阶并离开数厘米远。

2. 利用大轮平衡技术抬起脚轮并置于台阶上。

3. 前轮倒退到台阶边缘,将双手置于手轮的适当位置。

4. 用力推动轮椅到台阶上。

5. 下马路镶边石时,将轮椅退到台阶边缘,在控制下转动大轮下降,最后使脚轮落下。

如果是偏瘫患者或是年老体弱者,可在他人帮助下上下马路镶边石。

三、购物训练

购物是日常生活活动的组成部分,也是很多患者享受生活乐趣的内容之一。通过购物训练,患者能够提高购买日常生活用品的能力,进一步提高生活的独立性。购物训练可与认知训练相结合。

（一）治疗室模拟训练

1. 选择治疗室里相对独立宽敞的空间,将本子、钢笔、牙刷、洗发水等不同类别的物品分类摆放。

2. 给患者提供购物清单。

3. 让患者自行找到清单上的物品,并放于购物篮内。

4. 治疗师充当收银员的角色,检查患者所购的物品是否符合要求。

此内容可更换不同的购物清单或是不同的生活用品反复训练。

（二）实地训练

1. 提供给患者购物清单,可根据情况向患者预先描述需要购买物品的特征,以加深患者的印象,便于找寻。

2. 让患者自行找到物品并放于购物车内。

3. 治疗师检查购物车内物品是否符合要求。

4. 付费。

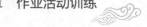

四、计算机操作及网络使用

计算机和网络系统的普及和应用,为作业治疗提供了极大的便利。计算机的使用和操作可以使患者达到以下治疗目的:

1. 加强与外界沟通,改善患者心理状态 患者可以通过浏览网页、观看视频等方法,接受外界信息并进行线上学习;通过视频和语言聊天、接受和发送电子邮件等方式,建立与外界人员的交流。计算机和网络的这些功能可以使行动不便的患者与外部世界重新建立广泛联系,减少患者与社会的隔绝状态,改善孤独感,改善心理状态,为回归家庭、回归社会奠定基础。

2. 提高上肢功能,改善认知能力 目前,很多作业治疗训练可以通过计算机技术实现。同时,计算机和网络上的许多益智类电子游戏本身也有康复治疗作用。患者通过使用计算机进行作业训练和适宜的电子游戏操作,可以提高患手的灵活性和手、眼协调能力,改善患者的注意力、记忆力和解决问题的能力。

计算机和网络技术还给 ADL 训练带来了很多的便利和益处,在 ADL 训练的许多方面都可以应用到该项技术。

1. 监控装置 是计算机与显示器连接在一起的摄像机组成的装置。用来监控功能严重障碍患者的生活环境,目的是增加患者的生活独立性和活动性,进而提高生活质量。具有跌倒倾向、定向力障碍、需要急救、家务管理受限者均可利用此装置。还可通过对一般家庭所拥有的设备改造,使之更加完善。

2. 进出住宅 在前门安装一盏感应灯,当有人走进来时,灯会亮;一个运动探测器连接到词语信息器上,当某人正要进来可以显示;用远红外线钥匙开门;安装环境控制系统,可以做到远距离开关屋门。

3. 温度控制 一套适合控制淋浴和浴缸的系统,可以保证水温既不太冷也不太热;中央控制可以用来调节室内温度。

4. 报警系统 当炊具或其他电子设备放在那里并且一段时间没有使用时,可发出警告声音;为了防止迷路,当某人离开屋内时,报警系统可发出声音;在着火或其他紧急情况下,报警系统或照顾中心的警铃会响,一个语音信息会转发给患者,告诉他有紧急情况应尽快离开这所房子。

5. 神经传呼机 这种装置借用了今天广泛使用的寻呼机系统。最初由美国加州一位工程师(一位脑外伤患者的父亲)与神经心理学家一起研制而成。配有调制解调器的电脑、电话与传呼公司连接,给每个人的留言和提示的时序安排被输入到电脑中,在适当的日期和时间,神经传呼机自动把信息传到传呼公司,传呼公司再把信息传到个人呼机上。典型的留言包括"现在该服药了""今天是……""确保您已戴了眼镜""检查煤气是否已关好",等等。

6. 交互式活动指导系统 这是另一项新技术,这个系统用计算机提供一套指令,指导患者按部就班地进行日常生活活动,如烹调、清洁等。电脑作为代偿装置提供指令,使用者要略懂计算机的操作。通过这个系统的使用,患者自我满足感增强,沮丧情绪下降。

在使用计算机进行作业训练时,应该注意以下几方面的问题:

1. 保持正确的姿势 使用具有靠背的椅子或轮椅。调整椅子或轮椅与电脑台的高度,保持患者视线与显示器平齐。头部直立,躯干不能弯曲。患者在使用键盘或鼠标进行操作时,肘关节屈曲90°。髋、膝关节保持屈曲90°,踝关节处于中立位。

2. 注意休息,防止网络成瘾　治疗师应注意控制训练时间,提醒患者休息,避免患者久坐。同时提醒患者分清现实世界和虚拟世界的关系,防止网络成瘾。

第三节　治疗性作业活动训练

一、概述

作业活动是作业治疗中常用的基本活动,患者在反复实施和完成作业活动的过程中获得康复。治疗性作业活动是指经过精心选择的、具有针对性的作业活动,目的是维持和提高患者的功能、预防功能障碍或残疾加重、提高患者的生活质量。

（一）治疗性作业活动的特点

1. 针对性　治疗性作业活动是由作业治疗师根据患者功能障碍的情况、患者的需求和爱好等,结合治疗师的专业知识和判断力,为患者精心选择的作业活动。

2. 目的性　治疗性作业活动的目的是维持和提高患者的功能、预防功能障碍或残疾加重、提高患者的生活质量。因此,作业治疗师在选择每一项具体的作业活动时都必须有其目的性,并能达到一定的治疗目标。

3. 实用性　多数治疗性作业活动直接取自于生活、工作和休闲,与患者的日常生活和工作有关,有助于患者恢复维持基本生活和提高生活质量的必要技能。

4. 趣味性　所有治疗性的作业活动都需要被持续地、有规律地执行,以保证达到治疗目的,在设计活动时可以增加其趣味性,提高患者主动参与的积极性,以期达到患者和作业治疗师共同的目标。

5. 可调节性　治疗性作业活动的活动量可根据患者的功能情况和治疗需要进行必要的调整。

（二）治疗性作业活动的作用

治疗性作业活动不同于一般作业活动,它以治疗为目的,其主要治疗作用体现在躯体、心理和社会3个方面。

1. 躯体方面的治疗作用　根据作业治疗师所选择的治疗性作业活动的不同,可以改善患者的运动功能、感觉功能和ADL功能等。具体治疗作用包括:增强肌力和耐力、改善关节活动范围、减轻疼痛和缓解症状、促进手的精细运动能力、改善手的灵活性、提高运动的协调性和平衡功能、促进感觉恢复、提高ADL能力等。

2. 心理方面的治疗作用　治疗性作业活动可以调节患者情绪、消除抑郁,陶冶情操、振奋精神。具体治疗作用包括:增强患者的独立感、成就感和满足感,建立信心;转移患者注意力,调节精神和情绪,促进心理平衡;改善患者的认知和知觉功能等。

3. 社会方面的治疗作用　治疗性作业活动可以提高患者的职业能力,改善社会能力。具体治疗作用包括:提高患者劳动技能和职业适应能力,增强再就业信心;增进社会对功能障碍者的了解和理解,获得社会尊重;改善患者社会交往和人际关系,促进其重返社会。

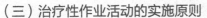

（三）治疗性作业活动的实施原则

为了使治疗性作业活动取得良好的治疗作用,还必须遵循治疗性作业活动的应用原则。否则,不但起不到应有的治疗作用,甚至还会造成相反的结果。治疗性作业活动的选择和实施应遵循以下原则:

1. 在全面评定的基础上进行选择　在选择治疗性作业活动前,首先应对患者进行全面评定,内容包括:一般情况、躯体功能、认知状态、心理功能、职业情况、兴趣爱好、康复需求等(详见第五章有关内容)。通过全面评定,详细了解患者情况,找出存在的问题和需要解决的问题,并确定解决这些问题的先后顺序。

2. 在活动分析的基础上进行选择　在进行任何治疗性作业活动前,都应该对活动本身进行分析。了解活动需要的技能和功能要求,以及活动的顺序、场所、时间、工具、有无潜在的危险等。为了保证治疗效果,应选择既满足治疗需要,又安全可行的治疗性作业活动。

3. 对活动进行必要的调整　在全面评定和活动分析的基础上,为了更好地达到治疗目的,可以对治疗性作业活动进行必要的修改和调整。主要从以下几个方面着手进行:

（1）工具的调整:对治疗性作业活动所使用的工具进行调整。比如进行棋类训练时,可将棋子和棋盘加上魔术贴,增加移动棋子的难度,加强肌力和耐力的训练效果。在 BADL 训练中,用加粗手柄的梳子进行梳头练习,可使抓握功能稍差的患者较容易完成活动。

（2）材料的调整:对治疗性作业活动所应用材料的质地、形状、尺寸等进行调整。如木工作业时选择不同质地的木材,在进行锯木、刨削、钉钉子等训练时对患者肌力的要求就会不同。选用质地硬的木材,对肌力要求高;选择质地软的木材,对肌力的要求就要低一些。

（3）体位或姿势的调整:对患者在进行治疗性作业活动训练时的体位或姿势进行调整。如在进行下棋训练时,即可在站立位下进行,也可在坐位下进行。在坐位下进行训练时,可以提高患者上肢的功能,还可改善患者的认知功能或提高视扫描能力;在站立位下进行训练可以同时增加患者下肢的肌力和耐力,以及站立平衡的能力。许多体育活动也可以根据患者躯体功能情况改为坐位,如坐在轮椅中打排球、篮球等。姿势的调整同样会增加治疗的针对性。如木工作业中的钉钉子,患者不同的姿势可选择性训练腕关节屈伸、尺偏、桡偏,肘关节屈伸,肩关节内外旋等。同样,在患者体位和姿势不变的情况下,调整物品的定位也会起到同样作用。如将物品放在高处可以训练肩关节的屈曲或外展;放在低处可以促进躯干的前屈和侧屈;放在身体两侧可以促进躯干的旋转。

（4）治疗量的调整:对治疗时间、频率和强度进行调整,改变治疗量。运动量的调整以达到适宜的心率为度。如心脏病患者进行步行训练时,应严格控制运动量。步行速度不宜过快,运动时间不宜过长。而对于运动员患者,则运动量可以超过心脏病患者。

（5）环境的调整:对患者所处的治疗环境进行调整。根据治疗目的的不同,可以对环境进行调整。如为了改善患者的认知功能时,需要在比较安静的环境下进行治疗,避免分散注意力;为了提高患者环境适应能力、实际工作和生活能力时,则应在真实环境中进行,如各种工作车间等。

(6)活动本身的调整:通过对治疗性作业活动程序进行简化,达到治疗目的。如在篮球活动中,根据患者功能状态可以将整个活动分解为传球、运球和投篮三个项目,分别进行训练,降低训练难度。待患者功能提高后,再将三个活动项目进行组合训练,甚至可以参加一场比赛。

4. 鼓励患者参加集体活动 除了必须进行一对一方式的治疗外,作业治疗师应该鼓励患者进行集体治疗。尤其是在趣味性活动中,集体训练的效果远远超过一对一训练。集体训练有利于患者间的交流和塑造良好行为,提高患者社会交往能力;有利于患者正确认识自身的功能障碍和预后情况,积极面对功能障碍和可能的预后;有利于培养患者的合作精神和竞争意识,为适应社会生活和重返社会创造条件;有利于提高治疗性作业活动本身的趣味性,充分调动患者参与的积极性。

5. 充分发挥作业治疗师的作用 作业治疗师在整个治疗性作业活动中扮演着策划者、组织者、协调者、指导者和教育者的角色。充分发挥作业治疗师的作用,能够保证活动的顺利进行,并能最大程度地达到治疗目标。

二、木工作业

木工作业是指利用木工工具对木材进行锯、刨、打磨、加工、组装,制作成各种用具或作品的一系列作业活动。木工作业具有取材方便、产品实用、易于操作、较为安全等特点,是我国现代作业治疗中应用范围最广、应用时间最长的治疗性作业活动。

（一）常用工具和材料

1. 常用工具 木工台、桌椅、凳、锯、刨、钻、锤子、螺丝刀、钳子、钉子、软尺、钢尺、刷子、砂纸、笔等。

2. 常用材料 木板、木条、板材、油漆、黏合剂等。

（二）代表性活动

木工作业动作较多,包括选料、测量、画线、锯木、刨削、钉钉子、打磨、组装、着色等。其中最具代表性的是锯木、刨削和钉钉子。

1. 锯木 用一侧下肢将小块材料踩于矮凳上固定或用台钳固定,大块木材需要专门的固定装置进行固定。单手或双手持锯,利用肩、肘关节屈伸的力量平稳地完成拉锯动作(图 6-7A)。

2. 刨削 将木材用台钳固定于木工台上,单手或双手持刨,利用躯干、肩和肘关节屈伸的力量平稳地完成推拉动作。

3. 钉钉子 固定木材方法同上。钉子的固定可以采用手持固定或钳夹固定。根据治疗目的的不同,调整患者的姿势、体位或材料的定位,分别或联合应用肩关节内旋、肘关节伸展、腕关节尺偏的力量用力向下敲击钉子(图 6-7B)。

（三）治疗作用

1. 增强上肢和躯干的肌力与耐力。

2. 改善肩、肘、腕关节和躯干的 ROM。

3. 提高平衡能力。

4. 改善手的抓握能力和手、眼协调能力。

5. 宣泄不良情绪。

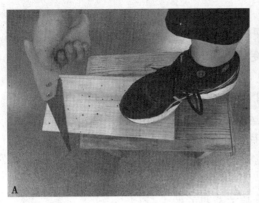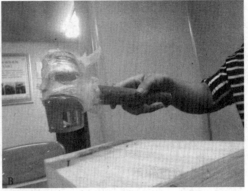

图6-7　锯木、钉钉子

A. 锯木；B. 钉钉子

（四）注意事项

1. 注意活动的调整　为了使木工作业更有针对性，应根据患者的功能状态从工具的调整、材料的选择和位置等方面进行必要的调整。如患者抓握能力较弱时，可使用弯状手柄或环装手柄的锯子，并可用加粗手柄的锯子、锤子和刨子等工具。材料的软硬程度不同，可以降低或提高对患者肌力的要求。木材固定的位置不同，疗效不同。木材固定的位置较高，进行锯木时主要训练肘关节的屈伸功能；位置较低时，主要训练肩关节的后伸功能。

2. 注意安全防护　乘坐轮椅的患者进行木工作业时需使用固定腰带。锯木和刨削时会产生粉尘、涂油漆时会产生刺激性气体，应配备吸尘和排气装置并佩戴口罩。噪音大时需使用防噪设备（如耳塞）。必要时佩戴安全帽。

3. 注意避免损伤　手的灵活性欠佳以及有感觉障碍的患者在使用锯、刨、锤、钳等工具时应注意避免割伤或砸伤等；打磨时注意避免手部皮肤磨伤。

4. 注意防火　木工作业时，因木材、油漆等均属易燃品，应注意防火并应配备灭火装置。

5. 注意避免污染　油漆难以清除，刷漆时注意避免污染其他物品，可事先铺垫一些废旧纸张。

三、金工作业

金工是金属工艺的简称，是指用金属材料制作物品的过程和工艺。金工包括车工、床工、钳工、焊工、铸造工等多个工种。金工作业与木工作业一样，是早期作业治疗常用的治疗性作业活动。但因金工作业需要专业工具和专门培训，加之安全方面的考虑，近年来仅拧螺钉、金属工艺品制作等活动继续应用于作业治疗。金工产品较其他材质的产品更易于长久保存及使用。

（一）常用工具和材料

1. 常用工具　台钳、锤子、钳子、扳手、镊子、锥子、螺丝刀、金工用剪子、直尺、笔等。

2. 常用材料　金属板材、螺丝、钉子等。

（二）代表性活动

1. 捶打　用手或钳子或台钳固定金属板材，捶打金属板材。具体方法同钉钉子活动，但活动强度更大，除利用肩关节内旋、肘关节伸直、腕关节屈曲和（或）尺偏的力量外，活动强度大时还需全身用力。

2. 拧螺丝　用拇指、中指、环指或食指捏持或通过抓握扳手（螺丝刀）固定。不同的握持或固定方法是利用不同关节的运动来完成拧螺丝活动的。直接用手拧螺丝时，是利用手指的活动进行旋转；利用扳手固定时，通过腕关节的屈伸来旋转；利用螺丝刀固定时，是通过前臂旋前旋后进行旋转螺丝的。

（三）治疗作用

1. 增强上肢的肌力与耐力，尤其是肘、腕关节肌群的力量。

2. 改善肩、肘、腕关节的ROM。

3. 改善手的灵活性，扩大前臂旋转及手部关节的ROM。

4. 促进手的感觉功能恢复，改善手、眼协调能力。

5. 宣泄不良情绪。

（四）注意事项

1. 注意活动的调整　在工具选择方面，同木工作业。如果患者握力不足，可利用加长手柄来延长动力臂。患者体位或物品位置的调整，可根据治疗目的不同选择坐位或站立位完成；也可通过材料位置的改变扩大关节活动范围。工序的调整：如果患者制作整件产品不方便，可以选择其中一项或几项工序进行训练。

2. 注意患者的选择　金工作业因活动强度较大，适合有一定肌力和耐力的患者。有攻击或自伤行为的患者禁用，以免造成人身伤害。

3. 注意避免损伤　处理金属材料有时会有材料温度升高的情况，有感觉功能障碍的患者注意避免烫伤。接触锐利的工具和工件时，注意避免切割伤。

4. 注意安全防护　进行切割、捶打等活动会引起金属碎屑飞起，使用保护网避免造成伤害。金工作业过程中会产生噪声，除了注意患者自身防护外，还可以通过选择合适的场所、桌面上垫橡胶垫等方法避免影响他人。

四、陶艺作业

陶艺也称为制陶、陶瓷制作，是作业治疗常用的治疗性作业活动之一。传统的陶艺对工具、场地要求较高，但用于作业治疗的陶艺作业多为小工艺品制作或单纯为体验性质，操作简单，对场地和材料的要求不高，易于开展。陶艺作业具有较强的趣味性和操作性，可以充分发挥患者的创造性、启发思考。

（一）常用工具和材料

1. 常用工具　转盘（陶车）、面板、碾棍、金属棒、雕刻工具、刮刀、彩笔、调色盘、容器、烤箱等。

2. 常用材料　陶土或黏土、颜料等。

（二）代表性活动

1. 揉土　取适量陶土或黏土放在面板上，不断地用两手进行揉搓，然后将材料往面板上摔打，直到表面平滑为止。揉土是为了使整块材料软硬度一致，防止空隙和气泡，减少干燥或烧制过程中出现龟裂。

2．塑形 陶艺塑形有多种方法,本节只介绍徒手捏制法和拉胚成形法。

（1）徒手捏制法:根据患者的设计或模仿图片及样品,采用双手或单手搓、捏、按、压等动作完成作品塑形。

（2）拉胚成形法:将揉好的泥团放在转盘中央,转动转盘,同时双手反复推压泥团,使其围绕转盘中心转动,直至扶正。双手四指及掌心扶住泥团,用一侧拇指从泥团中心下压开孔。调整胚体厚薄,双手将胚体拉高使胚体固定成为设计的形状,整理完成。本法适用于制作中空的陶艺作品,如罐、瓶等。

3．配色 在调色盘中,利用颜料进行调配可以产生各种颜色。将调制好的颜色绘制在半成品上或者直接绘制在成品上。

4．烘干 陶艺作品烘烤的时间和温度与材料的质地和体积、烤箱的类型和容积等有关。一般在 $100\sim140℃$ 下烘烤 $10\sim15$ 分钟即可。

（三）治疗作用

1．促进手的握力、捏力、ROM、灵活性、协调性和感觉功能恢复,提高手的精细运动能力。

2．增强上肢耐力和手、眼协调能力。

3．改善耐力,提高平衡能力。

4．改善注意力,提高创造性。

（四）注意事项

1．注意活动的调整 为了使陶艺作业更有针对性,应根据患者的功能状态,从材料的选择、患者的体位及工序等方面进行必要的调整。根据患者上肢肌力,特别是手的肌力情况选择泥团的软硬程度。肌力较好的可选用较硬的泥团进行肌力和耐力的训练;肌力不足的应选用较软的泥团。根据治疗目的不同选择患者的体位。采用站立位、坐位或蹲位,以针对性地训练站立平衡、坐位平衡、下肢的肌力和ROM、耐力等。如果患者不能完成全部工序,可以选择其中的一个或几个环节进行训练,也可以采用降低各环节难度的方法。如配色一项,目前市场上已有销售彩色陶泥,经过适当搭配亦可制作出色彩丰富的彩陶作品;或者省略此项工艺,直接采用陶土的本色。再如干燥环节,除了烘烤工艺外,还可以直接将坯件放置在架子上进行阴干。

2．注意避免损伤 在使用刻刀或刮刀等利器时,避免擦伤或割伤;使用烤箱时,防止烫伤。

3．注意材料的存贮 未用完的泥团、陶土或黏土应分别装入塑料袋,置于密闭容器中保存,防止干燥或受潮。

4．注意清洁卫生 在进行陶艺作业时,应注意场地和患者自身的清洁卫生。

五、手工编织

手工编织在我国有着悠久的历史,也是作业治疗常用的治疗性作业活动之一。手工编织多种多样,因此其分类方法也有多种。如按照工艺技法分类,分为编织、针织、钩织等;按照所用原料分类,分为绳编、草编、竹编等;按照成品的用途分类,分为装饰类、衣物类、家具类,等等。手工编织具有工具简单易得、色彩丰富、产品多样等特点,易于在作业治疗中开展。手工编织尤其适合手功能训练。

（一）常用工具和材料

1. 常用工具 各种规格的缝衣针、钩针、棒针、大头针、剪刀、镊子、尺子、编织框等。

2. 常用材料 丝线、毛线、编织用草、竹片、藤条等。

（二）代表性活动

手工编织的种类和方法多种多样，作业治疗中可根据患者的功能情况和兴趣充分利用计算机和网络技术进行在线或离线下载学习。本节以绳编为例进行介绍。绳编是由各种绳线一边编一边结形成各种图案的作品。绳编无须区分经线和纬线，产品可以是平面的抑或是立体的。编结方法有多种，如平结、金钱结、小草结、梅花结等。采用一种或多种编结方法可制作出不同作品。

绳编步骤可大体分为编、抽、修三步。

1. 编 根据图案设计，按照不同的编结方法进行编绳。不论何种编结方法，在编绳时都需注意走线方向、分清线与线的关系、纹路要平整，尽量不要扭折。在编绳时，线与线之间的空隙要留得宽一些，以方便穿线。线条太密时，可利用钩针或镊子帮助穿线。

2. 抽 编绳完成后，就要进行抽紧定形。这是绳编过程中最重要和最困难的步骤。抽绳时首先要认清要抽哪几根线，然后均匀用力、缓慢抽紧。在此过程中尽量注意不要出现扭折现象。

3. 修 编抽定形完成后，可以进行修绳步骤。修绳目的既可以是对半成品进行加固，也可以是对半成品进行装饰等。对容易松散、变形或受力的地方，可选择细线进行缝针固定；也可通过添加装饰附件进一步美化作品。

（三）治疗作用

1. 提高手功能，增加手的 ROM、捏力、握力、耐力、灵活性和感觉功能。

2. 改善双手的协调功能和手、眼协调功能。

3. 维持和改善肩、肘、腕关节的 ROM 和上肢肌力与耐力。

4. 提高认知能力，发挥创造力。

（四）注意事项

1. 注意活动的调整 手工编织作业活动可以从材料的选择、工具或方法的调整、体位的调整以及工序的调整着手进行。对于手功能稍差的患者，应选用较粗的线进行操作；手部感觉功能差的患者，不宜使用过细的线或边缘锋利的草、竹片等；为了增强肌力训练效果，可选用质地较硬的材料进行手工编织训练。如草、竹、藤等。为了改善手的灵活性可选用钩织、针织等，并选用稍复杂的形状或图案。手的握持功能欠佳者，可以使用加粗的棒针或加粗手柄的钩针。根据训练目的不同，可选择站立位和坐位进行手工编织的训练，针对性地训练下肢力量、站立平衡、坐位平衡及耐力；为扩大上肢或躯干的 ROM，可将编织框挂在墙上高处。对于手功能较差的患者，可仅选用其中的一个工序进行训练，也可以组织小组作业训练，几个患者流水作业，每人负责一个工序完成。

2. 注意安全，防止损伤 手工编织选用的各种缝衣针、大头针、钩针、棒针等不要过于锋利，以免刺伤；注意草编、竹编、藤编时处理好材料边缘，以免割伤；需要较大拉力拉紧时，最好选用镊子或钳子，不要用手直接拉，以免手部损伤；不要用手直接拉紧过细的线。

六、剪纸

剪纸又称刻纸、剪画和窗花,是利用剪刀或刻刀将纸镂空一部分后形成图案、图画或文字的过程。剪纸是我国最普及的民间传统装饰艺术之一。剪纸具有简单易学、容易上手、工具材料简便、耗时少、可操作性强、题材广泛、色彩丰富、趣味性强等特点。因此,剪纸作业易于在作业治疗中开展,并受到患者的欢迎。剪纸与手工编织一样,尤其适合手功能训练。

（一）常用工具和材料

1. 常用工具 剪刀、刻刀、刻板、铅笔、彩笔、尺子、橡皮等。

2. 常用材料 各种颜色质地的纸张。

（二）代表性活动

1. 剪纸的基本形状 样式繁多的剪纸作品常由各种基本形状组合而成。常见的基本形状包括:圆孔形、锯齿形、月牙形、柳叶形、花瓣形、水滴形等。

2. 折叠剪纸基本技法 先将纸张对折或多次折叠,再剪出图案称为折叠剪纸。一般折叠方法为:取一张正方形的纸,先进行对折,压平后再根据需要进行折叠。在折叠好的纸张上画好图案,然后用剪刀按照画好的线条剪出图案。打开折叠部分,整理完成作品(图6-8)。

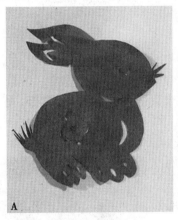
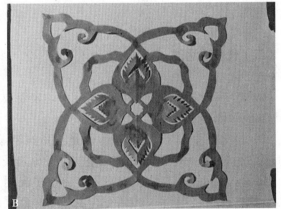

图6-8 剪纸作品

（三）治疗作用

1. 改善双手同时操作的能力和双手的协调能力。

2. 提高手的屈伸和握持功能、感觉功能,以及手的灵活性和稳定性。

3. 改善手、眼协调能力。

4. 维持和改善肩、肘、腕关节的 ROM 和上肢肌力与耐力。

5. 提高患者的耐心和注意力,发挥创造力。

（四）注意事项

1. 注意活动的调整 手的抓握功能欠佳者,可选择加粗手柄的工具;手指伸展功能不良者,可使用带弹簧可自动弹开的剪刀;纸张的固定可选用镇尺协助。根据患者手部肌力的强弱选择纸张的软硬度和层数。手灵活性欠佳的患者，可选用刻纸训练。根据治疗目的选择坐位或站立位进行训练。

2. 注意刀具的使用和保管　在使用剪刀、刻刀时注意安全；不使用时，应放在盒子中，避免受伤。刻刀在使用时要垂直向下用力，以提高作品质量并防止刻刀断裂伤人。

3. 注意作品的保存　成品应分开平放，不要相互折叠。可存放在专门的文件夹内或进行简单装裱。

4. 注意患者的选择　有攻击行为的患者可选用撕纸方法进行操作，防止利用工具进行伤人和自伤。

七、书法与绘画

书法与绘画都属于艺术活动，均包括欣赏和创作两部分。书法是以汉字为表现对象，以毛笔及各类硬笔为表现工具的一种造型艺术。书法包括软笔书法、硬笔书法和篆刻艺术三大类。绘画是用笔、墨、颜料等在纸、墙壁、纺织物等表面上画图或作其他可视的形象，也是一种造型艺术。绘画的分类比较复杂，按照使用的材料分为中国画、素描、水彩画、水粉画等；按照内容题材分为人物画、花鸟画、风俗画、建筑画等。书法与绘画因不受场地、年龄、性别等限制，使用的工具和材料简便易得，既可进行创作，又可单独进行欣赏，因此是作业治疗中常用的治疗性作业活动之一。

（一）常用工具和材料

1. 常用工具　笔（毛笔、钢笔、铅笔、各种画笔、彩笔等）、砚台、调色盒、画夹、镇尺、小刀等。

2. 常用材料　专用纸张、墨、颜料等。

（二）代表性活动

1. 书法

（1）姿势：一般分为坐姿和站姿两种。坐姿要求头正、身正、腿展、臂开、足安。站姿要求头俯、身躬、臂悬、足开。

（2）执笔：毛笔执笔的最佳方法是五指执笔法。拇指、示指、中指、环指和小指在毛笔执笔中分别采用按、压、钩、顶和抵的方法。钢笔执笔方法多采用三指执笔法。拇指、示指和中指在钢笔执笔中分别采用按、顶和抵的方法。笔体与纸面呈50°左右的角度。

（3）运腕：写毛笔字时，执笔在指、运笔靠腕。运腕能够充分调动全身力量，灵活进行书写。常用的运腕方法有四种。平腕，即右手腕直接贴于桌上；悬腕，即右腕和右臂全部悬空；提腕，即手腕离开桌面，用右肘撑在桌面上；枕腕，即左手垫在右腕下面。

（4）运笔：运笔也称用笔。书法中每写一笔都包括起笔、行笔、收笔三步。各种书法和书体的运笔方法不尽相同，但都是上述基本法则的发展和变化。应分别学习、领会和掌握。

2. 绘画（图6-9）　绘画的种类繁多，现仅介绍常

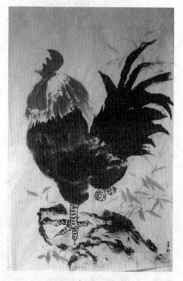

图6-9　绘画作品

用的涂色、临摹和素描。

（1）涂色：涂色是在原有图案的基础上进行着色。涂色多采用水彩笔、彩色蜡笔和各色颜料等。涂色即可比照书中给的示范彩图进行着色，也可根据个人喜好进行着色。

（2）临摹：临指照着原作写或画；摹是用薄纸（绢）蒙在原作上面写或画。

（3）素描：素描是一种单色画，通过线条或浓淡不一的色调来表现和创造形象。素描是绘画的基础，其基本元素是形体结构、形体透视、明暗关系等。

（三）治疗作用

1. 改善手、眼协调能力，手指的握持能力和灵活性。

2. 提高上肢的 ROM、肌力、耐力和稳定性。

3. 增强下肢的肌力和耐力，提高坐位平衡和站位平衡能力。

4. 陶冶情操，稳定情绪。

（四）注意事项

1. 注意活动的调整　手功能不佳者可使用加粗手柄的笔；不能抓握者可使用自助具将笔固定于手或头部，也可练习用口或脚进行书法或绘画作业。纸张的固定可借助于镇尺或画夹。根据训练目的不同，可采用坐位或站立位姿势进行训练，并可调整纸张位置，如平放、斜放、竖立等改善上肢 ROM。活动选择上要由易到难，根据患者的功能水平和兴趣进行调整。

2. 注意正确姿势和治疗时间　在书法和绘画创作过程中，注意保持正确姿势，避免长时间不良姿势的出现。治疗时间不宜过长，注意适当休息，防止疲劳。

3. 注意保持清洁　训练时注意保持治疗场所和患者本身的清洁和卫生。

八、音乐与舞蹈

音乐和舞蹈都是古老的艺术形式，源远流长。早在大约 2 000 多年前，中医学的经典著作《黄帝内经》中就提出了"五音疗疾"的理论。现代音乐治疗是从 20 世纪 40 年代开始的。舞蹈的起源可追溯到上古时期。目前舞蹈包含有宫廷舞蹈、芭蕾舞、现代舞、民间舞蹈等多种形式。近年来在我国还出现了比较流行的广场舞，其舞蹈元素包括了民间舞、现代舞等多种。乐、歌、舞常结合应用，所以将音乐和舞蹈合并介绍。音乐和舞蹈在调整患者的身心状态中能够起到非常好的治疗作用，并且不受性别、年龄的限制，可以作为常用的治疗性作业活动。

（一）常用工具和材料

各种乐器（手鼓、口琴、二胡、吉他、钢琴等）、计算机、电视机、音箱、DVD、光盘、麦克风等。

（二）代表性活动

1. 音乐与舞蹈欣赏　通过视、听不同的音乐、歌曲和舞蹈进行作业治疗。

2. 音乐与舞蹈的训练与表演　通过进行乐器、歌唱和舞蹈的训练和表演，进行作业治疗。

（三）治疗作用

1. 调整心理状态，稳定情绪。

2. 提高全身的 ROM、肌力、耐力和稳定性。

3. 改善呼吸，提高心肺功能。

4. 改善手、眼协调能力。

（四）注意事项

1. 注意活动的调整 根据患者的精神状态进行选择和调整。如果患者情绪紧张激动，应选择节奏舒缓的音乐和舞蹈，平复患者的情绪；避免节奏感强烈增加患者的兴奋状态。反之亦然。根据患者的功能水平和兴趣进行调整。如手功能稍差的患者，应选择打击乐器（如各种鼓类）而不是管弦乐器（如笛子、古筝等）；肺功能差的患者，在配合呼吸训练的基础上，应选择管弦乐器而不是打击乐器。

2. 注意环境的调整 最好开设专门的治疗室进行训练，以保持治疗环境的相对独立和安静。同时注意在训练时不要打扰其他治疗室的治疗环境。

3. 注意在治疗中观察患者的反应 不论是单独治疗还是小组治疗，都要注意控制治疗时间、治疗强度和训练难度，不影响其他治疗的正常开展。在进行小组治疗时应注意成员间的相互沟通，控制相互间的不利影响。

4. 注意卫生 注意各种乐器、麦克风及房间等的消毒。

九、园艺活动

园艺活动包括花木种植、花木欣赏等。通过对植物的种植、培养、采收、欣赏等活动，达到作业治疗目的。园艺活动的内容多种多样，活动场地既可选择在室内，也可选择在室外。

（一）常用工具和材料

1. 常用工具 花盆、花铲、铁锹、耙子、喷壶、水桶、手套、塑料薄膜等。

2. 常用材料 种子（草种、花种、菜种等）、园林植物、营养土、肥料、杀虫剂等。

（二）代表性活动

1. 室外活动 包括播种、育苗、移植、浇水、松土、修剪、施肥、采摘、观赏等。

2. 室内活动 包括上盆、换盆、松盆、浇水、修剪、施肥、插花、盆景制作、观赏等（图6-10）。

（三）治疗作用

1. 改善肢体的 ROM，增强肌力、耐力、平衡功能。

2. 提高手、眼协调能力和体位转换能力。

3. 陶冶情操，稳定情绪。

（四）注意事项

1. 注意活动调整 手抓握能力欠佳的患者可以使用加粗手柄的工具或自助

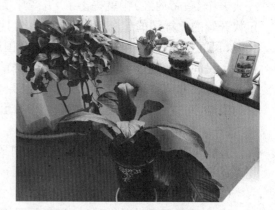

图6-10 室内园艺活动

具。身体功能较好的患者可以选择室外训练；体弱或行动不便者适宜室内训练。通过改变工作位置（如花架的位置和高度），使训练更具针对性。根据患者功能状态和场地条件，选择一个或多个活动进行训练。

2. 注意安全防护 室外园艺场地可能存在不平整的情况，应提前做好安全防护，防止在训练时跌倒。平衡功能欠佳或乘坐轮椅的患者尤其需要注意。部分工具较锋利，避免在使用过程中出现伤人和自伤。有自伤或伤人倾向的患者慎选此活动。园艺活动涉及的植物种类繁多，种植方法和注意事项不尽相同，应多方查看资料，选择恰当的种类，避免使用有害植物。严格保管肥料、杀虫剂等，避免中毒。

十、篮球

采用体育活动进行治疗的方法称为体育运动疗法，又称康复体育。体育活动包括篮球、排球、足球、乒乓球、飞镖、游泳、太极拳等项目。其中，篮球是广大群众喜闻乐见的体育活动之一。篮球具有趣味性强、易学易练、运动量适中、既可单独训练又可小组训练、既可室内进行又可户外进行等特点，适合康复患者进行训练。轮椅篮球已经成为功能障碍者体育比赛的正式项目。

（一）常用工具

篮球、篮球架筐或特质篮筐。

（二）代表性活动

1. 运球 包括原地运球、背后运球、胯下运球、运球体前变向、运球转身等。

2. 传球 包括胸前传球、上手传球、单手传球、反弹传球、侧身勾手传球等。

3. 投篮 包括原地投篮、跳起投篮、行进间投篮、自由投篮、坐位下投篮、轮椅上投篮等。

（三）治疗作用

1. 扩大 ROM，增强肌力和耐力。

2. 提高注意力、平衡能力和协调能力。

3. 促进人际交流，培养合作精神。

（四）注意事项

1. 注意活动的调整 患者存在功能水平限制或场地限制时，可采用降低高度的特制篮筐。为增强肌力和耐力，可在患者手臂上缠绕沙袋进行训练。为了提高治疗的针对性，可选择坐位、站立位或轮椅坐位进行训练。根据患者功能情况，可选择一个或多个活动进行训练，以及组织正式或非正式比赛，并尽量选择室外和小组训练。

2. 注意安全 组织训练和比赛时，注意保护，防止发生训练意外。特别是防止跌倒，尤其是平衡功能欠佳或使用轮椅进行训练的患者。

十一、游戏

游戏是作业治疗中最为常用的治疗性作业活动之一。因其极具趣味性，深受患者欢迎。治疗性游戏种类很多，包括棋类游戏、牌类游戏、拼图游戏、计算机游戏、大型互动游戏等。本节主要介绍棋牌类游戏、拼图游戏、计算机游戏和体感游戏。

（一）棋牌类游戏

棋牌类游戏具有很强的娱乐性和竞技性，是作业治疗常用的和有效的媒介之一。

1. 常用工具 棋（跳棋、象棋、围棋、陆战棋等）、棋盘、牌（扑克牌、麻将牌等）、桌子、椅子等。

2. 代表性活动

（1）棋类：跳棋、象棋（图 6-11）、围棋、陆战棋等。

笔记

（2）牌类：扑克牌、麻将牌等。

3．治疗作用

（1）改善手的灵活性，促进感觉功能恢复。

（2）提高手、眼协调能力和视扫描能力。

（3）增强耐力和平衡能力。

（4）提高认知功能，增强人际交流，改善心理状态。

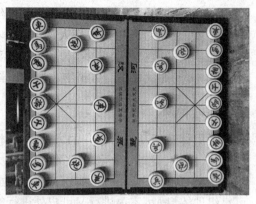

图 6-11　中国象棋

4．注意事项

（1）注意活动的调整：通过使用不同质地和大小的棋盘和棋牌，提高治疗的针对性。另外，可以在棋盘和棋子上增加魔术贴，以增强手部的肌力训练难度；使用筷子夹持跳棋等，提高手的灵活性和 ADL 能力；用脚使用改装的棋子，可进行下肢训练，等等。手功能欠佳者或上肢截肢的患者可使用持牌器替代。亦可采用坐位、站立位和蹲位进行训练。

（2）注意训练时间的控制：避免长时间保持一个姿势，注意体位调整；避免训练时间过久，影响休息和其他康复治疗。

（3）注意情绪的控制：避免情绪过度激动；避免大声喧哗，影响他人。

（二）拼图游戏

拼图游戏始于 18 世纪的欧洲，目前已成为全世界范围内广受欢迎的智力游戏。拼图游戏因其内容多变、形式多样、难度不一等特点，是作业治疗中常用的治疗性作业活动之一（图 6-12）。

1．常用工具　拼图、七巧板、桌子、椅子等。

2．代表性活动　平面拼图、立体拼图。

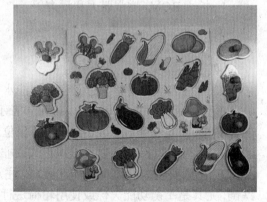

图 6-12　拼图

3．治疗作用

（1）改善手的灵活性和手、眼协调能力，促进感觉功能恢复。

（2）提高注意力、记忆力、空间结构能力和思维能力。

（3）增强耐力和平衡能力。

（4）改善心理状态，放松心情。

4．注意事项

（1）注意活动的调整：根据患者手功能和认知功能的情况，选择不同质地、大小和难易程度的拼图。体位可采用坐位或站立位。

（2）注意姿势和训练时间：注意在训练中保持正确的姿势。控制训练时间，避免久坐、久站。

（三）计算机游戏

计算机游戏具有独特的视听效果、引人入胜的情节、广泛而丰富的题材等特点，深受大众喜爱（图6-13）。作业治疗借助其中的一些游戏项目进行训练。

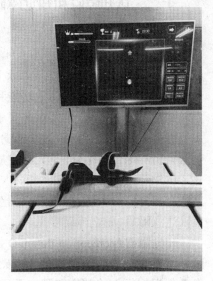

图6-13 计算机游戏

1. 常用工具 计算机、游戏软件、操作手柄、游戏机、游戏盘等。

2. 代表性活动 单机游戏、网络游戏、电子竞技等。

3. 治疗作用

（1）提高注意力、记忆力、思维能力和反应能力。

（2）增强视扫描能力、定向力、手的灵活性和手、眼协调能力。

（3）宣泄不良情绪。

4. 注意事项

（1）注意活动的调整：使用游戏控制手柄、特制手柄、触摸屏、自助具等帮助抓握困难的患者完成训练。根据患者手功能、认知功能和兴趣等情况选择不同的计算机游戏。

（2）注意姿势和训练时间：注意在训练中保持正确的姿势，并控制训练时间，防止成瘾。

（四）体感游戏

体感游戏是采用肢体动作变化来操作的电子游戏。体感游戏通过虚拟现实技术，提供模拟环境；通过动态感应识别技术将患者的运动实时反映在电子显示器上。体感游戏摒弃了手柄按键操作，扩大了治疗范围，增加了游戏的趣味性和互动性。

1. 常用工具 体感游戏机、显示器、游戏盘、配套游戏工具等。

2. 代表性活动 各种球类游戏（如篮球、网球、乒乓球、高尔夫球、棒球等）、舞蹈游戏、射击游戏、钓鱼游戏、跑步游戏等。

3. 治疗作用

（1）提高全身或局部的 ROM、肌力、耐力和稳定性。

（2）增强注意力、反应能力、视扫描能力、定向力和协调能力。

（3）调整心理状态，宣泄不良情绪。

4. 注意事项

（1）注意活动的调整：根据患者兴趣和功能情况选择不同的体感游戏。随着体感游戏软件的不断开发，越来越多的活动形式被纳入体感游戏，可以极大满足不同兴趣爱好患者的治疗需要。作业治疗师根据患者的功能状态，调节游戏的速度、体位、难度、时间等以适应患者的训练需求。

（2）注意安全：在训练中注意保持正确的姿势，注意患者反应，并加强必要的保护和监测措施，防止产生意外。

十二、认知障碍和知觉障碍训练

（一）概述

认知（cognition）是认识和知晓事物过程的总称。包括感知、识别、记忆、概念形成、思维、推理及表象过程。实际上认知是大脑为解决问题而摄取、储存、重整和处理信息的基本功能，也是体现功能和行为的智力过程。

知觉（perception）是人对客观事物各部分或属性的整体反映，是对事物的整体认识或综合属性的判别。知觉以感觉为基础，但不是感觉的简单相加，而是对各种感觉刺激分析与综合的结果，是大脑皮质的高级活动。

认知障碍（cognitive deficits）是认知功能因大脑及中枢神经系统障碍而出现的异常。有多方面的表现，如注意、记忆、推理、判断、抽象思维、排列顺序的障碍等，临床上以注意障碍、记忆障碍多见。

知觉障碍（perception deficits）是指在感觉传导系统完整的情况下，大脑皮质特定区域对感觉刺激的认识和整合障碍，可见于各种原因所致的局灶性或弥漫性脑损伤患者。根据损伤的部位和程度不同，知觉障碍可有各种不同的表现形式。临床上以各种类型的失认症、失用症、躯体构图障碍以及视觉辨别功能障碍常见。

（二）注意力训练

1. 概述

（1）概念：注意力（attention）一般是指人们集中于某种特殊内、外环境刺激而不被其他刺激分散的能力。在确定意识清醒的状态下，首先进行的认知功能检查项目就是注意力检查。注意力是其他认知功能的基础，注意力涣散的患者在检查中很难正确理解测试中的指令，无法得到正确的评价结果。

注意力主要是由脑干的上行激活系统和边缘系统及皮质间相互作用而产生的。使人能排除干扰而集中到特定的问题上，而排除干扰的能力是由大脑皮质完成的，注意过程的统合部分是由边缘系统完成的，网状激活系统的功能目前还不是很清楚。脑很多部位的损伤都会引起注意力障碍。一般认为丘脑、内囊后肢及其他皮质下结构损伤往往会引起注意障碍，而中脑网状激活系统病变引起的注意障碍在临床上比较少见。右半球病变对注意力的影响比左半球病变要大得多。半侧空间忽略及双侧刺激消失均是右半球损伤更明显。目前此现象的机制还不清楚，可能是右半球网状皮质结构或皮质网状纤维比较密集的缘故，但还没有足够的病理学依据。

（2）分类：注意力是一个主动过程，包括警觉、选择和持续等多个成分，按其水平可分为以下五种类型：

1）重点注意：对特殊感觉（视觉、听觉、触觉）信息的反应能力。如观察某人时，注意其特殊的面部特征，言谈举止的细节等。

2）连续性注意：连续一段时间注意某项活动或刺激的能力，又称为集中，与警觉有关，它取决于紧张性觉醒的维持水平。这也是信息处理的底线，如在公路上开车、看电视、在功能训练中观察患者等，都需要此类注意。

3）选择性注意：选择有关活动、任务，而忽略无关刺激（如外界的噪声，内在的粗心等）的能力，如在客厅里别人看电视，你却在看报纸或做作业。这与有意向选择某项活动有关。

4）交替性注意：两项活动之间灵活转移注意重点的能力，如正在做某项工作时，电话铃响了，你会暂停工作去接电话，然后再恢复工作。

5）分别性注意：对多项活动同时反应的能力，也称为精神追踪、同时注意。如驾车时，边开车边打电话。

以上五种注意类型能够在意识支配下或自动发挥作用，大多数活动都需要2种以上的注意。有意识的注意一般是缓慢而又费力的，需要精力集中并涉及一系列处理过程，如学习新技能、解决某个问题等。而自动注意则较快，涉及平行的处理过程，如展现已知的技能。

注意力代表了基本的思维水平，这个过程的破坏对其他认知领域有负面影响。轻者是不能充分注意，但对简单的刺激有反应，如声音或物体；重者包括不能把注意力从一件事上转到另一件事上，或分别注意同时发生的两件事。

2. 作业治疗

（1）改进注意障碍的一般方法与原则：改进注意障碍，应考虑患者各方面神经心理功能和日常生活需求。训练方法可从以下几个因素进行调整：考虑患者工作环境的任务要求，区分轻重主次，需加工信息的性质以及所处社会关系。例如：分配患者做有时间要求的文件分选工作，这对分散注意要求低，表面上看可以，但实际上可能不合适，因为该类型患者信息加工速度慢。此外，对患者的个性、动机以及自知力加以考虑，这可以预计患者能够多大程度地使用所建议的策略。

需要区分训练策略的重点是外部因素（如改变周围环境，改变家属的期望，对重要的相关人员的专门培训），还是内部因素（如试图提高或恢复注意能力，传授补救措施），据此可以对干预措施进行分类，可利用兴趣引导、奖赏、示范等手段进行训练。

1）兴趣引导：利用患者有兴趣的物品和熟悉的活动刺激注意，如下棋、打牌、电脑游戏、专门编制的软件、虚拟的应用程序等。

2）奖赏和激励：用词称赞或其他强化刺激，增加所希望的注意行为出现的频率和持续时间，希望的注意反应出现之后立即给予奖励。治疗师可准备一些毛绒玩具、糖果、水果、卡通贴纸、明信片等作为小奖品，奖励注意持续时间达到一定阶段的患者，激发患者热情。

3）示范：治疗师应使用语言提示结合示范动作，以多种感觉方式将要做的活动展现在患者眼前，这样有助于患者知道让他们集中注意的信息。如进行穿衣训练时，一边让患者看到示范者的示范动作，一边讲解多种要领，使患者视觉、听觉同步调动，加强注意。

（2）分类训练：目的是提高患者不同程度的注意力。操作方式多以纸笔练习形式进行，要求患者按指示完成功课纸上的练习，或对录音带、电脑中的指示作出适当反应。其内容按照注意力的分类可分为连续性、选择性、交替性及分别性的注意训练。

1）连续性注意：可从删除作业、连线作业等活动中选择，也可在日常生活的活动和娱乐游戏中寻找训练方式。如：在治疗师监督下进行梳洗训练。如果发现患者的注意力发生漂移，可以暗示其回到相关的任务中来。例如，"刚才我们做到某某地方了，让我们接着做"。

在训练过程中，应注意给有持续注意障碍的人安排足够的中途休息以提高效率。刚开始的时候，将活动的持续时间安排得短一些，将兴趣度高和兴趣度低的活动交错

143

安排，这样有助于延长患者在工作岗位或家里的活动中保持注意力的时间。

2）选择性注意：在训练中，将引起注意力分散或无关的信息合并。如：播放一段背景嘈杂的超市购物的录音，找出要听的内容，如日用品的价格，并数出指定声音出现的次数。还可结合听辨别练习，治疗师在60秒内以每秒一个的速度念无规则排列的字母，其中有10个为指定的同一字母，让患者每听到此字母时拍击一下桌子。

3）交替性注意：可采用的方法也很多，如给出一组随机排列的数字，要求患者依次删除偶数；在患者操作过程中突然改变命令，要求患者删除奇数，相隔数秒后再次改变命令，删除偶数，反复改变指令直至作业完成。还可在日常生活看电视时，要求患者间隔一定时间切换一次频道；朗读报纸时要求患者每读完一段在纸上记录所用的时间。

4）分别性注意：此项训练最容易和生活内容相结合，如：注意电梯到达楼层的同时讨论事情；听写字母或汉字、听写短文。

（3）以认知技术为基础的训练：该项训练除了需要集中注意力外，还需要一定的理解力和判断力。可选择的有猜测游戏、删除作业、数目顺序练习等。

如：先让患者观察桌子上的苹果、橘子、草莓三种水果，然后用三只同样大小、形状相同的纸盒分别反扣住这几种水果，让患者指出某一种水果在哪一个盒子里；或是训练者提供一系列数字中的头四个数，从第五个数字起往后递增时每次加一个数目如"3"等，让患者继续进行，每次报出加后之和，如"1、4、7、10……"反复数次。

目前，电脑网络及游戏的普及和发展，极大丰富了认知训练的内容，可通过丰富多彩的画面，声音提示及主动参与（使用特制的键盘与鼠标），强烈吸引患者的注意，根据注意障碍的不同成分，设计不同程序，让患者操作完成，即可训练不同类型的认知功能障碍。

（三）记忆力训练

1. 概述

（1）概念：记忆（memory）是既往经验在脑内贮藏和再现的心理过程，包括信息的识记、保持。

记忆障碍表现为不能回忆或记住伤后所发生的事件，但对久远事情的回忆影响不大。虽然记忆力随时间推移可逐步改善，但大多数人仍有严重问题。某种程度的记忆障碍可在脑损伤后2年才出现，对个人重返工作岗位和独立生活能力逐步产生影响。

记忆过程的不同侧面，与脑的神经解剖学结构和神经通路有密切关系。一般认为，前额损害会引起短期记忆障碍；颞叶、海马、乳头体等与近期记忆有关。其中海马起着由短期记忆过渡到长期记忆的作用。

（2）分类：记忆过程主要由编码、储存、提取三个部分组成。Atkinson 和 Shiffria 提出记忆可以分为三大类：即感觉记忆、短期记忆和长期记忆。其中长期记忆又可分为近期记忆和远期记忆。

根据信息提取（回忆）过程有无意识的参与，分为程序性记忆和陈述性记忆；陈述性记忆又分为情节性记忆和语义性记忆。

根据记忆内容可分为形象记忆、逻辑记忆、情绪记忆和运动记忆等。

各种记忆互有区别又相互联系。

1）感觉记忆：包括视觉、听觉、触觉信息的输入及短暂的加工处理。

2）短期记忆：是大脑额叶皮质功能的体现，复述后在一段干扰刺激的时间后提取。

3）长期记忆：大量信息材料长期保留在大脑中，并根据含义进行编码分类。

4）程序性记忆：又称内隐记忆。自动地、不需要有意识提取信息的记忆，即对于信息的回忆不依赖于意识或认知过程，如条件反射和运动技巧。

5）陈述性记忆：又称外显记忆，是需要有意识提取信息的记忆，即对于信息的回忆依赖于意识或认知过程。

2. 作业治疗　记忆障碍可能与注意障碍合并出现，两者的关系极为密切，因此，记忆障碍训练的前提是改善注意障碍。在训练记忆障碍之前，应确保患者能够保持一定的注意力。记忆训练的目的是逐步延长刺激与记忆的间隔时间，使患者在相对较长的时间后能准确回忆或再现。

（1）记忆训练的一般方法及策略：记忆损伤经常妨碍其他康复训练。记忆缺陷明显地影响患者整个康复过程，因而限制患者获得独立能力。多种康复策略已在记忆康复中广泛使用，也获得了不同程度的成功。应用这些康复策略的人员涉及多个学科，包括：心理学家、语言治疗师、体能治疗师、职业治疗师、护士、内科医生、社会工作者等，他们共同组成康复小组，一起实施康复治疗。

康复记忆中应用的一般方法有恢复记忆法、重新组织记忆法和行为补偿法。

1）恢复记忆法：这种方法包括练习一些实践性任务，如学习数字串，背诵单词列表，通过分组（例如前三个单词为一组）或者分类（不同类型）来记忆项目，而不是记忆独立的单词。

2）重新组织记忆法：该方法是另外一组用于弥补记忆丢失的策略。这一方法基本上以更完整的技能代替了丢失技能，从而成为增强记忆和弥补丢失技能可选择的途径。常用的方法包括固定系统和视觉意象。

固定系统：是一种把语言刺激的图像与数字或者可想象的位置相连的方法。例如，一个人能够想象儿童时家的位置，如厨房、起居室和庭院。当他学习一系列项目时，就指导他要把记忆的项目与家里特定的位置相关联。记住家里的每个位置就促进了与之相关联项目的记忆。用这些关联增强了记忆，这种方法可以维持 30 分钟，而不能维持一个星期。

视觉意象：是一种重新组织法，在记忆康复过程中，为了进一步编码和解释信息，视觉意象包括想象一个和言语刺激相对应的视觉刺激。例如，一个人想象着一个戴手套的猫，就能够促进这一对单词的记忆。

3）行为补偿法：此方法是用于提高记忆里的第三类康复策略，通常也是最有效的提高记忆的方法。

（2）内在记忆辅助：是通过调动自身因素，以损害轻或者完好的功能代替损伤的功能以记住新信息的方法。包括言语记忆法和视形象记忆法。前者适用于右侧大脑半球损伤导致的形象记忆较差的患者，后者常用于左侧大脑半球损伤导致的言语记忆较差的患者。

1）无错性学习：大多数人可能从错误中学习或吸取教训，因为我们可以记住并在以后的努力学习中避免再犯错误。但是片段性记忆障碍者不能记住他们的错误，

笔记

也难以纠正错误。如果行为是错误的，患者在从事这种行为活动中有可能会强化它。因此，应保证严重记忆障碍者要强化的行为是正确的。大量研究表明，遗忘症患者能够正常或接近正常地学习一些东西，即使他们不会有意识地回想所学内容。例如，在词汇学习中，应给予正确的意思，避免猜测，以防出现错误。

2）助记术：是有助于学习和回忆已学过知识的技术，它也是一个使人们更有效地组织、储存和提取信息的系统。

①言语记忆法：适用于右大脑半球损伤或视形象记忆较差者。

A. 首词记忆法：也称为关键词法，常用于罗列事物的记忆。将所罗列的各项事物的第一个字、词摘出，编成自己容易记忆的顺口溜。为了发挥联想记忆的作用，某些"头词"还可以用谐音字或"形象描述字词"替代。如把"天天练习，不要偷懒，做作业要勤快，美好的结果就会到来"，这四句话的头一个词编成"天公不作美"这样一句容易记的话。

如建议老年人记住在饮食方面要注意摄入"红、黄、白、绿、黑"。由于五个头词组成五种颜色，所以便于记忆。其中，红——泛指红薯等薯类食品；黄——指黄豆及相关豆类制品；绿——泛指绿叶蔬菜；白——指牛奶等奶制品（此处"白"系"形象描述字词，替代了原文的头词"牛"或"奶"）；黑——指黑木耳、黑芝麻等。

B. 组块：是将要记忆的信息组成与患者记忆广度相适应的节段。如患者的记忆广度只能达到两项，就以两项为一节，称为组块。组块进行言语记忆时，要将语义相近的组在一起。如数字分段：这是一种有效记忆数字的基本方法，如门牌号码和电话号码等。例如，87335100 也可以分为 8733、5100，或 87、33、51、00 等几组数字记忆。

C. 编故事法：让患者按照自己的习惯和喜爱，将要记住的信息编成一个熟悉的故事来记忆。通过语义加工，让患者为了记忆而产生一个简单故事，在这个故事中包括所有要记住的内容。中国的成语一般都有典故，在开发儿童的学习与记忆力时，就是采用故事法，在此方面有大量素材可以用。

D. 时空顺序：利用与信息同时发生的事件来回想；利用某个使人印象深刻的事件与信息的前、后、左、右、上、下的关系来回想。

E. 因果关系：利用信息与某一事件的因果关系来回想。

F. 重要性和新近性：重要的和新鲜的事比不重要的和陈旧的事易于回忆，可利用这种特点进行回想。

G. 精细加工：让患者对要记住的信息进行详细分析，找出各种细节，并将之与已知的信息联系起来。

H. 兼容：要患者形成一种信息总有可能和他已知道的事实相并存的概念，并将两者联系起来。

I. 自身参照：让患者仔细探讨要记住的信息与他本身有何关系，并尽量将之和自身联系起来。

②视形象记忆法：适用于左大脑半球损伤或言语记忆差的患者。视编码能力比言语编码能力大，对遗忘的抗力也大。在促进记忆上，稀奇古怪的图像或用图像配对的方法都不如使图像逻辑地相互作用好。方法有：

A. 图像法：即将要学习的字词或概念幻想成图像，这是如何记住姓名的好方法。将一个人的形象、独特的面容特征和他的名字结合起来有助于记住他的名字。对遗忘症患者而言,这种方法优于其他方法。

B. 联想法:当试图回忆一件事或一个事物时,想到有关的信息,或将新学的信息联系到已存在和熟悉的记忆中。在大脑里产生一个印象有助于记住它们,也称之为关联法,通过联想可加强记忆。有语义的联想,如手杖拐杖;听觉的联想,如香和响;视觉的联想,如申和甲等。

C. 层叠法:将要学习的内容化成图像,然后层叠起来。要记住雪茄、青蛙、苹果、酒这组单词,要求学习者去想象:在一只大青蛙的嘴里含着一只大雪茄,这只青蛙坐在一个又红又亮的苹果上,而苹果正好放在一瓶昂贵的法国酒上。要求学习者记住这幅图像而不是单词。

D. 放置地点法:凡能以固定顺序记住建筑或几何部位的,患者都可以用该法。此法的原理是将新信息和按固定顺序排列的几何部位相联系,以后即可按顺序来回想物体。如某位患者早上有三件事要完成:取牛奶、洗衬衣和漆门。让他将这三件事的突出形象和屋子内的三个房间联系起来,他可以这样想:牛奶在门厅中央,衬衣在起居室的扶手椅上,门躺在卧室的床上,他只需环视三个房间就可以想起这三件事。

E. 现场法:是通过创建一幅房子的视觉图像来帮助记忆。例如:一个人想记住买汽水、薯条和肥皂,他可以想象屋子里的每个房间,看见在厨房里汽水溢出来洒到地板上,在卧室里薯条撒落在床旁,在浴室里浴缸中布满了肥皂泡泡。在百货商店里,他可以想象在屋子里漫步,并且看到了每个房间里物品的情景。

F. 倒叙法:倒回事件的各个步骤,找到遗漏的物品或回忆一件事。假如,不慎将购物清单留在家里,通过想象购物清单写在什么纸上,在纸上的具体位置,写清单时的情景等,均有助于回忆起购物清单的具体内容,免除了再回家取购物清单之苦。

G. 自问法:当回忆一件事时,问自己一些问题,开始是一般性问题,探索情景时,要多问一些特殊问题。

H. 联系或链接法:与联想类似,把要记住的项目和相关图像联系在一起来记忆。

I. 分类:将要记住的信息按形状分类以便回想。

③书面材料的学习

A. PQRST法:PQRST是预习(previewing)、提问(questioning)、评论(reviewing)、陈述(stating)和测试(testing)的英文缩写,是一种完整的记忆书面材料的理想学习方法,即理解性记忆,实践证明,该方法比单纯死记硬背效果好得多。

B. 信息检索法:主动浏览要记住的材料,确定主题、重点或背景;自发地把注意焦点转移到不同的刺激点上,如最重要的信息或要记住的细节上;注意并重复要学习的信息。

C. 将新信息与熟悉的事物联系起来,学会归类或组合;把一些信息编成押韵诗句帮助记忆。

(3)外在记忆辅助:是利用身体外在辅助物品或提示来帮助记忆的方法。这是一类代偿技术,对于功能性记忆障碍者也许是最有用的策略。适用于年轻、记忆问题不太严重并且其他认知障碍较少的患者。

外部辅助工具分为存储类和提示类。存储类辅助物应具备的条件:可以携带,并能容纳较大量的信息,使用时间较长,应易于使用而无须依靠其他工具。提示类工具应具备的条件:提示能在最需要时立即提供,提示的内容对被提示的信息有特异性。

1）存储类工具。①日历本：即使是颅脑伤病严重的患者也能学会用该方法记忆时间。例如将来某日需做一件事，可在该日期的日历页上折起一角，到达当日时将会提醒患者。大的每日格内可记事的月历也有类似的作用。小月历上用彩色笔作标记亦可，但效果较差。②日记本：可帮助患者记住过去的事。若每日所占的版面较大，还可以写上有关细节，要教会患者给日记本编上页码，并在最后一页上作索引以便查找。日记本放置的地点要固定。③备忘录：选用每星期一小本的最好，要训练患者养成每日必翻备忘录的习惯，以查找需做的事。④时间表或日程表：拟出一个组织好的活动时间表，包括治疗和休息在内。用一个移动的标记沿着进展的方向移动，或用铅笔将已做完的事删去，让患者配合戴一只能定时发出信号的电子表，训练患者在每次电子表响时，检查时间表上相应时间还有什么事要做。时间表以大而醒目为好。⑤明显的标志：用大的地图、大的数字、大的箭头和鲜明的标志指引常去的地点及路线。⑥照片：使用较大的照片将人的姓名和有关事件记在照片背面并写上日期。由于同时具有形象和言语提示，信息较多而易于回忆。

2）提示类工具：包括清单、标签、记号、录音机提示等。①清单：治疗师或家人为患者列出要记住的事情清单，患者按清单完成任务。②标签：在橱柜、衣柜、抽屉、房门上用易粘贴纸条作标签，写上内置何种物品及其位置，补偿记忆丧失。对于那些忘记物品放在家中何处，不知道哪间房属于自己的记忆障碍者而言，这是一个有效的方法。

（4）环境适应与调整：环境适应适用于记忆系统失去足够功能的患者。环境的重建可以满足他们的日常生活需要。此外，若使用适当，对严重智力障碍者而言，这也是唯一的解决方法。

1）将环境安排好：消除分散注意力的因素。

2）将环境中信息的量和呈现条件控制好：每次提供的信息量少比多好；信息重复的次数多比少好；几个信息先后出现时相隔的时间长比短好。

3）减少环境变化：日复一日地保持恒定重复的常规和环境，常使患者易于记忆。

4）修改外部环境以利记忆：如门上贴大的名字或颜色鲜艳的标签，简化环境，突出要记住的事等。

5）组织好环境可以帮助记忆：例如门后挂一把无用的钥匙可以提醒患者出门时别忘了带钥匙等。

6）提示：提供言语或视觉提示，例如让患者记住一件事时，口头提问有关问题，同时让他看有关的图画等。

7）家用电器的安全：通常在使用电水壶、电炊具、电灯等时，设置成隔一段时间可自动关闭的状态，避免健忘者使用时带来危险。

8）避免常用物品遗失：把眼镜架系上线绳挂在脖子上，把手机、电子助记产品别在腰带上，可有效防止遗忘。

（四）知觉训练

知觉是发现信息的能力，它是认识能力的第一步，是一种脑的高级功能，知觉与人类个体有关，它依赖感知者的经验和知识水平。知觉包括所有的感觉功能，如视觉、空间觉、听觉、触觉等。知觉障碍最常见的表现是失认症和失用症。

针对知觉障碍的作业活动有改善功能和功能适应性作业两种。在疾病或损伤的早期以改善功能的作业活动为主,而后逐步增加与实际生活相关的功能代偿和适应性训练的内容。

1. **失认症** 在知觉功能评定的部分我们介绍了失认症的不同分型,相对应的每一种分型都有不同的训练方法。

(1) 视觉失认的治疗

1) 对常用的、必需的、功能特定的物品通过反复实践进行辨认。

2) 提供非语言的感觉 - 运动指导,如通过梳头来辨认梳子。

3) 指导患者注意抓住物品的某些特征。

4) 鼓励患者在活动中多运用感觉如触觉、听觉等。

5) 必要时可在物品上贴标签,提示患者。

(2) 触觉失认的治疗

1) 先用粗糙物品沿患者手指向指尖移动,待患者有感觉后用同样的方法反复进行刺激,使他建立起稳定的感觉输入。

2) 反复触摸不同粗细的砂纸、棉、麻、丝、毛等布料,先睁眼后闭眼。

3) 利用其他感觉如视觉或健手的感觉,帮助患侧肢体体会其感觉。

4) 让患者反复触摸需辨认的物体,然后将此物和其他几个物体放入不透明的箱中,让患者从中取出先前辨认过的物体。反复练习几次成功后,改让患者看图片,按图在箱中找出实物。

(3) 听觉失认的治疗

1) 建立声音与发声体之间的联系:治疗师吹一个口哨,患者吹另一个口哨,然后让他将口哨的图片与写有口哨字样的图片配对。

2) 分辨发声和不发声体:治疗师让患者细心听(不让看)吹口哨的声音,然后让患者从画有水杯、闹钟、口哨的图片中认出口哨。

3) 声 - 词联系:治疗师用录音带提供猫叫、狗吠、鸟鸣等声音,让患者找出与叫声一致的词卡。

4) 发声辨认:治疗师从发"啊"音开始。令患者对着镜子模仿此音,数次后,出示一张写有字的卡,再令患者模仿这个音;下一步加入元音"衣""噢""喔",分别出示相应的字卡,一旦建立了声 - 视联系,治疗师用录音带提供声音,让患者分辨上述字。

(4) 半侧空间忽略的治疗:对于半侧空间忽略的患者,特别是对向一侧倾斜较重的患者,应早期做起立训练、转移动作、步行训练等粗大的功能训练。训练可从两个方面入手,一是改善忽略的行为本身,二是因忽略引起的不能执行的应用动作训练。前者主要是通过视觉扫描训练和感觉觉醒训练来进行的,后者是通过结合日常活动训练和娱乐活动来进行的。

1) 视觉扫描训练:通过促进对忽略侧的视觉搜索,来改善忽略。如利用左右两个不固定的光源刺激,让其注视和追视光源的位置。将数字按顺序粘贴在木钉盘的每一个小孔的边上,让其按数字的顺序将木钉插入进行训练。利用图卡进行注视的强化训练等。

2) 感觉觉醒训练:在某种感觉系统有障碍的情况下,给予其他种类的知觉刺激,以提高统合能力,对障碍的功能利用进行再教育。如:作业治疗师或患者自己先刺激患手,作业治疗师再触摸患者的背侧,让患者指出相应的位置。这就是利用触觉刺

149

激，恢复自身体像、改善忽略行为方式。也可以利用声音的听觉反馈刺激进行步行训练等方法。

3）提高 ADL 能力：可以让其头偏向患侧，眼睛向患侧看，在 ADL 指导中反复进行，并要在床及餐具的摆设、轮椅等方面下功夫。

4）交叉促进训练：在患肢近端进行进食动作时，可将手放在有滑轮的滑板上，在桌面作越过中线取餐具的环形活动；拼图时拼图块放置在忽略侧；插木钉时所有木钉均放置在忽略侧；将数字卡片放置在患者前方，让患者由忽略侧向正常侧逐一读出数字。待患者读正确后，将卡片顺序打乱并全部重新排列，再让他读；让患者删除几行字母中指定的字母，有漏删时让他大声的读出漏删的字母并再删去。

2．失用症　不同类型的失用症也有对应的治疗方法。

（1）意念性失用的治疗

1）分解活动练习：将一组动作分解为若干步骤进行练习，再逐步连起来完成一整套的动作。如取笔写字，可分解为打开笔盒、拿出铅笔、打开本子、写字这几个步骤，依次训练。

2）让患者叙述某一活动的执行步骤，如果患者完成有困难时，尽量使用视觉或触觉的提示，避免使用口头提示。

3）排序练习：将完成一项活动的物品让患者按照使用顺序排列出来。

（2）意念运动性失用的治疗

1）给予触觉、本体觉、运动觉的输入，且贯穿在动作前及整个过程中。

2）治疗师手把手地指导患者完成动作，尤其在纠正错误动作时不是通过语言，而是用动作进行指导。如患者用梳子梳头，此时治疗师应握着患者的手，将梳子向发端慢慢移动，帮助其完成梳头动作。

3）确实需要口头指令时，必须注意说话的语气及方法，但需注意把语言命令降到最低程度。如制动轮椅手闸时，不要说："把手闸关上"，而应该说："请注意一下你的手闸"。

（3）运动性失用的治疗

1）在进行特定的活动前，给予本体觉、触觉、运动觉的刺激，如在制动轮椅手闸前，可对肢体进行活动。

2）尽量减少口头指令。

（4）结构性失用的治疗

1）指导患者完成桌面上的二维、三维作业，并逐渐增加其复杂性。例如增加所使用的积木数量或使用不同的形状和大小的积木。

2）拼图复制：可以用几何拼图或图画拼图，先从简单的开始，选择患者平时熟悉的事物的图形。

在患者进行一项结构性作业前，让他用手触摸该物，进行触觉和运动觉的暗示。训练过程中，治疗师可提供触觉和运动觉的指导，如组合螺钉、螺母，作业治疗师可手把手完成动作，根据完成情况减少帮助；确定完成有哪些困难，在完成过程中，提供辅助技术，可先完成部分，再完成全部。

（5）穿衣失用：穿衣失用训练主要通过作业治疗师和护士及家属的相互配合、共同指导来进行。首先需要针对穿衣失用的原因进行相应的作业治疗，再根据患者的情况,教给患者固定的穿衣方法,让患者反复练习,并且一边穿衣一边复述。

1) 建立一个容易让患者本人识别衬衫袖子的左右关系的场景,将衬衫平铺于床面,尽量展平,让患者能够容易地判断、确认衣服的左右、前后、表里等各个部位。

2) 穿衣前让患者用手去感受衣服的不同重量、质地,变换不同的穿衣技巧,目的是迫使患者使用受累侧肢体。

3) 提供声音和视觉暗示,在穿衣的全过程中治疗师始终要给予触觉的指导,在有进步后可减少或不用指导。如某个步骤出现停顿或困难,可重新给予指导。

4) 系纽扣时,要对着镜子,边看边系,注意不要上下错位。

5) 如果出现错误,要让患者重新再来。否则在错误的状态下,继续进行反复的更衣动作,只会使患者变得更糊涂,故应脱掉重新开始。

训练中,找出穿衣动作的一些表面特征,怎样变换能够使患者完成动作。例如:是一次给一件还是给许多件?哪一种方法更容易使患者穿上衣服?

也可以写一个步骤说明图,即首先将套头衫展开放在床上,确认袖子、领子、上下、左右、前后等,然后按先患侧再健侧的顺序穿袖子,最后套头。使其养成看图的习惯,逐渐形成自己的穿衣习惯。可以根据衣服的种类(T恤衫、开襟衬衫)的难易程度进行训练,对改善症状有促进作用。

告诉患者及家属穿衣困难的原因,交给他们一些实用技术。应向伴有失认、失用症的患者讲解有关知识,让他们了解该障碍对日常生活活动的影响。鼓励他们独立完成日常活动,但必须提醒他们注意安全。

学习小结

1. 学习内容

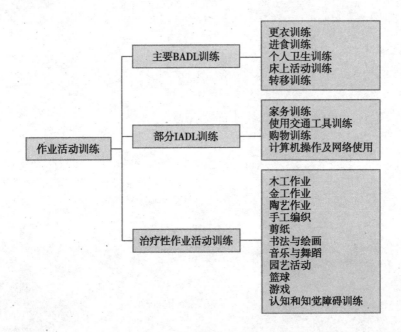

2. 学习方法

本章重点介绍了日常生活活动训练以及其他治疗性作业活动的内容,均是学生在学习《作业治疗学》时应掌握的基本技能和方法,应该熟练掌握并在实践中加以应用。在学习过程中,以理论学习为基础,注重 ADL 训练的实践操作,可以通过案例讨论、角色扮演、小组交流等方式,将具体的治疗性作业活动训练应用到不同功能障碍的患者实例中。

(徐 宁)

复习思考题

1. 进行 BADL 与 IADL 作业训练的目的分别是什么?
2. 请举例说明如何对治疗性作业活动训练进行调整。

第七章

成人神经系统疾病作业治疗

学习目的

通过学习脑卒中、颅脑损伤、脊髓损伤等常见神经系统疾病的作业治疗基本原则、评定方法、基本技术等知识，使学生掌握相关作业疗法的基本步骤及方法，并能综合应用，为学生进入临床打下坚实的基础。

学习要点

脑卒中后常见功能障碍及特点；对脑卒中患者实施作业治疗的基本原则、临床常用作业治疗评定和治疗技术。颅脑损伤严重程度的评定；对颅脑损伤患者实施作业治疗的基本原则；急性期综合促醒的基本方法；恢复期认知及感知觉训练的基本策略及作业治疗方法。脊髓损伤后常见的功能障碍；对脊髓损伤患者常用作业治疗评定方法、实施作业治疗的基本原则及治疗方法；对脊髓不同平面损伤患者实施作业治疗的目标及策略。

第一节 脑 卒 中

一、概述

脑卒中(stroke)即脑血管意外(cerebral vascular accident, CVA)，又称脑中风，是由不同病因引起的急性脑血管循环障碍性疾病的总称。脑卒中不是一个独立的疾病诊断，是一组具有共同特征的临床综合征。以发病急骤、持续性(>24 小时)、局灶性神经功能缺损症状为临床共同特征。临床表现以猝然晕倒、不省人事或突然发生口眼歪斜、半身不遂、舌强言謇、智力障碍为主要特征。世界卫生组织关于脑卒中的定义是：一种源于血管的急性神经性障碍，其症状和体征与脑部受损部位相吻合。

脑卒中已经成为严重影响公众健康的世界性问题，是神经系统的临床常见病和多发病，具有明显的高发病率、高患病率、高致残率、高复发率及高死亡率特点，近年来年轻化趋势明显。我国为脑卒中高发国家，据统计，每年新发脑卒中病例高达 200 万，发病率约为 250/10 万。我国第三次国民死因调查结果显示，脑卒中已上升为我

笔记

国国民第一位死因。近 20 年的监测结果显示,脑卒中年死亡人数逾 150 万～200 万,年增长速率达 8.7%,平均每 21 秒就有 1 人死于脑卒中。全国存活的脑卒中患者中约 3/4 有不同程度的残疾。流行病学调查发现,某些因素与脑卒中的发生密切相关,高血压、动脉硬化、心脏病、糖尿病、高血脂、高龄、嗜酒等是导致脑卒中的危险因素。其中,有些是可以调控的因素,如高血压、心脏病、糖尿病、高脂血症等;有些是可以干预、改变的因素,如吸烟、嗜酒、过劳等;有些则是无法干预、不可改变的因素,如年龄、性别、遗传等;而高血压、心脏病、糖尿病、酗酒及急性脑血管病史等是脑卒中复发的重要因素。如果能对可以干预的这些因素予以及时、有效的干预,则脑卒中的发病率、复发率就能显著降低。

康复对脑卒中整体治疗的效果和重要性已被国际承认,早期康复治疗介入可明显降低脑卒中患者的致残率和致残程度。通过对脑卒中患者实施作业疗法,有利于恢复和改善其受损的运动、感觉、认知及知觉等功能,提高日常生活活动能力,最大限度地获得自立,最终回归家庭、社会。

二、临床表现及功能障碍

由于脑卒中所致脑损伤的部位、性质、病变严重程度等不同,患者可有不同的临床表现,并组成各种复杂的临床综合征。其中以运动和感觉功能障碍最为常见。

1. 运动功能障碍　脑卒中后所出现的运动功能障碍,取决于病变的血管和由此所产生的受损部位,多表现为脑损伤对侧肢体不同程度的瘫痪,部分病例伴有一侧中枢性面瘫。瘫痪肢体丧失正常运动功能而表现为异常运动模式,联合反应和共同运动是最常见的表现形式。

(1)联合反应:是指偏瘫患者即使患侧肌肉完全不能产生随意收缩,但当健侧肌肉用力收缩时,其兴奋可波及患侧而引起患侧肌肉的收缩,并常以固定的模式出现。这种反应是与随意运动不同的异常反射活动,表现为肌肉活动失去意识的控制,并伴随着痉挛出现。痉挛程度越高,联合反应就越强。在偏瘫早期明显,恢复中、后期逐渐减弱。

(2)共同运动:又称连带运动,是指偏瘫患者期望完成某项活动时所引发的一种组合活动,是由意志诱发而又不随意志改变的一种固定运动模式,即参与活动的肌肉及肌肉反应的强度基本相同,没有选择性运动。大部分脑卒中患者表现为上肢以屈肌共同运动为主,下肢以伸肌共同运动为主,如表 7-1。这种运动模式的存在严重妨碍了肢体功能活动的完成。

表 7-1　异常运动模式

上肢	异常运动模式	下肢	异常运动模式
肩胛骨	后缩、上提	髋关节	伸展、内收、内旋
肩关节	外展、外旋	膝关节	伸展
肘关节	屈曲	踝关节	足跖屈、内翻
前臂	旋后	足趾	屈曲
腕关节	屈曲		
手关节	屈曲		
拇指	屈曲、内收		

2. 感觉功能障碍　表现为受累肢体深、浅感觉迟钝、麻木甚至丧失。主要表现为痛觉、温度觉、触觉、本体觉的减退或丧失。有少数患者表现为感觉过敏。也有的患者表现为复视、偏盲等。

3. 言语障碍　包括口语交流和阅读书写等能力障碍。

4. 知觉障碍　主要表现为忽略、失认、失用等。

5. 认知障碍　常表现为注意力、记忆力减退，计算、学习困难，综合、逻辑推理困难等。

6. 日常生活能力降低　表现为不能独立完成日常生活的基本活动，生活质量低下。

7. 心理与社会交往能力受限　患者多表现为情绪抑郁、焦虑、悲观失望、动作迟缓、失眠等，社会交往受到不同程度的影响。

三、检查与评估

作业治疗应以患者为中心，选择和实施作业评定。评定过程中，应选择适宜的模式（参见本书第三章），既考虑患者在生活、工作及社会活动中所遇到的障碍，又充分考虑患者的家庭环境、社会角色、兴趣和文化背景等因素。脑卒中患者的作业评定，主要包括运动功能、日常生活自理能力、感知觉、认知、需求、环境等各方面，为作业治疗提供依据。

（一）日常生活活动能力评定

常用的评定量表有改良 Barthel 指数及功能独立性评定。

1. 改良 Barthel 指数　在 BADL 方面，宜选用改良 Barthel 指数。不仅可以用来评定治疗前后的功能状况，而且可以预测恢复情况。但对于病情较轻者可能有"天花板效应"，应予以注意。

2. 功能独立性评定　是迄今为止被广泛用来评价患者综合功能的量表。不仅能评定躯体功能，还能评定言语、认知和社交能力。

（二）运动功能评定

常用的有徒手肌力检查法、肌张力的评定、关节活动度评定等；临床上常用 Brunstrom 运动功能恢复分期以及在其基础上细化的上田敏法、Fugle-Meyer 运动功能评定等来评定脑卒中患者的运动功能。偏瘫上肢功能测试（香港版）（FTHUE-HK）由十二项任务组成，并根据任务的复杂程度及一般偏瘫上肢的恢复趋势分为七个等级（表 7-2），用于评价脑卒中患者在日常生活中使用上肢的能力。

表 7-2　FTHUE-HK

序号	等级	任务
1	患侧肩膀、肘、手尚无任何活动能力	无
2	患侧肩或是手肘开始有少许活动能力	A- 联合反应
		B- 患手放在大腿上
3	肩膀或手肘可以大约提起至腹部，手指能开始轻微弯曲	C- 健手将衣服塞入裤里时，提患侧手臂
		D- 提着袋子（持续 15 秒）
4	患侧肩膀或是手肘可以提至胸前，手指能进行基本抓放活动	E- 稳定瓶盖子（用健手打开瓶盖）
		F- 将湿毛巾拧干

续表

序号	等级	任务
5	肩膀及手肘可举高过头，手指可进行较轻微的抓放活动	G- 拿起并搬移小木块 H- 用勺子进食
6	肩膀、手肘及手腕都能独立并协调地活动，但手指活动仍欠灵活	I- 提举盒子 J- 用塑料杯喝水
7	上肢和肌肉都能活动自如，但对于复杂或是粗重工作时仍有不足	K- 用钥匙开锁头 L1- 控制筷子（强手） L2- 控制夹子（非强手）

对于上肢及手运动功能较好者，还可选用钉板测验、Jebsen 手功能测试、九孔插板试验、Carroll 手功能评定法、简易上肢功能检查等来评定患侧手及上肢功能。

（三）感觉功能评定

感觉功能障碍包括偏身深、浅感觉障碍，实体觉障碍，复视，偏盲等，有关评定方法请参见相关章节。

（四）平衡功能评定

包括定性、半定量和定量的平衡功能评定方法；也包括静态、动态平衡功能评定等。请参见相关章节。

（五）认知和知觉功能评定

脑卒中患者的认知障碍主要表现在记忆、注意、定向、思维、解决问题等方面，常用的认知功能筛选评估方法有简易智能精神状态检查量表、神经行为认知状况测试及 MoCA 认知测试等。知觉障碍如失认症、失用症、空间关系障碍、躯体构图障碍等，不同分型常用的评定方法请参见相关章节。

在针对某项认知功能的特异性评定量表中，也有专门为作业治疗师设计的量表，应注意选用，如 Rivermead 行为记忆测试，可用于评估每天生活中的记忆能力。

（六）其他评定

包括生活质量评定、需求评定、语言功能评定、心理评定等。请参见本套教材《康复评定学》相关章节。

四、方案与实施

（一）作业治疗原则

针对脑卒中患者实施作业治疗的主要目的在于，结合其需求、身体功能、环境、年龄、兴趣爱好等，设计个体化的作业治疗活动并实施，达到维持和改善其身体、心理等方面的功能，使其最大限度地获得自立，最终回归家庭、社会。实施作业治疗应遵循的原则是：早期介入、循序渐进、持之以恒、医患合作、系统管理、健康教育。

1. 早期介入　一般在生命体征稳定、原发神经病学疾患无加重，在药物治疗的同时就应及早介入。有研究显示，最佳康复开始时间为 14 天以内。预防性康复措施的早期介入，不仅有助于改善脑卒中患者受损功能，减轻残疾程度，还可以防止各种并发症的发生,提高其生活质量。

2．循序渐进　康复训练是一个持续过程,而作业治疗贯穿于脑卒中康复治疗的全过程。实施作业治疗时,既要达到一定的训练强度,又要持续一定时间,应循序渐进。如逐渐延长治疗时间、加大训练强度、减少辅助量。

3．持之以恒　脑卒中康复是一个漫长而艰难的过程,实施作业治疗应持之以恒。

4．医患合作　在实施作业治疗时,作业治疗师应充分调动患者和家属的积极性,使患者主动参与,家属积极配合,以利于重复训练、强化训练效果,有利于把训练效果泛化到日常生活中去,实现康复目标。

5．系统管理　实施作业治疗应有计划、有步骤地进行。不仅需要治疗师、患者、家属(照顾者)相互配合,实施有效的监督和指导,还需要建立和完善综合医院、康复医院到社区/家庭的康复医疗网络,保证训练计划的延续性,使患者获得最大程度的自理和最高的生活质量。

6．健康教育　在整个康复治疗过程中,要加强对患者及其家属进行脑卒中相关知识的宣传教育及心理指导,使其正确认识脑卒中给患者各个方面造成的影响和程度,了解作业治疗的过程和目的,保证治疗的有效性。

(二)脑卒中作业治疗方法

脑卒中常用的作业治疗方法包括:保持正确肢体位、维持和改善关节活动度训练、上肢和手功能训练、认知及感知觉训练、日常生活活动能力训练、环境适应及健康教育等。

1．保持正确肢体位　由于脑卒中患者早期卧位或坐位时间相对较长,保持正确的卧位、坐姿和肢体位置能有效预防或对抗痉挛姿势的出现和发展。

(1)保持正确卧姿:可仰卧位、健侧卧位及患侧卧位三种姿势轮换,以患侧卧最为重要,尽量少用仰卧位。

1)患侧卧位:头部患侧置于高度适中的枕头上,上颈段稍微前屈,躯干稍向后旋;后背用枕头稳定支持;患肩前伸,上肢前伸与躯干的角度不小于90°,肘关节伸直,前臂旋后,掌心向上,腕背伸,手指伸展散开;患侧下肢髋关节伸展,膝关节微屈,踝背伸,足面与小腿尽量保持垂直。健侧上肢自然放在身上,健侧下肢屈髋、屈膝呈迈步位,置于体前支撑良好的垫枕上,以免压迫患侧(图7-1)。患侧卧位可以增加对患侧的感觉输入刺激,并使患侧躯干被动拉长,有助于抑制痉挛,健手可以自由活动。

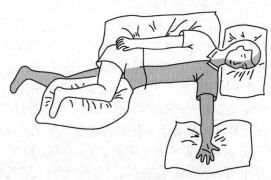

图7-1　患侧卧位

2）健侧卧位：头部健侧置于高度适中的枕头上，躯干与床面大致成直角侧卧。患肩前伸，向头顶方向上举100°，肘、腕、指各关节均保持伸展放置于胸前的枕垫上，使肩及上肢保持外展位；患侧下肢完全由枕头垫起，髋、膝自然屈曲，踝略背伸，足不能内翻。健侧肢体在床上取舒适自然位放置（图7-2）。健侧卧位是患者感觉比较舒适的体位，有利于患侧的血液循环，可减轻患侧肢体的痉挛和水肿，便于偏瘫侧的治疗性操作。

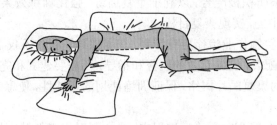

图7-2 健侧卧位

3）仰卧位：头正中位或面向患侧。枕头高低适中仰卧，勿使患者成半卧位，以免诱发异常肌张力。患侧上臂放在体旁的枕头上，肩胛骨尽量前伸，肩外展外旋45°，肘伸展、前臂旋后、腕背伸、手指伸展及拇指外展；患侧臀部和大腿下放置软枕支撑，使骨盆前伸、髋关节稍内旋，膝下放置一小枕使膝关节微屈曲，踝关节保持中立位，足底勿放置任何物品（图7-3）。

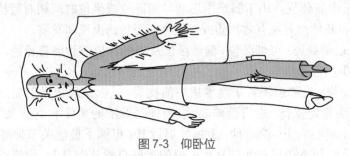

图7-3 仰卧位

4）体位变换：主要目的是预防褥疮和肺感染，另外由于仰卧位强化伸肌优势，健侧卧位强化患侧屈肌优势，患侧卧位强化患侧伸肌优势，不断变换体位可使肢体的伸屈肌张力达到平衡，预防痉挛模式出现。一般每1～2分钟变换体位一次并拍背。被动的体位变换一直要持续到患者可自主翻身。

（2）保持正确坐姿：坐位对于改善心肺功能、预防失用综合征、减少并发症、恢复早期自理活动、促进早期功能恢复都具有非常重要的意义。在病情稳定、医生许可的情况下，作业治疗的第一步就是让患者尽早坐起来。床上坐位训练是最基本的日常生活活动训练，如果患者可以完成床上坐位，就意味着其生活活动范围可以从居室环境扩大到社区。良好的坐姿要求骨盆提供稳定的支持，躯干保持直立位，两侧对称。

1）床上长坐位：用手摇床或靠背支架让患者逐渐从平卧位过渡到直立位（90°），必要时可用大枕垫于身后以保持患者躯干端正、背部伸展，髋关节屈曲90°，尽量避免取半卧位；双上肢对称地放置于身前的小桌上，使患侧上肢始终位于患者的视野内。为避免膝关节过度伸展，可以在膝下垫一小垫（图7-4）。

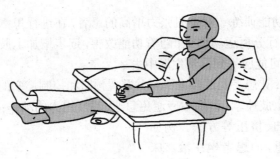

图 7-4 床上长坐位

2）床边（或椅子）坐位：患者坐在床边（或椅子）时，应保持骨盆直立，髋、膝、踝关节分别屈曲 90°，双足底平放在地面上（床或椅子过高时可以足底垫木箱）；保持躯干伸展，头、颈、躯干及双肩左右两侧对称。

3）轮椅坐位：选择适合患者身材的轮椅，使其保持躯干伸直，患侧上肢伸直放置在轮椅桌上。必要时在患侧下肢侧方放置垫子以避免患侧髋关节外展、外旋（图 7-5）。轮椅桌的长度及宽度应使患者的双侧上肢放置在其上时能够对称地充分向前伸展，患侧前臂采取旋后位或中立位。

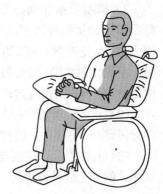

图 7-5 轮椅坐位

2. **维持和改善关节活动度训练** 治疗小组中的所有成员都应鼓励和指导患者采用正确的方法进行被动、辅助主动或主动肢体活动，以改善肢体的血液循环，预防关节僵硬和挛缩。

（1）被动运动：应尽早开始，每天给患肢进行各关节各方向、全范围的被动活动，直至患肢恢复主动活动。通常从近端关节至远端关节，每次每个关节活动 3～5 次，每日 2 次。实施时动作宜舒缓而有节律，避免突然用力或活动度过大。

（2）辅助主动训练：如在恢复初期，肩关节往往缺乏自发的随意运动，需要由健手或他人帮助，诱发患侧上肢尽早出现分离运动。

1）自助被动运动：可以在卧位、坐位下进行。Bobath 握手，肩部充分前伸，患侧肘关节伸展，由健肢带动患侧上肢进行上举、前伸、外展、内收等自助被动运动。动作要缓慢，反复进行。

2）磨砂板活动：根据患者的功能水平，调节磨砂板台面的角度。患者可以坐或站在磨砂板前，双手 Bobath 握手，或用健侧手掌按压在患侧手背上保持患侧手指的伸展，上肢向前或两侧推动磨砂板以达到肩关节屈曲、外展、内收，肘关节屈曲、伸展的目的。

3）滚筒活动：治疗师站在患者患侧，嘱患者 Bobath 握手，利用健侧上肢带动患肢完成肩关节屈曲、肘关节伸展、前臂旋后、腕关节背伸的运动。必要时治疗师可辅助患侧伸展肘关节（图 7-6）。

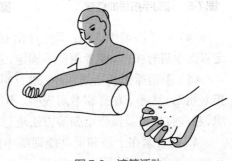

图 7-6 滚筒活动

3. 上肢和手功能训练　对于肌张力增高的患者,在进行患侧上肢和手功能训练前应抑制痉挛,进行分离运动训练;随着功能改善,逐步增加上肢和手的运动控制及协调性训练,并尽可能应用到日常生活中去。

（1）抑制痉挛:让患者及照顾者了解并掌握预防和控制痉挛的方法。

1）抑制患侧上肢痉挛:训练中应避免急速、过度用力的动作;患侧上肢痉挛比较明显时可采用牵伸、挤压等方法。例如以抗痉挛模式负重,即患者坐在治疗床上,患侧上肢伸直,掌面放在体侧稍后的床面上,手指向外后方展开,身体重心移向患侧臀部。利用负重练习或在负重状态下进行作业活动,可以促进患侧肩胛骨上提、肘伸直、腕背伸和手指伸展（图7-7）,降低患侧上肢的肌痉挛。

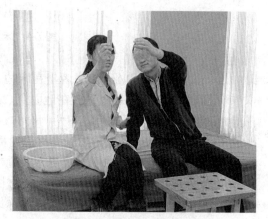

图7-7　抑制患侧上肢痉挛

2）抑制手指屈曲痉挛:首先,治疗师四指用蚓状抓握的方法握住患者的患侧大鱼际,使拇指外展（图7-8）;治疗师另一手固定肘关节,将患肢前臂旋后,停留数秒,痉挛的手指可自动伸展。

（2）分离运动训练:通过治疗性作业活动打破协同运动模式,逐步确立各个关节的分离运动。例如,上肢持球训练（图7-9）、持棒训练等。

（3）上肢的运动控制能力训练:一般遵循"由近端到远端,由粗大到精细"的恢复规律。例如上肢持球训练、地面上推动巴氏球活动（图7-10）。

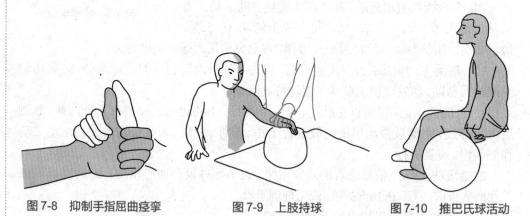

图7-8　抑制手指屈曲痉挛　　　　图7-9　上肢持球　　　　图7-10　推巴氏球活动

（4）双手协调性训练:即选择由双手完成的活动,根据患手功能,可以用患手固定以健手进行操作,或者由健手固定,患手操作。如切菜、拧瓶盖、拼图等作业活动。

（5）手指抓握及精细运动:进行棋牌游戏、木钉盘活动等,在娱乐的同时训练手指对粗细、大小、方圆等不同规格、不同形状物体的抓握活动。也可以用捡豆子、编织、粗线打结以及操作电脑等方法进行手指精细活动。

4. 新技术在上肢和手功能训练中的应用　近年来,一些新的治疗技术应用于脑卒中患者上肢功能训练,并取得了一定疗效,如运动再学习方法、限制性诱导运动疗法、运动想象疗法、镜像治疗、双侧训练技术、任务导向训练、虚拟现实技术、上肢机器人辅助训练等。

（1）运动再学习方法（motor relearning programme，MRP）：在20世纪80年代初创立。MRP以神经生理学、运动科学、生物力学、行为科学等为理论基础，以作业或功能为导向，强调患者的主观参与和认知的重要性，通过设计与患者功能水平相适应的作业或功能性活动，创造良好的学习和恢复环境，激发患者的训练动机、兴趣，集中患者注意力，教育患者克服不需要的肌肉活动，反复练习正确运动，通过家属积极参与，将训练转移到日常生活中，从而达到恢复随意控制的功能性作业活动目的，是目前比较推崇的治疗方法。MRP对"上肢功能"训练分为四个步骤，即步骤1：分析上肢功能，找出患者缺失的运动成分和过多或不需要的代偿活动。步骤2和步骤3：练习上肢功能，包括引发"前伸"和"前指"的肌肉活动和运动控制；维持肌肉长度；引发肌肉活动及训练操作的运动控制，如训练伸腕，前臂旋后，拇指外展和对掌、对指，操作物体和改善使用餐具等。步骤4：将训练转移到日常生活中去。

（2）限制性诱导运动疗法（constraint-induced movement therapy，CIMT）：目前主要用于发病6个月以上脑卒中慢性期患者的患侧上肢训练，患侧上肢功能需要满足至少可伸腕10°、拇指掌侧内收或桡侧外展10°、其余4指中任意2指的掌指关节和指间关节可伸展10°，患肢无明显的痉挛和疼痛，患者没有明显的平衡障碍，能安全地戴着吊带走动；无感觉性失语、患侧忽略、记忆力障碍、视觉障碍、注意力不集中等明显的认知障碍。CIMT的基本概念是在生活环境中限制脑损伤患者使用健肢，强制其反复使用患侧上肢。实施时用特制手套和吊带或休息位夹板固定健侧上肢，限制健侧上肢的活动，每天的限制时间为不少于其清醒时间的90%，持续2周；强制使用患侧上肢，即除日常生活中强制使用患侧上肢外，还要进行针对性的强化上肢训练，每天6小时，每周5天，连续2周；针对性地强化上肢训练内容，视患侧上肢运动障碍的具体情况而定，由易到难；训练期间及时给予患者鼓励。

（3）运动想象疗法：运动想象是指运动活动在内心反复地模拟、排练，而不伴有明显的身体运动。近年来的研究和临床实践显示，运动想象结合康复训练有助于改善脑卒中偏瘫患者的上肢功能，并认为是一种可行的、经济有效的治疗脑卒中偏瘫患者上肢功能障碍的方法。

（4）镜像治疗：镜像治疗最早应用于截肢后幻肢痛病例中，近年来被用于脑卒中等脑损伤患者，特别是对早期上肢远端无动作者是一个有效的治疗方法。

（5）双侧训练：近年来有研究报道该方法用于恢复期、慢性期脑卒中患者比常规训练方法更有效，尤其适用于上肢功能中度到重度残损的脑损伤患者。患者可以独立或在辅助下完成双侧上肢动作，如双侧上肢减重下在水平面同时以同一节律进行双侧肩关节外展、内收动作；双侧上肢用磨砂板同时进行推拉动作等。

（6）虚拟现实技术和上肢机器人辅助训练：近年来虚拟现实技术和上肢机器人辅助训练技术也在脑卒中偏瘫患者的上肢康复训练中得到应用，并取得了较好的训练效果。由于设备价格高，尚未普及。

5. 感觉功能训练　感觉是运动的基础，感觉障碍会影响运动功能，对感觉障碍应予以同等重视并加以训练。

（1）患侧上肢负重训练：利用坐位时患侧上肢负重抗痉挛模式的方法，达到同时

笔记

训练运动功能和感觉功能的目的。即在支撑手掌的下面，交替放置手感、质地不同的材料。

（2）手的抓握训练：可将木钉盘活动灵活运用于感觉训练。将木块、木棒或棋子等分别缠绕不同的材料，如丝绸、棉布、海绵等，指导患者拿放木钉，以提高感觉能力。

（3）辨别物体的练习：用各种质地的物品擦刷患者皮肤；寻找埋藏在细沙、米粒、豆子内的积木块和各种玩具等物品；或遮住患者视线，要求通过触觉判断物体的大小、轻重、软硬、形状等。

（4）对于偏盲者应让其了解自己的病情，练习向患侧转头做跨越中线的视觉搜索作业等。

6. 认知及知觉障碍的训练　认知功能是影响整体康复预后的重要因素，应给予重视。认知及知觉障碍的训练包括注意力训练、记忆力训练、失认症训练、失用症训练、忽略症训练等，见本章第二节"颅脑损伤"部分。

7. 日常生活活动能力训练　应鼓励患者尽可能主动独立完成日常活动，训练方法详见本书第六章。

8. 环境适应　可根据患者的功能水平对其家庭及社区环境进行必要改造，使患者更容易适应家庭、社区生活，参加一些力所能及的家务劳动、社区娱乐活动等，从而在心理、身体上获得最高质量的生活。

9. 职业康复　对于某些患者还需要进行职业前培训和专门的职业训练，以帮助其回归工作或适应新的职业（或岗位）。

10. 健康教育　同前述。

（三）作业治疗实施

对脑卒中患者实施作业治疗应尽早开始，一般在患者生命体征稳定、神经功能缺损症状不再发展48小时后开始。在急性期、恢复期及后遗症期，作业治疗的目标和方法也各有重点。

1. 急性期（卧床期）　一般指发病后的1～4周。这期间作业治疗应与临床治疗同时进行。

（1）治疗目标：预防各种并发症及继发障碍，为恢复期的进一步功能恢复打好基础。

（2）治疗方法

1）保持良肢位：方法同前述。应为患者准备一些大小和形状不同的枕垫，以支撑身体的不同部位。

2）体位转换（床上翻身）：原则上每2小时翻身1次，从完全帮助到部分帮助，直到独立完成床上翻身。

3）维持关节活动度：进行各关节的被动或自助活动，方法同前述。注意保护患肢尤其是患侧肩关节。

4）坐位训练：床上坐位训练的方法同前述。初次坐起时应逐渐抬高床头并观察患者有无直立性低血压的表现，直到坐直。每次坐位的持续时间应根据患者的耐受情况而定，每天坐起的次数也以患者的耐受程度为限，注意随时纠正其坐姿。

5）指导患者进行早期自理活动：如进食、排便、更衣等的体位和方法。

6）认知与知觉功能障碍的早期发现与干预：患者意识清醒后即应开始注意患者有无认知与知觉障碍相关表现，并尽早干预，详见本章第二节"颅脑损伤"相关内容。

2. 恢复期（离床后）　脑卒中发病后1个月左右即进入恢复期。恢复早期（发病后1～3个月）和恢复中期（发病后3～6个月）是康复治疗和功能恢复的最佳时期，恢复后期（发病后6～12个月）功能恢复逐渐缓慢。

（1）治疗目标：加强患肢的协调性和选择性随意运动，并结合患者日常生活活动进行实用功能的强化训练，适时应用辅助具以补偿患肢功能，预防常见并发症，最大限度恢复患者功能和日常生活活动能力。

（2）治疗方法

1）维持和改善关节活动度：可选择磨砂板作业、滚筒作业等进行上肢功能训练，方法同前述。应注意：①利用健侧上肢的辅助，诱导患肢分离运动。②设计上肢实用性运动模式组合，提高上肢运动功能。如利用磨砂板的角度、磨具的重量、磨把的变换等。③强调动作的准确性。

2）保持正确坐姿：鼓励并帮助患者尽早过渡到床边坐位训练和轮椅坐位，方法同前述。注意纠正坐姿。

3）上肢和手的功能训练：大部分患者会相继出现不同程度联合反应和肌痉挛，影响肢体功能恢复。此期应以抑制痉挛、促进分离运动的训练为主。上肢和手的功能训练：包括上肢和手的运动控制能力训练，双手协调性训练，手指抓握及精细操作运动等，方法同前述。

4）日常生活活动训练：包括床上翻身、床边坐起、床与轮椅间的转移、进食、如厕及更衣训练等。逐项指导和练习，从简到繁，从易到难，不能独立完成者可使用辅助具。通过作业治疗，使患者尽可能实现生活自理，方法同前述。

5）辅助具的选择与使用：当患者的某些功能活动难以恢复到独立进行时应指导患者选择、使用自助具或矫形器等。如对餐具进行加工改造，选择使用各种日常生活辅助用具等，参见相关章节。

3. 后遗症期　通常在脑卒中发病后6～12个月或1～2年，患者受损功能在相当长的时间内不会有明显改善。

（1）治疗目标：根据患者需求和残存的功能，结合其家庭、工作情况以及社区环境等，经过与患者及家属协商确定回归场所，并进行相应出院指导、职业前训练、提出环境改造以及辅助器具的选择和使用建议等，为患者提供可以利用的社会资源，帮助其参与社会活动。

（2）治疗方法：对患者进行必要的日常生活指导、健康教育和环境改造等。

1）强化上肢和手功能的作业治疗，强化在日常生活中使用患侧上肢。

2）强化整体日常生活活动能力，提高自理能力。

3）环境改造及适应训练：进行在家庭、社区环境下的训练，并对家庭环境做必要的、可能的改造，如去除门槛、改为坐式便器等。

4）辅助手的训练与利手交换训练：手功能较差者应进行辅助手的训练，以使患手具有一定的固定能力，如练习撕报纸、折纸、雕刻等作业活动。并指导患者把患手的固定能力用于日常生活中，如写字时用患手固定纸张、切菜时固定蔬菜等。还要鼓励和指导患者在日常生活中应尽可能使用患手或双手完成各种活动，养成使用患手的习惯，以最大限度地发挥患手的残存功能。如为利手瘫痪且难以恢复到较为实用的功能时，可以考虑利手转换，即反复练习用健侧手（非利手）进行有一定难度的精细动作等。

4. 并发症的预防和作业治疗 肩痛、肩关节半脱位、肩手综合征是脑卒中患者常见的肩部并发症。这些并发症的存在，不仅影响上肢功能的恢复，也影响患者的心理状态，并对其日常生活活动能力产生不利影响。因此，在脑卒中早期即应加强宣教和指导，这对于预防这些并发症非常重要。主要预防措施有：在早期应正确摆放肢体，给上肢适当的支撑，以预防或减轻痉挛；在活动肩部时动作应轻柔，避免产生疼痛；正确进行被动运动，保持正常的肩肱节律；注意保护肩关节，避免牵拉患肢等。一旦出现肩部并发症，应积极进行作业治疗，主要手段有：对痉挛所致的僵硬和肩痛者可先进行肩胛骨的被动活动，改善肩胛骨和肩关节活动度，恢复正常肩肱节律；对于肌张力低者，可以刺激肩关节周围稳定肌以增加其张力，增加肩部的稳定性；尽可能让患肢在无痛下进行各种主动活动，对抗痉挛，逐渐增大关节活动度。具体方法参见本节"上肢和手功能训练"部分。

5. 脑卒中的功能预后 一般认为，脑卒中功能恢复从病后数日开始，至病后 6～12 个月，进行科学规范的作业治疗，将对其功能恢复、自理能力的提高和回归家庭、社会产生积极有利的影响。

附：

吞咽障碍的作业治疗

吞咽是指人体经口摄入食物并经食管运送到胃的过程。根据食物通过的部位一般可分为口腔期、咽期和食管期。也有学者在口腔期前加入先行期和口腔准备期而将吞咽过程分为五期。吞咽是人类最复杂的躯体反射之一，需要口腔、咽、喉和食管各部位有良好功能并协调活动，对食物的认知、感觉与咀嚼、吞咽运动、呼吸以及食管动力学的变化都会对吞咽功能产生影响。吞咽障碍是指由于下颌、双唇、舌、软腭、咽喉、食管等器官结构和（或）功能受损，不能安全有效地把食物输送到胃内的过程。广义的吞咽障碍概念应包含认知精神心理等方面的问题引起行为和行动异常导致的吞咽和进食问题，即摄食吞咽障碍。吞咽困难是脑卒中等脑部疾病和损伤后常见并发症之一，其发生率为 51%～73%。吞咽障碍患者常因禁食或进食方法不正确，引起脱水、营养不良、吸入性肺炎等并发症，严重者可因窒息而危及生命，因此吞咽障碍的康复治疗极为重要。临床上吞咽障碍的康复治疗涉及临床医疗、言语治疗、临床护理、作业治疗等多个专业。

1. 脑卒中后吞咽困难障碍的原因 分为延髓麻痹和假性延髓麻痹，后者更为多见。延髓麻痹是由于舌咽、迷走和舌下神经的核性或核下性损害引起，表现为进食或饮水时出现呛咳，重症者口常张开，唾液外溢等，局部检查可见舌肌萎缩或有肌束震颤，咽反射消失。假性延髓麻痹是由于双侧大脑皮质或皮质脑干束损害产生，其症状与延髓麻痹相似，但讲话困难比吞咽障碍更为明显；咽反射存在或减弱，常伴有强哭强笑等情感反应和构音障碍。在首次发病 CT 仅见单侧病灶者中也有 30%～40% 出现吞咽功能障碍，但一般症状轻，多在 1～2 周内改善，少数（不到 10%）迁延至慢性期，但多不超过 3 个月。

2. 脑卒中后吞咽障碍的临床表现 多表现为口腔期和咽期障碍。常见临床表现有流涎；饮水呛咳，吞咽时或吞咽后咳嗽；进食时发生哽噎，有食物黏着于咽喉内的感觉；吞咽后口腔食物残留；频发的清嗓动作，进食费力、进食量减少、进食时间延长；有食物从口、鼻反流；进食后说话声音沙哑，变湿；反复发热、肺部感染；隐性误吸；进食方式变化（如需要仰头进食，或只能进食黏稠的食物）等。先行期障碍者可表现为摄食开始困难、摄食行为中断或进食速度过快（狼吞虎咽）或食欲低下；有些患者因手部运动时震颤而表现为不能用手抓取食物纳食；有手失用的患者还可以表现为使用餐具的方法错误；有左侧忽略的患者表现为残留放在其左侧的食物等。

3．吞咽功能评定　临床常用的有反复唾液吞咽测试、饮水试验、X 线造影录像检查等，具体方法见《康复评定学》。

4．作业治疗　对于吞咽障碍的患者宜尽早开始吞咽训练，其目的在于防止吞咽肌发生失用性肌萎缩，促进舌和咀嚼肌的运动，改善吞咽反射及吞咽肌的协调性，提高患者生活质量。其中部分训练可与言语治疗配合进行。

（1）吞咽功能训练：目的为预防失用性功能低下，改善吞咽相关器官的运动及协调动作，为经口腔摄取营养做必要的功能性准备。在综合评定的基础上明确患者的问题，由康复小组共同制订训练目标，向患者及家属说明其障碍并使其充分理解训练和配合。常用的训练方法有：

1）口唇运动：紧闭口唇、噘嘴（口唇突出）、咧嘴（口角旁拉）、微笑（嘴角上翘）、鼓腮等。改善食物或水从口中漏出的情况。

2）下颌运动：做尽量张口、闭口、下颌向两侧运动，促进咀嚼功能。

3）舌肌运动：舌体尽力前伸、后缩、上卷、左右摆动、转动，练习舌的灵活性。促进对食团的控制及向咽部输送的能力。

4）冷刺激：用冰冻过的棉棒轻刺激软腭弓、咽后壁和舌后部。

5）声带内收训练：患者深吸气、闭唇憋气 5 秒钟，或做清嗓动作，增加声带闭锁肌功能，避免误吸。

6）咳嗽训练：让患者反复练习咳嗽、清嗓子，促进喉部闭锁。

7）呼吸训练：通过延长呼气、吸气，练习呼吸控制能力，促进喉部闭锁，利于排出吸入或误咽的食物。

（2）进食训练：适用于意识清醒、全身状态稳定、有吞咽反射、少量吸入或误咽能通过随意咳嗽咳出的患者。

1）进食体位：一般取 30°～60° 半卧位、颈部放置枕头使颈部前屈，并将其患侧肩背部垫高，从健侧喂食，使食物在重力作用下从健侧吞咽；对于有左侧忽略者，还有利于把其注意力转向食物。

2）进食餐具：选用适宜的餐具有利于顺利摄食。通常进食用的勺子勺面宜小，且不宜粘上食物。如果由患者自己进食，应根据患者的功能选择餐具，必要时可选用粗把勺子；勺把的长短也要适宜，避免过短。用吸管吸取有困难或控制不良者可以使用挤压容器（如注射器）将食物直接挤入口中。如果使用普通杯子进食时颈部伸展有导致误吸危险者，可以将杯口改造或选用杯口不接触鼻部的杯子（图 7-11）。用一只手舀盘

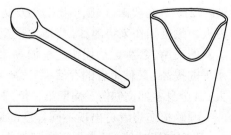

图 7-11　适宜的勺子和杯子

中的食物有困难者,可以帮助其选择边缘倾斜的盘子或在盘子底部放上防滑垫。因意念运动性失用而致进食困难者,可以到病房在进食时间练习用餐具进食;意念性失用者需要进行相应的模拟进餐训练,逐渐过渡到独立用餐具进食。

3)选择食物:患者应从容易吞咽的食物(柔软、密度及性状均一;有适当黏性、不易松散;易于咀嚼,通过咽及食管时容易变形;不易在黏膜上残留)开始进食训练,然后增加进食的量和难度,逐渐过渡到普通饮食。

4)食团在口中的位置:最好把食物放在健侧舌后部或健侧颊部,这样有利于食物的吞咽。

5)一口量:即最适于患者吞咽的每次喂食量。应从小量(3～4ml)开始,逐步摸索出合适的一口量。

6)进食速度:如患者以病前习惯的速度或迫切进食,其进食速度与功能相比过快时,应指导、提醒患者放慢速度,必要时由家属喂食。一般每餐进食的时间控制在45分钟左右为宜。

7)吞咽意识化:当患者不能集中精力进行吞咽动作时,会加大误咽危险,要引导患者注意吞咽节奏,并有意识地用力吞咽。

8)咽部残留食物的去除:①反复吞咽,即每次吞咽食物后,反复多做几次空吞咽,使食团全部咽下,然后再次进食。②交替吞咽,即固体和流质交替。③点头式吞咽,即颈部后仰挤出会厌部的残留食物,接着在做点头动作的同时进行吞咽。

9)调整进食环境:对于有吞咽障碍的患者应注意调整进食环境,以便于吞咽,防止误咽。通常患者应在安静的环境下进食,以避免注意力分散,另外,在进食时讲话有时会使患者忘记吞咽动作而导致误咽,应给予注意。

吞咽困难的治疗涉及多学科、多专业的通力合作,除积极处理原发病外,应提倡综合训练,包括肌力训练、指导排痰、上肢进食功能训练、食物调配、餐具选择、辅助具的选择与使用、进食前后口腔卫生的保持等,凡与摄食有关的因素均应该考虑在内。

第二节 颅脑损伤

一、概述

颅脑损伤(traumatic brain injury, TBI)是指各种致伤因素作用于头部,导致脑组织结构的破坏或功能障碍。根据不同国家不同时期的流行病学资料统计,颅脑外伤的发病率在各种类型的创伤中居于首位,或仅次于四肢损伤,占全身各部位损伤的9%～21%。在我国,颅脑损伤的年发病率为55.4/10万人,在美国,年发病率为100/10万人。颅脑损伤来势凶猛,病情危重,变化迅速,致残率和死亡率都较高。高速交通工具的应用、各种运动损伤的增加等,使颅脑外伤的发病率呈继续增高趋势,而医疗水平的提高,又使患者的存活率升高。近年来,我国每年新增颅脑损伤患者约60万人,占全身各部位创伤发病率第二位,死亡率、致残率居首位。

颅脑损伤患者可出现不同程度的运动和感觉功能障碍,同时伴有认知和感知功能、语言交流功能、日常生活自理能力、行为、心理以及社会交往等方面的障碍。这些功能障碍导致了较高的致残率,严重影响患者的生活和工作,给患者个人、家庭及社会带来很大影响和沉重负担。颅脑外伤康复的难度较大且复杂,不仅是肢体运动功能的康复,还包括中枢高级功能障碍的康复,疗程长且费用高。因此,积极开展早期康复,预防颅脑损伤的并发症、减少后遗症,使患者受损功能得到最大限度的恢复和代偿,具有重要意义。

二、临床表现及功能障碍

由于受致伤机制、受伤部位、伤情轻重、就诊时机等因素影响,颅脑损伤的临床表现差异较大。主要包括运动功能障碍、感知觉障碍、认知障碍,及日常生活自理能力、心理和社会交往等方面的障碍。

1.意识障碍 根据意识障碍的程度可分为嗜睡、昏睡、浅昏迷和深昏迷。不同程度的意识障碍往往预示伤情的轻重程度,而意识障碍程度的变化又提示病情的好转或恶化。

2.运动功能障碍 表现是多方面的,如肌力减弱、关节活动受限、姿势不良、异常运动模式、运动整合能力丧失等。其中一些与脑卒中的障碍相类似,一些由于其认知、行为和情绪障碍所致而具有特殊性。

3.感觉障碍 大脑皮质的感觉区域受损可引起感觉异常或缺失。

4.知觉障碍 知觉功能障碍的种类与病变部位有关。常见类型有失认症及失用症,具体分型的评估及训练方法请参见相关章节。

5.认知障碍 包括注意、记忆、思维、言语及心理等功能障碍。主要表现为注意力降低、记忆减退、动作开始及终止能力受损、安全感降低和判断能力受损、反应迟钝、执行功能困难和抽象思维能力障碍等,严重影响患者的日常生活活动与社会交往。

6.性格、情绪及行为异常 性格异常可表现为焦虑、抑郁、易怒、易冲动等,情绪异常多表现为沮丧、情绪不稳、焦虑、感情淡漠、呆傻、神经过敏等,行为异常可表现为躁动不安、易激惹、易冲动甚或有攻击性行为等。

7.其他功能障碍 如吞咽障碍、言语障碍、脑神经损伤、社会心理障碍及日常生活活动能力障碍等。

三、检查与评估

1.颅脑损伤严重程度的评定 意识障碍的程度与持续时间、伤后遗忘持续时间是判断颅脑损伤严重程度的指标。

(1)急性期损伤严重程度的评定:用格拉斯哥昏迷量表(Glasgow coma scale,GCS)定量评定患者的昏迷程度,这是反映颅脑损伤严重程度的一个可靠指标。该方法检查颅脑损伤患者的睁眼反应(E)、言语反应(V)和运动反应(M)三项指标,将上述三项总分作为判断伤情轻重的依据(表7-3)。记录方式为E___V___M___字母中间用数字表示,如E3V3M5=GCS11。量表最高计分15分,为正常;最低3分。评分等于或大于13分为轻度损伤,9~12分为中度损伤,8分或8分以下为昏迷,意味着严重损伤。

表 7-3　格拉斯哥昏迷量表

检查项目	患者反应	评分
睁眼反应	1. 无睁眼	1
	2. 疼痛刺痛睁眼	2
	3. 语言命令睁眼	3
	4. 自然睁眼	4
言语反应	1. 无语言反应	1
	2. 无意义的声音	2
	3. 无意义的语言	3
	4. 语言含糊	4
	5. 定向力好	5
运动反应	1. 无运动反应	1
	2. 疼痛刺激伸直	2
	3. 疼痛刺激屈曲	3
	4. 逃避疼痛	4
	5. 疼痛定位	5
	6. 遵嘱运动	6

　　根据 GCS 计分和昏迷时间长短,可将颅脑损伤分为轻、中、重 3 型:①轻度损伤:13～15 分,伤后昏迷 20 分钟以内者;②中度损伤:9～12 分,伤后昏迷 20 分钟至 6 小时者;③重度损伤:总分小于或等于 8 分,伤后昏迷或再次昏迷持续 6 小时以上者。

　　(2) 持续性植物状态的评定(persistent vegetative state, PVS):重度颅脑损伤,若伤后昏迷持续 1 个月仍无反应即进入植物状态(vegetative state, VS),以后可从昏迷中苏醒并逐渐恢复功能。如昏迷时间再延长,即为持续性植物状态,其时间愈长,康复的可能性愈小。我国于 1996 年在南京制定了持续性植物状态(PVS)的临床诊断标准(暂定):①认知功能丧失,无意识活动,不能执行指令;②保持自主呼吸和血压;③有睡眠 - 觉醒周期;④不能理解或表达语言;⑤能自动睁眼或在刺激下睁眼;⑥可有无目的性的眼球跟踪运动;⑦下丘脑及脑干功能基本保存。如果以上症状在脑损伤后持续 1 个月以上,即可定为持续性植物状态。

　　(3) 恢复期伤情严重程度的评定:可根据伤后遗忘(post-traumatic amnesia, PTA)时间的长短进行评定。PTA 是指受伤后记忆丧失到连续记忆恢复所需的时间。对于患者是否仍处于 PTA 之中,还是已恢复了连续记忆,常用 Levin 提出的定向遗忘试验(Galveston orientation and amnesia test, GOAT)(表 7-4)评定。该试验主要通过提问方式了解患者的记忆情况,患者回答不正确时按规定扣分,将 100 减去总扣分即为 GOAT 分。100 分为满分,75～100 分为正常,66～74 分为异常边缘,低于 66 分为异常。一般认为,达到 75 分才能认为脱离了伤后遗忘(PTA)。PTA 持续时间的长短与脑损伤严重性呈高度相关(表 7-5)。

　　2. 认知障碍的评定

　　(1) 认知功能障碍严重程度的评定:认知障碍的轻重是判断颅脑损伤严重程度的重要指标,颅脑损伤认知功能水平分级评定通常采用 Rancho Los Amigos Hospital 的 RLA 标准(表 7-6)。

表7-4　定向遗忘试验

问题		答错扣分
1. 你姓什么,叫什么名字		-2(姓 -1,名 -1)
你何时出生		-4
住在哪里		-4
2. 你现在在哪	如答不出城市名	-5
	如答不出在医院	-5
3. 你是哪一天入院的		-5
你是怎样到医院的	如答不出运送方式	-5
4. 伤后你记得的第一件事是什么(如苏醒过来等)		-5
你能详细描述一下你伤后记得的第一件事吗		-5
(如时间、地点、伴随人等)		
5. 伤前你记得的最后一件事是什么		-5
你能详细描述一下你伤前记得的第一件事吗		-5
6. 现在是几点几分	至多	-5(与正确时间每相差 0.5 小时 -1)
7. 现在是星期几	至多	-5(与正确日期每相差 1 天 -1)
8. 今天是几号	至多	-5(与正确日期每相差 1 天 -1)
9. 现在是几月	至多	-15(与正确月份每相差 1 个月 -5)
10. 今年是哪一年	至多	-30(与正确年份每相差 1 年 -10)

表7-5　伤后遗忘(PTA)时间与脑损伤严重性

PTA	严重性	PTA	严重性
<5 分钟	极轻	1~7 天	重
5~60 分钟	轻	1~4 周	很重
1~24 小时	中	>4 周	极重

表7-6　RLA认知功能水平分级

分级	特点	认知与行为表现
Ⅰ级	没有反应	患者处于深昏迷,对任何刺激完全无反应
Ⅱ级	一般反应	患者对无特定方式的刺激呈现不协调和无目的的反应,与出现的刺激无关
Ⅲ级	局部反应	患者对特殊刺激起反应,但与刺激不协调,反应直接与刺激的类型有关,以不协调延迟方式(如闭着眼睛或握着手)执行简单命令
Ⅳ级	烦躁反应	患者处于躁动状态,行为古怪,毫无目的,不能辨别人与物,不能配合治疗,词语常与环境不相干或不恰当,可以出现虚构症,无选择性注意,缺乏短期和长期的回忆
Ⅴ级	错乱反应	患者能对简单命令取得相当一致的反应,但随着命令复杂性增加或缺乏外在结构,反应呈无目的、随机或零碎性;对环境可表现出总体上的注意,但精力涣散,缺乏特殊注意能力,用词常常不恰当并且是闲谈,记忆严重障碍常显示出使用对象不当;可以完成以前常有结构性的学习任务,如借助帮助可完成自理活动,在监护下可完成进食,但不能学习新信息
Ⅵ级	适当反应	患者表现出与目的有关的行为,但要依赖外界的传入与指导,遵从简单的指令,过去的记忆比现在的记忆更深、更详细

笔记

续表

分级	特点	认知与行为表现
Ⅶ级	自主反应	患者在医院和家中表现恰当,能自主地进行日常生活活动,很少差错,但比较机械,对活动回忆肤浅,能进行新的活动,但速度慢,借助机构能够启动社会或娱乐性活动,判断力仍有障碍
Ⅷ级	有目的反应	患者能够回忆并且整合过去和最近的事件,对环境有认识和反应,能进行新学习,一旦学习活动展开,不需要监视,但仍未完全恢复到发病前的能力,如抽象思维,对应激的耐受性,对紧急或不寻常情况的判断等

（2）Loewenstein 认知功能评定量表：该量表是目前作业疗法中较为系统的评定方法,与其他方法相比,具有信度、效度高,项目简化,费时少等优点。

（3）Halstead-Reitan 成套神经心理学评定。

3.感知觉障碍的评定 有关失认症、失用症的评定。

4.情绪障碍的评定 多采用汉密尔顿焦虑量表（Hamilton anxiety scale, HAMA）和汉密尔顿抑郁量表（Hamilton depression scale, HAMD）。

5.日常生活活动能力的评定 可采用改良 Barthel 指数和功能独立性评定。

6.其他功能障碍的评定 主要包括吞咽障碍、言语障碍、脑神经损伤、感觉障碍及运动功能障碍的评定等。

7.颅脑损伤结局的评定 常用 Glasgow 结局量表预测颅脑损伤的结局（表7-7）

表7-7 Glasgow 结局量表

分级	简写	特征
Ⅰ死亡	D	死亡
Ⅱ持续性植物状态	PVS	无意识、无言语、无反应,有心跳呼吸,在睡眠觉醒阶段偶有睁眼、哈欠、吸吮等无意识动作,从行为判断大脑皮质无功能。特点:无意识,但仍存活
Ⅲ严重残疾	SD	有意识,但由于精神、躯体残疾或由于精神残疾而躯体尚好而不能自理生活。记忆、注意、思维、言语均有严重残疾,24 小时均需他人照顾。特点:有意识,但不能独立
Ⅳ中度残疾	MD	有记忆、思维、言语障碍、极轻偏瘫、共济失调等,可勉强利用交通工具,在日常生活、家庭中尚能独立,可在庇护性工厂中参加一些工作。特点:残疾,但能独立
Ⅴ恢复良好	GR	能重新进入正常社交生活,并能恢复工作,可遗留各种轻度的神经学和病理学缺陷。特点:恢复良好,但仍有缺陷

四、方案与实施

（一）作业治疗原则

颅脑损伤患者病情重,卧床时间长,体质差,机体抵抗力降低,除疾病本身造成各种功能障碍外,还易发生各种并发症。积极有效的作业治疗措施可以减轻或消除患者的功能缺陷,最大限度地恢复正常或较正常的生活、劳动能力,并能参加适当的社会活动。作业治疗原则为:早期介入,全面康复;长期康复,循序渐进;个体化方案,家属参与。

1. 早期介入，全面康复 脑损伤患者的病情复杂且快速多变，所引起的功能障碍是多方面的，在急性期早期介入预防性的康复措施是康复治疗效果的关键。一般认为，一旦病情（包括基础疾患、原发疾患、并发症等）稳定 48～72 小时后，即使患者意识尚未恢复，康复性处理措施就应当加以考虑应用。同时，针对颅脑损伤的治疗，需要多学科、多种专业人员的共同努力、配合，采取综合康复治疗手段，从不同方面帮助患者全面恢复，以保证康复治疗效果。

2. 长期康复，循序渐进 颅脑损伤的康复是长期的、艰巨的，从急性期到恢复期贯彻始终，少数患者甚至终生都需要进行康复治疗。一般躯体运动功能的恢复先于认知功能，躯体方面的障碍在 1 年内大多已经趋于稳定，而认知、行为及社会心理方面的康复则是长期性的。行为、情绪、认知障碍又严重影响康复训练的正常进行及训练效果，故应首先处理。作业治疗难度由简单到复杂，时间由短到长，康复措施由被动到主动，逐步增强患者对作业治疗的信心。

3. 个体化方案，家属参与 颅脑损伤所引起的功能障碍多种多样，个体差异很大，作业治疗目标与计划应因人而异，作业治疗措施的强度应取决于患者的体质和伤情的稳定性。中、重度颅脑损伤患者的康复往往需要持续多年，一些患者可能需要长期照顾，甚至是终生。此种情况下，一些日常不复杂的辅助性作业活动及训练，由其家属继续执行是最为现实、可靠的。因此，颅脑损伤的作业治疗，应将其家属作为治疗组成员之一，需家属的积极配合、共同参与。

（二）作业治疗方法

1. 一般康复处理 急性卧床期，不论患者意识状态如何，一般康复治疗措施应包括：

（1）良肢位摆放：床上正确姿势与体位的摆放，使患者感觉舒适、处于对抗痉挛模式及预防关节挛缩、变形和异常姿势的体位。为了预防或避免皮肤受损，可使用气垫床、充气垫圈等，预防压疮的发生。

（2）定时翻身与拍背：每 2 小时变换体位，每次翻身时用空掌从患者背部肺底部向上拍打至肺尖部，帮助患者排痰。并指导患者做体位引流排痰，保持呼吸道通畅。可由作业治疗师指导家属操作。

（3）维持和改善关节活动度：应尽早活动，帮助患者进行各关节的被动或辅助活动，对易于短缩的肌群与软组织进行牵拉、伸展，必要时应用矫形器固定关节于功能位。

2. 促醒治疗 颅脑损伤患者会出现不同程度的意识障碍，综合促醒治疗是早期作业治疗的一项重要内容。通过听觉、触觉、视觉等多种刺激，帮助患者苏醒，促进意识恢复。家属应积极配合进行亲情唤醒。观察患者面部表情或脉搏、呼吸、睁眼等变化对各种刺激的反应。

（1）听觉刺激：音乐或语言刺激。例如，①声音刺激：用录音机或电视机等，定时播放患者伤前比较喜欢、熟悉的音乐、节目；②亲情唤醒：亲属经常呼唤患者的名字，定时与患者说话、耳语，特别是患者既往比较关心、喜欢的话题。

（2）触觉刺激：嘱家属经常抚摸患者的头面部、体表，或梳头、洗脸，从肢体远端至近端擦拭患者肢体皮肤等。可同时结合语言的抚慰。

（3）视觉刺激：利用不断变化的五彩灯光照射患者头面部，或让患者注视亲人、熟悉物体之照片，或者仅注视周围环境中的人、物等。

（4）运动觉刺激：治疗师或家属每天被动活动患者的四肢关节。

3. 感知障碍的康复　知觉障碍是颅脑损伤的常见症状，可影响康复训练的顺利进行，作业治疗应先行处理，加强相关训练。

（1）单侧忽略

1）加强忽略侧感觉刺激：①对忽略侧肢体的皮肤进行冷热刺激、拍打、按摩、挤压、擦刷等感觉刺激；②治疗师及家庭成员在与患者交谈及训练时，尽可能站在患者忽略侧，并不断提醒患者集中注意其忽略的一侧；③训练患者对忽略侧进行有意识的视扫描，如面对镜子梳头、穿衣、修饰等，增加患者对患侧的关心和注意。

2）环境调整：①在忽略侧放置色彩鲜艳的物品或灯光提醒其对患侧的注意；②将床头柜、电视机及患者的日常用品等放在忽略侧，鼓励患者健侧上肢越过中线在患侧进行作业活动。

3）主动或被动活动忽略侧肢体：①要求患者做双手十字交叉（Bobath 握手）活动及双手对称性活动，必要时可用健手辅助患手；②鼓励患者患侧卧位，翻身时患者Bobath 握手，双上肢和躯干一起翻向对侧。

4）促进患者重视忽略侧：如良好的肢体位摆放，家属及治疗师的口语提醒、暗示，用音乐等声音从忽略侧对患者进行听觉刺激，阅读时可在忽略侧用彩色线条标出或放上颜色鲜艳的规尺给予视觉暗示。

（2）Gerstmann 综合征

1）左、右失认：反复辨认身体的左方或右方，辨认左方或右方的物体。左右辨认训练可贯穿于作业治疗及日常生活活动中。

2）手指失认：给患者手指各种触觉刺激，让其说出该手指的名称，反复在不同手指上进行。也可教患者做手指运动，如屈示指、对指捏、做数字手势等。

3）失算：给患者以能自动出现数目的作业，让他辨认和熟悉其中的数字。如玩扑克牌、投骰子等游戏性活动，提供患者熟悉和辨认数字的机会；让患者进行算术运算，难度从易到难，并给予适当指导；也可进行模拟购物等训练。

4）失写：可从描写、抄写、书写姓名等开始。辅助患者书写并告知写出材料的意义，着重训练健手书写。

（3）结构性失用：让患者按治疗师要求用积木、拼板等构成不同图案，如用彩色积木拼图；训练患者对家庭常用物品进行排列、有次序地堆放等。治疗师示范，患者模仿。开始练习时可一步一步给予较多的暗示、提醒，遵循从易到难、从平面到立体的原则，逐渐增加难度。

（4）运动性失用：训练活动开始前，治疗师与患者一起讨论活动的方法与步骤，并把活动步骤逐一示范给患者看，然后提示或手把手地教患者一步一步学习并完成活动。如训练患者完成刷牙运动，治疗师可把刷牙动作分解、示范给患者，然后提示患者一步一步完成。也可以将牙刷放在患者手中，通过触觉提示完成一系列刷牙动作。需要给予大量的暗示、提醒，反复训练，改善后可减少暗示、提醒等，并加入复杂的动作。

（5）穿衣失用：教给患者辨别各类衣服、分清衣服的各个部位，以及它们与身体某个部位的对应关系。训练时，治疗师可一步一步地用暗示、语言提醒，或手把手教授患者穿衣。最好在衣服的左右、领口、袖口处作上明显的记号以引起注意。

4. **认知障碍的康复**　认知障碍主要表现为注意、记忆、问题解决等障碍。

(1)注意障碍的康复：注意障碍的康复是认知康复的中心问题，只有纠正了注意障碍，记忆、学习、解决问题等认知障碍的康复才能有效进行。注意障碍的康复训练应遵循以下原则：①确信患者有注意能力，是每次训练时给予口令、提供信息或改变活动的前提；②避免干扰，提供一个安静的治疗环境，并教会患者主动观察周围环境，排除不利因素的影响；③应用功能性活动治疗，选择患者感兴趣的熟悉的生活活动；④当注意力改善时，应逐渐增加治疗时间和难度；⑤鼓励家属参与、配合，监督、指导患者在生活活动中应用训练所学的技巧。

1)分类训练：注意可分为连续性注意、选择性注意、交替注意及分别注意等。训练内容应根据注意障碍成分的不同，分清轻重缓急，精心设计与安排。操作多以纸笔练习形式进行，要求患者按指示完成；或对录音机、计算机中的指示做出适当反应。原则上每天进行。

2)实践性活动：让患者模仿、参与简单的任务性活动或游戏，并在规定时间内完成。如分拣豆类、击鼓传花游戏、抛接球、搭积木、拼图等，逐渐增加任务的复杂性，以改善注意力、加强注意的目的性。

3)电脑辅助法：电脑游戏等软件对注意的改善有极大帮助。特别是近年来应用逐渐广泛的虚拟现实技术，通过身临其境的感觉、丰富多彩的画面、声音提示及主动参与(使用特制的键盘与鼠标)，能够强烈吸引患者的注意，根据注意障碍的不同成分，可设计不同程序，让患者操作完成。

(2)记忆障碍的作业治疗：应依据认知功能恢复的不同时期(RLA 标准)、不同障碍程度，采用不同的治疗策略：早期(Ⅱ、Ⅲ)：对患者进行躯体感觉方面的刺激，提高其觉醒能力，使其能认出环境中的人和物。中期(Ⅳ、Ⅴ、Ⅵ)：减少患者的定向障碍和言语错乱，进行记忆、注意、思维的训练。后期(Ⅶ、Ⅷ)：增强患者在各种环境中的独立和适应能力，提高中期训练中各种功能的技巧，并推广到日常生活中。

1)环境适应：适用于记忆系统失去足够功能的患者。运用环境能影响行为的原理，通过环境重建，满足患者日常生活的需要。基本方法是：①保持恒定、重复的常规和环境，将各种常用物品根据患者的需求放置，或强调按一定规律摆放；②简化环境，控制环境中信息的量和呈现条件；③充分利用环境中的记忆辅助物。

2)辅助性策略：让患者学会利用身体外在辅助物或提示来帮助记忆的方法。如利用日记本、日历、活动日程表等，记录活动安排，按计划执行。或应用某些记忆提示工具，如闹钟、手机、标签等辅助物提醒患者。将常用工具放在最容易见到和拿到的地方。

(3)思维障碍的训练：脑外伤可引起推理、分析、综合、抽象、概括等认知障碍，常表现为解决问题的能力降低。训练解决问题的能力，有助于改善思维障碍。常用方法有：

1)提取信息训练：给患者一幅图画或播放动画片、新闻纪录片等，让患者尽可能多地复述出不同种类的信息。

2)物品分类训练：提供动物、衣物、食品等多种物品的彩色图片，打乱后让患者根据用途、种类等进行分类、配对。

笔记

3）排序训练：如数字排序、简单作业活动动作步骤的排序（如刷牙）等。

4）推理训练：可用续编故事结局法、连锁提问法、情景设疑法等。例如，讲个不完整的故事，让患者设想几种结局。

5. 行为障碍的康复　行为异常的治疗目标是设法消除患者不正常的、不为社会所接受的行为，促进其亲近社会的行为。

（1）环境管理：创造适合于行为治疗的环境，是改变不良行为的关键。①稳定限制的住所与结构化的环境，可避免或减少环境中不良因素的刺激；②减少或降低环境中刺激水平和患者周围认知的复杂性，降低患者的认知混乱；③避免患者自伤或伤害别人，降低不恰当行为的发生概率；④对恰当行为提供积极的反馈；⑤允许患者一定程度的情感宣泄，为不安情绪提供宣泄的方式等。这需要所有工作人员和家属的共同努力，遵守同一个严格的行为规范。

（2）行为治疗：这项治疗技术是通过修饰某一行为，来抑制或鼓励某一行为模式。奖励会强化特殊的行为反应，应遵循以下原则：①对所有恰当的行为进行奖励；②在不恰当行为发生后的短时间内，拒绝一切奖励性刺激；③一旦不恰当行为出现，应用预先声明的惩罚。适用于患者在日常生活中的所有活动。

6. 运动障碍的康复　参见本书相关章节内容。

7. 日常生活能力训练　日常生活能力的训练逐步扩展到出院后的家庭生活技能，康复训练的地点可从医院扩展到社区及家庭。

8. 心理指导及健康教育　颅脑损伤病情稳定后，需长时间进行精心的护理和康复训练，此时患者及家属易产生焦虑、烦躁情绪，应指导家属让患者时刻感到被关怀、理解和支持，增强患者的自信心。鼓励家属尽早参与患者的作业治疗，接受患者残疾现实的存在，熟悉残疾情况，教会家属为患者提供帮助的技能等。

9. 其他　还可使用运动再学习、镜像疗法、强制使用以及药物疗法等进行治疗。

（三）作业治疗实施

颅脑损伤的作业治疗可分为三个阶段进行，即急性期、恢复期和后遗症期。

1. 急性期作业治疗　患者生命体征稳定，特别是颅内压 24 小时持续稳定在 2.7kPa（20mmHg）以内，即可开始作业治疗。

（1）治疗目标：稳定病情，预防各种并发症，提高觉醒能力，促进创伤后行为障碍的恢复，促进功能恢复。

（2）治疗方法

1）一般康复处理。

2）促醒治疗。

3）伤后遗忘的作业治疗：伤后遗忘患者学习新信息的能力最低或不存在，在伤后遗忘早期，可应用视觉记忆法、地图作业、日常生活活动训练等进行治疗。

4）情绪行为异常的作业治疗：在伤后遗忘期间，部分患者有认识混乱、情感极度不稳定、活动过度、有身体或言语性攻击，患者易被激怒，对工作人员、家庭成员等有粗俗的不适当行为。作业治疗措施包括：①排除诱因：排除引起躁动不安的一些原因，如睡眠不良、营养不良及电解质紊乱等；②环境管理：保持环境安静，限制不必要的声音、人员，尽可能固定专人护理及治疗等；③行为治疗：允许患者适当宣泄情感。参见前文"行为障碍的康复"。

2. 恢复期作业治疗 急性期后，生命体征已稳定 1~2 周，病情稳定，即可开始恢复期作业治疗。

（1）治疗目标：最大限度地恢复患者的运动、感觉、认知、语言等功能，提高生活自理能力，提高生存质量。

（2）治疗方法

1）认知障碍的作业治疗：不同形式、程度的认知功能障碍，是所有损害中影响患者最终康复结局的最重要因素。认知功能障碍的作业治疗，应贯穿康复治疗的全过程。方法同前述。

2）感知障碍的作业治疗。

3）行为障碍的作业治疗。

4）运动障碍的作业治疗：参见相关章节内容。

5）日常生活能力训练：参见相关章节内容。

6）运动再学习、镜像疗法、强制使用：参见相关章节内容。

3. 后遗症期作业治疗 各功能障碍已有不同程度恢复，作业治疗应以促进患者重新融入家庭及社会的训练为主。

（1）治疗目标：使患者学会应付功能不全状况，增强患者在各种环境中的独立和适应能力，回归家庭与社会。

（2）治疗方法

1）维持或强化认知等障碍的作业治疗：利用家庭或社区环境，尽可能开展力所能及的认知与语言训练，如读报纸、看电视、交流表达训练等，以维持或促进功能进步，预防功能退化。

2）加强日常生活能力训练：强化患者生活自我料理的能力，各种自助具的应用，参加力所能及的社区活动等。

3）矫形器与轮椅的训练：当患者功能无法恢复到理想状况时，患者应学会正确使用矫形支具与轮椅。

4）复职前训练：对于青壮年患者，当认知、运动功能等基本恢复后，应同时进行就业前的专项技术技能训练，以利于重返工作岗位。

第三节 脊 髓 损 伤

一、概述

脊髓损伤（spinal cord injury，SCI）是由于外伤、疾病和先天因素导致损伤平面以下的运动、感觉功能部分或全部障碍，常发生在青壮年人群中，年龄在 40 岁以下者约占 80%，男性比女性多 4 倍左右。脊髓损伤的原因包括交通事故、高处坠落、打击伤或砸伤、运动损伤以及暴力伤等。另外，脊髓损伤也可因炎症、肿瘤、血管病变等引起。致伤暴力导致的脊柱损伤是外伤性脊髓损伤（特别是继发性脊髓损伤）的主要原因。脊髓损伤最常见的部位为颈段，所占比例超过 50%，其次为胸腰段。目前我国尚无全国发病率的准确统计，但现有脊髓损伤患者已超过 100 万人，并以每年约 1 万人的速度递增。

脊髓损伤后致残率很高，多遗留四肢瘫或截瘫，以及二便障碍和性功能障碍等。由于治疗困难，伤后障碍多、并发症多，其治疗费用也相当高昂；同时由于患者部分或全部丧失生活自理能力和工作能力，给个人、家庭和社会带来沉重的经济负担。

专业、系统的康复训练对脊髓损伤而言是行之有效的治疗方法。通过实施作业治疗不仅可有效预防各种并发症的发生，还可以使患者充分发挥残留功能，最大限度地降低致残率，提高患者生活质量。研究显示，尽早开展全面系统的康复治疗，可显著缩短住院时间，降低医疗费用，有利于患者早日回归家庭和社会。

二、临床表现及功能障碍

脊髓损伤患者表现为损伤平面以下脊神经功能障碍，主要有运动功能障碍、感觉功能障碍、呼吸障碍（见于高位损伤患者）、平衡障碍、膀胱控制障碍、直肠控制障碍、自主神经调节功能障碍、性和生殖功能障碍、日常生活活动能力受限、社会参与能力受限以及心理障碍等。不同病因、不同类型、不同平面、不同程度脊髓损伤的临床表现千差万别。典型的横贯性损伤表现为损伤平面以下的感觉和运动功能障碍。

1. 脊髓休克　表现为损伤平面以下感觉、运动和反射（包括球海绵体反射、肛门反射）的暂时丧失。即脊髓损伤后受损平面以下立即出现肢体的弛缓性瘫痪，肌张力低下或消失，深浅感觉完全丧失，呈无张力性（充盈性）尿便失禁。如无器质性损伤（脊髓震荡），数日至数周内可以完全恢复，无神经系统后遗症状残留；如有器质性损伤（脊髓挫伤、断裂伤），休克过后将残留轻重不同的功能障碍。在脊髓休克中常难以判断脊髓损伤是功能性阻断还是解剖上的横断，出现球海绵体反射、肛门反射是脊髓休克消失的最早表现。脊髓休克消失的早或晚，是一个重要的预后指征。

2. 运动障碍　脊髓损伤平面以下脊神经所支配肌肉的功能部分或全部丧失，表现为随意运动消失或肌力下降。颈髓损伤表现为四肢瘫；胸段以下损伤表现为截瘫。在损伤急性期表现为弛缓性瘫痪，可持续数周，然后高位截瘫者进入痉挛期。

3. 感觉障碍　脊髓损伤的部位、程度不同，感觉障碍的临床特点不同。不完全性脊髓损伤：①前部损伤，表现为损伤平面以下痛觉、温度觉迟钝或消失；②后部损伤，表现为损伤平面以下的深感觉障碍；③半侧损伤，损伤侧本体深感觉障碍，对侧痛、温觉障碍。完全性脊髓损伤，在脊髓休克期过后各种感觉无恢复，损伤平面以下所有感觉完全消失。

4. 呼吸功能障碍　损伤平面越高对呼吸的影响越严重。呼吸肌麻痹、呼吸肌力量不足、呼吸量减少、咳痰无力及排痰不畅等常易引发呼吸道及肺部感染。

5. 排便功能障碍　①膀胱功能障碍：脊髓休克期常表现为尿潴留，休克期过后，骶髓平面以上的损伤可形成自动反射膀胱，但不能随意排尿；骶髓或骶神经根损伤可出现尿失禁或尿潴留。②直肠功能障碍：脊髓休克期常表现为大便失禁；休克期过后多数表现为便秘。

6. 心理障碍　脊髓损伤后患者往往经历一系列心理变化，如焦虑和抑郁、情感障碍等，甚者会产生轻生的念头。

7. 并发症　脊髓损伤可导致机体多系统、多器官功能紊乱，出现各种并发症，如压疮、泌尿系感染、痉挛、直立性低血压、神经病理性痛、体温控制障碍、自主神经反射亢进、骨质疏松、异位骨化、下肢深静脉血栓等。

三、检查与评估

脊髓损伤后，及时、准确的神经功能检查和对损伤程度的正确评价，对制订康复治疗方案有重要指导意义。

（一）脊髓损伤的评定

目前，脊髓损伤的评定普遍采用美国脊髓损伤协会（American spinal injury association, ASIA）制订的脊髓损伤神经功能分类标准。

1. 脊髓损伤水平的评定　以最低一个功能完整的节段为脊髓损伤平面，需要根据各节段脊髓所支配肌肉的肌力及皮肤感觉检查来判定。

（1）运动平面的确定：运动平面的确定通过关键肌来确定。关键肌是确定运动平面的标志性肌肉。

1）运动评分：依据 ASIA 制订的标准，分别检查躯体两侧 10 对关键肌的肌力（表7-8）。根据徒手肌力评分法，将肌力分（0~5 级）作为分值，把各关键肌的分值相加。正常者每侧得分最高 50 分，两侧运动功能总积分为 100 分。

表 7-8　运动平面关键肌及评分

右侧评分	神经节段	关键肌	左侧评分	右侧评分	神经节段	关键肌	左侧评分
	C_5	肘屈肌群			L_2	髋屈肌群	
	C_6	腕伸肌群			L_3	膝伸肌群	
	C_7	肘伸肌群			L_4	踝背伸肌群	
	C_8	指屈肌群			L_5	踇长伸肌群	
	T_1	指外展肌群			S_1	踝跖屈肌群	

2）运动平面的确定：运动平面是指脊髓损伤后保持运动功能的最低脊髓神经节段（肌节），身体两侧可以不同。将肌力 3 级的关键肌作为运动神经平面，但该平面以上关键肌的肌力必须正常（5 级）。例如，C_7 支配的关键肌无任何活动，C_6 支配的肌肉肌力为 3 级，C_5 所支配肌肉的肌力为 5 级，则该侧的运动平面在 C_6。

（2）感觉平面的确定：神经感觉平面的确定采用感觉关键点法。感觉损伤平面关键点指感觉神经平面的皮肤标志性部位。

1）感觉评分：依据 ASIA 制订的标准，检查躯体两侧的 28 对皮肤关键点（表 7-9）。每个关键点要检查针刺觉及轻触觉，并按三个等级分别评定打分。0= 缺失；1= 障碍（部分障碍或感觉改变，包括感觉过敏）；2= 正常；NT= 无法检查。每种感觉分为左、右两侧评分，正常每侧最高得分 56 分，两侧针刺觉和轻触觉的总积分各为 112 分。

2）感觉平面的确定：感觉平面是指身体两侧具有正常感觉功能的最低脊髓节段。确定感觉平面时，须从 C_2 节段开始检查，直到针刺觉或轻触觉少于 2 分的平面为止。由于左右两侧的感觉平面可能不一致，因此需分别评定。

（3）脊髓神经损伤水平的确定：通过对两侧感觉平面和运动平面的检查来确定脊髓损伤水平。

表7-9 感觉平面检查的关键点及评分

右侧评分	神经节段	检查部位	左侧评分	右侧评分	神经节段	检查部位	左侧评分
	C_2	枕骨粗隆			T_8	第8肋间（T_7~T_9之间）*	
	C_3	锁骨上窝			T_9	第9肋间（T_8~T_{10}之间）*	
	C_4	肩锁关节的顶部			T_{10}	第10肋间（平脐）*	
	C_5	肘前窝的外侧面			T_{11}	第11肋间（T_{10}~T_{12}之间）*	
	C_6	拇指近节背侧皮肤			T_{12}	腹股沟韧带中点	
	C_7	中指近节背侧皮肤			L_1	T_{12}与L_2之间上1/3处	
	C_8	小指近节背侧皮肤			L_2	大腿前中部	
	T_1	肘前窝的尺侧面			L_3	股骨内侧髁	
	T_2	腋窝顶部			L_4	内踝	
	T_3	第3肋间*			L_5	足背侧第3跖趾关节	
	T_4	第4肋间（乳线）*			S_1	足跟外侧	
	T_5	第5肋间（T_4~T_6之间）*			S_2	腘窝中点	
	T_6	第6肋间（剑突水平）*			S_3	坐骨结节	
	T_7	第7肋间（T_6~T_8之间）*			S_4~S_5	肛门周围（作为1个平面）	

注：* 指位于锁骨中线上的关键点

1）脊髓损伤水平的综合判断以运动平面为主要依据：对于无法应用徒手肌力检查法的肌节，如 C_1~C_4、T_2~L_1、S_2~S_5，运动平面可参考感觉平面来确定。C_4 损伤以膈肌作为运动平面的主要参考依据。

2）损伤平面的记录：评定时需分别检查身体两侧的运动损伤平面和感觉损伤平面，并分别记录。用左侧、右侧感觉节段及左侧、右侧运动节段来表示神经平面。

（4）脊髓功能部分保留区：完全性脊髓损伤的脊髓神经损伤平面以下 1~3 个脊髓节段中仍有可能保留部分感觉和运动功能，脊髓损伤水平与脊髓功能完全消失水平之间的脊髓节段范围称为脊髓功能部分保留区。应分别记录身体两侧的感觉和运动功能。依据 ASIA 标准，完全性损伤是指最低骶段（S_4~S_5）的感觉和运动功能完全消失，若骶段有感觉和（或）运动功能的保留则为不完全性损伤。

2. 脊髓损伤程度的评定 根据 ASIA 损伤分级来确定脊髓损伤程度（表7-10）。损伤分级以最低骶节（S_4~S_5）有无残留功能为准。

表7-10 ASIA 脊髓损伤程度分级

分级	损伤程度	临床表现
A	完全性损伤	骶段（S_4~S_5）无任何感觉和运动功能保留
B	不完全性损伤	损伤平面以下包括骶段保留感觉功能，但无运动功能
C	不完全性损伤	损伤平面以下保留运动功能，超过50%的关键肌肌力<3级
D	不完全性损伤	损伤平面以下保留运动功能，超过50%的关键肌肌力≥3级
E	正常	感觉和运动功能正常

3. 颈髓损伤上肢功能评价（Zancolli 法） 专门针对颈髓损伤患者使用。该评价方法是将肘关节、腕关节和手指各个关节的功能按照脊髓节段进行分类，能够表明各

关节活动与脊髓节段的关系，从而对上肢运动功能进行精细、准确的评价，是指导临床作业治疗的重要评价方法。

4.日常生活能力评定

(1)截瘫患者日常生活能力评定：可采用改良Barthel指数和功能独立性测量。

(2)四肢瘫患者日常生活能力评定：可用四肢瘫功能指数(quadriplegic index of function，QIF)评定量表。

5.其他功能的评定　脊髓损伤患者身体水平的康复评定，还包括神经源性膀胱的评定、性功能障碍评定、心肺功能评定及心理功能评定等。

四、方案与实施

(一)作业治疗原则

1.早期介入，持之以恒　脊髓损伤一旦发生，临床治疗的同时即应开始床旁康复措施，及早进行康复干预，以预防并发症和减轻残疾程度。脊髓损伤后会立即出现全身多系统的功能障碍，在脊柱稳定性得到确定之后，康复治疗将是促进脊髓功能改善、提高生活质量、回归家庭和社会的重要手段，而作业治疗是脊髓损伤患者从医院回到家庭或社会的桥梁和纽带。脊髓损伤康复需要持续一定时间才能获得显著疗效。故需要长期坚持不懈，甚至维持终生。

2.综合治疗，主动参与　康复治疗方案一般由临床医师、康复医师、护士、物理治疗师、作业治疗师、心理医生及其他相关科室人员组成的康复小组共同制订、执行，发挥其协同治疗作用。但在整个康复治疗过程中，患者应成为康复治疗小组的核心，是重要的主动参与者，而不是被动的接受者。患者应学会自我管理，强化作业训练效果，这是作业治疗成功的关键。

3.因人制宜　即个体化原则，作业治疗师应对患者的身体、心理及日常生活活动能力进行全面评价，针对存在的问题，决定优先治疗和重点改善的功能项目，从而维持、改善和补偿患者的功能，最大限度地帮助患者改善或提高其在生活自理、职业活动和社会生活等方面的能力，通过作业治疗使患者获得最理想的独立性和功能性，回归家庭、社会，获得身心功能的全面康复。

(二)作业治疗目标

根据患者的需求、身体功能和能力的评定结果，并结合其社会背景、文化背景、心理因素、环境因素及经济状况等综合考虑，既要重视躯体功能的提高与恢复，还要关注患者的精神、心理方面的功能与能力发展，以全面提升患者的独立生活能力，改善其生活质量，回归社会。总体作业治疗目标包括维持、改善和补偿丧失的功能，实现最大程度的功能独立和回归社会。包括：①维持或增加关节活动度，预防挛缩；②增加失神经和部分失神经支配肌肉的力量；③增加体能与耐力，控制或减少并发症的发生；④通过家居、社区和工作环境的改造，使患者最大限度的安全和独立；⑤为患者推荐必需、耐用的医疗和适应性用具，并指导使用和保养方法，促进自我照料、移动、家务等，实现最大程度的功能独立；⑥发展娱乐兴趣，做好心理调整，促进社会交往；⑦发展职业潜能，帮助患者发展与建立社会支持力量，争取实现再就业。

（三）作业治疗

1. 保持良肢位 保持肢体处于功能位，预防压疮、肢体挛缩及肌肉痉挛等并发症的发生。必要时可以使用矫形器具。

（1）仰卧位：两腿之间放一枕头，髋关节伸展并轻度外展，膝关节下垫毛巾卷保持微屈，踝背屈及足趾伸展。高位颈髓损伤者，在仰卧位时肩关节应摆放于轻度外展、屈曲位；肘关节伸展位，特别是肱二头肌肌力残存、肱三头肌麻痹时预防肘关节屈曲挛缩非常重要；肩下方应垫起以预防肩胛带后缩，并使两手的位置高于肩部，预防上肢水肿。肩下垫枕以防肩胛骨后缩，肘关节伸展。腕背屈 40°，手指微屈，拇指对掌位。

（2）侧卧位：位于下面的下肢髋、膝关节伸展，位于上面的下肢微屈髋、屈膝，踝关节背伸和足趾伸展，两腿间放置枕垫。四肢瘫者，下方肩关节前屈 90°、肘伸展、前臂旋后；上方上肢的肩前屈、上肢旋后位自然放置于胸前的软枕上，腕关节应处于背伸位；手中可以放置毛巾卷等以保持手指轻微屈曲、拇指对掌位，防止形成"猿手"。有条件者可以佩戴短支具（图 7-12）

2. 体位变换 脊柱不稳定或刚刚稳定时，变换体位必须注意维持脊柱的稳定。

（1）定时翻身：一般每 2 小时变换 1 次体位。在搬运或变换体位时应注意保持身体纵轴的一致性。通常进行轴向翻身时需 2～3 人共同进行，避免扭曲、旋转和拖动。

（2）起立床站立训练：脊柱稳定性良好、病情基本稳定者，应尽早进行。可

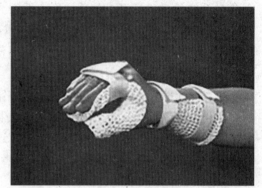

图 7-12 手休息位夹板

用电动斜板床，从倾斜 30° 开始，根据患者的适应情况逐渐增加倾斜角度，直至 90° 且无不适感为止。每日 2 次，每次约 30 分钟。如站立过程中患者出现头晕、视物模糊、面色苍白、出汗等症状，应立即将起立床放平。使用下肢弹性绷带和腹带可以减轻直立性低血压的发生。

3. 维持关节活动度 生命体征稳定后，尽早开始进行。在脊柱外固定或不影响脊柱稳定的条件下，尽早在床边进行维持关节活动度训练。从近端到远端关节，每个关节在各轴向生理活动范围内活动，动作轻柔、缓慢，每日 2 次。在安全的情况下，应尽早指导患者进行自主训练。C_4、C_5 损伤者容易出现肩关节外展、肘关节屈曲、前臂旋前位的挛缩，应指导患者学习放松的方法。对于残存主动伸腕能力的患者，在进行腕关节被动活动时，应采用腕屈曲时手指被动伸直，腕伸展时手指抓握的方式，以利用屈肌腱反应完成用手抓握和操控物件的活动（图 7-13），并指导患者、家属等正确活动手部关节的方法。

4. 转移训练 通过转移训练可以提高患者的独立性。进行转移训练的基本条件包括心肺功能稳定、皮肤完整并可承重、肌肉痉挛可控制、必要的肌力和关节活动度等。C_7 以下损伤的患者可以用撑起动作完成向前、向后移动，上下轮椅等；可采用滑动转移方式，从轮椅的正面、侧面或后面完成轮椅与床之间的转移。

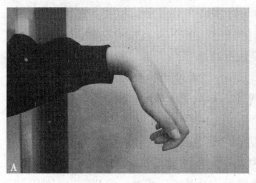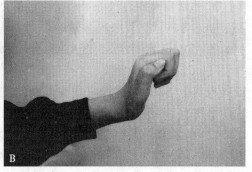

图 7-13　肌腱固定抓握练习

5. 上肢及手功能训练　对于颈髓损伤患者，最大限度地维持和改善上肢及手功能对于其日常生活活动部分或全部自理至关重要。上肢及手功能训练内容包括：①保持适当的关节活动度，尤应注意腕关节、近端指间关节和拇指功能训练。②最大限度恢复残存功能肌肉的肌力和耐力，增强手的精细活动能力。③配置并教会患者使用辅助器具，充分发挥手部残存功能和代偿功能，以提高上肢及手的作业活动能力。

6. 辅助具的应用　指导患者正确选择、熟练应用自助具，必要时为患者设计制作个性化辅助器具，以代偿丧失的功能，完成日常生活活动，如万能袖带、翻书器、定制键盘敲击器等；为促进腕关节背伸的抓握功能，可以早期使用辅助抓捏矫形器（图 7-14）进行抓握练习。如果患者腕关节伸展肌力能够达到 3+，也可以采用短拇指对掌夹板（图 7-15）。

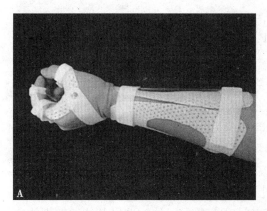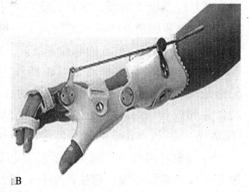

图 7-14　辅助抓捏矫形器

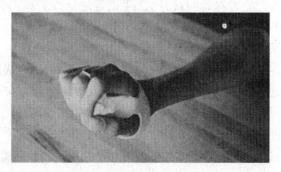

图 7-15　短拇指对掌夹板

7. 生活自理能力训练　日常生活能力与脊髓损伤节段密切相关。在可能的情况下鼓励患者进行自我照料性活动。如当病情稳定后可在床上开始吃饭、看书、写字、梳洗等 ADL 训练。必要时配备辅助用具如万能袖带等。

（1）C_4 损伤：患者头、口仍有功能，可以训练患者使用口棒或头棒操作一些仪器或进行其他活动，如进行电脑键盘操作、阅读、打字、拨电话号码或操纵自动化环境控制系统等。

（2）C_5 损伤：患者伸肘、腕、手的所有功能均缺乏。应训练双手的把持动作，如用双手夹持住物体并将其转移的训练；教会患者使用各种辅助具，如把勺子固定于患者手上，练习自己进食等，通过使用各种辅助器具完成进食、梳洗、个人卫生、刷牙、写字等日常活动。

（3）C_6 损伤：患者缺乏伸肘、屈腕能力，手功能丧失，其余上肢功能基本正常。指导患者通过腕部的主动伸展，利用肌腱效应，应用万能 C 形夹等辅助具，其上可插勺、笔、梳子等，需要时固定在手上，完成进食、刷牙、梳洗、写字、打字等动作，抓住和操控重量较轻物件等。

（4）C_7 损伤：手的内在肌神经支配不完整，抓握、释放和灵巧度有一定障碍，不能捏。应进行增强上肢残存肌力训练，手指抓握能力及灵巧性训练。指导患者利用肱三头肌的伸展功能，实现伸手拿取高于头部水平的橱柜中的物件；驱动手动轮椅；进行各种日常转移；并尽量独立完成个人卫生动作（如刷牙、洗脸、穿衣等）。

（5）C_8 损伤：训练利用掌指关节伸直、近指和远指关节屈曲的钩状抓握方式完成各种抓物动作，进行适宜的职业训练。

（6）T_1 及以下节段：由于上肢功能不受影响，患者能更容易和更快速地获得技能。如能够弯腰使身体从一侧偏向另一侧，能够完成二便管理、穿脱下身衣物和洗澡等活动，应积极进行适宜的职业训练。

8. 轮椅使用训练　对于以轮椅作为终身代步工具的脊髓损伤患者，熟练操作轮椅是实现真正回归社会必须掌握的技能。从乘坐轮椅的第一天起就应掌握减压动作并养成一种习惯。要根据患者的功能和能力，指导患者选择有效的减压方法（图 7-16）。减压动作要两侧交替进行，一般每隔 30 分钟左右减压一次。

9. 家庭环境改造　适当的家庭环境改造和无障碍环境支持，可使截瘫或四肢瘫患者在家能顺利完成日常生活动作。通过对周围环境进行调整，使患者能够部分控制其需要进行的活动。例如，把床头的呼叫铃、手机等尽可能放置在其能够够到的位置，并根据其手的操控能力对呼叫铃开关、手机等进行改造；在可能的情况下，把电视机、床头灯等的开关进行改造，以方便患者操控等。

10. 对患者及家属的支持和教育　作业治疗师要利用一切机会与患者及家属建立良好的信任关系，并引导患者思考其在生活中的角色、所需完成的活动以及活动的意义，使其对可能遗留的残疾尽早做出心理调整。指导患者与家属学习有关脊髓损伤的基本知识，掌握脊髓损伤作业治疗及护理方面的知识与技巧，理解损伤及其结局，有助于以积极的态度面对问题，学习掌握在家庭和社区生活的技能，培养独立解决问题的能力和方法，最大限度地调动患者参与社会生活的积极性，以利于长期保持独立生活能力和回归社会。

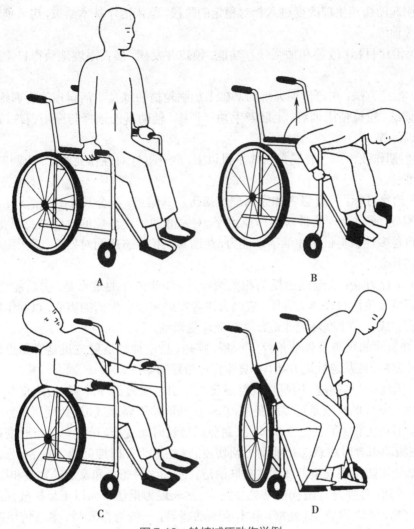

图7-16 轮椅减压动作举例

11. 职业技能与就业准备性训练 对于有就业愿望和就业可能的患者,作业治疗师要通过职业能力评定,为其提供针对性职业技能训练等,提供有关社会福利、保险体系和制度、残疾人保障法和相关岗位招聘等信息,争取实现再就业。

(四)作业治疗实施

1. 急性期作业治疗 脊髓损伤后8周内,由于损伤脊柱病情尚不稳定,通常需要卧床和进行必要的制动,此时期康复治疗与临床治疗应同时进行。

(1)治疗目标:预防并发症,维持关节活动度和瘫痪肌肉软组织的正常长度,防止失用;稳定患者及家属的情绪和心理状态;提供必要的辅助用具以帮助其部分完成自己所需进行的活动。

(2)治疗方法:在脊柱外固定或不影响脊柱稳定的条件下,作业治疗主要包括以下几个方面:保持良肢位;定时变换体位;维持关节活动度训练;早期辅助具的应用;日常生活活动训练;对患者及家属的支持和教育。

2. 恢复早期作业治疗 大约在伤后8周至3个月,患者脊柱稳定性基本恢复,脊

183

髓损伤引起的病理生理改变进入相对稳定的阶段，临床治疗基本结束，患者能够离床进行相关训练。

（1）治疗目标：改善和加强残存功能，预防并发症，最大限度地获得日常生活活动能力。

（2）治疗方法：在急性期训练的基础上加强轮椅训练及生活自理能力训练，如各种转移训练、轮椅使用训练、上肢及手功能训练、辅助具的选择与应用训练、生活自理能力训练等。

3．后期作业治疗　脊髓损伤3个月以上，应开展针对性作业治疗，为回归家庭、社会做准备。

（1）治疗目标：教育患者和家属理解损伤及其结局，结合其家庭生活、社会生活和工作需要，通过合理的针对性作业治疗，对家庭和工作环境的改造以及职业训练，使其尽可能多地获得日常生活活动能力，帮助其以积极态度面对残疾，最大限度地回归家庭和社会。

（2）治疗方法：除继续前期的相关治疗外，作业治疗的重点是：①功能性训练。手功能训练及生活自理能力训练，宜结合患者家庭和社会生活的需要，以利于家庭生活的顺利完成。②家庭环境改造。③职业康复训练。

4．并发症的预防及作业治疗　压疮、疼痛、自主神经反射亢进是脊髓损伤患者的常见并发症，应从急性期开始，并贯穿作业治疗的始终。

（1）压疮：又称褥疮，因身体局部过度受压引起血液循环障碍，造成皮肤及皮下组织坏死。95%的压疮是可以避免的，保持皮肤清洁干燥通气、避免受压是预防压疮的关键。预防方法：①定时变换体位，避免局部长时间受压，卧位每2小时变换一次体位；在搬动患者时注意防止剪切力损伤皮肤；在取坐位时应间隔20～30分钟进行减压。②使用防压疮气垫。③保持皮肤清洁。④加强对患者和家属的宣教和指导。

（2）疼痛：疼痛是脊髓损伤常见并发症，常表现为损伤平面以下呈扩散性的感觉异常性疼痛，如烧灼痛、针刺痛、麻木或跳动痛等，一般为自发性，多与情绪改变有关，严重者可影响患者饮食、睡眠及日常生活。作业治疗方法包括摩擦或拍打疼痛部位，加强肢体运动，学会放松技巧等。药物、康复训练及心理治疗等综合应用才能取得较好效果。

（3）自主神经反射亢进：多发生于 T_6 以上的脊髓损伤患者，是一种血管反射，可源于任何一个高位损伤时低于损伤平面的器官。常见诱因如膀胱充盈、便秘、感染、痉挛、结石、器械操作等，引起交感神经节过度兴奋，导致突然大量出汗，面色潮红，脉搏缓慢，血压升高和头痛等，其首要是预防，如每天坚持肠道和膀胱管理，保持皮肤清洁干燥，避免感染，向患者宣教有关知识。一旦出现应立即抬高床头或先让患者坐起（或直立位）、解开衣物，以减少对自主神经的刺激，并尽快解除诱因。

第四节　周围神经损伤

一、概述

周围神经病损是指因感染、外伤、受压、缺血、中毒、营养缺乏、代谢障碍等引起的周围神经丛、神经干或其分支发生损伤。主要表现为运动、感觉和自主神经功能障碍。习惯上将属于炎症性质的病变称为神经炎；将由于中毒、缺血、营养缺乏、代谢障碍等所致的病变称为周围神经病；将外力作用的损伤称为周围神经损伤。本章节主要讨论周围神经损伤的作业治疗。

周围神经损伤十分常见。多发生于臂丛神经、桡神经、尺神经、正中神经、坐骨神经、腓总神经等，上肢神经损伤占四肢神经损伤的60%～70%。骨折、关节脱位可伴发周围神经损伤，如肱骨干骨折可伴桡神经损伤，腓骨颈骨折可伴有腓总神经损伤，肘关节脱位可有正中神经及尺神经损伤等。

周围神经损伤常见病因如下：①火器伤：如枪弹伤和弹片伤；②牵拉伤：如产伤引起臂丛神经损伤；③压迫性损伤：如骨折、脱位等造成神经受压；④切割伤：如刀割伤、电锯伤、玻璃割伤等；⑤缺血性损伤：肢体缺血挛缩致神经损伤；⑥其他：如放射性烧伤、电烧伤、药物注射所致医源性损伤。

周围神经损伤可表现为运动、感觉、自主神经功能障碍，影响到患者的日常生活活动能力，给患者本人、家庭带来较大的负担，并对其心理造成影响。因此，积极开展周围神经损伤的康复，对于预防损伤所致的各种并发症、降低损伤对机体的影响、改善和恢复患者的各种功能障碍，具有重要意义。

二、临床表现及功能障碍

由于损伤部位不同，病情严重程度不同，不同患者间临床表现各异。主要包括运动障碍、感觉障碍、反射障碍、自主神经功能障碍以及日常生活活动能力、生活质量、心理等方面的障碍。

1.运动障碍　受损神经所支配的肌肉或肌群弛缓性瘫痪、肌张力降低、肌肉萎缩、深肌腱反射减弱或消失、关节挛缩畸形等。

2.感觉障碍　损伤部位和程度不同，感觉障碍表现各异。可表现为主观感觉障碍，如自发疼痛、感觉异常、麻木感等。也可表现为感觉减退、感觉丧失、感觉过敏、感觉倒错。

3.反射障碍　深反射减弱或消失。

4.自主神经功能障碍　刺激性损伤可表现为皮肤潮红或发绀、皮温升高、潮湿、角化过度及脱皮等，破坏性损伤可表现为皮肤发绀、冰凉、干燥无汗或少汗、皮下组织轻度肿胀、指（趾）甲粗糙变脆等。

5.日常生活活动能力、生活质量　上、下肢周围神经损伤可影响绝大多数日常生活活动，导致患者生活自理能力、工作能力及社会参与受限，最终影响生活质量。

6.心理问题　常表现为抑郁、焦躁等。损伤导致患者功能障碍，可能影响其日常生活，患者担心损伤能否恢复，功能障碍能否改善，易出现焦虑、抑郁等情绪，甚至影响到工作、家庭及社会参与。

三、检查与评估

周围神经损伤的诊断并不困难，结合病史、体格检查、临床表现和体征可初步判定神经受损的部位和程度。通过电生理学评定有助于判断神经损伤的范围、程度、恢复情况及可能的预后。

笔记

（一）形态检查

皮肤完整性、肌肉萎缩及肿胀、姿势、体位及步态异常、畸形等。

（二）运动功能评定

1. 患肢周径测量　测量受累肢体周径，并与健侧对比。

2. 肌力评定　徒手肌力评定、器械肌力评定，如捏力、握力、背肌力测试等。

3. 关节活动度评定　测试患者的主动、被动关节活动度，并与健侧对比。

4. 手功能评定　参考本书中"手外伤"部分。

5. 反射检查　受累肢体深反射检查为主，并与健侧对比。

6. 周围神经损伤后运动功能恢复评定表（表 7-11）

表 7-11　周围神经损伤后运动功能恢复评定表

恢复等级	评定标准
0 级（M0）	无肌肉收缩
1 级（M1）	近端肌肉可见收缩
2 级（M2）	近、远端肌肉均可见收缩
3 级（M3）	所有重要肌肉均可抗阻力收缩
4 级（M4）	能进行所有运动，包括独立和协同运动
5 级（M5）	完全正常

（三）感觉功能评定

感觉功能评定，包括浅感觉、深感觉、复合感觉的评定。其中，两点辨别觉是对周围神经损伤的定量评价方法，可用于检测皮肤神经支配和失神经区域，评定感觉功能恢复状况，并可在一定程度上预测预后。随着神经功能的不断恢复，两点辨别觉距离逐渐减小，且动态两点辨别觉的恢复一般早于静态两点辨别觉。

周围神经损伤后感觉功能恢复评定见表 7-12。

表 7-12　周围神经损伤后感觉功能恢复评定表

恢复等级	评定标准
0 级（S0）	无感觉恢复
1 级（S1）	支配区内深的皮肤痛觉恢复
2 级（S2）	支配区内浅的皮肤痛觉和触觉一定程度恢复
3 级（S3）	痛觉和触觉恢复，感觉过敏消失
4 级（S3+）	同 S3，两点辨别觉部分恢复
5 级（S4）	完全恢复

（四）自主神经功能检查

1. 温水浸泡起皱试验　将患者手浸泡于 40℃ 左右的清水中约 30 分钟，失神经支配处皮肤无皱纹出现，正常或神经再支配处有皱纹出现。

2. 发汗试验　常用碘淀粉试验及茚三酮试验。无汗表示神经损伤，无汗到有汗表示神经功能恢复，恢复早期可表现为多汗。

（五）Tinel 征

Tinel 征，即神经干叩击试验，再生的神经纤维早期无髓鞘包裹，此时按压或叩击损伤神经远端,可出现疼痛、放射痛或过电感等过敏现象。Tinel 征有利于判断神经损伤部位,也可检查神经再生的情况。

（六）电生理评定

电生理评定能够反映神经肌肉的基本状态,对判断神经损伤的部位、范围、性质、程度及预后有重要意义。定期进行电生理评定,亦可检测神经损伤的再生和恢复情况。常用的电生理检查有直流感应电检查法、强度 - 时间曲线、肌电图检查、神经传导速度测定、体感诱发电位等。

（七）日常生活活动能力和生活质量

日常生活活动能力的评定包括基础性日常生活活动能力及工具性日常生活活动能力的评定,前者常用的方法为改良 Barthel 指数、功能独立性评定、Katz 指数、Klein 日常活动量表、Kenny 自理评定等;后者常用快速残疾评定量表、Frenchay 活动指数、功能活动问卷等。生活质量评定常用世界卫生组织生活质量评定量表、SF-36 健康调查简表等。详见本书第五章作业评定内容。

四、方案与实施

（一）作业治疗原则

根据损伤部位及严重程度不同,周围神经损伤患者可能出现不同的功能障碍和并发症。积极有效的作业治疗方法可以减轻或消除患者的功能障碍,使其最大限度地恢复日常生活活动能力和工作能力,尽早参加社会活动。作业治疗原则为:促进组织愈合,预防软组织粘连和关节挛缩,促进功能恢复,早日回归家庭、工作和社会。

1. 促进组织愈合,预防软组织粘连和关节挛缩

（1）促进组织愈合:周围神经损伤常合并骨、关节、血管、肌腱等损伤。患者容易出现疼痛、肿胀。周围神经损伤导致的疼痛,可采用疼痛管理的方法干预。对于肿胀的处理,可采用抬高患肢、冰敷、压力治疗、绷带包扎等方法消肿,并配合适当的运动,促进消肿。必要的情况下,使用矫形器和压力衣。

（2）预防软组织粘连和关节挛缩:损伤或手术易致组织炎性渗出,产生软组织粘连。同时由于损伤所致受累肌肉与其拮抗肌之间平衡障碍,导致关节挛缩和异常模式的出现。因此,要在疾病早期即开始进行良肢位摆放、被动运动、关节活动,并佩戴适合的矫形器,预防及改善软组织粘连和关节挛缩。

2. 促进功能恢复　功能恢复依赖于关节活动度、肌力、肌肉耐力、感觉、自主神经功能等的恢复。患者只有恢复其最基本功能,改善精细能力、灵巧性、下肢平衡、步行功能,才能更好地恢复其日常功能。在训练过程中,要注意循序渐进,训练难度由易到难,时间由短到长,由被动运动逐渐过渡到主动运动。

3. 早日回归家庭、工作和社会　康复训练的最终目标是使患者改善生活自理能力,最终回归家庭、工作和社会。在康复训练中,要以患者为中心,为患者制订综合治疗方案,并做好患者与其家属、工作机构、社会机构之间的协调工作,为其设计或推荐适当的矫形器和支具,必要情况下进行环境改造方案设计,使患者早日回归家庭、工作,并参与社会。

（二）作业治疗方法

1. 关节功能位保持与关节活动度训练　周围神经损伤后,受累肌与拮抗肌之

间失去平衡，容易出现肌腱挛缩。如桡神经损伤出现腕下垂，正中神经受损出现"猿手"，尺神经损伤出现"爪形手"，以及腓总神经损伤导致足下垂等。因此，应尽早使用矫形器、石膏托等将关节固定于合适体位，防止肌肉挛缩。同时根据患者情况适当选择被动、主动运动训练。在选择矫形器时，要注意适合患者个体情况、简便舒适、避免对病变部位产生压迫。

2. 肿胀的处理　肿胀是周围神经损伤的常见症状之一，与神经损伤后血液及淋巴回流受阻、组织液渗出有关。可采用如下方法：患肢抬高、弹力绷带包扎、压力治疗（压力衣、压力手套、压力指套）、主动活动、被动运动、轻柔向心性按摩、未制动关节做各轴向的主动运动等促进水肿吸收。

3. 疼痛管理　疼痛是周围神经损伤最常见、最容易引起患者情绪变化的症状之一。对于神经性疼痛的管理需要多方位综合进行。常用的方法有松弛疗法、认知行为疗法、想象疗法、对治疗师和患者进行康复教育培训等。

4. 矫形器的使用　矫形器固定对于周围神经损伤患者有一定疗效。矫形器的使用有利于帮助患者防止、矫正畸形，并起到一定辅助作用。根据患者的不同损伤情况，应选择适合的矫形器。同时，治疗师应告知患者使用矫形器的原因、目的、方法、时间、注意事项等，避免对感觉功能障碍区域的压迫，最大程度上取得患者的配合。

5. 促进感觉功能的恢复

（1）感觉再训练：根据患者个体情况，选择适合的方法。早期主要进行移动性触觉、持续触觉、压觉和触觉定位。后期训练主要专注于患者的辨别能力训练，包括对形状、质地和日常物品的辨别。

（2）感觉再教育：由于感觉障碍，受损肢体易引起继发性损害，如烫伤、冻伤、外伤。同时由于局部营养物质代谢障碍，一旦发生损伤不易恢复。因此，应重视对损伤部位的感觉再教育。避免将受累区域暴露于热、冷和锐器环境中。避免使用小把柄的工具。抓握物体时不宜过于用力，可以采用把手加粗的方案，避免对损伤部位的损害。避免长时间使用患手，常更换使用工具的部位。经常观察皮肤受压情况，有无红、肿、热等现象。对于感觉缺失区域的皮肤破溃及创伤，及时处理，避免感染，预防进一步损伤。失神经支配区域皮肤用温和肥皂水或温水清洗，轻拍干燥。容易出汗之处涂抹滑石粉，过于干燥处涂抹润肤乳。

（3）感觉脱敏：告知患者感觉敏感是疾病恢复的必经阶段，且会随着疾病的恢复逐渐减轻，减少其恐惧心理。逐渐增加敏感区域的刺激量。可由无刺激开始，患者适应后，通过不同接触方式进行刺激，如振动、按摩、叩击、冰水刺激等；患者耐受后，可改用不同质地刺激，如棉花、棉布、毛巾、毛刷、豆子、沙子等。通过不断加大刺激量，使之产生适应和耐受。

6. 改善作业活动　神经受损后，适当的作业治疗活动有利于改善血液循环、增强肌力和耐力、增加关节活动度、促进神经损伤的恢复，并促进患者早日改善 ADL 功能，回归家庭、工作和社会。在选择作业活动时，应根据患者的性别、年龄、受教育程度、职业、习惯、神经损伤部位和损害程度、功能障碍情况、个人兴趣爱好、治疗目标等选择适合的作业活动。

上肢神经损伤患者可选择木工、飞镖、编织、套圈、棋艺、雕刻、泥塑、插板、绘画、写字、刺绣、系鞋带、拧螺丝等。下肢神经损伤患者可选择缝纫机、踏自行车、织布机等。ADL训练可选择进食、修饰、穿衣、伸手取物、步行等练习；在训练过程中逐渐增加动作难度及训练时间，同时注意保护失神经支配区域，避免损伤。患者恢复后期，也可加入职业康复训练部分。

7. 认知行为治疗　患者教育是康复训练的重要内容。教育患者选择正确的活动模式、合理的关节活动范围、适度抗阻训练、穿戴适合的矫形器。恰当的教育不仅可以降低进一步损伤的风险，也可以帮助患者确立切实可行的成果预期。患者必须了解其疾病发展过程，了解为何选择某些活动，此类活动对疾病康复的意义，对生活、工作有何益处，从而帮助患者更好地分析其作业治疗活动，促使其积极投入到训练中，以保证与其治疗目标相一致。对于周围神经损伤后，患者出现情绪低落、心情抑郁等问题，可对其采取心理咨询、小组治疗等方法，并对其家属进行指导，以减轻或消除心理问题，使其积极配合治疗师进行康复训练，早日改善功能障碍。

8. 其他　还可使用镜像疗法、生物反馈、神经肌肉电刺激疗法、短波以及药物疗法等进行治疗。

（三）作业治疗实施

周围神经损伤的作业治疗可分为三个阶段，即早期（损伤后1～3周）、中期（损伤后4～6周）和后期（6周以后）。

1. 早期　受损部位疼痛、肿胀、充血，纤维细胞和胶原蛋白增多。

（1）治疗目标：去除病因，及早消炎、消肿、镇痛、促进伤口愈合，减轻神经损害，保护感觉减退或缺失部位，预防粘连、挛缩。

（2）治疗方法：关节体位保持；消除肿胀；疼痛管理；想象和认知行为治疗。

2. 中期　此期软组织开始恢复，肌肉张力增加，肌腱损伤逐渐恢复，易出现组织粘连。

（1）治疗目标：预防组织粘连、关节挛缩，改善关节活动度，提高感觉控制能力，促进神经再生。

（2）治疗方法：作业活动训练；预防组织粘连；促进感觉功能恢复。注意：对于依然有疼痛、肿胀、过敏及开放性伤口者，需先探明原因，根据病情进行脱敏、止痛或手术治疗后，再进行感觉再训练。

3. 后期　此期伤口逐渐愈合，肌力、肌肉耐力恢复，患者功能障碍逐渐改善。

（1）治疗目标：矫正畸形，抑制瘢痕增生，增加肌力、改善关节活动范围、促进感觉功能恢复、提高手的灵敏度及协调性，最大限度地改善患者的日常生活和工作能力，提高生活质量。

（2）治疗方法：作业活动训练；感觉功能训练；抑制瘢痕增生（理疗、压力训练）；职业训练。注意：对于恢复不完全或无法恢复的功能，可适当使用矫形器。

（四）临床常见周围神经损伤

周围神经损伤范围很广，常见的有臂丛神经损伤、腋神经损伤、桡神经损伤、尺神经损伤、正中神经损伤、腕管综合征、腰骶丛神经损伤、坐骨神经损伤、腓总神经损伤等。本章重点介绍桡神经损伤、尺神经损伤、正中神经损伤以及腓总神经损伤的作业治疗。

1. 桡神经损伤　①高位损伤：常见于肱骨损伤患者。表现为上肢伸肌瘫痪，肘关节伸直受限，垂腕，伸指、前臂旋后和拇指桡侧外展受限。肘关节、上臂及前臂后、手背桡侧感觉功能障碍。②发生于肱三头肌分支下部的肱骨中 1/3 损伤,肱三头肌功能完好。③前臂中 1/3 以下受损主要表现为伸指障碍,不出现垂腕。

(1) 早期:①疼痛管理;②控制水肿:抬高患肢,对其进行轻柔向心性按摩、未制动关节做各轴向的主动运动,物理治疗等;③前臂旋后功能受限者,术后 1 周内进行前臂被动或主动助力旋前旋后训练;④感觉功能训练;⑤想象和认知行为疗法;⑥矫形器的使用。

(2) 中期:①手部肌力训练。利用橡皮泥、皮筋进行手部肌力训练。抓握时稳定腕关节,同时将腕关节和手指伸展,提高腕关节、手指指间关节肌力,改善手指的精细动作能力。②关节活动度训练:改善受累前臂、腕关节、指间关节活动范围。③预防组织粘连和畸形。④感觉功能训练。

(3) 后期:①肌力训练;②感觉功能训练;③作业活动训练,如打字、飞镖、拧螺丝、棋类项目以提高肌力,改善关节活动度和手的精细动作及协调能力;④职业康复训练;⑤对于神经不可恢复者,可进行手术,帮助改善功能。对于有瘢痕产生者,通过压力训练和理疗抑制瘢痕。

2. 尺神经损伤　尺神经损伤时,表现为"爪形手",环指和小指掌指关节过伸,远节指间关节屈曲,拇指内收受限。手掌面尺侧、小指和环指尺侧半,手背部小指、环指和一半中指可出现感觉功能障碍。拇内收肌失去尺神经支配可出现手的力量、稳定性和协调性丧失,患者捏、抓握较大物体功能受限。

(1) 早期:①疼痛管理;②控制水肿;③矫形器的使用;④想象和认知行为疗法。

(2) 中期:①手部协调性、抓握能力和肌力训练:穿珠子、折纸改善手部协调能力;抓握并转移木钉改善患者抓握能力;捏锥形橡皮泥、弹力带训练改善患者手内肌肌力。②关节活动度训练。③预防组织粘连和畸形。④感觉功能训练。

(3) 后期:①肌力训练;②感觉功能训练;③作业活动训练;④职业康复训练。对有瘢痕者进行瘢痕抑制。

3. 正中神经损伤　①低位损伤:损伤位于腕部,鱼际肌和蚓状肌麻痹,拇指对掌受限,手桡侧三个半指感觉功能可出现障碍。②高位损伤:损伤接近或位于肘部。正中神经支配的前臂肌麻痹,除低位损伤表现外,还可出现前臂旋前受限,屈肌群萎缩,屈腕力下降,拇指和示指屈曲受限,对指不能,捏物不能,手掌变平,大鱼际萎缩,拇指紧靠示指,表现为"猿手"。拇指掌侧外展功能受限,稳定性减弱,可导致患者虎口抓握功能受限,特别是大口径物体。

(1) 早期:①疼痛管理;②控制水肿;③矫形器的应用;④想象和认知行为疗法。

(2) 中期:①手部肌力训练。抓握较大直径物体,手指粗大运动和精细动作训练。②关节活动度训练。③预防组织粘连和畸形。④感觉功能训练。

(3) 后期:①肌力训练;②感觉功能训练;③作业活动训练;④职业康复训练。对有瘢痕者进行瘢痕抑制。

4. 腓总神经损伤　腓总神经损伤时,小腿前外侧伸肌麻痹,表现为足下垂、内翻,行走时呈现跨域步态,后期可形成马蹄内翻足。小腿外侧及足背皮肤可出现感觉功能障碍。

(1) 早期:①疼痛管理;②控制水肿;③利用足托或矫形鞋保护受损肢体,保持关节功能位;④想象和认知行为疗法。

（2）中期：①小腿前外侧肌肌力训练。可进行跟腱牵拉、踝关节背屈训练。采用手法治疗或借助器械实现。②关节活动度训练。③预防组织粘连和畸形。④感觉功能训练。

（3）后期：①肌力训练；②感觉功能训练；③平衡、协调和步态训练。

学习小结

1. 学习内容

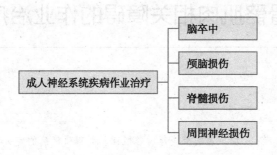

2. 学习方法

学生通过掌握相关作业评定方法的理论知识、各种功能障碍，了解患者的病因、病程及预后，同时通过实践来熟练使用各种评定方法，以适合不同功能障碍患者，从而为制订完善的作业治疗计划打下坚实的基础。

（阎彦宁　赵美丹）

复习思考题

1. 作业治疗中如何改善脑卒中患者的患侧忽略？
2. 作业治疗中如何处理上肢和手的肌痉挛？
3. 颅脑损伤记忆障碍作业治疗的基本策略与方法是什么？
4. 请以偏瘫侧手的持球训练说明针对协同运动的训练方法及注意事项。
5. 不同节段脊髓损伤患者日常生活能力的康复目标有何不同？
6. 脊髓损伤急性期作业治疗的基本方法有哪些？

第八章

骨骼肌肉相关障碍的作业治疗

> **学习目的**
>
> 熟练掌握骨关节炎、类风湿关节炎等骨骼肌肉相关障碍疾病的定义、分类、临床表现、功能障碍，以及作业评定、常见的作业治疗方法。
>
> **学习要点**
>
> 骨关节炎、类风湿关节炎检查与评估的主要方法；保护关节的主要方法；矫形器及辅助器具的使用；节约能量技术。

第一节　骨关节炎、类风湿关节炎

一、骨关节炎

(一) 概述

骨关节炎（osteoarthritis，OA）是由于老年或其他原因如创伤、关节先天性异常、关节畸形等引起的，以关节软骨变性、破坏及骨质增生为特征的慢性骨关节疾病。

骨关节炎分为原发性和继发性，原发性骨关节炎多发生于中老年，患病率随着年龄增长而增加，女性比男性多见。国内的初步调查显示，骨关节炎的总患病率约为15%，40 岁以上人群的患病率为 10%～17%，60 岁以上则达 50%，而在 75 岁以上人群中，80% 患有骨性关节炎。该病的致残率高达 30%，发病无地域及种族差异。继发性骨关节炎多发生于青壮年，可继发于创伤、炎症、关节不稳定、慢性反复的积累性劳损或先天性疾病。

原发性骨关节炎的病因尚不完全清楚，年龄、肥胖、炎症、创伤及遗传因素可能与本病的发生有关。骨关节炎的发展是一个长期、渐进的过程，涉及全身许多因素，如生物力学改变、软骨营养代谢异常等因素，疾病的整个过程还涉及韧带、关节囊、滑膜及关节周围肌肉，最终导致关节疼痛和功能丧失。早期病理变化发生于关节软骨，首先是关节软骨局部发生软化、糜烂，导致软骨下骨外露，随之继发骨膜、关节囊及关节周围肌肉的改变，导致关节的生物力学改变，长期异常不平衡的应力，使关节病变逐渐加重。作业治疗的目的是缓解症状，保护受累关节，防止关节功能进一步减退，预防及减缓畸形的形成和发展。

（二）临床表现及功能障碍

1. 关节疼痛　疼痛是本病最常见的表现。病变初期疼痛表现为轻、中度间断性隐痛，伴沉重、酸胀淤滞感。晚期可出现持续性的疼痛和夜间痛。与气温、气压、环境、情绪有关。活动后加重，休息后好转。

2. 关节僵硬　在晨起和久坐起立时有关节僵硬和发紧感。持续时间很短，一般不超过30分钟。气温降低和空气湿度增加时加重。

3. 关节活动受限　由于软骨破坏，关节表面粗糙，出现关节活动时骨摩擦音（感）、捻发感，或伴有关节局部疼痛。关节弹响主要见于病程较长的患者。

4. 肿胀和畸形　病变早期关节周围局限性肿胀，随病情进展，出现弥漫性肿胀、滑囊增厚或伴关节积液。病变时间长且关节破坏较重者出现关节畸形。

5. 活动功能受限　疼痛、肌肉萎缩及关节周围韧带、关节囊、软组织挛缩均可导致活动度下降、无力行走时腿打软或关节绞索，关节不能完全伸直或活动障碍。

6. 活动和参与能力受限　由于疼痛、肿胀、关节僵硬导致患者的日常生活活动、休闲活动、生产活动减少。而身体活动减少又会增加肥胖、高血脂、高血压、冠心病等疾病的发病率。

7. 生活质量下降和心理障碍　关节疼痛反复发作和活动参与能力受限，患者常表现为对各种活动的参与减少甚至恐惧，长此以往生活质量显著下降，同时产生不同程度的心理障碍。

（三）检查与评估

在评定前需了解患者的一般状况，询问疾病的发生时间和累及关节。患者所从事的职业、生活和工作环境对关节的影响程度。

1. 疼痛　常采用视觉模拟量表（VAS）测定，或通过描述疼痛的程度（轻、中、重度）和对日常生活和工作的影响程度来评估。

2. 关节压痛　多采用 Ritchie 关节指数来评定。

3. 关节活动度　使用量角器或电子角度尺等测量病变关节及相邻关节的活动度。

4. 肌力和肌肉围度　采用徒手肌力检查法或仪器测定。测量目的是了解肌力减弱的程度和分布情况。

5. 功能活动能力的评定　可采用针对各个关节功能受限所设计的评定方法，如 HSS 膝关节评分标准（表8-1）。亦可采用 Barthel 指数对日常生活能力进行评估。

6. 生存质量评定　可采用关节炎影响评定表（the arthritis impact measurement scale，AIMS）了解患者的生存质量。得分越高表示关节炎对患者的影响程度越重。采用加拿大作业表现评估量表，找出患者作业活动中存在的最关注的问题点，为确定个体化治疗方向、制订治疗计划提供依据。

（四）方案与实施

骨关节炎的作业治疗目的在于缓解疼痛、保护关节，提高日常生活能力和活动参与能力，提高生存质量。

1. 作业治疗目的

（1）保护关节、预防畸形和继发性损伤。

表8-1 HSS膝关节评分标准

1	疼痛（30分）		4	肌力（10分）	
	任何时候均无疼痛	30		优：完全能对抗阻力	10
	行走时无疼痛	15		良：部分对抗阻力	8
	行走时轻微疼痛	10		中：能带动关节活动	4
	行走时中度疼痛	5		差：不能带动关节活动	0
	行走时严重疼痛	0	5	固定畸形（10分）	
	休息时无疼痛	15		无畸形	10
	休息时轻度疼痛	10		小于5°	8
	休息时中度疼痛	5		5°～10°	5
	休息时重度疼痛	0		大于10°	0
2	功能（22分）		6	稳定性（10分）	
	行走、站立无限制	12		正常	10
	行走2 500～5 000m	10		轻微不稳0°～5°	8
	行走500～2 500m	8		中度不稳5°～15°	5
	行走少于500m	4		严重不稳>15°	0
	不能行走	0	7	减分项目	
	能上楼梯	5		单手杖	−1
	能上楼梯，但需支具	2		单拐杖	−2
	屋内行走，无须支具	5		双拐杖	−3
	屋内行走，需要支具	2		伸直滞缺5°	−5
3	活动度（18分）			伸直滞缺10°	−3
	每活动8°得1分，最高18分	18		伸直滞缺15°	−2
				每5°外翻扣1分	−1
				每5°内翻扣1分	−1

（2）改变生活习惯，合理安排活动与休息。

（3）适度运动，减轻体重。

（4）改善环境，预防受累关节损伤。

（5）使用辅助器具，缓解症状，防止关节功能退化。

2. 作业治疗实施

（1）健康教育及自我管理：骨关节炎治疗是一个长期过程。日常生活和工作中的不良姿势，以及过度负重对关节疾患极其不利。因此，应教会患者正确处理关节症状、保护关节以预防继发损伤和畸形。调整和改变生活方式，注意适当保暖，适度运动，科学饮食，控制体重，减少对关节的负荷。有氧训练（如游泳、自行车），关节功能训练（如膝关节在非负重下的屈伸活动，保持关节最大活动度），肌力训练（如髋关节骨性关节炎注意外展肌群的训练）等。

（2）保护关节：骨关节炎与类风湿关节炎病因不同，病变主要侵犯关节，且受环境和力学影响较大。因此，控制关节避免过度负荷、改善环境、使用辅助器具、合理安排休息与活动可以有效保护关节。

1）适度运动：除急性期外，适当运动可以提高心肺功能，改善情绪。进行一些对关节低负重的运动，如园艺、游泳、散步、体操、太极拳、轻松的舞蹈等既可以减轻关节症状，又能增加关节的稳定性和关节活动范围，有利于病情恢复和疾病控制。目前认为训练是骨关节炎三级预防中的重要部分。但活动中应避免出现疼痛加重，不要长时间进行同一种运动。作业活动方案应循序渐进，逐渐增加运动时间。尽量减少上下楼梯次数和长时间下蹲、站立、跪坐、爬山及远途跋涉等较剧烈的对关节有损伤的运动，尤其在关节肿胀时更应避免。应根据个体化和循序渐进的原则，制订合理的训练计划。

2）减轻体重：肥胖会增加膝关节的负重，关节负荷过重是膝关节炎的危险因素之一。可以通过控制饮食、运动来减轻体重，减少关节过多负重。

（3）休息与活动：休息可以减少炎症因子的释放，减轻炎症反应、缓解疼痛和关节肿胀等症状。因此，在急性期关节严重疼痛者需要制动休息。可采用三种方式，即完全卧床休息、使用夹板或支具制动、一日之中短时间多次休息。静止期应掌握自己每天可能引起不适的工作和活动，并避免长时间进行这些活动。也可借助省力策略或其他方法少量分次完成。

（4）环境改造：了解社区、家庭和工作单位中的建筑物和室内结构对患者是否有不利影响，提出改造方案和建议，帮助患者重新和最大限度地在生活或工作中获得独立性。同时，减少因环境因素造成的不必要的活动和体能消耗。家居和工作环境的改造以能量节约技术为原则。如将常用的物品放在容易拿到的地方，不用过度弯腰。调整座椅的高度，腰部后使用靠垫放松腰部肌肉，避免受累关节及周围组织进一步受到牵拉。

（5）辅助器具与矫形器的使用：把手、手杖、护膝、步行器等辅助器具可以增加支撑、提升平衡及保护关节稳定性。及时使用辅助器具，不但能缓解症状，还可以防止关节损害加重和功能进一步下降。当关节畸形，关节结构受到损伤而导致形态异常时，可以通过适宜的辅具或矫形器预防畸形、稳定关节、防止关节继发性损伤。

二、类风湿关节炎

（一）概述

类风湿关节炎（rheumatoid arthritis，RA）是一种以关节滑膜炎为特征的慢性全身性自身免疫性疾病。该病好发于手、腕、足等小关节，常反复发作，呈对称分布。早期有关节红、肿、热、痛和功能障碍，晚期关节可出现不同程度的僵硬、畸形，并伴有骨和骨骼肌的萎缩。滑膜炎持久反复发作，可导致关节内软骨和骨的破坏以及关节功能障碍。有些病例可呈关节外某些器官受累的表现。病变活动分为四期，即急性活动期、亚急性活动期、慢性迁延期、稳定期。

约80%患者的发病年龄在20~45岁，以青壮年为多，男女之比为1:（2~4）。本病的病因尚不清楚，可能与自身免疫、遗传、感染以及精神因素有关。类风湿关节炎的致残率很高，约8%患者会因病情反复加重，最终导致关节功能减退或丧失。凡初诊时功能活动能力差者，其预后及结局不佳的危险性亦较大。

作业治疗的介入通过综合的早期干预措施，限制病情发展，保护关节功能，预防和减少残疾发生，缓解症状，提高患者的生活质量。

（二）临床表现及功能障碍

1. 关节表现

（1）疼痛及压痛：通常关节疼痛及压痛是本病最早的症状，常见部位是近端指间关节、掌指关节、腕关节，也可累及肘、膝、足、肩及颞颌关节等。其特点为持续性和对称性关节疼痛和（或）压痛，时轻时重。

（2）肿胀：关节肿胀是由于关节腔积液、滑膜增生及组织水肿而致。以双手近端指间关节、掌指关节及腕关节最常受累，也可以发生于任何关节。其特点同样是对称性。

（3）晨僵：晨僵是指关节部位的僵硬和胶着感。晨起明显，活动后减轻。晨僵在RA患者中很常见，约95%以上的患者可出现。晨僵程度和持续时间可作为对疾病活动性判断的指标之一。其他关节炎也可出现晨僵，但其持续时间及程度不如类风湿关节炎明显。

（4）关节畸形：病变晚期由于滑膜炎、软骨破坏、关节周围支持性肌肉的萎缩及韧带牵拉的综合作用引起关节半脱位或脱位，导致出现关节破坏和畸形。关节畸形最常见于近端指间关节、掌指关节及腕关节，如天鹅颈样畸形及纽扣样畸形等。

（5）骨质疏松：骨质疏松在本病患者相当常见，发生率随病程迁延而上升。其机制可能与成骨细胞功能减退、溶骨作用增加及钙吸收减少有关。

2. 关节外表现　除关节症状外，类风湿关节炎患者还会出现类风湿结节、类风湿血管炎及身体其他系统损害，如肺间质纤维化、心包炎、肾炎、神经系统损害等。

3. 关节功能障碍　由于长期受关节肿胀、疼痛、晨僵等症状的困扰，患者的功能活动逐渐减少，加之关节损害导致的畸形使病变关节活动度、肌力、耐力、灵活性均下降。

4. 心理障碍　疾病反复发作并逐渐加重使患者遭受巨大的痛苦。绝大多数患者心理负担较重，甚至对治疗失去信心，表现为性格内向、焦虑、抑郁、情绪不稳。作业治疗师应给予患者及家属正面引导和教育，使其了解负面心理因素对疾病康复产生的弊端。通过保护关节、节能技术、使用辅助器具等方法提高患者的能力，使其增强自信心，改变生活态度，从而提高生存质量。

5. 活动参与能力下降　因病变常累及手指及腕关节，致使患者日常活动、工作和社会参与能力下降。伴有严重功能障碍的患者生活自理能力全部丧失或部分丧失，如不能系扣子和鞋带；不能挤牙膏或因把握不住牙刷而难以独立完成刷牙；不能拧开水龙头和打开瓶盖；不能用手提物；不能完成家务；工作、学习、娱乐休闲活动等均困难。

（三）检查与评估

作业治疗师通过询问病史，查阅病历，了解患者的一般情况，包括职业、兴趣爱好、生活习惯、家庭状况等，记录类风湿关节炎活动的症状、关节损伤程度、关节外表现、影像学上关节破坏情况。评估功能障碍程度、功能性活动与关节症状的关系，以及对日常生活、工作、休闲活动的影响。

1. 疼痛　可采用McGill疼痛问卷调查了解疼痛性质，用目测类比法、口述分级评分法、数字评分法、恒定疼痛强度占体表面积百分法等量化疼痛程度。

2. 关节压痛　多采用Ritchie关节指数来评定。

3. 肌力与耐力　检查肌力时应以等长收缩形式为主，评测关节周围的肌群力量而非单块肌肉力量。抗阻力运动会使受累关节产生疼痛并加重炎症反应，因此应尽量减少。耐力评定可以明确患者的运动能力,选择与之相应的训练方案。方法详见《康复评定学》相关章节。

4. 关节活动度与稳定性　反复的关节滑膜炎和软骨破坏,导致关节囊松弛,结缔组织挛缩畸形及关节活动范围受限。因此,要进行受累关节的关节活动度、关节稳定性、晨僵持续时间等评价。在评定时,患者采取放松而舒适的体位,减轻对检查的紧张感,避免检查时引起严重疼痛。使用量角器测量关节活动度。

5. 手功能评定　手功能检查的内容主要包括握力和捏力、手指灵巧性、功能活动能力,可采用 Jebsen 手功能测试、手功能指数(表 8-2)等来评定。因类风湿关节炎患者手指伴有畸形时难以握紧握力器,所以常用水银血压计测量握力。先将袖带折叠充气至 4kPa 处,令患者前臂悬空,左右手分别用力握充气袖带各 3 次,所得平均值减去 4kPa 即为其握力。

表 8-2　手功能指数

项目	分级(左、右)		标准
1. 拇指尖触到小指末节指腹	0	0	能完全做到,没有迟疑
	1	1	能完全做到,或比较费力,或兼有
	2	2	拇指尖触到第 3、4 指近节指骨
	3	3	以上不能做到
2. 屈曲示指	0	0	屈曲正常
	1	1	不能完全屈曲,指尖能够到手掌
	2	2	指尖不能触到手掌
3. 屈曲中指	0	0	屈曲正常
	1	1	不能完全屈曲,指尖能够到手掌
	2	2	指尖不能触到手掌
4. 屈曲环指	0	0	屈曲正常
	1	1	不能完全屈曲,指尖能够到手掌
	2	2	指尖不能触到手掌
5. 屈曲小指	0	0	屈曲正常
	1	1	不能完全屈曲,指尖能够到手掌
	2	2	指尖不能触到手掌
6. 双手合十,指尖向上	1	1	能完全做到,没有迟疑
	2	2	能完全做到,或比较费力,或兼有
	3	3	腕关节掌屈或背伸 45°
7. 双手合十,指尖向下	1	1	能完全做到,没有迟疑
	2	2	能完全做到,或比较费力,或兼有
	3	3	腕关节掌屈或背伸 45°
8. 双手背同时放在桌子上,肘关节呈 90°,手尺侧缘抬起	0	0	完全能做到
	1	1	手背能贴在桌子上,尺侧缘不能抬起
	2	2	手背不能完全贴在桌子上
9. 双手桡侧同时放在桌子上,拇指在桌沿上,指向下方,双手平面向内合拢,手掌不能弯曲	0	0	完全能做到
	1	1	双手平面垂直,不能合拢
	2	2	双手平面不能垂直

6. **手和腕关节的畸形** 了解类风湿关节炎的重要病变部位,有无关节肿胀、关节脱位或半脱位、拇指畸形及稳定性、尺侧偏畸形、纽扣样畸形或鹅颈样畸形等。

7. **功能活动** 对患者的日常生活活动能力和移动能力进行评价,有助于作业治疗师制订出具体的康复计划。对其在日常生活活动中的"独立性",应注明是在基本无疼痛的情况下独立完成的,还是在非常困难或疼痛的情况下独立完成的。因为对类风湿关节炎患者而言,应尽量避免在活动中出现疼痛,这样的评价就让治疗师能正确地选择帮助患者的方法。

常采用美国风湿病学会 1991 年制定的类风湿关节炎患者功能状况评估表(表 8-3)、类风湿关节炎功能状况指数(表 8-4)以及加拿大作业活动状况测量等方法找出患者作业活动中存在的问题点,为制订治疗计划提供依据。

表 8-3 美国风湿病学会类风湿关节炎患者功能状况评估表

级别	功能状况
Ⅰ级	患者完成正常活动的能力无任何限制
Ⅱ级	虽有中度限制,但仍能适应
Ⅲ级	重度限制,不能完成大部分的日常工作或活动
Ⅳ级	失去活动能力、卧床,或仅能应用轮椅活动

表 8-4 类风湿关节炎功能状况指数

活动	辅助	疼痛	困难	注释
1. 移动能力 室内行走 上楼梯 从椅位上站起				
2. 自理能力 穿裤子 系衣扣 洗全身				
3. 家务 吸尘 手伸进低位橱柜中 洗衣服 整理院子				
4. 手功能 写字 打开容器 拨电话				
5. 社区活动 工作 驾车 参加会议 探亲访友				

注:评分标准(过去 7 天的情况):

辅助:1 分 = 独立;2 分 = 轻度疼痛;3 分 = 人力帮助;4 分 = 人力和辅助器具均需要;5 分 = 不能完成活动

疼痛:1 分 = 无疼痛;2 分 = 轻度疼痛;3 分 = 中度疼痛;4 分 = 重度疼痛

困难:1 分 = 无困难;2 分 = 轻度困难;3 分 = 中度困难;4 分 = 重度困难

（四）方案与实施

作业治疗的目的在于控制关节及其他组织的炎症，缓解症状；保持关节功能、防止畸形；修复受损关节以减轻疼痛和恢复功能，使患者在能力范围内最大限度地提高ADL、工作和社会参与能力。具体治疗方案与实施方法如下：

1. 作业治疗目的

（1）维持关节活动度，防止关节挛缩。

（2）学会保护关节，预防继发损害。

（3）节约能量，节省体力。

（4）合理安排休息与活动。

（5）应用支具和夹板减轻疼痛，预防和矫正畸形。

（6）改造环境，便于生活。

2. 作业治疗方法

（1）维持关节活动度训练：在急性期，为了防止炎症加重，以休息为主，活动不宜过多。在运动之前可采取局部冷疗法缓解疼痛、减少渗出。关节活动形式为主动或助动运动，每个关节进行 1～2 次全关节活动范围练习，每日 1～2 次。急性期不宜进行牵伸性治疗，避免进一步关节损伤。在非急性期，运动前采取温热疗法改善局部血液循环，缓解疼痛。被动活动关节要轻柔、缓慢，不要引起关节剧烈疼痛。每个关节3～5 次全范围活动练习，每日 3～4 次。如果活动后所引起的疼痛或不适在训练停止1 小时后仍不缓解，提示运动量过大或运动时间过长，需要调整训练计划，如游泳、太极拳等。

（2）保护关节，预防畸形：作业治疗师在治疗中的任务是教会患者以保护关节、节约能量、预防畸形为原则，学会自我照料，且日常生活和工作中根据具体情况改变运动方式，改装生活用具或使用自助具、支具等辅助器具，以改善生活自理能力及提高社会适应能力。

由于关节不稳定及肌肉力量不易控制，在生活和工作中易导致关节进一步受损，从而加重关节畸形。因此，学会保护关节的基本方法很重要。具体原则如下：

1）正确的体位及运动模式：急性期患者主要以卧位为主，为防止关节畸形的出现应该注意以下几点。使用颈部有支撑的低枕，避免颈椎过度前屈所致畸形。不使用软床，以免臀部下沉引起髋关节屈曲畸形。膝关节不应长期保持伸直或屈曲位。手指轻握毛巾，仰卧位时足部放置支架，以此将被服架空，防止双脚长期受压出现足下垂。正确的坐姿是屈髋、屈膝各 90°，避免脚尖用力。拿起地上物品时，屈曲髋、膝关节完成而不是弯腰伸膝。

2）使用较强大的关节完成活动：如从椅子站起来时，尽量用手掌根部或手腕及前臂支撑，避免手指负重。提重物时使用肘关节而不是手指提取。关门或抽屉时使用手臂力量或侧身用力代替手推。

3）使关节在最稳定的解剖和功能平面上负重：站立时膝关节外侧用力，防止膝内侧副韧带过度拉长而造成膝关节损伤。

4）避免加重畸形的体位和活动：如使用改造的开瓶器打开瓶盖，减少手指用力。

5）尽量避免长时间维持同一种姿势：如久坐、久站等。

（3）节省体能：在进行各种作业活动时均应以节约体能为原则。有效地减少关节

活动次数和躯干摆动幅度,从而起到节省体力、保护关节、预防继发损害的作用。主要方法如下:

1)提前安排好每日活动,出行前提前做好准备。白天生活和工作过程中,应安排多次短暂的休息,不要过劳。

2)家务劳动尽量使用家用电器代劳,工作尽量应用自动化工具;如电动绞肉机、电动开罐器、洗碗机、扫地机器人等。

3)使用辅助器具,省力并且保护关节,如开瓶器、粗柄工具、电动牙刷。

4)生活及工作的周围环境应出入方便,出行时要尽量乘车和电梯,减少步行及上下楼梯次数。

(4)合理安排休息与活动:运动过多会使病情加重,而过长时间卧床又会造成肌肉萎缩、关节活动受限,这些对于疾病恢复都极其不利。因此,合理安排每日的休息与活动非常重要。急性期以卧床休息为主,随着病情缓解,活动量逐渐增加。多次短时间的休息要比少而长时间的休息更有益处。在日常活动或工作中,每小时至少应休息10分钟,每日睡眠不少于8小时,且最好有午休。

(5)应用矫形器:严重的关节炎症不仅使疼痛症状加重,对关节和肌腱也会产生进行性破坏。早期使用夹板的目的是抑制炎症反应,缓解疼痛,延缓或减轻关节畸形。夹板或矫形器分为固定式和功能性两大类。佩戴何种夹板要根据受累关节来决定。如:固定式手指矫形器可以防止关节挛缩或过伸,也可用于将指间关节、掌指关节固定于功能位;固定式腕部矫形器可防止腕关节下垂。

急性期,固定性夹板可以昼夜使用,每天卸去一次,适度主动活动,防止发生关节僵硬。亚急性期,逐步减少白天使用夹板固定的时间,最后夹板尽量在晚上使用。常规使用的功能性夜用夹板,应将腕关节保持在 $10°\sim30°$ 的背伸,并轻度尺偏,指尖微屈自然排列。轻度腕关节滑膜炎可以仅使用腕关节夹板且拇指能够自由活动。

(6)使用辅助具:类风湿关节炎主要侵犯手指关节,导致伸手和抓握能力下降。使用辅助具的目的是代偿手功能、节约体能,利用力学原理借助重力完成各种活动,从而起到保护关节的作用。将菜刀、各种勺、锅把手柄加粗;使用多功能固定带;取重量较轻的物品时使用拾物器;用手推车或步行器运送物品;改造菜刀和切菜板;尽可能采取坐位完成活动;将物品放置在固定且便于拿取的地方。

(7)环境改造:环境改造包括家居和工作环境的改造。以节约体能、保护关节为原则调整室内物件的摆放及改良常用器具。环境改造的目的是创造机会使患者能够适应环境要求,预防受累关节承受不必要的应力,同时继续生活和工作。通过环境评估了解患者实际工作环境,并根据人体工效学改造常用工具,使用辅助器具提高工作能力。如不能返回原岗位则选择其他职业。

第二节 下 背 痛

一、概述

下背痛(low back pain,LBP)是指一组以下背、腰骶和臀部疼痛或不适为主要症状的综合征,可伴有或不伴有下肢的病理症状。初发的下背痛通常在4~6周内得到明显缓解，故下背痛的急性期被多数指南定义为病程短于 4～6 周；慢性期被定义为时间长于 12 周；亚急性介于两者之间。有时将急性与亚急性统称为急性期，即时间小于 12 周。

导致下背痛的原因较多，病理机制复杂，但是各种原因的下背痛均在不同程度上与慢性腰部肌肉疲劳和收缩能力下降有着互为因果的关系。疼痛可不同程度地限制腰部肌肉的活动强度和范围，造成肌肉萎缩和功能退化；而肌肉收缩能力下降又可直接影响腰部脊柱的结构稳定性，造成椎间小关节及其周围韧带组织和椎间盘损伤，从而加重疼痛。

世界卫生组织将下背痛分为三种类型：①非特异性下背痛，引起疼痛的具体病理部位不能十分肯定，无法将其归因于某种特异病理因素；②特异性下背痛，由肿瘤、感染、骨折等具体病理变化引起的下背痛；③根性下背痛，又称坐骨神经痛，多数由椎间盘突出引起症状。

二、临床表现及功能障碍

下背痛常间歇性出现，疼痛可能为局限性或弥漫性，每次持续数天至数月不等，随运动而加剧。临床检查时在疼痛区可寻找到压痛点，同时伴有局部肌肉紧张，腰背部活动受限等。并发坐骨神经痛时，除腰背部肌肉腰痛等体征外，可有沿坐骨神经走行区的压痛及放射痛，多数放射至臀部和下肢后侧，直腿抬高试验可阳性，同时伴有下肢感觉异常、肌力改变及腱反射异常。最常见的原因是椎间盘突出或脊髓内肿瘤压迫周围神经根。

多数下背痛患者除疼痛外，还表现为脊柱稳定性和姿势控制能力的下降，在需要预先姿势调整的任务中，下背痛患者的躯干肌群激活延迟、姿势控制受损。

特异性下背痛的筛选工具——红色预警单，红色预警单提示与特异性下背痛高度相关的症状和体征，预示可能由全身性疾病引发的腰背痛，可以帮助临床工作者简单快速地排除特异性下背痛的可能，内容主要包括：①初次下背痛的发病年龄<20岁，或>55 岁；②有明显创伤史，或可能患有骨质疏松者有轻微创伤史；③伴有胸痛；④伴有不明原因的体重下降；⑤伴有鞍区麻木或二便异常；⑥伴有进行性肌无力；⑦查体发现多项神经学阳性体征和直腿抬高试验阳性；⑧渐进性持续性夜间痛。

三、检查与评估

对下背痛的作业治疗评定，应考虑以下几个方面：

1. 病史　有无创伤史或骨质疏松等问题。如果有骨质疏松问题，那么患者所有活动都需要考虑骨质的脆弱性，从而选择那些能够保护脊柱免于压迫负荷的活动或练习，比如走路时，尽量保持正直体态，因为向前弯曲会导致脊柱承受压迫。

2. 疼痛　疼痛的评定应当考虑疼痛部位、性质、程度、发作频率、加重或缓解疼痛的因素等。

（1）疼痛部位：局部压痛常反映病变所在，确定压痛点位置时，要注意压痛的范围和程度，同时应询问患者有无放射性疼痛。常用 45 区体表面积评定法进行检查。45 区体表面积图将人体前后表面共分为 45 块区域，每一个区有一个特定的号码，检查时让患者用不同颜色或符号标记出疼痛位置，不同颜色或符号可表示疼痛强度。

201

最后根据疼痛区域占整个体表面积的百分比计算患者疼痛区域的大小,亦可评定疼痛部位的改变和疼痛强度及性质(图8-1)。

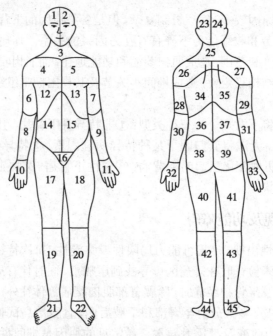

图8-1　45区体表面积图

(2)疼痛性质:锐痛常提示急性损伤或损伤程度较重,如刺痛、绞痛、跳痛、灼痛等;钝痛则提示慢性损伤,如胀痛、酸痛、隐痛等。

(3)疼痛程度:常用的评价量表包括视觉类比量表、语言评价量表、数字评价量表、McGill疼痛问卷等。

(4)加重或缓解疼痛的因素:了解哪些因素会引起疼痛的加重/减轻,对疼痛的干预有一定指导作用。如果某项活动会导致疼痛加重,那么这就是一个具体的诱因,在后期解决疼痛问题时,就应对动作模式做出调整来加以避免。

3.生活质量　下背痛有不规律反复发作的特点,虽然根治下背痛是最理想的,但目前临床常难以达到这一目标,因此WHO提出了更现实的目标,即最大限度地减轻下背痛对患者生活的影响。WHO专家顾问团建议,在进行下背痛的临床研究时,结局评测中除了应包括疼痛的量化标准、脊柱的活动度以外,还应该把生活质量的评测作为治疗结局的标准,而且治疗下背痛的最终目标应该是提高生活质量。根据量表对生活质量测定的广度不同,可分为两大类:一种是综合量表,可用于各种疾病的生活质量评测,如SF-36健康调查简表;另一种是特定量表,只用于下背痛患者的评测,如Oswestry功能障碍指数(Oswestry disability index,ODI)。

4.日常生活活动能力　可使用改良Barthel指数、功能活动问卷等。

5.肌力　包括腰背部及下肢肌肉力量的评定,并记录评估过程中的疼痛情况。

6.感觉　如单丝检查、两点辨别觉检查、功能性感觉检查等。

7.关节活动度　包括脊柱和下肢活动范围的测量,并记录评估过程中的疼痛情况。

8.职业评估。

202

9. 社会心理评估。

10. 其他　患者对疼痛的态度、发病前从事的工作、其他医院的检查和治疗、单位和家庭中的人际关系等。

四、方案与实施

作业治疗师为下背痛患者提供保护性及矫正性的非手术措施,应考虑人与环境间的相互关系。作业治疗师应当选用合适的作业治疗实践模式进行分析,如在应用PEO模式时,则考虑:在人的层面,治疗师通过对活动中涉及的内容进行作业分析,发现可能受下背痛症状影响或可能加重下背痛症状的具体任务,可以提供对患者身体症状治疗及管理的教育或直接干预,提高个人的身体能力;在环境的层面,治疗师观察活动进行的环境,确定风险因素,制订补偿策略,包括调整患者所使用的设备和工具;在作业表现的层面,治疗师可指导患者调整其从事的活动,鼓励患者积极参与日常生活活动、重返工作岗位和休闲娱乐活动,促进患者构建健康生活方式。

(一)作业治疗目的

对下背痛患者的作业治疗,其目的是提高患者对疼痛的耐受度,主要降低下背痛发生的风险及减少症状;指导其替代性动作模式;任务调整;提高日常生活活动能力;提供患者职业技能训练,以适应工作场所;强化患者的自信心,等等。

(二)作业治疗方法

从人的身体结构和功能上看,作业治疗师可以给予个体宣教,指引自我处理下背痛的积极心态,可进行个体化的功能锻炼来改善腰背部活动;从活动的层面上看,治疗师可指导患者学习正确的行为姿势、提供能量节约技术的建议、适配辅助器具等;从参与层面上看,治疗师可利用工作场所的功能重建活动,帮助患者重新参与生产活动。从下背痛处于哪个时期看,如果处于急性疼痛期,那么再多的练习也无用,在此期间首要的任务是减轻疼痛,比如无痛的替代性动作模式训练;如果处于慢性期,则可指导患者进行脊柱保健、核心训练、重建髋关节运动模式、建立积极的生活方式等。疼痛通常会导致脊柱曲度异常,我们可以找到无痛的身体姿势。

具体的作业治疗干预下背痛的方法如下:

1. 背部健康教育　提供降低下背痛发生风险和减少症状的教育,是康复预防的一部分,也是作业治疗的一项重要任务。目的在于鼓励患者学会自我处理,提高身体能力,减少病痛疾病自然恢复的阻碍(如焦虑、恐惧、不良生活方式等)。

教育内容包括:下背痛的病因、预后、可提供的治疗、自我处理下背痛的建议、人体工效学、提物技巧、省力策略、姿势和活动的安全性原则(如避免在腰椎侧弯及扭转时突然用力)等。应当告诉患者如何正确进行基本的日常生活能力训练、家务训练、艺术及手工等。除了对急、慢性期患者进行口头教育,还可考虑教育手册的使用。手册通常可作为面对面交流的补充,治疗师应鼓励患者在家中借助教育手册进行复习。

2. 应用人体功效学　姿势、位置和疼痛之间有直接关系,避免产生疼痛和不利姿势是管理好目前疼痛以及充分发挥脊柱潜能的重要原则之一。

疼痛通常会导致脊柱曲度异常,所有日常活动我们都能通过改变运动模式来避免伤害脊柱,找到无痛的身体姿势。有些人会习惯采取"胎儿"式的睡姿,这会压迫到椎间盘而使疼痛更敏感,解决方法就是找到那些能够在睡眠中维持脊柱自然曲度的姿势。又比如做系鞋带这个动作时，很多人会坐下来，弯下腰去够鞋带，这会加重脊柱负荷。此时应该把脚抬到椅子或阶梯上，屈膝去够鞋带，保持躯干正直，使脊柱维持在中立位，髋部向脚的方向移动，以缩短距离。进行每一个任务时，找到并保持脊柱的中立位，为脊柱负重做好准备。

（1）在日常生活中应用调适、节省体力和人体功效学的技巧，可以帮助下背痛患者有策略和轻松地完成自理和家务。

1）坐：避免弯腰驼背坐着，这会对椎间盘后部造成压力。坐下时应保持脊柱自然曲度，也可在身后放置一个腰垫，支撑腰背部的自然弯曲（图8-2）。

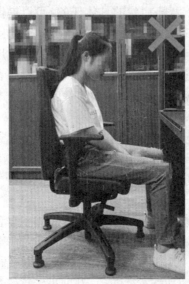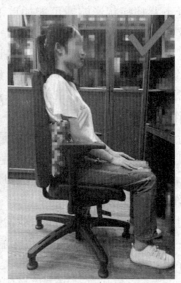

图8-2　坐姿正确与错误示例

在日常生活中，所有坐下的动作都应保持脊柱的自然曲度（图8-3），尤其是早晨起床坐着的时候。

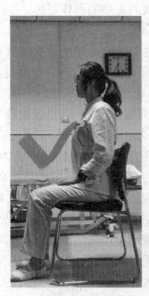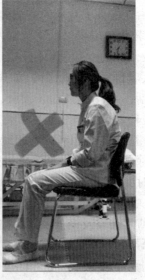

图8-3　日常生活坐姿正确与错误示例

2）站立：不良的站立姿势通过不断收缩下背部的伸展肌肉，影响着下背部的活动范围。可以尝试一下下面这个纠正性练习：拇指展开到竖大拇指的姿势，然后肩外旋，将胸腔抬起，使上身与髋成一直线，注意背部肌肉的放松（图8-4）。

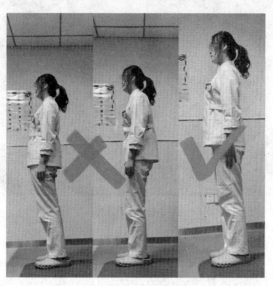

图8-4 站姿示例

双手抱在胸前站立，会增加背部肌肉和脊柱负荷。相比之下，手背在身后站立，会减少肌肉活动以及相关的肌肉痉挛（图8-5）。

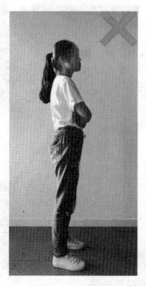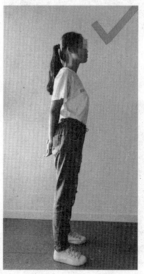

图8-5 站立时手的摆放

3）行走：疼痛引起的脊柱和髋屈曲产生了弯腰驼背的姿势，缓慢行走也会引起更多疼痛。改变弯腰驼背的行走方式，把身体姿势纠正得更加直立，让手臂以肩为轴摆动（不要以肘为轴来摆动），步子便会迈得更大更快（图8-6）。

笔记

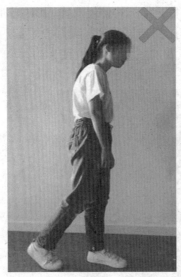
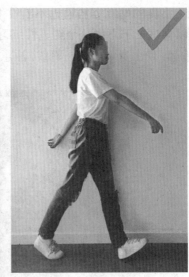

图 8-6　行走示例

4）身体前屈：当用髋的屈曲代替脊柱屈曲时，可以避免很多潜在的疼痛触发因素。例如，刷牙时如果没有屈髋，则会给椎间盘一定压力，造成疼痛。正确的做法是先从髋的屈曲开始，双手顺着大腿往下滑，然后，将一只手放在台面上，用另一只手刷牙。刷完牙后，把一只手放在膝上，另一只手也放在膝上，把髋拉向前方（图 8-7）。

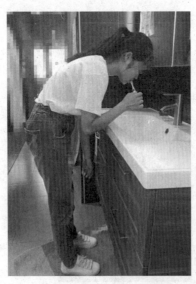
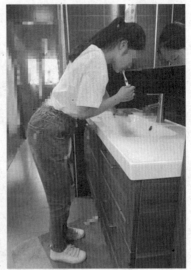

图 8-7　身体前屈示例

同样的，在使用洗衣机时，一只手用来给背部提供支撑，另一只手去洗衣机里拿衣物，脊柱一直处于中立位。完成这个任务后，还是要把一只手放在膝上，另一只手也放在膝上，然后以髋为轴发力使身体站直（图 8-8）。

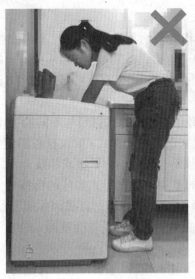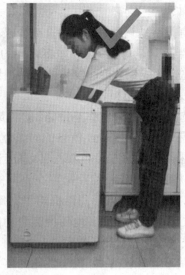

图8-8 使用洗衣机示例

5）推和拉：在进行推和拉的动作时，躯干应保持直立，让力的方向保持从手指向肚脐，换句话说，推力或拉力的施力路径应当朝向或是离开身体的最核心部位（图8-9）。

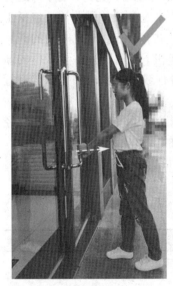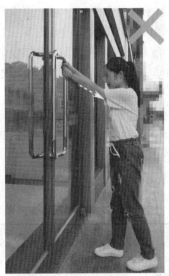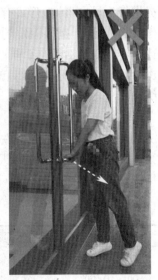

图8-9 推拉姿势示例

（2）采用多样化姿势：当意识到哪些姿势会导致疼痛后，则每当处于这些姿势时，在疼痛出现之前，就要将身体调整到理想位置。即使那些不经常遭受腰背痛的人，长时间处于一种姿势也会令他们痛苦。所以在保护好脊柱的前提下，一天中尽可能多地改变姿势。例如，如果预计坐10分钟就会产生疼痛，那么在8分钟的时候就换到一个站立姿势，或者另一个替代姿势。

（3）选择身体承载负荷最小的姿势：手持物体远离身体时会给背部肌肉增加过多负荷，也会给脊柱增加过多负荷。因此，当搬运、抬起、移动物体时，将物体尽量靠近

207

自己的身体。

（4）有策略地调整任务，尽量减少操作物体的重量：在完成一些任务时，一次举起物体一半重量是可能的（例如将箱子的一角抬起，或只是抬起木头的一端，就能调整它们的位置，或是只抬起物体的一端，比如木头）。当有更聪明的搬运方法时，不要使身体承受过重的负担。

（5）选择最佳的腰背休息策略：腰背最佳的休息方式需要与不同的工作和任务相适应。如果工作是动态的，休息的时候就采取坐着的形式；如果任务需要坐着进行，休息就要采用行走的方式。总之，休息应该是与任务的力学要求相反。

3．疼痛管理 作业治疗师可在不同的机构内提供形式多样的疼痛相关治疗，如住院机构、日间康复中心、门诊机构等。疼痛管理的目标是打破因疼痛导致生活作息紊乱的恶性循环，尽可能多地使用剩余功能和个人经济及社会资源，并在可控的疼痛中，重新发展成功及快乐的生活。

作业治疗策略包括：寻找个性化的疼痛处理技巧，重设慢性下背痛患者的日常角色，疼痛知觉及疼痛管理技能，促进疼痛的适应性，调整生活方式，学习和发展日常生活管理的处理策略，提高活动参与等。

4．功能重建 功能重建以评估开始，主要包括物理评估、社会心理评估和职业评估。功能重建的具体实施包括社会心理治疗、职业治疗、身体活动等。社会心理治疗包含了压力管理、行为技巧训练、理性情绪治疗以及疼痛管理。另外，治疗师还会提供行为导向咨询，形式有日常小组治疗、一对一咨询和家庭会议。职业治疗包括工作模拟／强化，需要固定的训练频次、维持较长时间训练内容、持续一定时间的训练计划等。身体活动有牵伸训练（牵伸背部伸肌、腹部肌群和下肢肌群），主要肌群的渐进性重量训练、耐力训练和协调训练（可以通过骑车、步行或娱乐活动如排球等进行练习）。

功能重建的核心在于，基于主动活动功能，重建患者的身体、社会心理及社会经济状态，这对于一部分慢性下背痛的患者来说是很重要的。该项目分两个阶段进行。第一个阶段持续3周，每天8小时，第二个阶段持续3周，每周一次6小时的活动。每日安排简要描述在下表（表8-5）：

表8-5 功能重建日程安排表

时间	项目	老师／治疗师
8：00～9：00	有氧健身	物理治疗师
9：00～10：00	力量训练	物理治疗师
10：00～11：30	工作模拟	作业治疗师
11：30～12：00	午饭	
12：00～12：30	放松	心理学家
12：30～13：30	心理支持小组	心理学家
13：30～14：00	牵伸	物理治疗师
14：00～15：00	理论课堂	物理治疗师、作业治疗师、心理学家、康复专家、护理人员、社会工作者
15：00～16：00	娱乐活动	物理治疗师、作业治疗师

下背痛患者应保持日常活动，可主动参与康复体操，如瑜伽、中国传统功法等主动活动。力量训练主要为腰部伸肌训练，包括频率、强度、重复、每组次数、持续时间、模式等参数，可以通过各种器械如杠铃、罗马椅、瑜伽球或自身姿势的调整来进行强度递增的训练。腰椎稳定性训练的目标肌肉主要为多裂肌、腹横肌，提高其神经肌肉的调控能力，同时一定程度地提升其力量和耐力，从而提高腰椎节段的稳定性。多数指南推荐在慢性阶段进行腰椎力量和稳定性训练。另外，拉伸也作为慢性期锻炼的一个组成部分。值得注意的是，没有某种锻炼方式优于另外一种，应当设计个体化的锻炼计划。正确的运动维持性训练对预防下背痛的发生，特别是预防复发有着极为重要的意义。

心理咨询小组提供心理和职业咨询，用来促成患者个人行为和职业目标的接合。身体活动的治疗和心理治疗的协调对成功的治疗是必要的，尤其是需要面对那些复杂的社会心理生物学问题的患者。

理论课堂包含了脊柱解剖、药物治疗、工伤赔偿法律、外科手术，以及治疗的理论基础。

5. 环境调整　作业治疗在环境调整方面的应用，主要表现在社会环境和物理环境的调整。

在社会环境方面，保险制度、价值观、伦理及人际关系处理均能影响下背痛的发展进程。提供完备的康复评估及病程记录，为保险制度的完善提供帮助及安全宣教，都是作业治疗师社会环境调整的工作内容。

在物理环境方面，如生活环境的改造，可以通过调整家具或设备来实施。同时，工作场所的人体工程学设计对背部健康也有重要优势。利用人体工程学原则优化工作设计，并以安全的方式活动，对于避免过劳损伤有重要意义。

6. 重返工作　早期对下背痛患者进行有效的健康宣教，让他们克服恐惧心理，尽可能避免卧床，鼓励保持活动、坚持工作和正常功能是必要的。即使已经排除了年龄、性别、教育水平、工作年限等因素，影响全身的振动、重体力活、频繁弯腰、站起以及集中需求是下背痛发生的工作环境风险因素。每天的工作时长越长或每周工作时间≥37小时，则会有更高的风险。增加工作间隙休息、改善身体姿势可以降低工作期间的肌肉骨骼不适。虽然"坐下"姿势被很多人认为也是一个风险因素，但是相较于长时间的"站起"，"坐下"还是能够显著减少下背痛风险。一个有支撑的坐位姿势以及改变工作者姿势是减少脊柱负荷和降低姿势疲劳的重要因素。通过限制重复性任务和减少工作时间，对任务进行调整，可使下背痛患者继续当前的工作。比起在康复治疗部进行治疗，在患者的工作场所进行治疗性干预更有效。

7. 保持活动　治疗师应当告诉患者保持活动，在疼痛可承受范围内尽可能地维持日常生活活动，而不需要绝对卧床。如果疼痛严重，一般最长不超过2天，并鼓励及早恢复活动。这里应当区分被动治疗活动与主动治疗活动对下背痛患者的不同影响。被动治疗是指被动地接受治疗，通过仪器设备对症治疗而不是找到并纠正疼痛病因，对下背痛的远期疗效几乎没有意义。主动治疗需要患者以某种方式参与治疗过程，例如，学会一种避免触发疼痛的活动方式进行活动就是积极治疗。在对下背痛患者进行干预时，一定要向患者强调主动活动的重要性。

康复体操如瑜伽、中国传统功法是值得推荐的主动活动。五禽戏的虎扑、鹿抵及熊晃练习过程中,重心的转移造成了脊柱的不稳定状态,为维持脊柱稳定,需要通过增强多裂肌的收缩来克服重心变化做功,从而使多裂肌的收缩能力和主动做功率增加,通过改善肌肉协调性和局部结构的稳定性来缓解疼痛。配合呼吸和主动冥想的方法也能较好地缓解慢性非特异性下背痛。呼吸运动可锻炼膈肌和腹横肌等深层核心肌肉群,减轻椎体间压力,提高附着于腰椎棘突、横突上的胸腰筋膜张力,从而稳定椎体。主动活动的所有部分之间需要保持一定平衡,包括力量、耐力、爆发力、柔韧性、平衡和动作技巧等,以保护关节的方式进行锻炼。

8. 心理调节　下背痛的发生对诱发工作应激或工作者的行为变化产生不利的心理因素,进而产生与下背痛有关的生理和主观感受变化的结果,两者之间存在双向的反馈机制。慢性下背痛患者的心理问题是一个很重要的因素,需要心理与行为治疗的干预。出现心理问题的患者就不能单纯依赖物理治疗解决问题。在临床工作中应以患者为本,从疼痛的原因、发作特点、疼痛强度、持续时间、疼痛与运动的关系、疼痛对睡眠和功能的影响等多方面分析每一位患者,并以此为依据选择治疗方法。

9. 其他　认知-行为疗法适用于下背痛慢性阶段,通过明确的目标、系统的步骤来纠正患者错误的认知、不良的心理状态以及由此影响下的行为,重塑患者对待疼痛的态度,训练适用性技能。该疗法有即时和远期积极效应,对疼痛、日常活动水平、药物使用、应对策略方面都有显著意义。腰背痛学校是针对患者的集体培训,包括教学和技能的训练,通常由专家进行监督。其教育内容比简短教育更为丰富,经典的教学内容包括讲解背部的解剖和功能、姿势和肌肉紧张度的关系以及特定姿势的训练。多学科治疗也是下背痛治疗的一个重点。在临床上,各种康复疗法往往根据实际情况综合运用,相比单一疗法或仅靠自身恢复能力优势明显。不可能有一种治疗工具适应所有患者,为患者筛选最合适的治疗方法,才能发挥最好的疗效。对于慢性非特异性下背痛,也推荐进行多学科治疗,可以促进疼痛缓解和功能障碍的恢复,以达到更快返回工作的效果。

总而言之,作业治疗作为非手术治疗的一种手段尤为重要。在评估方面,通过对感觉、力量、生活质量等评估,发现患者的主要问题;利用作业分析,全面了解作业活动,确定治疗方案;在治疗方面,治疗师指导患者进行健康宣教,帮助患者建立无痛动作模式,调整任务,减轻可能造成患者病情加重的活动,合理利用代偿姿势,调整设备及环境,改造生活及工作中的工具,使患者了解疾病症状及预防措施,以改善下背痛患者的身体症状,避免病情加重,提高活动能力及社会参与能力。

第三节　骨　折

一、概述

骨的完整性和连续性中断称为骨折。骨折的分类较多,根据致伤原因不同分为创伤性骨折、疲劳性骨折、病理性骨折;根据损伤程度分为完全性骨折和不完全性骨折;根据骨折端是否与外界相通分为闭合性骨折、开放性骨折;根据断端的稳定程度分为稳定性骨折、不稳定性骨折;根据有无伴随邻近神经血管损伤分为单纯性骨折和复杂性骨折。

骨折的并发症一般分为早期和晚期两种。骨折早期可并发休克、脂肪栓塞综合征、重要内脏器官损伤、重要周围组织损伤、重要血管、周围神经损伤、骨筋膜室综合征等并发症。由于长期卧床或活动不良，骨折晚期易并发坠积性肺炎、压疮、下肢静脉血栓、感染、损伤性骨化、创伤性关节炎、关节僵硬、急性骨萎缩、缺血性骨坏死、缺血性肌痉挛等。

骨折的作业治疗目标中，最重要的是让复位后的断骨愈合，预防并发症，同时让受伤的肢体尽快恢复原来的功能，使其尽早地回归家庭与社会。本章主要介绍四肢骨折的作业治疗。

二、临床表现及功能障碍

1. 损伤后的炎症反应　损伤后局部肿胀、疼痛、功能障碍为骨折后常见临床表现。由于受损组织出血、体液渗出、局部静脉淋巴淤滞和回流受阻产生骨折周围组织的肿胀和疼痛。疼痛可以引起交感性动脉痉挛，使损伤局部缺血，而缺血又会加重疼痛。

2. 肌肉萎缩和肌力下降　为促进骨折愈合，术后早期需进行局部制动。组织学观察显示，制动 7 天肌纤维间结缔组织增生，肌纤维变细，排列紊乱。健康人石膏固定 4 周后，前臂周径减少 5%。肌肉体积减小，肌纤维间的结缔组织增生，非收缩成分增加，导致肌肉单位面积的张力下降，肌力下降。

3. 关节活动受限　长期制动会产生严重的关节退变，关节周围韧带的刚度降低，强度下降，肌肉附着点处变得脆弱，韧带易断裂。关节囊壁的血管、滑膜增生、纤维结缔组织和软骨面之间发生粘连，出现疼痛，继而关节囊收缩，关节挛缩，活动范围减小。

4. 骨强度改变　骨折后骨痂的形成需要应力刺激。局部制动和活动减少使损伤处的骨骼缺乏应力刺激而出现骨膜下骨质的吸收，骨强度降低。而反复承受高应力会引起骨膜下增生。研究表明，骨骼都有其最适宜的应力范围，过高或过低的应力都会使骨吸收加快。

5. 整体功能下降　制动骨骼及肌肉系统、消化系统、呼吸系统、泌尿系统、心血管系统对骨骼肌肌力和耐力均有明显影响。因骨折制动及功能障碍导致患者的活动参与能力受限。

三、检查与评估

1. 骨折愈合及炎症反应情况　包括骨折对位对线、骨痂生长情况、延迟愈合或未愈合、畸形愈合、假关节形成、异位性骨化、骨化性肌炎、骨质疏松等，可通过 X 线、CT 或 MRI 检查。还要检查骨折或伤口处是否还存在红肿热痛等炎症反应情况，以及严重程度。

2. 关节活动度　使用量角器测量骨折部位相邻关节的活动度。还可以通过计算机三维运动分析上肢骨折在功能性活动时各关节的协调运动，下肢骨折步行时各关节的协调运动。

3. 肌力　采用徒手肌力评定法或用仪器进行等速肌力测试。

4. 肢体长度及周径　肢体长度的改变对下肢影响较大，长期异常站立及步态会导致骨盆和躯干的继发性病变。进行肢体周径测量时,需要进行双侧对比,选择两侧肢体对应的部位进行测量,以了解有无软组织缺损、肿胀及肌肉萎缩情况。

5. 感觉功能评定　骨折后同样会影响肢体的感觉功能,需要检查感觉损伤的部位、范围、种类和性质,以及对日常生活的影响程度。分别进行浅感觉、深感觉和复合感觉检查。浅感觉重点检查部位应是手指指腹和足底,因为这两处对于 ADL 影响最大。

6. 日常生活活动能力评定　Barthel 指数、FIM,但要注意这两个量表均存在一定的局限性,针对性不强。需要针对每个患者的具体情况评定对其影响较大的日常生活活动,方法可选择前面章节中所提的各种模式。上肢骨折重点评估穿衣、洗漱、修饰、清洁卫生、进食、写字等情况;下肢骨折重点评估行走能力。

四、方案与实施

骨折后作业治疗的目的是协调固定与运动之间的矛盾,预防或减少关节活动受限、粘连、僵硬、畸形等并发症的发生,促进骨折肢体尽早恢复日常生活和工作。在进行作业治疗前,治疗师应该与临床医生进行良好的沟通与交流,以便详细了解患者的基本情况,包括手术情况、骨折愈合程度、有无神经损伤及其他并发症、训练时有无特殊禁忌等。在制订作业治疗计划时需考虑患者全身状况、年龄、职业、生活环境、经济条件、心理状态、家属态度等因素,根据个体情况及时修正和调整治疗方案。

(一)骨折作业治疗方案

1. 骨折固定期的作业治疗方案　要根据患者的不同情况具体设计,应符合患者需求并具有一定趣味性,与患者自理活动、生产活动、休闲活动密切相关,且有助于患肢功能和技能恢复。

(1)早期未固定关节主动或助动的作业活动:固定有利于骨折愈合,但也限制了关节活动,即使未受累关节由于长期不进行全范围关节活动同样也会受到影响。因此,在不影响骨折制动和愈合的前提下,应及早进行相邻关节的主动或助动运动以保持关节和肌肉功能。主要以等长收缩的作业活动为主。虽然关节发生粘连乃至僵硬的原因是多方面的,但其重要原因则是肌肉不活动。合理的功能性作业活动既可促进局部的血液循环,使新生血管得以较快成长,又可通过肌肉收缩作用,借助外固定以保持骨折端的良好接触。

(2)使用辅助具提高 ADL 能力:上肢选用进食类、梳洗修饰类、穿衣类、沐浴类自助具。下肢使用长柄的穿鞋器、洗澡刷、防滑类、持物类。

(3)改善患者的心理状态:尤其是老年患者外伤导致骨折后,心理障碍程度相对较重,抓住患者的兴趣及爱好设计一些作业活动,可以调节情绪,消除抑郁,促进心理平衡。

2. 骨折愈合期的作业治疗方案　康复目标是通过功能性作业活动消除残存肿胀,松解粘连,牵伸挛缩组织,增加关节活动度和肌力,提高肌肉的协调性和灵巧性,提高日常生活和工作能力。在骨折愈合后期,骨痂达到正常的生理功能还需要经过一个强固和改造过程,而这些只能通过运动和使用才能完成。方案的实施应根据骨折愈合情况进行设计。每一种活动都必须有其目的,且能达到一定的目标,即符合患者的需求又能被接受。选择的作业活动与患者的日常生活及工作密切相关,为恢复和维持基本生活提供必要的工作技能，并最好具备一定的娱乐性，以便提高患者的参与度。主要治疗方案如下：

（1）改善关节活动度的作业活动：应用球类运动、舞蹈、绘画、书法、编织、特殊传感控制器控制的电子游戏、橡皮泥作业、纺织等治疗方法。

（2）增强肌力和耐力：如木工、飞镖、制陶、泥塑、投篮、舞蹈、较重的家务活动等。

（3）职业前训练：根据患者情况，是否能重返原岗位工作。进行针对性的练习。目的是提高劳动技能和职业适应能力，增强患者再就业的信心。

（4）感觉再教育：治疗骨折伴有神经损伤导致的感觉障碍是作业治疗的主要目标之一。

（二）常见骨折的作业治疗实施

1. 常见上肢骨折的作业治疗　上肢常见的日常生活活动包括：打开全新或很紧的瓶盖、转动钥匙、写字、使用电脑或手机等电子产品、准备饭菜、打开很重的门、从事较粗重的家务（拖地等）、整理床铺、把东西放在头上方的架子上、搬运购物袋或者文件袋、洗头或使用吹风机、搬 5kg 以上的重物、穿套头衣物、从事轻量休闲活动或较大运动量的运动或者是需要很大活动度的运动、使用大众交通工具等，在进行 ADL 评估时应重点考察这些活动。

（1）肩部损伤的作业治疗

1）锁骨骨折：好发于青少年，多为间接暴力所致。如跌倒时手、肘或肩部先着地，力量沿上肢传至锁骨，致斜形或横形骨折。直接暴力大多导致粉碎性骨折，但直接暴力较少见。锁骨损伤后主要影响肩关节功能。

伤后 1 周进行患肢的肘关节、腕关节、手指各关节及前臂旋前旋后的作业活动，以不引起患肢疼痛为度。将治疗桌调整至适宜高度，可进行绘画、写字、编织、刺绣、翻扑克牌等活动，需要负重的日常生活活动由健侧来完成。

2～3 周后可在不引起肩关节疼痛的前提下做垂臂钟摆练习，范围由小到大，但肩关节外展不超过 90°；垂臂摆放作业练习，使用悬吊装置或滑板进行患侧减重各方向运动；腕部、三角肌等长收缩练习，手指等张练习，如捏橡皮泥。

4～6 周，处于骨折修复期，逐渐有骨痂形成，骨折基本稳定。可扩大各方向主动活动范围，逐渐增加抗阻练习。使用改善活动度和增强肌力的作业活动，如推滚筒、磨砂板改善肩关节前屈及外展功能。改变作业活动目标位置，练习肩关节的屈曲、外展、内旋、外旋功能，如捡木钉、圆盘柱板、体操棒、推磨砂板、取放轻物品、拉拉链、擦玻璃、浇花、双手投掷，日常生活能力练习如洗漱、梳头、吃饭、穿衣等。

7～12 周为塑形期，骨痂开始塑形。各关节应最大限度主动活动。可在负重情况下进行上一阶段练习。增加功能性作业活动，如金工、木工、飞镖、制陶、投掷、园艺、羽毛球、纺织、烹饪等。

2）肱骨近端骨折：可发生于任何年龄，但以中老年人居多，为避免关节囊粘连、关节挛缩和肩关节周围肌肉萎缩影响肩关节功能，应在医生允许的情况下及早使用患肢进行日常生活活动练习。

伤后 1～2 周内不活动肩关节和肘关节，患肢不应负重。腕指关节主动屈伸练习，不做前臂旋转活动。可进行写字、绘画、捏橡皮泥等。

3～4周，主动活动肘部及以下关节。在无痛的前提下开始垂臂作业练习，合并肩袖损伤手术修复者4周内不要进行主动活动，防止牵拉修复组织。

5～6周，加大肩关节与肘关节的主动及被动活动范围，肩袖和三角肌力量训练。如俯卧位摆放物品、高吊滑轮、肋木、手指阶梯、体操棒等。肩关节旋转练习要慎重，需考虑骨折愈合情况。增加前臂旋前、旋后。应用患肢进行较轻的日常生活活动，将常用物品放置于容易拿取的位置，使用辅助器具提高ADL。

7～12周，进行最大限度的主动活动以恢复肩关节活动范围及肌力。使用捻线机练习肩关节旋转功能；鼓励患者参加休闲活动，这样有助于肩关节功能恢复，如射箭可以增加肩关节后伸，同时锻炼肌力；投掷飞镖可改善肘关节屈曲及肩关节内外旋，乒乓球、台球能提高上肢活动度和灵活性，金工、木工增强上肢肌力；制陶、园艺、游泳、舞蹈、太极拳、八段锦、五禽戏既能改善关节活动度，又能调节患者情绪，消除抑郁、振奋精神。

3）肱骨干骨折：指肱骨外科颈以下1～2cm至肱骨髁上2cm之间的骨折。多发于骨干中部，其次为下部，上部最少。中下1/3骨折易合并桡神经损伤，下1/3骨折易发生骨不连。

伤后0～1周制动有利于肿胀消退，主动活动手指及腕关节，上臂前臂肌肉等长收缩。

2～4周，患侧肩关节主动活动或辅助运动，如钟摆运动。肩胛胸廓关节稳定肌群的主动关节运动和等长收缩运动。从小到大，逐步进行肱二头肌的等长肌力训练，再逐步进行肘关节的轻柔主动辅助关节运动，包括屈伸运动和前臂旋转运动。此外，引导患者进行单手的日常生活活动，需要时可使用辅助具。注意：如为保守治疗，肩外展不应超过60°，且各种运动引起的疼痛要在可承受范围内。

4～6周，加大肩关节及肘关节各方向主动及辅助活动范围，逐渐增加肌力训练，充分利用悬吊装置减轻肢体重量，使肌力和协调能力均能得到及早练习。可进行个人卫生清洁如梳洗、穿衣，或写字活动，还可以进行治疗性游戏，阅读、绘画、手工艺等。使用辅助器具如进食类、梳洗修饰类、穿衣类、沐浴类自助具。

7～12周，最大范围地扩大关节活动度，增强肌力和耐力，幅度及治疗强度增大，方法基本同上。

注意：肱骨干骨折往往合并桡神经损伤，在早期就要进行评估。若发现确实存在桡神经损伤，要及时处理，避免出现并发症。

（2）肘部及前臂损伤的作业治疗

1）肘部骨折：术后0～2周，肱骨远端骨折固定在屈肘90°，前臂取中立位，尺骨鹰嘴和尺骨近端可以固定在屈肘60°～75°，前臂取中立位而腕关节轻度背伸，桡骨小头骨折或脱位可固定在屈肘120°，以稳定桡骨小头。主动运动肩关节、腕关节及五指。肱骨髁上骨折伸直型可加强肱二头肌练习，屈曲型做肱三头肌的等长收缩练习。如果关节内固定或关节稳定，可在临床医生同意的情况下做保护性肘关节的屈曲、伸展和前臂旋前、旋后练习。

术后2～8周，对于早期出现肘关节明显僵硬者可使用静态或进展型静态肘部可动夹板进行治疗。这一段时间进行夹板固定时，将关节固定在主动活动的最大范围以便于长时间牵伸，被动牵伸应在8周以后。使用滑板或悬吊架进行改善肘关节功能的作业活动（图8-10），如进食、洗漱、梳头和擦桌子等日常生活活动，使用辅助具同上。在进行前臂旋转的助力运动训练时，可使用装有部分水的瓶子进行辅助。

术后8周至6个月，当骨折部位达到临床愈合或手术内固定稳定时，即可进行全方位的功能训练，目标是达到最大限度的关节活动度，增加肌力和耐力，恢复正常生活和工作。尽量使用患肢进行轻度日常生活活动，进行职业前工作适应训练。

2）前臂骨折：0～2周，手指及腕关节做主动屈、伸练习，不要做旋转练习。简单手工艺制作，可以增加三角肌、肱二头肌、肱三头肌等长收缩。如为管型石膏固定勿做前臂肌肉锻炼。注意观察手指血液循环及感觉变化，防止骨筋膜室综合征的发生。

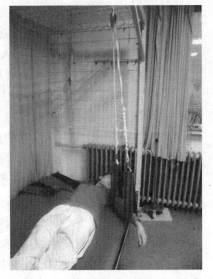

图8-10 使用滑板或悬吊架进行改善肘关节功能的作业活动

2～4周，可加大手工艺制作幅度，前臂缓慢旋前、旋后作业，如翻扑克、刺绣、翻书。肩关节伸屈、外展、内收等功能的练习。

4～6周，患肢辅助健侧完成一些轻的日常生活动作，经医生允许，内固定手术者可去除外固定物。增加日常生活能力训练，避免前臂被动活动，保守治疗者通常在6周时去除石膏，且勿过度用力。

7～9周，如骨折稳定可逐渐加至全负重关节最大限度主动活动，适当增加被动活动，去除外固定后进行肩、肘、腕、手关节的功能练习，着重训练前臂的旋前、旋后功能，可采用钉钉子、扇扇子、舞蹈、纺织、刺绣练习。正常愈合者可使用患肢正常生活。

2. 常见下肢骨折的作业治疗 下肢骨折时，要注意由于不能行走，活动量明显减少，长时间可导致心肺功能下降，故要增加上肢活动，以便维持心肺功能。下肢骨折很重要的作业治疗目标是恢复到受伤前的移动能力。训练时，可以参考以下顺序进行：站立床→站立架→平衡杆内站立→平衡杆内行走→使用助行器步行→拐杖步行→户外步行。

（1）髋部损伤的作业治疗：骨折后作业治疗的目标包括增强肌力与耐力、平衡协调能力、提高日常生活活动能力。

1）股骨颈骨折：内固定术后患肢穿丁字形矫形鞋，防止患肢旋转；两腿间夹枕头防止患肢内收。

术后1～3天进行深呼吸咳嗽练习，每次3～5分钟，每日2～3次。上肢持哑铃做扩胸运动练习，每次10～15分钟，每日2～3次。踝泵训练，第2天在不引起异常疼痛的情况下做主动或被动屈髋（小于90°）、屈膝（小于45°）练习。被动患肢平行外展（小于45°）。

术后4天至2周，加强患肢非负重主动、被动运动。直腿抬高30°～40°，10秒/次，10次/组，3组/天。逐渐增加抬高次数和时间，角度以不超过90°为宜。体位变换：双手后撑，屈健腿，用双手和健腿支撑将臀部抬起至合适位置，完成平移。双手支撑并屈曲健腿抬高患肢移至床边，坐于床沿，健腿触地，双上肢拄拐站立完成由坐至站位转换。注意患肢不负重。ADL 训练采取半卧位。进行编织、绘画、书法、手工艺制作等活动可以调节情绪、减轻疼痛。

术后 2～4 周，使用助行器或拐进行站立步行、上下楼梯和斜坡练习。上楼梯的顺序是健肢 - 拐 - 患肢，下楼梯时为患肢 - 拐 - 健肢，要点是患侧下肢受力由拐杖替代，以避免疼痛。日常生活活动中注意不要坐低椅、沙发及低的马桶。睡觉时采取仰卧位患肢外展，双足不能重叠。侧卧位时两腿之间夹枕头防止髋内收内旋。坐位时双腿及双足不要交叉。起坐的正确方法是挪动臀部至椅子前缘，保持手术侧髋关节伸直，然后用双手向上支撑扶手，抬起身体。注意身体不能前倾。沐浴时应有防滑垫、洗澡凳、安全扶手等设施。洗澡凳应该有足够高度，防止髋关节屈曲超过 80°～90°。使用辅助器具如穿袜器、拾物器、洗浴时用长柄刷等。

术后 5 周至 3 个月，负重平衡练习，如 X 线摄片显示骨折已愈合，无股骨头坏死，负重由 1/4 体重增加至 1/2 体重、2/3 体重、4/5 体重、100 % 体重，逐渐过渡。术后 3 个月增加肌力和关节活动度练习，使用功率自行车、作业治疗车床，调节负荷量及座椅高度。术后 4～6 个月骨折多已愈合，加强患肢的灵活性训练，强化肌力和关节稳定性，髋关节各肌群主动参与抗阻练习，斜板站立、坐站转换练习、马步练习、跨越障碍物练习。此外，可逐步改变上下楼梯的方式。

（2）膝部损伤的作业治疗

1）膝部骨折：术后即开始患肢踝关节及足趾主动运动、股四头肌等长收缩。股四头肌肌力训练对于膝关节损伤后极其重要，应贯穿于治疗始终。术后进行翻身起坐练习、床上转移、穿脱裤子。使用关节功能训练机进行膝关节屈曲练习。进行双上肢和健肢的主动活动练习。髌骨骨折如无禁忌应进行每日 2～3 次的髌骨被动活动。

术后第 2 周开始辅助关节主动屈曲 ROM 训练，使用悬吊装置减轻患肢重量，进行主动屈伸膝练习。

3～4 周开始主动屈膝练习，将治疗床调高，患肢屈髋屈膝各 90°，足底控球练习膝部屈伸。

4～6 周后可部分负重，选用脚踏线锯、木制车床、编织机和治疗性游戏，开始扶拐部分负重行走，上下楼梯、下蹲取物练习。闭链运动增加下肢肌力和膝关节稳定性。患肢可全部负重后进行功率自行车训练、慢跑、本体感觉训练等。逐渐增加开链运动，如踢口袋、踢皮球、踢毽子。

2）胫骨平台骨折：需 6～8 周后根据 X 线片骨折愈合情况决定负重重量，不可过早负重。

（3）踝和足损伤：踝和足是既具稳定性又具灵活性的关节。在人体站立、行走、下蹲等诸多运动与平衡调节中起到重要作用。因此，作业疗法的重点是提高平衡功能，改善步态，恢复踝和足的灵活性。

术后 3 周内，在医生允许的情况下进行未固定关节的主动运动，直腿抬高和股四头肌肌力训练。

4～8 周踝关节及下肢负重练习。力量增加后可双手提物作为负荷或在踝关节绑沙袋增加负重，强化踝关节周围肌力，可选用作业治疗床、制陶转轮、足治疗游戏、足板迷宫等。平衡和协调能力训练可采用平衡板、轮胎、硬海绵、网球等。应用体育活动改善踝关节和足的功能，如舞蹈、体操、太极拳等。

第四节　手　外　伤

一、概述

手外伤是指发生于手或上肢但对手功能有直接影响的外伤，一般来说，颈部以远神经或血管损伤，肘关节以远肌肉、肌腱损伤，桡尺骨远端以远骨关节损伤均为手外伤的范畴。

手在我们生活和工作中占有十分重要的地位，其遭受创伤的机会远远高于其他器官，据统计，手外伤的发生率居全部外伤之首，约占外伤的 1/3～1/2。

手外伤常见原因有挤压伤、切割伤、砸伤、撕脱伤、烧伤、烫伤、刃器损伤、枪伤、爆炸伤、咬伤等。有研究指出，机械制造业、木工、建筑工和农民是手外伤的高发工种；冲压机床、电锯、电刨、刀及摩托车是几种最常见的致伤物。人为因素是手外伤发生的主要原因，在构成上以工业性手外伤为最多。

康复治疗在手外伤后康复中发挥着十分重要的作用，手功能的恢复及在日常生活和工作中的应用均有深远影响。手外伤康复是在康复病种中效率最高的，一般 1～3 个月已可以达到比较好的治疗效果。欧美国家从 20 世纪 60 年代后期开始已有专门从事手治疗的物理治疗师和作业治疗师，开展了手康复专科服务。在我国普遍存在着重视手术治疗而忽视功能康复的现象，我国的手外科、显微外科技术已经处于世界领先地位，但在功能康复治疗上尚远远落后，因此，要重视手外伤的康复治疗。

作业治疗是手外伤康复治疗中最为重要的治疗内容之一。作业治疗通过矫形器的应用促进外伤恢复及功能恢复，预防挛缩及畸形；通过压力治疗控制外伤或手术后瘢痕的增生，预防和治疗瘢痕所导致的关节挛缩与变形；通过功能训练恢复手的肌力、关节活动范围、灵活性、协调性、感觉等基本功能；通过 ADL 训练和职业训练提高手外伤患者生活和工作能力。

二、临床表现及功能障碍

1. 肿胀　肿胀是手外伤最常见的临床表现之一，无论是创伤或炎症均会导致血管通透性增强，引起组织水肿。皮下组织、筋膜间隙、肌肉间筋膜和腱鞘、关节囊等为常见的水肿部位，上述组织被浸于渗出液内，如渗出液不被及时清除，将会造成肌肉和结缔组织的粘连、僵硬。此外，持续肿胀会诱发纤维蛋白沉积，导致韧带、关节囊等纤维组织的挛缩，加重关节活动障碍。

2. 疼痛与营养障碍　疼痛也是手外伤最为常见的表现，手部表面的神经末梢非常丰富，所以痛觉较显著。此外，滑膜、腱鞘和骨膜也都有神经末梢，外伤后会产生剧烈疼痛。外伤后还可发生神经的营养功能下降，出现手部血管运动紊乱、骨质疏松、肌萎缩、关节僵硬等症状，严重者导致反射性交感神经营养不良综合征。

3. 关节僵硬　僵硬是手外伤比较常见的表现，持续肿胀后所导致的纤维蛋白沉积是关节挛缩、僵硬的主要原因；此外，外伤后手部的长期制动也可导致关节活动范

217

围的进一步降低。临床常见的问题是掌指关节过伸和近端指间关节屈曲挛缩畸形。

4. 运动功能障碍　包括肌力、耐力下降，关节活动度受限，灵活性、协调性降低等。组织损伤、制动、疼痛、瘢痕增生、水肿、关节僵硬等是造成运动功能障碍的主要原因。

5. 感觉障碍　手部感觉丰富，外伤后容易造成感觉障碍，表现为感觉减退、异常、感觉过敏等。手部感觉障碍是影响手实用功能的重要原因之一，需在康复治疗过程中加以重视。

6. 生活、工作能力障碍　手是人类赖以生存的最主要器官，绝大部分日常生活活动和工作活动依赖手的参与，因此手外伤后常表现为生活自理能力和工作能力受限。

7. 其他　如部分患者会存在心理障碍和社会功能障碍，表现为自卑、抑郁、焦虑、不合群、回避社会交往等。

三、检查与评估

（一）临床评定

1. 手部外观检查　做手部检查时，要注意手及整个上肢的外观，根据肢体外观的异常，进行有目的、有重点的检查，检查要细致、全面、有针对性。重点检查内容包括：①手部皮肤外观的检查，检查时注意手部皮肤的质地、潮湿度、色泽及是否平滑；②手的姿势及体位改变；③肿胀与萎缩；④手部畸形。

2. 自主神经功能的检查　主要检查：①血管舒缩神经的变化，如温度、质地、颜色及水肿情况；②腺体分泌运动神经的变化（皱皮试验、碘淀粉试验等）；③神经营养性的变化，如肌肉萎缩、指甲的改变、毛发生长情况等。

3. 感觉功能检查　检查内容包括触觉、痛觉、温度觉、震动觉、两点辨别觉等。感觉检查应仔细、耐心、两侧对比、力求准确，并要准确掌握手部三大神经的固有感觉支配区。

4. 运动功能检查　根据患手的畸形，对可能有损伤的神经功能进行检查；此外，当上肢神经易受损伤部位损伤时，应检查以明确是否有神经损伤并预判可能出现的畸形，以便进行预防。检查时应选择有代表性的肌肉先检查，尽量做到有重点、有次序、目的明确。

（1）尺神经：检查以骨间肌和小指展肌为主。常用掌短肌反射试验、Froment征、夹指试验等。

（2）正中神经：拇短展肌为检查的代表肌，常用拇对掌试验。

（3）正中神经与尺神经同时损伤：出现典型的"猿手"畸形。

（4）桡神经：支配前臂背侧的所有伸肌，共计11块，损伤后形成典型的垂腕垂指畸形。

5. 手部特殊检查

（1）Tinel征：又称神经干叩击征，用于检查周围神经恢复程度。检查时，从远端逐渐向近端沿神经走形叩击，记录每次叩击引起刺痛点与损伤部位间距离，同时比较修复部位。进展Tinel征与静态Tinel征的相对强度：如果进展Tinel征更显著，表明轴突再生良好；反之，表明轴突在修复部位的瘢痕组织中受到卡压，预后不良。随着时间的推移，Tinel征向指尖移动并消失。神经修复后约1个月出现此征，表明再生轴突穿越断面。临床上，Tinel 征用于判断感觉神经损伤后是否再生、再生程度等。

（2）中指试验：患者坐位，用力伸肘、伸腕及手指，检查者抓住中指突然使之屈曲，引起肘部疼痛为阳性，提示骨间背侧神经卡压征或桡管综合征。

（3）屈肘试验：将双侧肘关节主动屈曲到最大限度，很快引起患侧手尺侧发麻、疼痛或感觉异常，为阳性，提示肘部尺神经卡压。这是由于最大屈肘时尺神经受到严重牵拉，诱发该体征。

（4）Froment 试验：拇指、示指用力相捏时，不能做成圆圈，而是方形，即拇指的指间关节屈曲、掌指关节过伸，示指远端指间关节过伸畸形，提示前骨间神经或尺神经卡压。

（5）Wartenberg 试验：小指不能内收为阳性，提示尺神经损伤。由于小指收肌麻痹及小指伸肌无对抗的外展活动，所以小指在掌指关节处稍呈外展位。

（6）Phalen 征（腕掌屈试验）：双肘部放在桌面，前臂垂直，腕部掌屈，如在 1 分钟内桡侧 3 个半手指麻痛为强阳性，3 分钟内麻痛为阳性。提示腕部正中神经卡压及腕管综合征。

（7）反 Phalen 征（腕背伸试验）：双肘部放在桌面，前臂垂直，腕部背伸，如在 1 分钟内桡侧 3 个半手指麻痛为强阳性，3 分钟内麻痛为阳性。提示腕管综合征。

（8）前臂抗阻力旋后试验：患者坐位，屈肘，前臂旋前，检查者用手固定被检上肢，让患者用力旋后，如出现肘外侧酸痛为阳性，提示骨间背侧神经卡压征或桡管综合征。

（二）手运动功能评定

1. 肌力评定　包括徒手肌力评定和握力、捏力测定。

（1）握力测定：通过握力计来完成，正常值一般用握力指数来表示：

$$握力指数 = 健手握力（kg）/ 体重（kg）×100$$

正常握力指数应大于 50。据 Swanson 观察，利手握力常比非利手大 5%～10%；女性握力只有男性的 1/3～1/2；男性在 50 岁以后，女性在 40 岁以后常比年轻时的握力减少 10%～20%。

（2）捏力测定：通过捏力计进行，包括侧捏、三指捏和对捏等。捏力与握力有一定关系，捏力约相当于握力的 30%。三指捏的捏力约为握力的 1/6～1/5。

2. ROM 评定　常用通用量角器进行测量，用于评定手部关节的活动情况，包括主动和被动关节活动度的测量并进行左右对比。具体测量方法见《康复评定学》一书相关内容。

3. 手指肌腱功能的评定　手指肌腱功能常用肌腱总活动度（total active motion，TAM）进行测定：

TAM=（掌指关节屈曲度数 + 近端指间关节屈曲度数 + 远端指间关节屈曲度数）－（掌指关节伸直受限度数 + 近端指间关节伸直受限度数 + 远端指间关节伸直受限度数）

正常 TAM=（80°+110°+70°）－（0°+0°+0°）=260°

功能分级标准见表 8-6。

TAM 用于评定单个手指总体活动范围，应与对侧手的相同手指进行比较。测量指关节角度时，腕关节应在功能位，否则腕关节屈曲可以加大指伸肌腱的张力，屈指受限。腕关节过伸则使屈肌腱张力增加，指伸受影响。

表 8-6　TAM 评定标准

分级	评分	标准
优	4	活动范围正常。TAM 约为 260°
良	3	TAM>健侧的 75%
可	2	TAM>健侧的 50%
差	1	TAM<健侧的 50%

4. 手灵活性评定

（1）九孔插板试验（nine-hole peg test，NHPT）：九孔插板为一块 13cm×13cm 的木板，上有九个孔，孔深 1.3cm，孔与孔之间间隔 3.2cm，每孔直径 0.71cm，插棒为长 3.2cm、直径为 0.64cm 的圆柱形棒，共 9 根。在板旁测试手的一侧放一浅皿，将 9 根插棒放入其中，让患者用测试手一次一根地将木棒插入洞中，插完 9 根后再每次一根地拔出放回浅皿内，计算所需的总时间，测定时先利手，后非利手。

（2）Purdue 钉板测试（Purdue pegboard test）：该试验主要用于评估手部进行精细动作的操作能力。检查用品包括一块木板，上有两列小孔，每列 25 孔；配有 50 个小铁棍、40 个垫圈和 120 个项圈（图 8-11）。采取坐位测试，由 4 个分测验组成：①右手操作；②左手操作；③左、右手同时操作；④装配。在测试过程中，要求被测者使用双手将不同的零件组合成一个个完整的组件，并按照顺序和位置要求插入板上的孔中。以在规定时间内完成的完整组件个数计算结果。

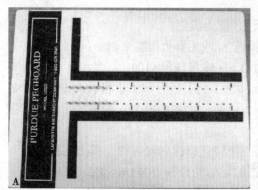
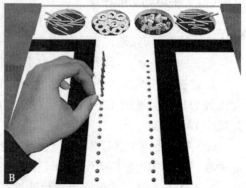
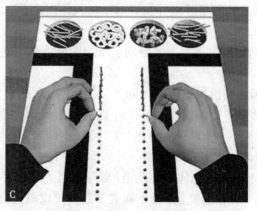

图 8-11　Purdue 钉板测试

5.手稳定性测定　可采用手臂稳定度测定仪进行。测定时让患者持一根有尖细尖端的测试笔依次分别插入 10 个直径由大到小的洞中，笔尖顺利插入洞中而不触及洞的周边为成功，否则为失败。失败时仪器能发出讯号告知测试人员和患者。稳定性（stability, S）以下式表达：$S=(10-F)/10$，$S \leq 1.0$（S 为稳定度；10 为洞数；F 为未能通过的洞数）。稳定度最大为 1，未能通过的洞数越多则 S 越小。

测试时患者安静松弛地坐在仪器前按规定进行试验，要求整个测试过程手臂必须处于悬空状态，不得依托或搁置；手持测试棒（握笔状，左手或右手视要求而定），端坐仪器桌前，视线与测验孔平面应保持垂直；测试过程必须自左至右依次将测试棒插入（取出）测验孔；相邻两个测验孔之间动作完成时间限定在 10 秒内；用于生理和病理检测时，应尽量排除心理因素干扰。

（三）手感觉功能评定

1.痛觉评估

（1）目测类比法：利用一条 10cm 长而无刻度的线，告诉患者线的一端代表没有疼痛，另一端则代表极度疼痛，患者将其当时之疼痛与两端比较，然后点在线上。此评估虽然主观，但作为患者自己进行比较，仍有其作用。

（2）Sunderland 针刺感觉功能分级评价（表8-7）

表8-7　Sunderland 针刺感觉功能分级

分级	内容
P_0	皮肤感觉消失
P_1	能感到皮肤上有物接触，但不能区别是针尖还是针头在触及皮肤，感觉能或不能定位
P_2	能区分是针尖还是针头触及皮肤，针尖刺皮肤引起钝痛感或不愉快感，有明显的放射和假性牵涉痛
P_3	锐刺痛感伴有一些放射或假性牵涉痛，除手、手指、腿或足以外，不能具体定位
P_4	锐感存在，伴或不伴有刺痛，无或仅有很轻的放射，能定位到 2.0cm 内
P_5	对针刺能正常感觉，能精确定位

2.温度觉评定　可应用 Sunderland 温度觉功能评价进行评定（表8-8）。

表8-8　Sunderland 温度觉功能分级

分级	内容
T_0	无温度感觉
T_1	除高温或剧冷外，对一般冷热无感觉
T_2	温度小于 15℃或大于 60℃时能分别正确感到冷或热，在此温度范围内，用测试管接触皮肤，有触觉或感到压力
T_3	温度小于 20℃或大于 35℃时能分别正确感到冷或热，在此温度范围内，用测试管接触皮肤，有触觉或感到压力
T_4	温度感觉正常

3.轻触 - 深压觉检查（light touch-deep pressure）　轻触 - 深压觉检查是一种精细的触觉检查，测定从轻触到深压的感觉，可客观地将触觉障碍分为 5 级，以评定触觉的障碍程度和在康复过程中的变化。常采用 Semmes-Weinstein 单丝法进行评定，简称 SW 单丝法。

221

测定器由20根不同编号的尼龙单丝组成,检查时一般采用5种型号的尼龙单丝。单丝一端游离,另一端装在手持塑料圆棒的一端上,单丝与棒成直角。测量时为免受测手移动的影响,可让患者将手背放在预先置于桌子上的一堆油腻子上。用隔帘或其他物品遮住患者双眼,检查者从最小号的单丝开始试验,使单丝垂直作用于患者手指掌面皮肤上,不能打滑。预先告知患者,当患者有触觉时即应告知检查者。每号单丝进行3次,施加在皮肤上1～1.5秒、提起1～1.5秒为一次。当单丝已弯曲而患者仍无感觉时,换较大一号的单丝再试,直到连续两次单丝刚弯曲患者即有感觉为止,记下该单丝号码。评分标准分级见表8-9。

表8-9 SW单丝法评分标准

分级	标准
正常轻触觉	1.65～2.83
轻触觉减退	3.22～3.61
保护性感觉减退	4.31～4.65
保护性感觉丧失	4.56～6.65
感觉完全丧失	>6.65

4. Moberg 触觉识别评定 触觉识别是指腹的精细感觉,它可使人类单凭触及物体而无须用眼看就能分辨物体。评定时常用Moberg拾物试验:在桌上放一个约12cm×15cm的纸盒,旁边放上螺母、回形针、硬币、别针、尖头螺丝、钥匙、铁垫圈、约5cm×2.5cm的双层绒布块、直径2.5cm左右的绒布制棋子或绒布包裹的圆钮等9种物体,让患者尽快地、每次一件地将桌面上的物体拾到纸盒内。先用患手进行,在睁眼的情况下拾一次,再在闭眼的情况下拾一次;然后用健手按以上程序进行。计算每次拾完所需的时间,并观察患者拾物时用哪几个手指?用何种捏法?据测定,在将物品散布在纸盒旁20cm×15cm的范围内时,在睁眼情况下,利手需7～10秒、非利手需8～11秒;在闭眼的情况下,利手需13～17秒、非利手需14～18秒。在Moberg试验中,将患手的结果和健手的比较即可看出差别。当双手均有疾患时,可参考正常人的数值。

5. 两点辨别觉评定 两点辨别觉(two point discrimination, 2PD)评定是对周围神经损伤修复后,感觉功能恢复的一种定量检查,客观有效,能较好地反映手的功能情况,并具有一定的预后预测价值。

人体任何部位皮肤都有分辨两个点的能力,但不同部位,两点之间的距离不一样,当两点之间的距离小到一定程度时便难以分辨。正常手部2PD(静态)参考值见表8-10。

表8-10 正常手部两点辨别觉参考值

部位	2PD 值(mm)
指尖	2～3
手指中节	4～5
掌指关节	5～6
手掌	6～10
手背	7～12

神经损伤修复后，在感觉恢复初期，2PD 距离可较大，随着再生神经纤维数目的增加及质量的提高，2PD 距离逐渐缩小，越接近正常值，说明该神经的感觉纤维恢复越佳。

临床上将 2PD 分为静态和动态两种试验。测定时掌心向上，手背停放在预先放在桌上的一堆油腻子上，以防移动而影响结果。然后用 Moberg 方法在指垫中心沿长轴测试，10 次中有 7 次极准确的数值即为结果。如时间不允许，以测 3 次有 2 次报正确为准。

6. 手感觉恢复程度的评定（表 8-11）

表 8-11　手感觉恢复程度分级标准

级别	标准
S_0	在支配区内仍无感觉恢复
S_1	在支配区内深的皮肤痛觉恢复
S_2	在支配区内浅的皮肤痛觉和触觉有一定程度的恢复
S_3	在支配区内浅的皮肤痛觉和触觉完全恢复，过敏现象消失
S_3^+	情况同 S_3，但 2PD 也有某种程度的恢复
S_4	完全恢复

皮肤感觉在神经完全断裂时全部丧失，在不完全神经损伤时各种感觉丧失程度不一。同样，在神经再生的过程中，各种感觉的恢复程度也不一致。各种感觉检查中，对感觉功能评定有临床意义的主要是痛觉、触觉、两点分辨觉，尤其是两点分辨觉，因为它能说明已有许多神经纤维到达末梢，是神经修复和手术成功的一个标志。

（四）肿胀的评定

肿胀是手部伤/病后最为常见的体征，对肿胀情况进行评定有助于治疗计划的制订和观察治疗效果。临床上常用测量手部的体积或围度来评定肿胀情况。

1. 体积的测定　可应用 Brand 和 Wood 设计的体积测量器（图 8-12）来测定，方法为将手放入装满水的筒内横档处以保证每次放入同一位置，用量筒收集排出来的水并测量，其体积即为手的体积，与健侧对比或治疗前后对比来反映手部体积的变化情况。

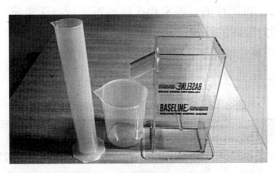

图 8-12　手部体积的测量

2. 手指围度的测量　手指围度也能反映手部肿胀情况，测量时应取周径变化最明显的部位，双手放在同一平面上，先找到明显的体表解剖标志，如腕横纹、掌横纹、

"虎口"和指尖等,再以此为起点测量到手指围度变化最明显部位的距离,然后测量在同一水平两侧手的手指围度,对比后可了解围度变化情况,从而反映手部肿胀或萎缩情况。

(五)手部ADL评定

ADL能力能较好地反映手的实用功能,可应用改良Barthel指数评定,但不够灵敏,尽量应用标准测试,如Jebsen手功能测试,亦可参照中华医学会手外科学分会上肢功能评定标准中的ADL标准。

1. Jebsen手功能测试 此测试主要用于评估手部日常生活活动能力,简便易行。整套测试共有7项计时的测试,包括书写文字、模拟翻书页、捡拾细小的物品、模拟进食、摆放物品、挪动空的盛物罐、挪动重的盛物罐(图8-13)。测试过程必须严格遵从标准化的程序及要求。测试结果以单项测试的计时以及完成全部测试的时间总和表示。

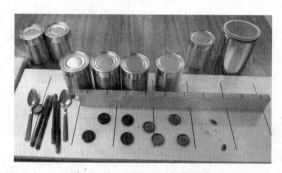

图8-13 Jebsen手功能测试

2. 中华医学会手外科学分会上肢功能评定标准 日常生活活动项包括:①捡针(指甲捏);②捡分币(指腹捏);③写字(三指捏);④提(提箱柄、壶柄等重物);⑤拿大茶缸(握);⑥锤钉子(强力握持);⑦上螺丝(中央握持);⑧系鞋带(综合细动作);⑨扣纽扣(综合细动作);⑩开广口瓶(综合强力握持和精细握持),共10项,计20分。

3. Sollerman法 20世纪80年代,瑞典Sollerman提出了一种试验方法,主要测定手完成20种日常生活活动的能力。评定指标是观察患者完成20项试验所需的时间。左右手分别测试,将治疗前后结果相比较即可了解有无进步。

(六)手工作能力障碍的评定

最好进行专门的职业能力评定,也可使用简单评定方法。

1. Swanson手工作能力障碍评定 具体标准见表8-12。

表8-12 Swanson手工作能力障碍的评定

标记	程度	标准
+	极轻度	工作时确有一些恼人的感觉,有<25%的障碍
++	轻度	干扰但不妨碍某些动作,有25%~50%的障碍
+++	中度	妨碍了某些动作,有50%~75%的障碍
++++	重度	妨碍了绝大部分或全部动作,有75%~100%的障碍

2. 中华医学会手外科学分会评定标准 可参考中华医学会手外科学分会上肢功能评定标准中恢复工作情况项进行评定，具体标准见表8-13。

表8-13 中华医学会手外科学分会上肢功能评定标准——恢复工作情况(10分)

分级	标准	评分
优	恢复原工作	10分
良	参加轻工作	7分
差	不能工作，但能自理生活	3分
劣	不能工作，生活也不能自理	0分

四、方案与实施

(一) 手外伤作业治疗原则

1. 促进组织愈合

(1) 控制肿胀，保持受伤的手位于正确位置：早期治疗的重点为保持手位于合理位置，促进肿胀消退，预防关节挛缩。同时，冰疗、手法按摩、压力治疗、绷带包扎法及活动治疗均可促进血液循环，加速组织液回流。因低温板材矫形器具有轻便、透气、美观、制作调整方便等特点，推荐早期使用。

(2) 尽早活动，促进消肿，保持患处活动幅度：临床实验证明，早期活动不但能改善新生细胞组织(包括骨骼和肌腱)的坚韧度，更能加速肿胀消退，减低肌腱粘连程度，预防关节僵硬。通过循序渐进的活动治疗，配合矫形器及压力衣的应用，可大大降低发生手术后并发症的机会。

(3) 减轻软组织粘连：瘢痕是组织愈合的生理现象，早在伤口或软组织修补后就缓缓开始。要预防瘢痕粘连所致的种种问题，包括烧伤后所产生的增生性瘢痕对皮肤的拉紧现象及关节挛缩；或肌腱修补后粘连所引起的滑动限制。所以早期运动和手部矫形器配合是不可或缺的。

(4) 预防及纠正关节僵硬及变形：手部矫形器可将手放在功能位，以避免患处因长时间固定而导致的关节挛缩。又或将已僵硬或变形的关节，利用杠杆原理，渐进式地纠正及恢复功能幅度。

2. 促进功能恢复 第一步是关节活动度的恢复，第二步是力的恢复，第三步是感觉的恢复。功能恢复的步骤要配合渐进式的活动治疗，由非阻抗性主动式活动做关节幅度训练开始，循序渐进地升级至阻抗性手握力 / 捏力训练，由轻至重，由浅入深。

3. 积极进行职业治疗 根据患者的功能情况，及早进行职业评定、职业行为训练、职业模拟训练、职业训练以及就职前训练，进行职业咨询与指导，指导患者重返工作岗位或改变工种重新就业。

4. 重视社会康复 康复的最终目的是使患者重返社会，因此，社会康复对患者十分重要。在康复过程中要以整体的人为中心，治疗师应了解及协助解决患者重返社会所面临或遇到的实际困难，通过人体工效学改善及重组其工作程序，设计及制作必要的辅助用具，借以加强工作效率，减少受伤机会以保留其工作。

笔记

（二）手外伤作业治疗方法

1. 维持和扩大关节活动度技术　包括主动活动（握、捏、指屈肌腱滑动练习）、被动运动、关节松动技术、矫形器的应用等。

（1）主动活动：手外伤后早期在固定或保护下进行主动活动是防止肌肉萎缩、肌腱粘连、关节挛缩，维持关节活动度最有效的方法，通过主动活动可改善局部血液循环、促进伤口愈合、水肿消退、减轻疼痛，预防松解粘连。

（2）被动运动：当因神经损伤丧失了主动活动能力或早期不允许主动活动时，可由他人或健手进行被动活动练习。练习时注意在有效的保护下进行，可由他人或健手牢固固定近端和（或）远端关节进行被动活动，也可以在矫形器保护下进行活动。

（3）关节松动技术：当关节因疼痛或僵硬而活动受限时，可采用关节松动技术。具体手法包括关节的牵引、滑动、滚动、挤压、旋转等。其手法可分为四级，Ⅰ、Ⅱ级手法主要用于疼痛引起的关节活动范围受限，Ⅲ、Ⅳ级手法主要用于关节力学结构异常时所出现的活动范围受限。

（4）矫形器的应用：矫形器具有防止和纠正畸形、代偿肌肉功能、保护和支持等作用。可根据损伤情况选择合适的矫形器。

2. 减轻水肿技术

（1）抬高患手：抬高患手是预防和减轻水肿的基本方法，使手高于心脏位置，且应手高于肘、肘高于肩、肩高于心脏，以利于血液回流，减轻水肿。但要注意应以高于心脏 10～20cm 为宜，不能过高以免造成缺血。

（2）冰敷：如果没有血管和组织缺血情况，使用冰敷可减少急性期的液体渗出。建议最佳温度不低于 15℃。为预防组织冻伤，通常在皮肤和冰袋之间垫一干毛巾。冰敷不能用于断手再植或断指再植的患者，以免造成再植手的缺血坏死。

（3）主动活动：主动活动可促进血液循环、减轻水肿。最简单的方法是用力握拳并上举过头，每小时 25 次以上。

（4）压力治疗：包括向心缠绕、压力指套、压力手套等，此法见效快但持续时间短，所以应长时间使用，使用过程中注意观察指尖血运情况以免造成缺血。

（5）向心按摩：在抬高患肢的同时进行向心按摩，可促进静脉回流、减轻水肿。

3. 瘢痕控制技术

（1）压力疗法：压力疗法是指通过对人体体表施加适当压力，以预防或抑制皮肤瘢痕增生，防治肢体肿胀的治疗方法。压力疗法是目前公认的治疗肥厚性瘢痕最有效的方法。

（2）硅胶片、硅胶帖：可以增加皮肤的水合作用，导致毛细血管活动、胶原蛋白沉积、充血减少，每天穿戴时间至少 12 小时。

（3）按摩：可加羊脂膏或润肤膏于瘢痕部位，然后以推、压、环形按等手法进行按摩，随瘢痕组织的老化而手法逐渐加重，每次 15 分钟左右。注意避免引起水疱及皮肤破损。

（4）功能训练：主动活动和牵伸技术的应用可松解瘢痕，维持手部正常功能。

（5）体位和矫形器的应用：早期将手置于对抗可能发生瘢痕挛缩的部位并使用矫形器固定。如：手烧伤应用手保护位矫形器、拇指外展矫形器对瘢痕进行加压和牵伸。

4. 防治关节挛缩技术

（1）合理体位：手外伤后易发生掌指关节屈曲挛缩、拇指内收挛缩、指间关节屈曲/伸直位挛缩等，可将手置于对抗可能发生关节挛缩的部位加以预防。

（2）手部矫形器：可以用来预防和纠正关节挛缩，常用的手部矫形器有手保护位矫形器、拇指外展矫形器、屈指套、屈指圈、伸指/屈指矫形器等。

（3）功能训练：早期开始主动活动和肌力训练是防止关节挛缩的最好方法，但因损伤而不能进行主动活动时则可早期应用 CPM、被动运动等方法。对已出现的关节挛缩可采取牵伸、关节松动技术进行治疗。

5. 感觉障碍治疗

（1）感觉脱敏技术：首先，教育患者减少恐惧心理，有意识地使用敏感区，在敏感区逐渐增加刺激。

（2）感觉再教育：①避免接触过热、过冷物品和锐器；②避免使用小把柄的工具；③抓握物品不宜过力；④避免长时间使用患手，使用工具的部位应经常更换，预防某一部位的皮肤有过多压力；⑤经常检查手部皮肤有无受压征象，如红、肿、热等情况；⑥假如感觉缺损区皮肤破溃，应及时处理伤口，避免组织进一步损伤。

（3）感觉再训练：①要求患者在手上画出感觉缺失区域；②训练前进行感觉评定；③当保护觉恢复时，感觉训练程序即可开始；④感觉训练后再评定。具体训练内容包括保护觉训练、定位觉训练、辨别觉训练、需要运动功能参与的感觉训练（如拣拾物品、拣拾日常用品、日常生活活动和作业活动训练等）。

（三）作业治疗实施

手外伤作业治疗应尽早开始，根据外伤后修复过程，手外伤康复大体分为四期，每期作业治疗重点各不相同。需注意的是创伤愈合是一个连续过程，康复治疗也没有绝对的分期，患者之间亦存在个体差异，实际工作中要结合患者的实际情况进行康复治疗。

1. 康复第一期　受伤或术后 3 周内。这一时期手部充血、肿胀，坏死细胞被清理，纤维细胞、胶原纤维在增多。

治疗目标：减轻肿胀，消除疼痛，促进伤口愈合和肌腱、骨折的早期愈合，防止并发症的发生。

治疗方法：以早期应用手支具、轻柔的被动运动、未受累关节主动运动等为主，注意治疗在有效固定的前提下完成。手部骨折、神经损伤通常需要使用矫形器固定 2～3 周，固定期间可在保护下由治疗师进行轻柔的被动运动或在治疗师指导下进行主动活动。肌腱损伤修复术后，视手术情况可在早期石膏全固定（图 8-14）、早期被动运动矫形器（图 8-15）或早期主动运动矫形器（图 8-16）的保护下进行治疗。

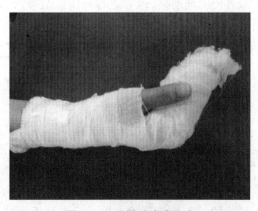

图 8-14　早期石膏全固定

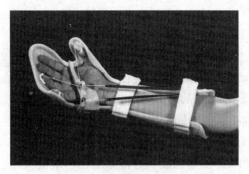
图 8-15 早期被动运动矫形器

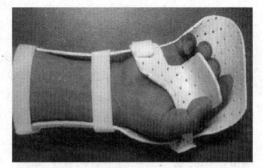
图 8-16 早期主动运动矫形器

2.康复第二期 受伤或术后 3～6 周。这一时期胶原增加,组织的抗张力开始恢复,肌腱和骨折逐步牢固,此期亦是粘连好发时期。

治疗目标:预防粘连、促进创伤愈合和功能恢复。

治疗方法:以不抗阻的主动运动为主,有时需继续使用矫形器(如夜间睡眠时、较大范围活动时)。骨折、神经损伤可在保护下逐渐进行不抗阻的主动运动,肌腱损伤可在矫形器的保护下进行手指全范围不抗阻主动活动。周围神经损伤者常需应用矫形器代偿失去的功能,促进神经修复,预防畸形。

3.康复第三期 受伤或术后 6～12 周,进入伤口愈合的成熟期,胶原纤维逐渐增多,表层(瘢痕)与深层(粘连)纤维组织增多,肌腱、骨折的愈合比较牢固。

治疗目标:减少纤维组织的影响,抑制瘢痕增生,争取更大的关节活动范围。

治疗方法:以循序渐进的抗阻运动和功能活动为主,增强肌力和手的实用功能。除神经损伤或纠正挛缩和畸形外,此期通常不需要使用矫形器,视组织愈合情况逐渐增加活动范围和进行渐进抗阻练习。此外,对于存在感觉障碍者,需根据情况进行针对性的感觉训练。

4.康复第四期 受伤或术后 12 周以后,此期手功能基本恢复,治疗以职业康复为主,可考虑进行功能重建和二期修补手术,如肌腱松解等。

治疗目标:恢复伤前手功能,重返工作岗位。

治疗方法:在前期治疗的基础上,重点进行工具性日常生活活动训练和职业训练。工具性日常生活活动的训练方法除了提高自身能力外,还应考虑改变作业方式,或者使用辅助具,或者进行环境改造等。

第五节 人工关节置换术后

一、概述

人工关节置换是采用生物学材料或非生物学材料,用工程学的方法模拟人体髋、膝、肘、踝、肩等关节制成假体,用以替代严重受损关节的一种功能重建手术。缓解或消除疼痛、提供稳定的关节活动、消除畸形是人工关节置换的主要目的。骨关节炎、复杂关节内骨折、类风湿关节炎、骨缺血坏死、关节严重畸形、骨关节肿瘤等疾患导致的关节功能严重丧失或伴有严重疼痛且用非手术治疗无缓解者,均可采取手术治疗。

关节成形术始于 19 世纪中叶,随着技术和材料科学的进步,人工关节置换手术日益成熟。进入 21 世纪,人工关节置换随着手术技术的提高及良好的设备、器材的应用,术后效果大多理想。由于目前国内开展较为普及的是人工髋、膝关节置换,因此,本节主要阐述以上两个关节置换术后的作业治疗。

二、临床表现及功能障碍

1. 身体功能障碍　常表现为患肢肌力和耐力下降或不均衡、关节活动受限、平衡协调能力障碍、步行障碍等。主要原因是术后关节肿胀、疼痛、肌肉萎缩、训练不及时或损伤周围组织粘连等。

2. 日常生活能力障碍　上肢关节置换术后表现为进食、穿衣、洗漱、修饰、洗澡、个人卫生、书写,以及工具性 ADL 障碍,如做饭、打扫卫生、购物、洗衣、开车等。下肢术后常表现为穿衣、如厕、翻身、从床上起坐、空间位置转移、上下楼梯、驾车、弯腰拾物等障碍。

3. 活动和参与障碍　主要表现在不能或很少参加社会活动、休闲活动、体育运动和工作方面。由于术前基础疾病如骨关节炎、类风湿关节炎伴有严重的疼痛、关节活动受限、软组织挛缩等症状,致使工作能力下降或丧失。术后虽然关节在结构上基本恢复,但仍然需要系统的康复治疗,才能获得良好的功能和活动参与能力。

三、检查与评估

1. 一般评定　包括关节活动度、肌力、肌围、肢体的长度、感觉、平衡、步行能力、认知功能的评定。

2. 关节功能评定

(1)髋关节功能评定:目前国内外最常使用的是 Harris 人工髋关节等级评分表,满分为 100 分,包括疼痛、功能性活动、髋关节畸形、髋关节活动范围四个方面的内容。

(2)膝关节功能评定:以美国 1976 年提出的 HSS 膝关节评分为常用方法。评估内容包括膝关节的疼痛、关节活动范围、韧带稳定性、肌肉力量、骨对线、挛缩、畸形及功能(日常生活能力、行走能力、上下楼梯、是否需要辅助器具等)。

3. 日常生活能力评定　可采用 Barthel 指数、FIM。

4. 环境评定　关节置换者以老年人居多,评估重点是居住环境和社区环境。在开始计划出院时进行,通过调查问卷和与患者及其家属交谈,必要时进行家访。评估可为出院后的安全问题、康复治疗、环境改造以及正确使用辅助器具提供依据。

四、方案与实施

(一)髋关节置换术后的作业治疗

全髋关节置换术后主要表现为髋部肌肉力量下降、活动度减小、站立平衡及本体感觉能力下降、功能性活动耐力下降、移动性活动时疼痛增加、步态异常,上下台阶、驾车及基本日常生活能力障碍,自理能力、活动参与能力下降。作业治疗师的职责是使患者了解术后注意事项及如何安全地进行日常生活活动和使用辅助器具。

1. 作业治疗目标

1～4 周：教会患者关节置换术后的注意事项、独立转移、使用辅助器具步行、独立进行基本 ADL 训练。

5～8 周：减轻疼痛、控制水肿；独立日常生活活动；平衡和本体感觉训练；步行训练。

9～14 周：下身穿戴训练；交替性上下台阶；特殊的功能性活动。

2. 作业治疗的实施

(1) 术前教育：介绍术后应避免的危险动作及体位，进行心理指导，消除患者对手术的恐惧及康复的畏惧情绪，指导早期床上体位转移的方法。

(2) 关节置换术后的注意事项：术前教育通过示范和日常生活活动视频教会患者术后应避免的危险动作和体位，以防术后手术侧髋关节的过度屈曲和外展。内容包括安全转移、上下座椅或马桶、进出汽车或浴室，如何使用辅助器具穿衣、洗澡、拾物等。内容列举如下几点：

术后 1 周内：行后路手术者避免髋关节屈曲大于 90°、内收超过中线、内旋超过中立位；避免术侧卧位；仰卧位时双下肢间夹楔形垫或枕，勿将手术侧的腿搭在另一侧腿上。勿在膝关节下垫枕，防止髋关节屈曲挛缩；避免一次坐位时间超过 1 小时；坐位时，不要交叉双腿。

术后 2～8 周：避免疼痛下进行治疗性训练或功能性作业活动；避免双腿交替性爬楼梯，直至上下台阶练习已完成方可；不要将身体弯向术侧；向术侧转身时应同时移动术侧下肢，因为向术侧转身而不旋转足则会使髋关节外旋，且处于一种不安全的位置；调整座椅或马桶高度，注意不要屈髋超过 90°；避免弯腰超过 90°，尤其是弯腰系鞋带或者捡地上的物品时，应该使用辅助器具协助完成。术后 6～8 周内避免性生活，防止手术侧下肢极度外展受压。

术后 8～14 周：避免疼痛下进行日常生活活动及治疗性训练并控制活动量。

(3) 体位变换与转移能力训练

1) 翻身练习：双侧均可练习，在确保安全的情况下独立完成。鼓励向患侧翻身。向健侧翻身时需在他人帮助下维持患髋外展中立位，以免因肌力不足导致髋屈曲、内收和内旋造成脱位。

2) 卧位 - 起坐训练：用双臂支撑坐起，开始练习时如不能独立完成可给予少量辅助，逐渐过渡到独立完成。切忌借助床头系带或他人大力牵拉坐起。尤其是长期卧床或年长者，因腘绳肌紧张患者不易控制屈髋角度，易导致关节脱位。

3) 长腿坐 - 床边坐位转移：将患肢移至床边，身体前移并将双脚搬离床面，双手支撑床边，缓慢向前移动，直至双脚接触地面，牢记患腿始终在前。

4) 坐 - 站的转移：患侧膝足在前、健侧膝足在后，双手支撑助行器，健腿负重，重心移动过程中注意屈髋不能超过 90°，用辅助器具将身体撑起。由站立到卧床的步骤刚好相反。

5) 洗手间的转移：使用助行器或拐杖走到厕所，背对坐厕并向后移动，直至足跟接触硬物，抓住扶手提供支撑，健腿支撑缓慢坐下。起立时，步骤相反。

(4) 使用辅助器具步行：根据适当的承重要求，治疗师教会患者在步行器或拐杖辅助下对手术侧下肢进行部分承重的步态训练。在辅助器具协助下进行渐进性步行，下肢对称性负重、交替性步行和非交替性台阶练习。站立时避免在没有支点的情况下旋转手术侧下肢，转身时不要旋转或扭动术侧下肢。上楼梯或者跨越栏杆时先迈健侧腿，下楼梯时先迈手术侧腿。

（5）独立进行基本 ADL 训练：由于患者在一段时间内不能过度屈曲髋关节或将足靠近手，所以需要使用辅助器具来帮助穿衣、洗澡、如厕、功能性活动及家务活动（表8-14）。

表8-14　人工髋关节 / 膝关节置换术后常用的辅助具

问题	辅助具
穿脱袜子	穿袜器
穿脱裤子	穿衣钩
穿脱鞋	长柄鞋拔
厕所、椅子和床之间转移	加高厕所底座或增高便器、椅子、床的高度
坐椅子	椅背加置楔形靠垫
洗澡	长柄洗澡海绵、防滑垫、扶手、洗澡凳
拾物	持物器

1）穿衣服：尽量穿舒适宽松的衣服。穿衣服时，不要过度弯曲腿、交叉腿和抬高腿，不要单腿站立穿裤子。使用辅助器具如穿衣钩、鞋拔、穿袜器等帮助完成穿鞋、裤、裙、袜动作。

2）洗漱和修饰：患者不能负重或接触式负重时最好采用坐位进行 ADL，当患者能够部分负重，尽量在安全情况下站立进行洗漱和修饰等活动。

3）如厕：马桶使用加高坐垫防止髋关节坐下和站起时过度屈曲。可安装固定扶手和防滑垫增加安全性。加高坐垫一般使用至术后8～12周。

4）洗澡：沐浴过程中注意髋关节各种危险体位和姿势。使用坚固并具有合适高度的沐浴椅；浴室地板铺防滑垫；在墙上安装把手；肥皂用绳子系上防止滑落；使用淋浴花洒更利于完成该项活动。

5）非交替性上下台阶：上楼梯时，健腿先上一台阶，然后术腿迈向同一台阶。下楼梯时术腿先下一台阶，然后下健腿。根据医生和治疗师的建议，使用助行器步行4～6周。

（6）平衡和本体感觉训练：单侧负重训练前应以具备双侧负重转移能力为前提。在不同支撑面上练习，如单向摇板，可从矢状面上开始，逐渐过渡到冠状面。还可采用平衡训练系统来提高平衡及本体感觉能力。

（7）家居环境改造：充分考虑座椅、床、凳子、坐厕等的高度，确保稳定性和安全性。注意室内地面是否光滑，避免潜在的危险。移除可能引起绊倒的物品或家具，确保在使用助行器或拐杖的情况下能顺利通过；橱柜、衣柜、书柜内常用物品放置在容易拿取到的位置；厕所和浴室的地面铺防滑垫、安装安全扶手等。

（二）膝关节置换的作业治疗

作业治疗的重点是增加关节活动度和肌力、提高本体感觉和步行能力，改善步态，提高日常生活能力如转移、上下楼梯、穿衣、穿鞋袜、家务活动等。指导使用辅助器具站立和步行。除此之外还包括家庭环境的评估和改造。

1. 作业治疗目标

1周内：转移训练；使用助行器步行训练；出院前家庭环境的评估；使用辅助器具进行ADL训练。

2～8周：主动辅助屈膝≥105°；有或无辅助器具下恢复正常步态；独立进行ADL。

9～12周：最大限度地恢复ROM，主动辅助屈曲膝关节≥115°，独立进行ADL，包括系鞋带、穿袜子等。上台阶高度15～20cm，下台阶高度10～15cm。

2. 膝关节置换术后的作业治疗实施　治疗中如出现患侧肢体的肿胀加重，切口处有血液流出，切口边缘裂开，膝关节的运动损伤，小腿剧烈疼痛，应及时告知医生以便进行诊断和处理。

(1) 床上活动：侧卧位时，在双膝之间夹枕头使患侧下肢放松，以减少双膝之间的摩擦和挤压；仰卧位时，勿将枕头放在膝关节下方，踝下垫毛巾卷被动伸膝；如膝关节肿胀或者疼痛明显者，可冷敷膝关节10～20分钟；尽量屈伸膝关节以减轻僵硬；运动后抬高患肢防止水肿。

(2) 转移训练：由卧位到站立位方法比较简单，起坐后用双手支撑将身体移至床边，健腿先下，后将术侧下肢移动到床边，身体前倾双手支撑助行器与健侧下肢同时用力支撑站起。伸直术侧下肢，重心逐渐放在双足上。坐下动作与之相反。转移时不应使膝关节产生严重的疼痛。

(3) 步行训练：需要与手术医生讨论具体下地负荷及行走时间。使用辅助器具在能够忍受疼痛的范围内负重进行步行训练。站立时，尽量保持将重量放在双脚上；避免长时间的坐位、站立和行走；避免活动时产生严重疼痛。

(4) 辅助器具的使用：为了防止过度屈膝产生的疼痛及关节不稳，建议患者使用辅助器具来帮助完成日常生活活动。早期因膝关节疼痛、肿胀、活动受限，穿衣、袜子、长裤、内裤、短裤、鞋子等成了暂时问题。使用辅助器具可以帮助患者独立地完成大部分作业活动。

(5) 上下阶梯训练：当患者膝关节屈曲超过83°时可进行阶梯训练，由每阶5～10cm开始，待股四头肌力量强化练习后可将台阶高度增加至15～20cm，下台阶的高度在10～15cm。上台阶时，先将健侧肢体迈上一台阶，术侧肢体跟上同一台阶，拐杖紧跟上同一台阶，重复。下楼梯时，将拐杖移至下一台阶，术侧肢体移下台阶，健侧下肢移下同一台阶，重复。拐杖放在前面，渐渐地将重量放在拐杖上，然后慢慢放在手术侧肢体上。

(6) 穿衣训练：使用辅助器具完成，如穿衣钩、穿袜器。

(7) 本体感觉训练：盲视下关节角度重复训练，单腿静态站立，双侧关节感知训练等。

(8) 环境评估：出院前作业治疗师根据患者的具体情况和要求，对家庭及社区环境进行评估，可通过与患者面谈、问卷调查或实际考察完成，目的是了解家庭及社区中的安全性以及舒适和方便程度。评价患者需要何种辅助器具或设备，为出院后回家做准备。例如，房间物体的摆放是否有利于进出，移除可能引起绊倒的物品或家具，确保在使用助行器或拐杖的情况下能顺利通过；重新摆放物件腾出更多便于自由活动的空间;经常坐的座椅和沙发不宜太低;橱柜、衣柜、书柜内常用物品放置在容易拿到的位置;厕所和浴室的地面铺防滑垫、安装安全扶手等。

学习小结

1. 学习内容

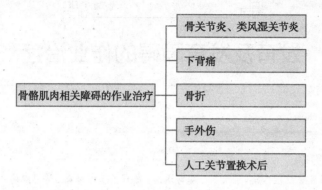

2. 学习方法

学生通过掌握骨骼肌肉相关障碍的理论知识,了解常见肌肉骨骼系统疾病和损伤的病因、病程及临床表现,同时通过实践来熟练使用各种评定方法,掌握常用的治疗方法。

(郭华平 朱 毅 刘 琦)

复习思考题

1. 试述类风湿关节炎患者急性期如何进行作业治疗。
2. 骨关节炎患者作业治疗的目标是什么?
3. 踝足骨折的作业治疗方法有哪些?
4. 手运动功能评定包括哪些内容?如何进行评定?
5. 试分析不同手外伤矫形器的选择与应用(骨折、神经损伤、肌腱损伤等)。

发育及发育障碍的作业治疗

第一节　儿童脑性瘫痪

一、概述

脑性瘫痪(简称脑瘫)是指出生前至出生后 1 个月内,由各种原因引起的脑损伤或发育缺陷所致的运动障碍及姿势异常,其症状在婴儿期出现,有时合并智力障碍、癫痫、感知觉障碍及其他异常,而且应排除进行性疾病所致的中枢性运动障碍及正常小儿暂时性的运动发育迟缓。脑瘫的运动障碍常伴有感觉、知觉、认知、交流及行为的损害,以及癫痫、继发性肌肉骨骼等问题。

脑瘫的病因有:

1. 产前因素　宫内感染、宫内发育迟缓、妊娠期外伤、多胎妊娠等。

2. 产时因素　早产、难产等。

3. 产后因素　高胆红素血症、失血、感染等原因引起的新生儿休克、颅脑损伤及癫痫抽搐等。

4. 遗传性因素　近亲结婚或家族遗传病史,在同辈或上辈的母系及父系家族中有脑瘫、智力障碍或先天畸形等。

其中,早产、低出生体重是目前公认的最主要的脑瘫致病因素,且孕龄越小、出生体重越低,脑瘫患病率越高。

国际脑瘫专题研讨会（2006 年）提出的分类由 4 部分组成：①运动异常。根据运动障碍的性质及类型分为痉挛、失调、张力障碍、手足徐动，根据功能性运动能力说明运动受限范围。②对并发的损害分类。如癫痫发作，视、听觉损害，注意力、行为、交流及认知的缺陷等。③解剖学分类。如运动障碍的解剖学分布（肢体、躯干以及延髓麻痹征等）以及影像学所见（脑室扩大、白质丧失、脑的异常等）等。④病因及时间的分类。出生后因素（脑炎、脑膜炎、头部外伤等）及脑的畸形很容易分类，但出生前因素常常是推定的，很难分类。

具体分类为：①根据临床表现可分为痉挛型、不随意运动型、强直型、共济失调型、肌张力低下型和混合型；②根据瘫痪部位可分为单瘫、偏瘫、双瘫、三肢瘫和四肢瘫。

二、临床表现及功能障碍

1. 不同类型脑瘫的临床表现（表 9-1）

表 9-1　不同类型脑瘫的临床表现

类型	典型临床表现	体征	损伤部位
痉挛型	两上肢后背、屈曲、内旋、内收、拇指内收、握拳；躯干前屈、圆背坐（拱背坐）；髋关节屈曲、膝关节屈曲，下肢内收、内旋、交叉、尖足、剪刀步、足外翻	腱反射亢进、踝阵挛（+）、折刀征（+）、锥体束征（+）	皮质运动区为主、白质（传导束等）
不随意运动型	不随意运动以末梢为主，非对称姿势，肌张力变化（静止时减轻，随意运动时强），对刺激反应敏感，表情奇特，挤眉弄眼，颈不稳定，构音与发音障碍，流涎，摄食困难；婴儿期多表现为肌张力低下；可伴有舞蹈征	腱反射正常、紧张性迷路反射（+）、非对称性紧张性颈反射（+）	锥体外系（基底神经节等）
强直型	肢体僵硬，活动减少；肌张力增强呈持续性；被动运动时屈曲或伸展均有抵抗；抵抗在缓慢运动时最大	腱反射正常、肌张力呈铅管状或齿轮状	锥体外系
肌张力低下型	肌张力低下，被动运动时可稍强；仰卧位呈蛙状体位，W 状上肢；对折坐位	围巾征（+）、跟耳试验（+）、肌肉硬度减低、关节伸展度和摆动度增大	
共济失调型	运动笨拙不协调；可有意向性震颤及眼球震颤；平衡障碍，站立时重心在足跟部，基底宽，醉汉步态，身体僵硬，肌张力可偏低，运动速度慢，头部活动少，分离动作差	眼球震颤、意向性震颤、闭目难立（+）、指鼻试验（+）、腱反射正常	小脑
混合型	同一患儿有两种或两种以上类型；多为痉挛型与手足徐动型混合		

2. 其他问题　脑瘫可伴有以下问题：①学习困难；②视觉损害；③听力损害；④语言障碍；⑤癫痫或惊厥；⑥心理行为异常、睡眠障碍；⑦饮食困难；⑧流涎；⑨牙齿问题；⑩消化系统和泌尿系统的问题；⑪感染问题等。

笔记

三、检查与评估

（一）评定内容

主要包括小儿体格发育状况评定、神经发育综合评定、神经肌肉基本情况评定（包括肌张力及痉挛程度、肌力、反射和自动反应评定等）、肢体功能评定（包括姿势及平衡能力评定、步行能力及步态评定、关节活动度评定）、智力水平评定、适应行为评定、言语功能评定、综合功能评定、感知觉评定、口腔运动功能评定、儿童功能独立性评定等。

（二）评定方法和工具

1. 残疾儿童综合功能评定法　用于评定脑瘫儿童的认知、言语、运动、自理、社会适应5个方面的综合功能。

2. 儿童功能独立性评定量表。

3. 儿童适应行为评定量表　用来评定儿童适应行为发展水平，诊断或筛查智力低下儿童，并且帮助制订智力低下儿童教育和训练计划。评定对象为3～12岁儿童。量表采用分量表式的结构，即把反映同一适应行为项目的数个行为按发展水平组成一个项目，再把反映同一功能的适应行为项目合编为一个分量表，共有8个分量表，分别为感觉运动（6个项目）、生活自理（10个项目）、语言发展（9个项目）、个人取向（10个项目）、社会责任（9个项目）、时空定向（4个项目）、劳动技能（7个项目）和经济活动（4个项目）。

4. 儿童神经心理量表。

5. 认知功能障碍的评定　方法主要有认知评定成套测验、认知偏差问卷等。

6. 步态分析　步态分析能在脑瘫患儿的康复中客观评价运动功能，指导康复训练，判断疗效，帮助选择康复方法。

7. 平衡功能评定　主要包括传统的观察法（如Romberg检查法）、量表评定法（如Berg平衡量表、Tinetti量表等）和平衡测试仪评定等。

8. 粗大运动功能分级系统　该系统是根据脑瘫患儿运动功能随年龄变化规律所设计的一套分级系统，能较为客观地反映脑瘫患儿粗大运动功能发育情况。该系统将脑瘫患儿分为4个年龄组，每个年龄组又根据患儿运动功能的表现分为5个级别，Ⅰ级最高，Ⅴ级最低。

9. 手功能分级系统　该系统是针对脑瘫患儿在日常生活中操作物品的能力进行分级的系统，旨在反映患儿在家庭、学校和社区中的日常能力表现，通过分级评定在日常活动中的双手参与能力。

10. 肌力评定　采用手法肌力检查进行评定。

11. 关节活动度检查　包括头部侧向转动试验、臂弹回试验、围巾征、腘窝角、股角（又称内收肌角或外展角）、牵拉试验、足背屈角和跟耳试验。

12. 反射发育评定　小儿反射发育能够十分准确地反映中枢神经系统发育情况，是脑瘫诊断与评定的重要手段之一。按神经成熟度，可分为原始反射、立直反射、平衡反应以及正常情况下诱导不出来的病理反射。

13. 痉挛状态评定　采用修订的Ashworth痉挛评定法。

四、方案与实施

(一)作业疗法的目的

作业疗法是有目的、有针对性地从日常生活活动、职业劳动、认知活动中选择一些作业活动,以训练日常生活能力为主要目标,对患儿进行训练从而改善功能的一种方法。它侧重于上肢功能的训练、日常生活活动训练、感知觉的发育和社会化的促进,使脑瘫患儿身心功能全面康复,促进他们在运动功能和精神上获得最大限度的康复,达到生活自理,为其将来参与社会活动、劳动和工作奠定基础。

(二)治疗原则及康复模式

1. 治疗原则　早期发现、早期治疗;促通与抑制训练并用;保持正确性和对称性;加强协调和平衡能力;家长的指导和医师的训练相结合。

2. 康复模式　包括医院康复、家庭康复、医院 - 社区 - 家庭康复等模式。

(三)按运动障碍类型进行的作业治疗

1. 痉挛型　对脑瘫患儿应进行痉挛管理,目的是为了改善功能、维持健康,以及改善患儿和其照顾者的生活质量。早期活动患儿的上、下肢,逐步增加活动范围,降低患儿的肌肉紧张度,训练肢体的粗大动作,如上举、摆手、拍手、迈步、提腿、弯腰、转向等,增强无力肌群的肌力,使肌肉和关节协调配合。让患儿主动地、反复地进行锻炼,支具也可运用于痉挛管理,可辅助降低肌张力和增加 / 维持活动,当患儿肌肉紧张度下降后,可对患儿进行一些生活锻炼。

2. 手足徐动型　应分散其注意力,使之不自觉地放松肌肉,控制其不自主的活动,如让患儿摆积木、玩玩具、踢球、练习绘画或做自己喜爱的活动,使患儿逐渐无意识地控制不自主活动,最终达到治疗目的。

3. 共济失调型　应指导患儿做肌肉的充分收缩和舒张,肌力锻炼应逐渐加强,以防止肌肉萎缩。肌力达 2 级时,开始肌肉主动 - 助力运动练习;肌力达 3 级以上时,指导患儿单独练习,如利用医疗体育器械进行抗阻练习,进行静、动态坐位、站立位平衡及手功能训练,增强肌力,为行走奠定基础。

轻度共济失调患儿应训练其站立、行走,训练时应在广阔平坦的地面上或铺有地毯的室内进行,头部给予保护,防止外伤,训练时配合手的协调动作。

4. 强直型　训练计划类似痉挛型,但由于大脑损伤严重,训练效果不佳,应采取各种刺激疗法使肌肉紧张度降低从而进行锻炼。

5. 震颤型　应采用各种刺激通过诱发感受器产生自主运动,促使患儿以正确的姿势和运动方式来抑制异常运动,配合一定的作业疗法,如让患儿做改善精细运动功能的游戏,如拆装活动、摆积木、钉图钉、玩橡皮泥、串串珠等活动,达到好的效果。

(四)按具体功能分类进行的作业治疗

1. 促进上肢的粗大运动功能　对于一个没有适当上肢粗大运动功能的脑瘫患儿而言,是不可能训练其手的精细功能的。因此,在作业治疗中,最好先强调粗大运动技能的训练,直到它们能很好地支持精细运动技能,但同时仍然需要给患儿提供手部的、不同的感觉体验的机会。并且,在开始训练精细运动功能之前,也需强调手 - 眼的认知训练。

(1)整合非对称性颈反射、对称性颈反射和迷路张力反射:可将患儿摆放在反射抑制体位上,如当患儿的头转向身体的一侧时,将其脸所正对着的一侧上肢保持在屈曲位上,而使另一侧上肢保持在伸展位,以整合非对称性颈反射。

(2)促进手臂与肩胛带的动作分离。

(3)增加肩胛带的自主控制,提高上肢的稳定性。

(4)诱发肘关节伸直。

(5)训练坐位平衡,诱发保护性伸直反应。

(6)诱发手到口的动作。

(7)诱发双手在中线上的活动。

2. 促进手的精细运动功能　早期视觉整合和有目的地使用手是脑瘫作业治疗中,发展手精细运动功能的基础。治疗师在治疗中,可以通过使用有趣的玩具和自己的脸部来帮助脑瘫患儿练习视觉固定、视觉跟踪和手-眼协调,并且要经常与患儿保持视觉接触。

(1)脑瘫患儿手功能的常见表现形式:脑瘫患儿常表现为手功能的发育迟缓或不正常,不正常的动作模式往往是几个发育层次的复合。

(2)训练手指控制。

(3)手精细运动功能的训练注意事项:先训练姿势控制,再训练精细动作;注意双侧控制;注重感觉输入;鼓励采用双手性活动;动作难度应设置在患儿通过努力就能完成的范围内;使用辅助具。

3. 发展日常生活活动技巧　进食训练;穿衣训练;用厕训练;其他日常生活技巧的训练等。

在训练中,要充分考虑患儿的年龄、脑瘫类型、严重程度、畸形情况、智力水平、学习意愿、现有的功能情况等因素,制订切实可行的训练计划,按照由易到难、由简到繁、循序渐进、寓训练于娱乐的原则进行。

(五)按特定治疗方法进行的作业治疗

1. 感觉统合训练　感觉统合是一个处理感觉信息输入的过程,包括视觉、前庭觉、本体觉、触觉、听觉。若过程中出现问题,不能有效地接收、处理讯息及输出不合适的反应,则会出现"感觉统合失调"的情况(图9-1、图9-2)。

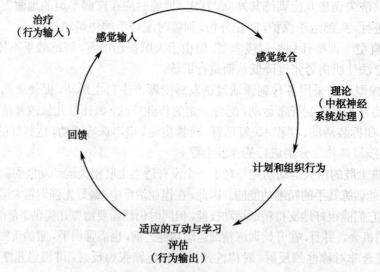

图9-1　感觉统合的处理流程图

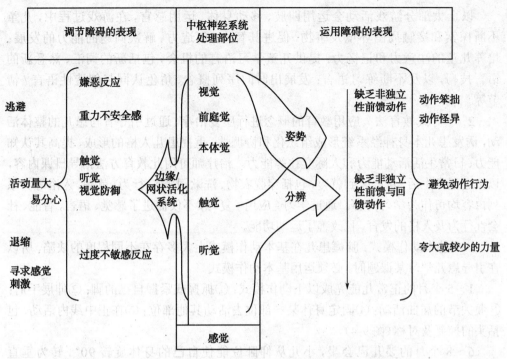

图 9-2　感觉统合的理论基础

　　感觉统合障碍可分为：①感觉调节障碍。儿童感觉调节障碍会出现容易分心、冲动、过动、缺乏组织、焦虑、自制力差等行为，可以分为对感觉反应过敏、对感觉反应过低、寻求感觉刺激。②感觉动作协调障碍。指儿童在处理前庭平衡觉及本体觉讯息有障碍时，不能准确调整姿势或调整一连串的动作，因而不能适应环境。表现为动作协调障碍和姿势失调。③感觉分析障碍。指不能恰当地处理和分析不同的感觉信息（如触觉、视觉、听觉、嗅觉、本体觉、前庭平衡觉），导致难以辨别讯息的位置及作出适当反应，辨别讯息强弱程度、辨别物件距离、对空间感等有困难。

　　可通过以下活动来改善：①前庭平衡觉活动，如摸脚游戏（图 9-3）；②本体觉活动，如人力车游戏；③触觉活动，如欢乐的球池游戏；④动作计划和身体协调活动，如"小袋鼠跳跳跳"游戏；⑤口肌活动，如吹泡泡等。

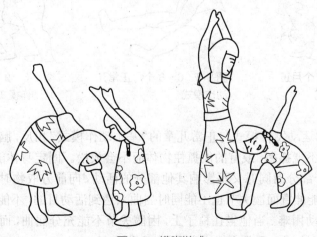

图 9-3　摸脚游戏

以上大部分游戏活动会运用四肢、移动身体、运用感官，在游戏过程中，儿童不断探索和接触周围环境及事物，促进其智力、创造力、解决问题的能力的发展；培养儿童的注意力和记忆力；提供儿童学习语言的机会，包括新的词汇、熟悉新的语言技巧，以及不断练习语言；发展出时间序列概念、角色认同与创造性语言／情节等。

2. 引导式教育法　应用教育的概念进行康复治疗，通过引导者与患儿的整体活动，诱发患儿本身神经系统形成组织化和协调性，重视患儿人格的形成，提高其认知能力、日常生活活动能力和人际交往等能力。治疗师可用此教育方法指导日课内容，以接近正常生活，从起床到就寝，包括穿脱衣物、洗漱、排泄、行为、就餐、入浴等一系列内容均可作为学习内容。通过学习 - 应用 - 复习，不仅促进了感觉、语言、智能、社会性行为及人格的发育，且改善了运动功能。

（1）基本动作模式：脑瘫患儿在基本动作模式上大多存在不同程度的缺陷，所以在引导患儿学习某课题时，必须运用基本动作模式。

1～5 个月的正常儿能完成以下动作模式：①抓握或紧握自己的脚；②伸展手肘；③髋关节的屈曲活动；④固定身体某一部位去活动其他部位；⑤在正中线内活动，包括头的控制及对称（图9-4）。

6～8 个月的婴儿已会坐，小儿从仰卧位能使自己的身体旋转 90°，转为垂直位后坐起。在坐位上同样可以见到髋关节屈曲、肘关节伸直，两上肢去支撑身体（图9-5）。

9～10 个月，此时小儿的身体再次旋转 90°，成为四点支持位和高爬位，并将为自己拉起站立做准备。在这时期同样需要髋关节屈曲、双肘关节伸直来支撑身体。进行四爬或高爬时有一个肢体在活动，其余三个肢体固定于身体支持面上。另外，孩子的双手和双脚以及躯干都要在中线上活动，这样才能使四爬和高爬活动得到保证（图9-6）。

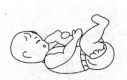
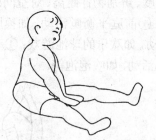
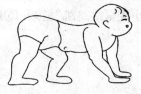

图9-4　1～5个月正常儿动作模式　　图9-5　6～8个月正常儿动作模式　　图9-6　9～10个月正常儿动作模式

脑瘫患儿的运动发育模式与正常儿童的"基本动作模式"相反，脑瘫患儿的抓握能力较差，重者不能抓握，或有的能抓住物体而不会放松。固定身体能力差，不能独立地活动身体一部分而同时又不影响其他部分的活动，向前方取物时肘关节不能伸直，即使肘关节能伸直而髋关节也不能同时屈曲来达到活动目的，不能很好地控制头部，在中线内活动困难．当他坐在椅子上，因髋关节不能充分屈曲，而出现双臂向后屈曲，两脚悬空，足、臀、手都不能固定（图9-7、图9-8）。

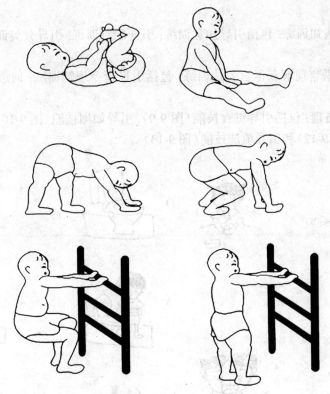

图 9-7　正常儿童运动模式

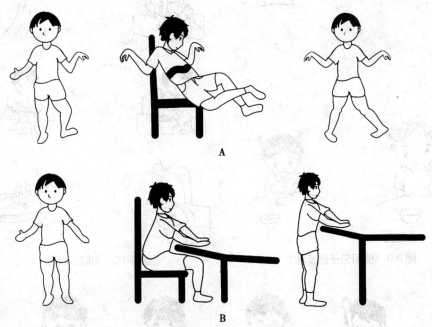

图 9-8　脑性瘫痪患儿与正常儿童动作模式比较
A. 脑性瘫痪患儿；B. 正常儿童

　　在引导式教育体系中，引导员在制订课题时要有目的，应按照基本动作模式，学习基本动作模式的过程，就是学习正常功能的过程，使患儿在各种姿势中尽量保持正

笔记

241

常模式。

（2）引导认知训练：包括引导知觉训练；引导配对训练；引导分类训练；引导空间训练等。

（3）引导语言理解和语言表达训练：包括引导指令理解训练；词意理解训练：句子理解训练等。

（4）生活自理：包括引导进食技能（图9-9）、引导如厕技能（图9-10）、引导穿衣技能（图9-11、图9-12）和引导梳洗技能（图9-13）等。

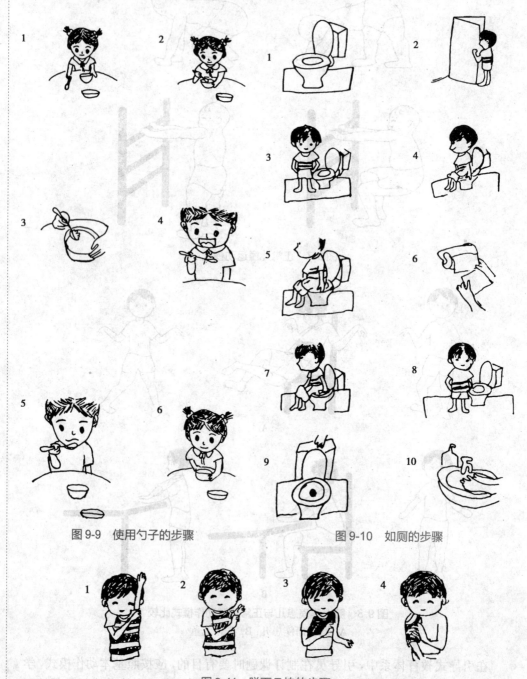

图9-9　使用勺子的步骤　　　　　　　　　图9-10　如厕的步骤

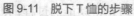

图9-11　脱下T恤的步骤

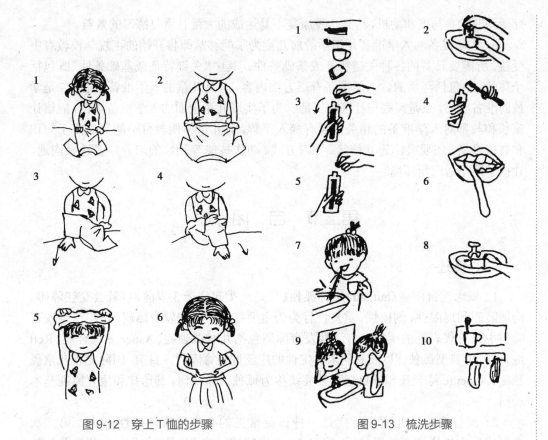

图 9-12 穿上 T 恤的步骤　　　　　图 9-13 梳洗步骤

3. **以家庭为中心服务模式**　该模式是脑瘫患儿康复及早期介入中极为重要的一环。以家庭为中心的介入强调治疗师及医疗人员与家庭成员间的合作。共同为儿童及其家庭设定符合其家庭所需的评估和服务计划。在提供服务的过程中要让家庭成员感觉被尊重，并且要提供充足的讯息，包括儿童情况、权利及资源等，以便家庭成员充分了解情况，促进家庭成员能够与医疗人员合作，完成对儿童和家庭的最佳临床决策。参加的成员包括患儿父母、家中也有特殊需求儿童的照顾者（作为陪同家长）和跨专业人员，包括物理治疗师、言语治疗师、作业治疗师等。小组确定对于目标家庭和个案最可行的介入策略。

4. **体能训练**　脑瘫患儿在肌力、肌耐力、心肺耐力、柔软度及最大耗氧量等体能方面，都远不如同龄儿童。所以脑瘫患儿应当维持高强度的体能训练，以减缓因老化及脑瘫造成的后遗症而使功能减退。增加体能训练可以帮助增进工作效率，对学习有帮助，因此，养成运动习惯，保持好的体能才能维持良好的生活质量。体能训练至少每周进行 2～3 次。训练项目可有单脚站立训练、膝伸展训练、膝伸直肌力训练、30秒跨障碍物折返跑、悬吊训练、心肺耐力训练等。

5. **虚拟现实技术**　虚拟现实的介入方案可以借由脑瘫患儿与虚拟环境产生的互动，为孩童带来更多探索环境与参与玩耍活动的机会，获得乐趣；降低脑瘫孩童在真实环境中执行任务时产生的挫折感；也可让孩童在接受以训练动作为基础的活动时增加自信，完成真实环境中无法达到的成就；减少专注力分散的情形。不但能维持个案执行活动时的练习品质与强度，更能借由游戏的趣味性和新奇性提升患儿执行治疗活动时的参与度和动机,达到传统康复不易达成的大量且重复练习的效益。

6. 入学准备　入学准备是指学龄前儿童为了能够从即将开始的正规学校教育中受益,所需要具备的各种关键特征或基础条件。其中"关键特征或基础条件"既包括个体的,也包括环境的。入学准备有三方面内容,一是儿童的入学准备状态,二是学校的准备状态,三是家庭与社区的支持。为了实现儿童全面的入学准备教育,应该让家长和教师对入学准备的相关内涵有深入了解,对儿童早期教育不能只局限于知识和智能准备,还要关注患儿情绪、学习方式、动作技能等领域的培养。多途径沟通,让孩子尽早适应新环境。

第二节　自　闭　症

一、概述

1. 概念　自闭症(autism)也称孤独症,是一类起病于 3 岁前,以社会交往障碍、沟通障碍和局限性、刻板性、重复性行为为主要特征的心理发育障碍,是广泛性发育障碍中最有代表性的疾病。广泛性发育障碍包括儿童孤独症、Asperge 综合征、Rett 综合征、非典型孤独症以及其他未特定性的广泛性发育障碍。目前,国际上将儿童孤独症、Asperge 综合征和非典型孤独症统称为孤独谱系障碍,其诊疗和康复原则基本相同。

2. 流行病学　儿童自闭症是一种日益常见的心理发育障碍性疾病。第二次全国残疾人抽样调查结果显示,我国 0~6 岁精神残疾(含多重)儿童占儿童总数的 1.10‰,约为 11.1 万人,其中孤独症导致的精神残疾儿童占到 36.9%,约为 4.1 万人。儿童孤独症以男孩多见,其患病率与种族、地域、文化和社会经济发展水平无关。

3. 病因　自闭症并不是由父母的教育方式不当所造成,也与环境因素、营养问题无关,病因目前医学上尚无定论,很可能是多方面因素造成的。

(1)基因遗传因素:有研究表明乙酰胆碱水平低使得识别他人表情的脑部活动降低,从而导致了自闭症症状的出现。也有研究表明一部分特殊基因的表达异常引起了自闭症。另外,5- 羟色胺系统异常是解释儿童自闭症的主要神经生化假说之一。

(2)怀孕期间因素:孕妇在怀孕期间发生过感染。另外,早产、难产、宫内窘迫也可能是自闭症发生的原因。

(3)新陈代谢疾病:如苯丙酮尿症等先天的新陈代谢障碍,造成脑细胞功能失调,会影响脑神经信息传递功能,造成自闭症。

(4)脑部病变:一部分自闭症患者的脑部结构会发生异常,如脑室扩大、小脑发育不良等。

二、临床表现及功能障碍

1. 社会交往障碍　缺少与人或者周围环境的互动,有的患儿从婴儿时期起就表现出这一特征,从小就和父母不亲近,从不期待被人抱起,不主动与别的伙伴交流玩耍,总喜欢自己单独活动。有的患儿也许不拒绝别人,但缺乏正确的或者合适的社会交往技巧。有的患者对他们周围的环境一点不在乎，自己愿意怎样做就怎样做，注意力不集中，很难专注于别人要求的事情上。交流时从不注视对方有时甚至回避对方的目光，几乎不正视，没有表情。

2．言语障碍　大多数患者的言语功能发育迟缓，严重的可能终生不能讲话。有的患者虽然语言功能发育良好或者稍弱后于正常儿童的发育水平，但是也不能和别人正常交流，表现为对别人冷漠、不回应别人，有时还会不停模仿别人讲话。有的患者能够交流，但是使用的词汇很少，讲话时没有音调的变化，像机器人一样。有的患者分不清"你""我""他"，经常混淆。

3．兴趣狭窄，行为刻板重复　孤独症儿童常常在较长时间里专注一项活动，比如着迷于自我原地转圈圈、不停地擦橡皮、看电视时不看内容反而盯着电视机一动不动。也不喜欢事物或环境的改变，每天玩的玩具、看的书永远是相同的，一旦发现改变有可能会大喊大闹或者一动不动地坐着发呆。也有一部分患者喜欢抠鼻子、咬指甲、咬嘴唇等行为，严重的甚至会有自残行为。

4．智力发育落后及不均衡　大多数患者的智力发育落后于正常儿童，仅有少部分患者可以持平。但在一些特殊领域，这些患者往往表现得比正常儿童更加有天赋，尤其在音乐和记忆方面。一些患者能够比正常人更快地记忆一些单词或者语句，但是因为特殊的言语和行为方式，往往不能很好地应用。也有些患者很容易被音乐感染，烦躁时可以在舒缓的音乐中慢慢安静下来。

三、检查与评估

1．儿童孤独症评定量表（childhood autism rating scale，CARS）　该量表是具有诊断意义的量表，是对儿童孤独症进行客观评定的常用量表之一。主要适用于医师或儿童心理测验专职人员的他评量表。总分大于 30 分时，考虑患有儿童孤独症，30～37 分考虑轻度或者中度孤独症，大于 37 分时，则考虑为重度孤独症。

2．婴幼儿孤独症筛查量表（checklist for autism in toddlers，CHAT）　该量表一般用于 18 个月以前的孩子筛查（表 9-2），阳性率相对稍低，高危儿童容易被诊断，但是非高危儿童也不能排除孤独症的诊断。在评定时要结合其他量表综合考虑。

表 9-2　婴幼儿孤独症筛查量表

A．询问父母	
项目	内容
1	您的孩子喜欢坐在您的膝盖上被摇晃、跳动吗？
2	您的孩子对别的孩子感兴趣吗？
3	您的孩子喜欢爬高，比如上楼梯吗？
4	您的孩子喜欢玩"躲猫猫"游戏吗？
5	您孩子曾经玩过"假扮"游戏吗？（如假装打电话、照顾玩具娃娃或假装其他事情）
6	您的孩子曾经用过食指去指，去要某件东西吗？
7	您的孩子曾经用过食指去指，去表明对某件东西感兴趣吗？
8	您的孩子会恰当地玩玩具（如小汽车、积木）吗？（而不是只是放在嘴里、乱拨或乱摔）
9	您的孩子曾经拿过什么东西给您（们）看吗？

续表

B. 观察者评定

项目	内容
1	在诊室里，孩子与您有目光接触吗？
2	吸引孩子的注意，然后指向房间对侧一个有趣的玩具，说"嘿，看，那里有一个（玩具名）"，观察孩子的脸，孩子有没有看你所指的玩具。
3	吸引孩子的注意，然后给孩子一个玩具小茶杯和茶壶，对孩子说："你能倒一杯茶吗？"观察孩子，看他有无假装倒茶、喝茶等。
4	问孩子："灯在哪里？"或问："把灯指给我看看。"孩子会用他的食指指灯吗？
5	孩子会用积木搭塔吗？（如果会，多少？）（积木的数量：　　　　　）

评分标准：①明显高危儿童的标准：5 个关键项目不能通过：包括有意向性用手指：A7 和 B4；眼凝视：B2；玩的意向：A5 和 B3。②一般高危儿童的标准：5 个关键项目不能通过：包括有意向性用手指：A7 和 B4；不满足明显高危儿童的标准。

3. 孤独症行为量表（autism behavior checklist，ABC）　该量表是一份具有诊断价值的量表，由 Krug 于 1978 年编制。该表筛查分为 57 分，诊断分为 67 分。按每道题后面的分数给分，例如第一题答案为"是"，则给 4 分，如为"不是"给 0 分。把所有总分加起来。要求评定者与患儿生活至少 3 周，或填写者需要与儿童生活至少半年以上。

以上 3 份量表是我国用于儿童孤独症的最常用量表。孤独症诊断观察量表（autism diagnostic observation schedule generic，ADOS-G）和孤独症诊断访谈量表修订版（autism diagnostic interview-revised，ADI-R）是目前国外广泛使用的诊断量表，我国尚未正式引进和修订。ADOS-G 是一种半结构化的评估工具，其中设置了大量有关社会互动、日常生活的游戏和访谈，包含了一系列标准化、层层递进的活动和材料。通过观察儿童在游戏中的表现和对材料的使用，重点对他们的沟通、社会交往，以及使用材料时的想象能力加以评估。ADI-R 是根据 ICD-10 对孤独症的定义，发展出的针对父母或儿童主要抚养人的一种标准化访谈问卷，需时 90～120 分钟。包括三个核心部分：社会交互作用方面质的缺陷，语言及交流方面的异常，刻板、局限、重复的兴趣与行为。

此外，对于孤独症的评定还有一些专项评定量表。例如，评估发育的量表有丹佛发育筛查测验、盖泽尔发育量表等；评估智力测验的量表有韦氏儿童智力量表、韦氏学前儿童智力量表、Peabody 图片词汇测验等。

四、方案与实施

（一）应用行为分析疗法

应用行为分析疗法（applied behavior analysis，ABA）是目前国内外最受欢迎、最认可的训练方法之一。训练方式采用分解式操作教学（discrete trial teaching，DTT）。

DTT 是一种具体的训练技术。它主要具有以下特点：①将每一项要完成的作业活动分解，然后一步步练习；②强化性教学，对每一个分解步骤进行反复训练；③使用提示帮助孩子做出正确反应；④使用强化物及强化手段（一般选择表扬或者奖励的方式）。

笔记

例如教孩子刷牙,则会将刷牙这项作业活动分解成往杯子里装水、打开牙膏、拿起牙刷、往牙刷上挤牙膏、漱口、刷牙、漱口、将洗漱用具放好。然后从第一个动作开始,进行强化训练,最后教患者将这些动作组合起来,从而学会正确的刷牙方式。

　　ABA 的特点就是不断地重复训练,使患者的功能不断得到强化。因此,在国外一个患儿的治疗师往往有 3 名以上,这样才可以满足一个星期 30～40 个小时的训练强度。ABA 有很好的治疗效果,但是经常由于治疗费的问题不能很好地被实施。

　　(二)结构化教学法

　　结构化教学法,也称系统教学法,就是根据儿童的学习特点,有组织、有系统地安排学习环境、学习材料及学习程序,让儿童按照设计好的结构从中学习的一种教学方法。其基本思想是把教学空间、教学设备、时间安排、交往方式、教学手段等方面做一系统安排,形成一种模式,使教学的各种因素有机地形成一体,全方位地帮助孤独症儿童进行学习。

　　结构化教学法由 5 部分组成,即视觉结构、环境结构、常规、程序时间表和个人工作系统。

　　1. 视觉结构　结构化教学法是以视觉提示为导向,从而弥补自闭症儿童的语言能力不足。儿童的训练环境需要精心安排,训练器材分类要明确,颜色要突出,位置摆放整齐有序,不能杂乱无章。训练室中的所有物品都要能够清晰明了地呈现在患儿的视觉中。

　　2. 环境结构　就是训练患者在特定的作业环境中完成特定的作业活动。在整个日常活动中,作业环境在不停地改变,也要训练自闭症儿童去适应环境,并且根据作业环境的改变而改变作业活动的方式。

　　3. 常规　就是指日常生活和学习过程中的一般规律。自闭症儿童做事往往没有很好的思考方式,不能够理解日常作业活动的正常顺序。在训练时,治疗师要根据患儿的不同情况,制订相应的治疗策略。

　　4. 程序时间表　就是时间安排表,与课表类似。可以分为每日时间安排表或者每周时间安排表。通过时间表上的内容,可以让患儿知道在某一特定时间段需要去完成一件特定的事。程序时间表可以用来培养患儿良好的时间观念和做事的条理性。

　　5. 个人工作系统　是指每一个自闭症儿童都有其特殊性,病情轻重程度不同、功能障碍不同,所以每一个自闭症儿童都需要有一套适合自己的独立的训练方式。治疗策略不能是千篇一律,要做到因材施教。

　　(三)感觉统合训练

　　感觉统合训练就是一种以游戏的形式,来丰富儿童的感觉刺激,培养儿童的自身协调能力和社会交往能力的训练方法,另外也能够使患儿性格开朗、情绪稳定和自信心增加。训练时可以是一对一训练,也可以是儿童之间的合作训练。由于自闭症是神经系统障碍疾病,所以诊断初期,医生都建议对自闭症儿童进行感知觉统合训练。实践证明,科学、系统的感知觉统合训练是自闭症儿童教育康复的重要内容之一,它对于改善自闭症儿童神经系统的信息整合、促进各部感觉器官的发育具有积极作用。一般 20 次为 1 个疗程,1 周至少 2 次,1 次至少 1 个小时。一般在 2～3 个月后,自闭症儿童的表现会有明显改善。

训练方式有抛接球、热水浴、平衡踩踏车、滑梯、平衡台、晃动独木桥、爬行、跨障碍物、平衡木等。

训练时要注意以下原则：

1. 考虑儿童心理发育能力，选择最容易学习的和运动方式比较简单的活动。

2. 干预方式和活动的选择要遵循儿童正常反射和运动发育。

3. 训练项目尽量让儿童独立完成，避免其他人影响。

4. 逐步增加训练器械的使用，避免超过儿童的耐受性。

5. 感知觉以及运动反应的促进，有利于本体感觉的发育，体位转换、抗阻运动；利用一些触觉和平衡刺激有利于增加运动控制能力。

6. 训练项目的选择要循序渐进，从易到难，只有当儿童逐渐掌握后才能改变训练项目。

（四）音乐治疗

音乐治疗是一个系统的干预过程，在这个过程中，治疗师运用各种形式的音乐体验（如歌唱、律动、乐器、游戏等），以及在治疗过程中发展起来的、作为治疗动力的治疗关系，来帮助治疗对象达到健康目的。音乐治疗有三大特性：灵活性、广泛性和有效性。音乐本身是一种能量，有不同的音调、速度和节奏，这些特性有机地结合，成为复合的听觉信息，通过听觉细胞将信息通过神经冲动传到大脑，从而产生知觉上与情感上的共鸣，使器官协调，或使相应的器官兴奋或抑制。音乐中的情绪发散是无意识的、不知不觉的。音乐对神经结构，特别是对大脑皮质有直接影响。不同乐器作用于人的器官，所用乐曲的旋律、速度、音调不同，可分别使人产生镇静安定、轻松愉快、活跃兴奋等不同作用。音乐活动是一种人与人之间情感交往的桥梁。自闭症儿童与外界的正常联系减少，音乐是弥补这种情感需要的一种良好手段。音乐活动为患儿提供了一个通过音乐和语言交流来表达、宣泄内心情感的机会。

（五）交流能力训练

交流障碍是自闭症患者的主要障碍之一，严重地影响患者的社会参与，所以改善患者的交流能力十分必要，但由于自闭症这一疾病的特殊性，患者改善的速度很缓慢，所以治疗师一定要有耐心。

第三节 发育迟滞

一、概述

发育迟滞是指在生长发育过程中出现速度放慢或是顺序异常等现象。一般包括体格发育迟滞、运动发育迟滞、言语功能发育迟滞和精神发育迟滞。发病率在 6%~8%。

体格发育迟滞：体格发育一般情况下就是指儿童的体重和身高发育。儿童体重的增长逐渐减慢，出生后的第一个月体重可增加 1~1.5kg，3 个月后体重约是出生时的 2 倍。一年约增加 6~7kg。1~2 岁内体重增加 2~3kg，2~10 岁每年约增加 2kg。儿童的身高在出生时大约是 50cm，第一年增长最快，一般可增加 25cm，第二年生长速度就会减慢，约 10cm，2 岁以后每年约增加 5~7cm。当儿童生长速度明显落后于

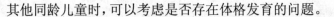

其他同龄儿童时,可以考虑是否存在体格发育的问题。

运动发育迟滞:包括粗大运动和精细运动。其中粗大运动是指人体最基本的姿势和移动能力,如坐、行走、爬行、骑车等;精细运动是指手的动作或者手眼协调能力,如抓握东西、手指对捏、画画、搭积木、书写等。儿童的运动发展是遵循一定顺序的,如果儿童的粗大运动比正常同龄儿童晚 4~5 个月,则其可能存在动作发育迟滞问题;如果儿童的精细运动有问题,则表示其大脑皮质功能可能不健全。

言语功能发育迟滞:包括语言的理解和表达两部分。如对自己名字的反应、指认身体部位、听懂短文、模仿说词汇、看图说话、故事复述、提问、电话交谈等。如果一个儿童比同龄正常儿童的语言理解、表达晚 4~5 个月的话,那么他(她)可能存在语言发育问题或障碍。

精神发育迟滞:一般是指因为智力发育障碍而导致社会适应力或者是社会交际能力不足。功能障碍包括物体模仿、记忆、配对、分类、推理、概念理解、使用简单工具、解决简单问题等能力。也包括自我概念、环境适应、人际互动等能力。如果一个儿童的智力发育或认知水平明显晚于同龄人,可能诊断为精神发育迟滞。

二、检查与评估

目前还没有一种确切的方法诊断发育迟滞,一项指标的异常往往不能够准确地诊断为发育异常。临床上要结合儿童的家族史、生活环境、现病史及既往病史等情况综合考虑。现在的评估一般参考以下评定量表。

1. 体格发育情况　一般根据儿童体重、身高估计公式来评定(表9-3)。

表9-3　儿童体重、身高估计公式

年龄	体重(kg)	年龄	身高(cm)
3~12 个月	[年龄(月)+9]/2	出生时	50
1~6 岁	年龄(岁)×2+8	12 个月	75
7~12 岁	[年龄(岁)×7-5]/2	2~12 岁	年龄(岁)×6+77

2. 运动发育　一般根据精细运动和粗大运动两方面进行评定。儿童的发育遵循由上到下、由近到远、由粗到细、由低级到高级的顺序。一般儿童在 2 个月的时候能够抬头;4 个月的时候能够将手放于正中,并注视;6 个月的时候能够扶手坐着,灵活地翻身,可以将物品从一只手转移到另一只手;8 个月时可以独立坐位,能够桡侧手指抓握;10 个月时可以腹爬,支持站立,拇指能够与其他手指对指;12 个月时可独自站立,可以四点跪位爬行;15 个月时可以独自行走,投掷东西;24 个月时可以独自上下楼梯,叠起四块积木;36 个月时能够骑儿童自行车,叠起八块积木。更加详细的评定可以参照 Peabody 运动发育量表、儿童粗大运动功能评估和精细运动年龄评价表。

3. 言语发育　亦可按照一定规律进行评估。3 个月时会主动对人笑;5 个月时会尖叫;8 个月时可以用哭表示不愿意;10 个月时会模仿大人发音,能够发出"ba";13 个月时会喊"妈妈";15 个月时知道亲人的名字;17 个月时会用叠词;19 个月时可以说 10 个词,能说出自己的名字;25 个月时能够唱儿歌;29 个月时能够唱 4 首以上儿歌。用于言语功能检查的专项量表有中国康复研究中心版的言语迟缓检查法和儿童沟通发育量表。

4. 精神发育　精神发育迟滞的诊断要满足 3 个要求：起病于发育时期，即 18 岁前；智力明显低于平均水平；有不同程度的适应性行为缺陷。

精神发育的评估一般根据 IQ 水平分级，IQ 值由韦氏儿童智力量表获得。但又由于每个人生活环境不同，扮演的社会角色不同，智力低下与社会适应能力程度经常并不一致，所以精神发育的评估要根据社会适应能力程度才能确定。依据 IQ 和适应行为，《中国精神障碍分类与诊断标准》(CCMD-3) 将精神发育迟滞分为轻、中、重以及极重度 4 级 (表 9-4)。

表 9-4　CCMD-3 精神发育迟滞分级

轻度精神发育迟滞	IQ：50~69 分，心理年龄 9~12 岁； 学习成绩差（在普通学校中学习时常不及格或留级）或工作能力差（只能完成较简单的手工劳动）； 能自理生活； 无明显言语障碍，但对语言的理解和使用能力有不同程度的延迟
中度精神发育迟滞	IQ：35~49 分，心理年龄 6~9 岁； 不能适应普通学校学习，可进行个位数的加、减法计算；可从事简单劳动，但质量低、效率差； 可学会自理简单生活，但需督促、帮助； 可掌握简单生活用语，但词汇贫乏
重度精神发育迟滞	IQ：20~34 分，心理年龄 3~6 岁； 表现显著的运动损害或其他相关缺陷，不能学习和劳动； 生活不能自理； 言语功能严重受损，不能进行有效的语言交流
极重度精神发育迟滞	IQ 在 20 分以下，心理年龄约在 3 岁以下； 社会功能完全丧失，不会逃避危险； 生活完全不能自理，大小便失禁； 言语功能丧失

5. 精神发育迟滞常用的诊断量表

(1) 盖塞尔发育量表（Gesell developmental schedules）：此量表由美国的 Gesell 编制，使用范围较广，国内已修订。适用于评定出生后 4 周至 3 岁的婴幼儿。

(2) 贝利婴幼儿发育量表（Bayley scale of infant development，BSID）：本量表由 Bayley 编制与修订，是国际公认的婴幼儿发育量表，用于评估 2~30 个月的婴幼儿智力发育水平。

(3) 斯坦福——比奈智力量表（Stanford-Binet intelligence scale）：适用于 2 岁至成年人，按年龄分组编制，此量表经多次修订。根据受试者能通过题目的年龄水平评定心理年龄，并根据测验分数和实际年龄，从测验手册中直接查出比率智商和离差智商。

(4) 韦氏儿童智力量表（Wechsler intelligence scale for children，WISC）：此量表为智力评估和智力低下诊断的主要方法之一。适用于 6 岁半至 16 岁半儿童，有常识、背数、词汇、算术、理解、类同、填图、图片排列、积木图案、拼图、译码、迷津等 12 个分测验，前 6 项为言语性测验，后 6 项为操作性测验。测验结果按量表规定评分，并换算成离差智商值,包括总智商(FIQ)、言语智商(VIQ)和操作智商(PIQ)。总智商在 70 分以下则考虑为智力低下。

(5)韦氏学前儿童智力量表(Wechsler preschool and primary scale intelligence,WPPSI):此量表是 WISC 向学前儿童的延伸。适用于 4 岁至 6 岁半的幼儿。项目与测验形式和 WISC 基本相同,由各部分测验组成语言和操作量表,得到语言 IQ、操作 IQ 和全量表 IQ。

三、方案与实施

1．日常生活活动训练 个人卫生,包括洗脸、洗手、刷牙、使用手绢、刮脸化妆等;进食动作,包括吸管吸水、勺叉进食、端碗、用茶杯饮水、用筷子进食等;更衣,包括穿脱上衣、穿脱裤子、穿脱袜子、穿脱鞋及穿脱支具等;排便动作,包括小便控制、大便控制、便后自我处理、便后冲洗、卫生纸使用等;器具使用,包括电器插销开关使用、指甲刀使用、开关水龙头、剪刀使用、锁的使用、钱包的使用等;认识交流行为,包括与人交谈、翻书页、打电话、使用信封信纸等;床上运动,包括翻身、仰卧位 - 坐位转移、坐位 - 跪位转移、独立坐位、跪位移动、卧位移动等;移动动作,包括床 - 轮椅转移、轮椅 - 椅子转移、轮椅 - 坐便器转移、操动手闸乘轮椅开关门、制动轮椅进退等;步行动作(包括辅助具),包括前进 5m 拐弯、迈过 10cm 高障碍、持 0.5kg 物品步行 10m 等;洗澡,包括入浴、洗身、出浴;手工艺制作,包括剪纸、插花、十字绣、编织网袋等。

2．感觉统合训练 本体感觉刺激;关节挤压;大笼球游戏;滚筒训练;网缆游戏等。

3．引导式教育法 引导式教育法,应用教育的概念体系进行康复治疗,通过引导者与患儿的整体活动,诱发患儿本身神经系统形成组织化和协调性,重视患儿人格的形成,认知能力、日常生活活动能力、人际交往等能力的提高。

(1)引导认知训练:引导知觉训练;引导配对训练;引导分类训练;引导空间训练等。

(2)引导语言理解和语言表达训练:引导指令理解训练;词意理解训练;等句子理解训练。

(3)肌肉引导式训练:包括神经肌肉控制、平衡 - 站立和步行、动作协调和动作计划等。

4．特殊脑力训练 通过益智活动开发儿童智力。选择活动项目激发儿童兴趣。根据精神发育迟滞儿童思维发展的规律进行特殊教育,从游戏开始来激发患儿兴趣。

5．交流训练 循序渐进,引导患儿互相交流,包括构音训练、克服鼻音化训练、韵律训练、节律训练和构音器官运动训练等。

6．娱乐休闲活动 通过唱歌、跳舞、书法、编织、郊游、散步等活动改善患儿的认知功能,增进他(她)们与社会的接触,提高患儿的选择性注意力、转移性注意力、自动性注意力和持续性注意力。

7．家庭参与 家庭参与包括集体化培训和个体化培训。集体化培训可采用康复教育知识讲座的形式,每周 1 次,主要向家长讲授精神发育迟滞患儿的发病原因、诊断要点、不同程度精神发育迟滞患儿的训练目标、教育训练的基本原则、方法及重点等。个体化培训是根据患儿存在的主要问题及康复效果，由康复小组成员指导家长学会粗大运动、精细动作、感知觉、语言训练、交流沟通技巧、社会适应能力、生活自理能力等方面的训练方法。

8．环境改造　改善周边环境，提高患儿活动的安全性，也可增加患儿的认知表现。

9．社区康复服务　发育迟滞儿童是社区一分子，生活在社区中，既需要家庭与学校给予教育与训练，也需要社区给予积极支持，广泛宣传，消除歧视，协同学校与家庭开展各项有益的康复服务措施。例如：①个别指导；②早期干预及家长训练中心；③幼儿班与幼儿中心；④成人教育服务；⑤支援性服务；⑥设置过渡性机构：例如康复站、日间住院部、晚间住院部，为社区有困难家庭发育迟滞儿童的康复提供服务；⑦宿舍：为有需要的特殊学校与庇护工场的精神发育迟滞儿童及青少年提供住宿照顾，以便其接受教育、就业。

第四节　发育性协调障碍

一、概述

1．概念　发育性协调障碍（developmental coordination disorder，DCD）是指由于运动能力不足导致日常生活能力和学习能力受到影响的一组神经发育障碍性疾病。DCD以动作协调障碍为主要特征，在粗大运动和精细运动的组织和执行中存在明显困难，严重影响学习成绩和生活自理能力，并产生一系列心理问题。其病因不明确，发病机制也存在一定争议。

2006年的数据显示，该病在美国的学龄儿童中发病率为5%～6%，男孩中较为常见。我国目前没有全国性的报告数据，2013年6月江苏扬州地区3～7岁儿童DCD抽样异常率为5.2%～12.0%。

2．病因　目前并不十分明确，为非医学疾病所致，亦非智力因素所致，没有明确的大脑损伤。DCD是一组综合征，研究者的共识是其发病与广泛性发育障碍、智力低下或严重神经损伤无关。部分研究者提出：脑组织发育的一系列轻微变异是DCD的主要原因，而且DCD发病不是某个特定脑组织区域的病变，而是弥散分布，儿童可能存在一个或者更多的障碍（如运动、注意、语言等），与脑组织发育异常的程度有关。也有研究认为，早产、基因或围生期缺氧与DCD发病有关。轻微脑功能障碍综合征被认为与早产密切相关，12.5%～50%的早产儿存在DCD并发的运动功能损伤，是正常儿童的6～8倍。引起发育性协调障碍的相关因素还有家庭住房面积、家庭年收入、父母的文化程度及幼儿的运动发育情况等。

二、临床表现及功能障碍

1．身体功能方面

（1）运动时显得笨拙或不协调：可能会撞到或碰翻物体，弄洒液体。

（2）粗大运动功能障碍、精细运动功能障碍或两种兼有。

（3）某些特定运动技能发育迟缓：例如骑三轮车／自行车、接球、跳绳、扣纽扣和系鞋带等。

（4）运动能力与其他能力有差异：例如，智力和语言能力很强，而运动能力滞后。

（5）存在学习新运动技能的障碍：一旦学会某种运动技能，这种运动可以做得很好，但在其他运动方面仍然表现不佳。

（6）在需要不断变换身体姿势或必须适应周边环境中的各种变化时会感到更加困难。

（7）在进行需要协调使用身体两侧的活动时会有障碍，例如用剪刀、跨步跳跃、挥舞棒球棒或使用曲棍球棒。

（8）体位控制和身体平衡能力较差，尤其在做需要身体平衡技能的运动时，如上楼梯、站着穿衣裤。

（9）工整书写或一般书写障碍。

2. 情感、行为方面

（1）某些特定活动缺乏兴趣或者逃避，尤其是需要身体反应的活动。

（2）由于在应付他们生活中必需的活动时遇到各种困难，致使儿童表现出较低的挫折耐受力，缺乏自尊和动力。

（3）逃避与同龄人交往，尤其在运动场所。

（4）对自己的表现不满意。例如，擦掉写好的作业、抱怨运动性活动中的表现、对做成的事情有挫折感。

（5）抵制其日常习惯或环境变化。

3. 其他方面

（1）在兼顾速度和准确度方面有困难：例如，书写可能很工整，但非常慢。

（2）学业障碍：例如在数学、拼写或书面语言方面，书写不准确、不整齐。

（3）日常生活障碍：如穿衣、使用刀叉、刷牙、拉上拉链、整理背包障碍。

（4）难以完成规定时间内的任务。

（5）整理书桌、储物柜、家庭作业或者书写间距有障碍。

三、检查与评估

1. 评估　主要观察患儿的粗大运动、精细运动、社交及情绪、日常生活能力；常见的评定量表有中文版儿童发育性协调障碍问卷、儿童运动协调能力成套评估工具、Peabody 运动发育量表 -Ⅱ、相关的感觉统合功能测试量表等。

2. 诊断标准

（1）与年龄、智力不相符的动作协调障碍。

（2）此障碍已明显影响学业成绩及日常生活能力。

（3）排除广泛性发育障碍和其他器质性疾病（如脑瘫、偏瘫或肌肉萎缩）。

（4）若伴有智力低下者，其动作障碍程度明显超过相同智力水平者的表现。

四、方案与实施

发育性协调障碍的问题不会随年龄增长而改善，应坚持早发现、早干预。通过在医疗机构、家庭、学校进行一对一的作业治疗，使儿童积极参加小组活动，改善其发育性协调障碍问题。

发育性协调障碍的作业治疗方法很多，主要包括两大类：

（一）以运动程序或缺陷为导向的作业治疗方法

该疗法包括感觉统合治疗、感觉运动导向治疗和程序导向治疗。这些训练方法主要是纠正运动过程中存在的缺陷，提高其作业能力；例如感觉统合治疗以本体感觉 - 视觉活动为主，将全身运动与手部运动、手眼协调等功能结合在一起训练，加快身体的运动反应速度，提高运动协调能力、眼球运动基本技能、视动整合能力、视感知技能。

1. 球类作业　如投篮，在不同情况下打球、拍球等。

2. 平衡作业　如将跑、单脚跳、双脚跳、马步跑、侧走、后退走、走独木桥、爬高爬低、跳格子等活动结合在感觉统合活动中，一起训练。

3. 娱乐活动与重体力活动结合的作业　蹦床、拔河、跳绳等娱乐活动与"小牛推车"（一个人俯卧撑样在前，另一个人扶住前者的双腿，两个人一起往前进，前者用手撑着前进，后者用双脚步行）等重体力活动结合训练。

4. 倒立等抗重力作业　倒立姿势可以激活前庭系统，从而提高眼动控制，促进视知觉的发展，提高专注力；倒立位手支撑提供了大量上肢本体觉信息，有利于手眼协调的发展；倒立位身体控制与直立完全不同，可帮助身体概念的形成。

5. 站在软楔形垫上抛球等视觉追踪作业　可增加下肢本体觉，增强手眼协调能力，将多种感觉系统进行整合。

（二）治疗活动

治疗活动包括了精细动作及手眼协调训练、日常活动能力训练及小组训练等。

1. 精细动作及手眼协调作业

（1）精细运动作业：如绘画、剪纸、玩橡皮泥等各种手工活动。

（2）书写作业：选择合适的学习工具，调整坐姿、握笔方式、描图描字等，提高手眼协调能力。

（3）认知作业：将复杂的动作细化分解为数个简单任务，逐个操作，再组合成整体的动作任务，反复训练。如儿童不会用积木模仿造桥，治疗师可给予逐步示范如何搭积木。

（4）全身运动与手部运动结合作业。

2. 日常活动能力训练　找出儿童日常生活活动中所缺乏的运动技能，对儿童和家长进行针对性训练、辅导，鼓励儿童积极尝试，反复执行各种日常活动，提高日常活动能力。

3. 小组活动作业　体育课、游泳、球类活动、手工、书写、拼图、制作面条等，都可以以小组的方式组织训练，相互学习，相互合作。如在降落伞小组游戏活动中，引导大家一起向上举起和放下降落伞，拉着降落伞顺时针和逆时针走圈，一起滚动放在降落伞中的球，一起躲进降落伞下面等游戏，提高肢体活动和手眼活动的协调性。

4. 户外小组活动作业　体力性活动可提供大量本体觉，提高全身肌力及心肺功能、体力、耐力，增强儿童之间的沟通、社交、互动能力。

总之，发育性协调障碍是一组病因复杂、发病机制尚未明确的发育障碍性疾病，不同儿童可能存在不同的发病机制，同时存在有多动症、感觉统合障碍等其他共患病。尽管临床危害不大，但是发病率高，影响儿童的学习和社会交往能力，目前尚无特效的治疗方法。尤其是在我国，对该病的研究基本上处于空白。因此，值得临床作业治疗师的关注和深入研究。

第五节 学习障碍

一、概述

(一) 概念

学习障碍是指智力正常儿童在听、说、读、写、计算、思考等学习能力的某一方面或某几方面表现为显著困难，并通常伴有社会交往和自我行为调节方面障碍。学习障碍通常因内在的中枢神经系统损伤、小脑功能发育不全、环境刺激不足所致，有一定的遗传性。

美国学者总结了九项学习障碍定义的内涵，包括：①低成就或个人能力表现有显著困难；②致病原因多为中枢神经系统功能失调；③表现的困难与心理过程有关；④任何年龄阶段均可能发生；⑤在言语上表现有显著困难，如听、说能力等；⑥在学习上表现有显著困难，如阅读、书写、数学等；⑦在知觉上表现有显著困难，如推理、思考等；⑧在其他方面表现有显著困难，如空间关系、沟通技巧或动作协调等；⑨允许其他障碍和学习障碍共存。

我国的研究学者认为，学习障碍儿童一般具有以下特点：

1. 学习障碍是一个特殊的现象，是在某一特定学习能力方面出现问题，而不是不用功、没有良好的学习习惯及缺乏学习动机、兴趣。

2. 学习障碍的原因是个体内在的大脑中枢神经系统功能不全。

3. 智商落后不是确定学习障碍的标准。学习障碍儿童总体智商都在正常范围内，偶有偏高、偏低者。

4. 学习障碍需排除智力障碍、视觉障碍、听觉障碍、肢体障碍、情绪障碍等，或由于家庭、经济、文化水平的影响未能接受正规教育所致的学习方面的障碍。

5. 大多数学习障碍伴有交往和自我行为调节方面的障碍，且研究儿童学习障碍问题时应考虑其全面性：①学习障碍是通过儿童在不同学科上的学习问题表现出来的，但并不能因此将儿童在具体学科领域的表现作为学习障碍的全部表现；②学习障碍是一种综合征，在界定概念时应考虑其全面性。

(二) 病因

学习障碍是一种综合征，从对学习障碍研究的历史及现状来看，不同时期，不同学科的研究者从不同角度揭示了学习障碍的形成原因。学习障碍的发生常常是多种因素的综合作用，目前主要认为：

1. 在个体特征方面学习障碍的发生与遗传有关 这些证据主要来自对双胞胎的研究，基本上证实了学习障碍主要是阅读障碍的高度遗传性。

2. 在轻微脑功能障碍方面 学习障碍的发生与脑功能障碍有关，尽管是轻微的，但是多样的。

3. 在先天因素方面 与个体发育失衡、特异体质、围产期危险因素、代谢异常有关。

4. 在环境因素方面　环境污染、某些营养缺失等因素。

（三）分类

不同的学习障碍儿童，其心理和行为能力表现特征不同。将学习障碍儿童划分为不同的类型，可为开展个别化教育指导提供科学依据。国内外很多研究者从各个不同的学术领域和不同侧面，采用不同的研究方法，对学习障碍进行了类型划分。

Kirk 将学习障碍分为两大类，即发展性学习障碍和学业性学习障碍。发展性学习障碍是指儿童在正常发展过程中出现的心理、语言功能的某些异常表现，多与大脑信息处理过程中出现的问题有关。学业性学习障碍是指有显著阻碍阅读、拼写、写作、计算等学习活动的心理障碍。这些障碍往往在入学后由于实际成就水平低于潜在学业能力而表现出来，其主要表现为阅读障碍、拼写障碍、写作障碍和计算障碍等。

美国精神病学会把学习障碍分成了四类（表 9-5）。

表 9-5　学习障碍分类

学习障碍的类型	障碍的内容
阅读障碍	字母的再认和拼读障碍、阅读理解障碍、流畅性障碍等
数学计算障碍	计算和问题解决障碍
书写表达障碍	书写、拼写或写作障碍
其他，如非语言学习障碍、注意缺陷多动障碍	视觉组织、动作协调、社会技能障碍和执行功能障碍

二、临床表现及功能障碍

1. 认知障碍特点　认知是全部认知过程的总称，包括注意、知觉、表象、记忆、思维、语言及其发展过程、人工智能等领域。从信息加工论的观点看，学生学习过程实际上是个体对外来知识信息进行接收、编码、提取以及运用信息与策略解决问题的过程。学生认知加工能力的缺陷是导致学习障碍的重要原因。学习障碍儿童在这一过程中表现出的认知分析综合和类比推理能力较低。研究表明，学习障碍儿童在感知觉、认知加工速度、记忆、认知风格与智力结构方面均表现出滞后和失常等特征。

2. 行为障碍特点　学习障碍儿童不仅在认知发展上落后于正常儿童，而且在社会适应和行为方面亦存在明显障碍。行为方面，学习障碍儿童由于在学科学习上存在能力上的缺陷，如在课堂上跟不上教师的教学节奏，听不懂教学内容，更容易出现课堂行为问题，如上课睡觉或打扰课堂纪律等。具体体现在两个方面：①外向性行为问题。这类问题儿童的表现主要包括互相争吵、推撞、挑衅等攻击性行为；高声喧哗、交头接耳等扰乱秩序的行为等。②内向性行为问题。这类问题儿童的表现通常与外向性行为相反，主要表现为服从依赖等特点，包括在课堂上心不在焉、胡思乱想、注意力涣散，害怕提问、抑郁孤僻、不与同学交往等退缩行为。

3. 注意障碍特点　注意是心理活动对一定对象的指向和集中。国外学者把学习障碍儿童的注意问题分为以下三类：①引起注意障碍，即注意选择障碍，指学习障碍儿童在挑选本应引起他们注意的重要信息时存在困难和障碍；②做决定障碍，指学习障碍儿童注意力分散，凭借冲动做出决定；③保持注意力障碍，指学习障碍儿童不能有始有终地坚持做一件事。在学习障碍儿童中，有 20%～40% 儿童同时伴有注意力问题,临床上被称为注意缺陷多动障碍。这类儿童在日常生活和学习中表现为注意力不集中、不持久、容易分散、性情急躁、任性冲动,而且自控能力差、与人相处困难等。

4. 读写障碍特点 读写障碍阅读方面:跳字漏行、增字、替换字、倒反念、猜测文意,或无法理解阅读内容,混淆相似字(例如"凤"和"风"等),拆字(例如"晚上吃饭"可能会看成"日免口乞反"),无法从文字推想画面,较爱看有图片的书籍,排斥文字较多的书,看不懂数学应用题,存在断句困难、阅读缓慢,用手指辅助阅读仍跳漏字等情况。读写障碍书写方面:有同音异字,书写时感到困难,镜反字,例如写字左右颠倒,部首错置(如"部"和"陪"),字体歪斜,大小不一,超出网格线或过小,字迹潦草,容易写错字,或是别人看不懂,字迹工整但握笔吃力、写字缓慢、连字没有空格等。

5. 数学计算障碍特点 数学计算是一个需要多种认知过程参与的活动,特别需要具有良好的推理、分类、组合、抽象、概括等能力。数学计算障碍包括计算能力障碍、数字识别困难、书写数字和读取数字困难等。

三、检查与评估

学习障碍儿童的表现个体差异较大,因此学习障碍的诊断和鉴别需要多方面测试和观察。近年来,一些国外常用的学习障碍的评定工具和方法陆续被引进并标准化,为分析和评估提供了必要的依据。

1. 个人史的获得 通过问卷调查和访谈,从家长和教师处获得儿童的个人史,个人史涵盖了儿童出生史、生长发育史、学校表现、儿童社交、学习兴趣等。以上这些儿童发展的信息是诊断的重要参考。

2. 行为观察 对儿童具有的行为进行连续性的记录、观察及评价。一是行为评定法,二是应用行为分析法,直接评价儿童表现。

3. 标准化量表检测 采用标准化量表测验,可以对儿童智力、心理过程、学业过程等进行评价,以判断其是否存在异常及异常程度,下面列举了一些国外常用的标准化量表。

(1)学习障碍诊断标准化量表(学习成绩部分)(表9-6):

表9-6 学习障碍诊断标准化量表(学习成绩部分)

量表名称	分测验内容
广泛成就测验(WRAT-R)	言语智商和操作
Peabody 个人成就测验(PLAT-R)	数学、阅读再认与理解书面表达、常识
学业进展测验	数学、阅读、拼写
考夫曼教育成就测验(KTEA)	阅读编码与理解、数学、拼写
Wood Cock-Johnson 成套测验 - 成就测验	词汇、人脸与地点、算术、阅读理解
Wood Cock 阅读掌握测验	单词、单词辨认、理解、段落理解、视听学习
Key math 诊断性算术测验(KM-R)	数概念、运算与应用
青少年语言测试 -2	听、说、读、写、词汇语法等
语言能力测试(TLC- 扩大版)	意图表达与解释
书面语言测验	主题、词汇使用、文体、拼写、字迹

笔记

（2）学习障碍筛查量表（PRS）：由美国心理和语言学家 H.R.Myklebust 编制，国内学者对其进行引入并标准化。PRS 是一种快速发现学习障碍儿童的筛选测试方法，由平时经常接触儿童，至少与儿童接触 3 个月以上的班主任或很熟悉这些儿童的人使用。为了客观地对学习障碍儿童进行评价，PRS 不适用于家庭检查。

四、方案与实施

作业治疗对学习障碍的干预可以起到积极肯定的效果，治疗人员介入到以学校为基础的合作式服务、干预 - 应答模式以及学龄前的早期干预中，包括在医疗机构一对一的以儿童为中心的作业治疗，促进儿童的全面发育。方案的制订应根据儿童的年龄、类型、程度、临床表现以及测评结果来确定个体化康复方案，采取针对性的治疗，并且尽可能取得家长和学校的配合。实施矫治时应坚持个别化原则，要及时进行效果评估，以调整后期训练，多采用心理性的作业活动疗法。

（一）作业治疗方案的制订

1. 作业疗法训练的基本程序　根据学习障碍儿童的特点，作业治疗训练的基本程序包括以下几个方面。

（1）当前评估：对学习障碍儿童的现有水平进行测评，明确这些儿童的劣势所在，并确立训练所要达到的目标。

（2）沟通了解：使学习障碍儿童充分了解目标、目的和方法。

（3）训练预演：即让学习障碍儿童明确作业训练的每一个步骤，并且说出每一个步骤对整个策略的意义；同时提供低难度训练资料，循序反复对具体目标进行作业训练，让学习障碍儿童反复完成一些简单动作任务，在此过程中加入干扰来逐渐增加训练难度。

（4）迁移应用：提供与学习障碍儿童所在年级水平相似难度的材料，进行反复练习并予以反馈，在实际学习中实现实际迁移应用，达到治疗学习障碍的目的。

2. 学习障碍儿童在作业疗法计划中的自我监控　学习障碍儿童所具有的潜能与实际表现间存在差距，原因在于他们的学习过程是消极和被动的，故需要监控和自我监控。

自我监控是指儿童对所指定目标行为的自我观察和自我记录。自我监控一般包括如下六步：①明确问题；②表示愿意改变的意愿；③记录问题数据；④设计并贯彻治疗计划；⑤保证支持这个计划；⑥制订能取得长期疗效的计划。在这个方法中，儿童要意识到自己行为上存在的问题，并想自己解决，家长、教师或作业治疗师的任务是帮助他 / 她发展并增强控制行为的能力，向儿童提供解决问题所要采取的步骤，起到顾问的作用。

（二）作业训练实施

1. 早期干预

（1）减轻或避免学习障碍的发生：学习障碍儿童在入学教育前就存在一些发育性问题，在动作、感知、进食、言语、情绪和行为等能力上存在缺陷，与入学后的学习困难密切相关。作业治疗师早期关注这些发育障碍的儿童，在入学前即利用多种方式干预，可以更有效地提高儿童综合能力，减轻或避免学习障碍的发生。

（2）指导家长科学育儿，打好早期学习的基本功：指导家长根据年龄和儿童能力对儿童进行早期教育,分为以下几个方面。①6个月以内的婴儿:说话唱歌时给予拥抱,照镜子认识自己,玩简单的玩具;②6~12个月的婴儿:说短句,教日常生活用具名称;③大于1岁的幼儿:可以一起读简单的故事书,逐渐扩大学习范围,说更多身边发生的事,鼓励用笔用纸,学习颜色分辨,观察周围世界,学习使用人称名词、礼貌用语等;④幼儿期:加强短期记忆训练,通过重复刺激帮助记忆,培养学习动机。

2. 学习障碍儿童行为问题的作业疗法

(1)治疗原则:从狭义的角度来看,行为矫正的目标就是消除一个人的特定不良行为;从广义的角度来看,除了上述目标外,还要培养和发展一个人的良好行为。

行为问题,尤其是课堂行为问题的矫正是一个复杂的过程,在整个过程中需要遵循:①奖励要多于惩罚的原则;②一致性原则,课堂行为问题是由多方面因素产生的,这要求家长、教师、作业治疗师按照统一目标行动,保持一致性;③与心理辅导相结合的原则。学习障碍行为问题的根本矫正不仅在于改变学生的外部行为表现,形成新的行为模式,而且要把良好的行为模式内化为学生的自觉意识和行动,这要求在作业疗法矫正的同时,做好心理辅导工作。

(2)行为矫正作业疗法:行为矫正的具体方法较多,这些方法有些是为了发展良好行为,有些则是为了消除不良行为,每种方法都有其完整的程序。

面对儿童、青少年存在的问题行为,行为矫正的一个主要目标就是通过对儿童、青少年的一些不良行为进行干预,以减小这些不良行为发生的概率。作业疗法常见的行为矫正方法有:①消退。例如,儿童任性哭闹,有的父母就会妥协,立刻满足儿童要求,在此,儿童的任性行为,是由于父母的妥协强化而形成的;若不予理睬,这种行为便会消除。②暂停。此与消退的最大区别是能把引起不良行为的消极强化去除。例如,小学生上课调皮,教师与同学不理睬,就是消退,而教师将其带入隔壁空房间,单独待5分钟就是暂停。③反应代价。反应代价就是剥夺或撤去作为偶联事件的正强化物,从而使发生率得以下降,例如,看电视、购买电子产品等青少年期望的事物,剥夺这些对当事人来说显然是不愉快的,故为了不被剥夺这些权利,当事人自然会抑制目标行为的发生。

(3)课堂行为问题作业疗法矫正方法:①观察学习障碍儿童在课堂中的问题行为和潜在的问题行为;②运用有效方法,如访谈、测评等深入了解问题行为产生的原因;③在诊断基础上制订矫正目标,并确立为达到这一目标所要采取的有效的矫正措施和方法;④对问题行为改正的成效及时加以评定;⑤消除问题后追踪强化,塑造和发展良好行为,直至良好行为的表现趋于稳定为止。

3. 注意缺陷多动障碍儿童的作业疗法　广义的学习障碍者也包括注意缺陷多动障碍的人群。但是在对待注意力失控现象上存在着一些混乱,有些教师和家长具有夸大注意力失控现象的倾向,把学习不好的学生均归为多动症,对学习注意力失控现象,康复医师、作业治疗师和教师都应该认真分析其表现,有针对地及时进行个性化干预和矫正。

4. 读写障碍儿童的作业疗法　对于读写障碍的治疗有很多方式,其中包括通过作业疗法提高精细动作来控制书写动作,也可以加强肌肉,改善熟练度。对于书写障碍儿童也应该评估是否为两手同利,它可能会影响童年的精细动作技能。同时可允许书写障碍的儿童使用辅助工具。

259

学习小结

1. 学习内容

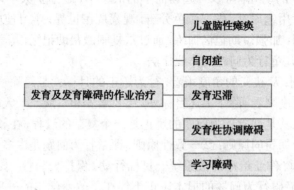

2. 学习方法

学生通过掌握发育及发育障碍的理论知识,了解常见儿童康复诊断的病因、病程及临床表现,同时通过实践来熟练使用各种评定方法,习得一定的治疗方法,从而为制订完善的儿童康复治疗计划打下坚实的基础。

(朱　毅　项栋良)

复习思考题

1. 你认为对脑瘫患儿最重要的作业活动是什么?哪些因素促进患儿参与该活动?哪些因素限制患儿参与该活动?

2. 你认为一个脑瘫患儿若能在家中独立生活,家居环境需做哪些改变?

3. 你认为对发育迟滞患儿最重要的作业活动是什么?哪些因素促进患儿参与该活动?哪些因素限制患儿参与该活动?

4. 发育性协调障碍儿童作业治疗方法都有哪些?请举例说明。

5. 学习障碍儿童作业疗法包括哪些?请举例说明。

第十章

老年健康促进与作业治疗

学习目的

通过学习成功老龄化、阿尔茨海默病、帕金森病的作业治疗及老年人预防摔倒等知识，使学生对老龄化的含义有一基本了解，并可结合 ICF 理论，理解成功老龄化在当今社会的意义，为以后学习老年人健康促进打下基础。

学习要点

成功老龄化的含义，作业治疗与成功老龄化的关系；阿尔茨海默病及帕金森病的概述、临床表现及功能障碍、检查与评估、方案与实施；老年人摔倒的后果及如何预防。

第一节　成功老龄化

一、概述

人类的老化进程是不可避免的，21 世纪是人口老龄化的世纪，是老年人口越来越多的世纪。根据联合国数据，到 2050 年，老年人口将增加到近 20 亿，60 岁以上的人口将超过 15 岁以下的青少年人数。其中发展中国家的老年人口预计将是现在的 4 倍。在我国，人口老龄化亦是主导性的人口趋势。

人口老龄化将带来持续、深刻的挑战。随着年龄的增加，因疾病和衰老，老年人的躯体功能和认知功能均有不同程度的下降，各种活动和参与能力降低。老年人口的增加意味着将给国家财政预算带来压力，因为养老金的负担会随着老年人口的增多而增大。同时，人口老龄化到一定程度会导致两代人赡养比例的变化，从而影响到在业人口的劳动产出率问题。面对人口老龄化特别是高龄化，社会如何提供专业性的医护照料？家庭如何提供专业性的生活照料？如何使老年人的生活有保障和有尊严？如何让老年人过上有欢乐、有创造、有价值的生活？这些已经成为非常重大的社会问题。

作为世界人口老龄化的理论产物——人口老龄观应运而生。1987 年由美国学者 Rowe 和 Kahn 从个体老化角度提出"成功老龄化"(successful aging)概念。1990 年第 40 届世界卫生组织哥本哈根会议"开辟解决人口老龄化的通道"，第一次站在全球性高度提出"健康老龄化"（health aging）。1996 年世界卫生组织提出实现"积极老龄化"（active aging）的工作目标；1999 年 9 月，日本东京主办了关于"积极老龄化"的国际研讨会；2002 年第二届世界老龄大会，强调各国的老年政策都要以"积极老龄化"为方向和目标。

目前无论法律、社会，还是家庭成员及老年人自己，都认为老年人应该作为被照顾的对象。国际老龄问题联合会前主席海伦·海默琳（Helen R. Hamlin）在马德里指出："老年人经常被视为需要照顾的对象。但是随着社会进步，今天许多 70 岁甚至 80 岁高龄的老人仍然保持旺盛的精力，如果给予合适的机会，他们可以继续为社会做出很大贡献。老年人应该被视为人力资源中可贵的一部分。"2002 年世界卫生组织纳入术语"积极老龄化"。积极老龄化战略的基本内容是通过各种方式为老年人参与社会创造条件，以期老年人能更好地适应老年社会的发展变化，消除年龄歧视的不利影响，使老年人生活更加舒适、更有尊严、更有价值。这意味着一次重要的思维转换：那就是将以"需要为基础"转变为"以权利为基础"的方式，保证了老年人参与社会生活的权利。而作业治疗通过提高老年人独立生活及参与各项活动（工作、生产和娱乐、休闲）的能力，改善老年人的生活和工作环境，不仅能够满足老年人的发展性需求和价值性需求，也能够极大地促进老年人参与社会生活，从而有助于降低社会经济压力、促进社会发展。

本节旨在介绍成功老龄化的内涵、指标，以及作业治疗在成功老龄化中的作用。

二、国际功能、残疾和健康分类与老化

（一）国际功能、残疾和健康分类（ICF）

世界卫生组织提出的《国际功能、残疾和健康分类》（ICF）作为一种被广泛接受的概念模式近年来越来越多地应用于康复领域以指导解决相关的功能、残疾和健康问题。ICF 与作业治疗的理论有高度一致性，ICF 理论架构中主动活动和参与成了健康的核心理念，而作业治疗就是运用有意义的活动和环境改良作为治疗媒介，促进人们主动参与日常生活及健康的社会化。

在过去，健康状况的结果是就死亡率方面的考虑，然而 ICF 考虑健康状况的内在因素和对功能有影响的情境障碍之间的联系。ICF 认为分类中的不同元素或多或少可以互相影响，而不是因果或等级划分的影响。例如，一个老年人日常生活没有任何障碍或活动限制，也可能因为他生活的社会中的一些因素而产生参与限制（环境因素）。

ICF 的主要构架是身体功能 / 构造、活动、参与和个人及环境情境因素，与一些作业治疗模式中描述的人 - 环境 - 职业互相影响的 OT 想法相吻合。每个构件可以通过积极的和消极的方法来描述和定义（例如身体构造和功能的损伤）。

ICF 中每个身体的功能和构造被认为是系统而不是器官。活动和参与可以被视为活动限制和参与限制，同时环境因素被描述为患者活动或参与中潜在的推动或障碍。例如，通过使用电话预约服务，可以鼓励一个老年人参加成人教育班，但是出行的障碍意味着他们无法每周定期参加。

（二）老化

在过去的数百年中，人们都在讨论人是如何老化和为什么老化。生理的老化在

概念上说是从怀孕时就开始,或者从生理功能下降变得更加明显的30岁开始。过去的生理老化的理论认为一个有机体被设定在一段时间(例如40~80年)内存活,同时老化基因决定人们什么时候会离开这个世界。然而,并不是所有的结构和功能都在同一时间或以同一进度衰退。近期的进化论认为,细胞衰老的速度将受到基因遗传、生活方式或环境的影响,人体的生存由25%的基因遗传和75%的生活方式所决定。此理论还认为,老化在一定程度上可被控制,这种可控制性与老年缺陷共存。其他一些理论认为老年缺陷不是由老化所引起,却在很大程度上与老化相关,而健康的生活方式能延缓老年缺陷的发生,并降低发病率。

但是并非所有的老化理论都与生物衰老有关。心理老化被认为在任何时间都可能发生,这涉及成熟、智慧和衰老等概念。也并非所有的身体功能都随着年纪的增加而衰退。社会老龄化的因素也各有不同。在世界各地区,许多老年人在预期寿命和成功老龄化方面受到社会阶级不平等的弱化。在家庭和工作中的关系及作用变化方面,在社会环境中积极和消极的态度方面,老年人自己都能察觉到发生的变化。

相关的老年人社会学理论主要包括:①埃里克森的心理社会发展理论。该理论认为,老年期的主要危机是"整合与绝望",在这个时期他们能够接受自己过去的生活,并做好死亡的准备。②撤退理论。该理论认为随着老年人口年龄的增长,个人与他人间的人际交往量会逐渐减少,性质也会发生某种变化,更多是充当消极的角色,这不仅是正常的,而且是必要的。撤退理论概括了老年人口参与社会生活的总趋势,成为有影响的老年社会学理论。但也存在异议,有一部分老人愿意选择继续工作、参与社会活动、活跃文体生活,而不愿意选择自动退让。③活动理论。该理论认为个体在社会中的角色并不因年龄的增长而减少,老年人同样有着活动的愿望,只是活动速度和节奏放慢而已。但往往在实际生活中,许多老人期望扮演社会角色的机会被剥夺,使得老人活动的社会范围变窄、程度减少,从而降低老人存在的价值。因此,应当提供补偿性的活动以维持老人在社会及心理方面的适应。例如,为退休的老人提供职业以外的活动,增加配偶或亲友死亡老人的社会交际活动。同时,老年人也有责任去保持自己的活跃程度。

三、成功老龄化与作业治疗

(一)成功老龄化的内涵与指标

老年不是人生的终结,而是人生新的转折和开始,是生命和生活体验新的发展期;老年人群蕴藏着巨大的发展潜能和价值潜能;老年人群不仅是社会发展的受益者,更是未来社会发展的参与者。那么,何谓成功老龄化?美国学者Rowe和Kahn在研究中发现,年龄的增高并不必然带来生理上(身体能力)的衰退。由此得出结论:老年个体之间存在着明显的差异性和可塑性。在进一步的研究中,采用适当指标,排除那些被疾病干扰了的老年个体,留下的老年人群可称之为"正常老龄化"群体,并将影响正常老年衰老的因素分为内在的生理因素和外在的心理社会因素两方面。根据外在因素对老年个体的影响,将"正常老龄化"分为"普通老龄化"和"成功老龄化"。两者的区别在于,外在因素加重了普通老龄化的过程,而在成功老龄化过程中,外在因素起到一种中性或积极的作用。所以,"成功老龄化"是相对于"普通老龄化"而言

笔记

的，它不仅是寿命的延长，更重要的是通过生理因素和心理社会因素的积极作用，提高老化过程的生命质量。可将其定义为，在外在因素对人的老化过程起着中性或积极作用下，老年个体保持良好的身心平衡，生命力不断被激发，从而有尊严地生存，并在社会参与中逐步实现自我，即老有所用。

"成功老龄化"可通过身心健康、认知功能、社会能力、生活满意度等多项指标来衡量。判定成功老龄化的具体指标共有 7 项：①寿命（length of life）；②生物健康（biological health）；③心理健康（mental health）；④认知效能（cognitive efficacy）；⑤社会能力（social competence and productivity）；⑥个人调控（personal control）；⑦生活满意度（life satisfaction）。Rowe 和 Kahn 认为，这 7 项指标中最重要的指标是寿命。

在 21 世纪，无论从个人、家庭还是整个社会的发展来说，健康老龄化都是非常重要的。积极老龄化的关键词是"健康"。同时，成功老龄化也是健康老龄化、积极老龄化的前提。国际公认的成功老龄化目标，一是寿命的延长；二是生命质量的提高，后者更为重要。故成功老龄化的目标亦可指为：一是老年个体健康生命延长，生命质量较高，伤残或功能丧失出现较晚，持续时间较短；二是积极参与各种社会生活（人际交往和工作、学习、休闲、娱乐等活动）。

但目前，在对待老年的态度上普遍存在着一些误区：一是只将老年人看作被关怀、被照顾的对象，却忽视了老年人群身上存在的能动性、积极性和创造性。二是只关注老有所养等物质性需求，而忽略了老有所为等精神性需求。其实，这些需求是不能割裂的，所以除了为老年人提供衣食住行，也应当关注精神上和医疗上的照护，力求使老人生活多姿多彩，减少疾病，增进心理健康。这也提示，作业治疗师要更加意识到他们的干预和康复计划，不仅需要提升老年人身体健康，也要注重老年人参与社会生活的积极心理因素。

（二）成功老龄化与作业治疗

作业治疗在老年人中的运用核心在于改善老年人的生活活动障碍、社会活动能力，有效维持并改善生活质量。随着人口老龄化，针对老年人的作业治疗更加得到人们的重视。越来越多的证据也表明，老年人坚持健康的生活方式，在退休以后继续积极地参与社会，尽可能长时间地保持活力，不仅可以提高老年人的生活质量，还可以延缓社会老龄化和生理老龄化的过程，能够延长自身的独立自理时间和增强独立自理能力。而作业治疗师应更主动地认识到作业、健康与生活质量的关系，认识到老年人生活的意义与对人生目标的需求，以及老年人群的成长、发展、继续人生历程的需求，和他们对做有社会价值的事情的需求。

因此，作业治疗师在帮助老年人达到成功老龄化时，必须问一些问题。如果老年人的唯一体验是帮助的受益者而不是提供者，他们的感觉会是什么？如果他们的活动仅限于能够独立使用厕所、洗澡和穿衣，他们会有怎样的感觉？或者如果他们的社会交流仅限于对提供食物和满足他们卫生需求的人表示感谢，他们的感受会是怎样？由此产生的问题牵涉怎样使老年人能够按照他们觉得有价值的生活方式进行生活，以及从作业的合理角度认识个体的差异与多样性。满足这些作业需要和意愿关系到有益健康的体验。根据相关研究显示，人体对于保持社会交流、人的精神和情感生活以及人体的内部生理机制有一种稳定性，大脑通过对这种稳定性的不断调节来调控身体和维持健康。

第二节　阿尔茨海默病

一、概述

随着全球人口老龄化的速度不断加快,患阿尔茨海默病的人数逐年增多,使得该病已成为严重威胁中老年人群生活质量,导致社会与经济负担大幅度增加的全球性问题。

按照 60 岁以上老人抽样调查的发病率推算,我国现有阿尔茨海默病患者约为 388.2 万人,预计到 2025 年,阿尔茨海默病人数将达到 1 009 万,因此,在我国,积极开展并迅速推广阿尔茨海默病的康复服务不仅十分重要,而且势在必行。

1. 定义　阿尔茨海默病(Alzheimer disease, AD),是主要发生于中老年人的原发性大脑皮质的退行性病变,以进行性加重的智能全面障碍,并导致日常生活、工作、社会交往能力下降为临床特征。

2. 流行病学　据调查,本病最早可在 45 岁发生,且随着年龄的增长,发病率逐步上升。65 岁以上的老人发病率为 1%～1.5%;75 岁以上为 2%～3%;80 岁以上老人的发病率最高,达 20%～30%;到 90 岁以后,有所下降;女性的发病率是男性的 1.5～3.0 倍。

3. 危险因素　迄今为止,虽然对阿尔茨海默病的病因已做了大量研究,但仍不明确。目前认为,本病与年龄、遗传、病毒感染、免疫功能改变、铝中毒、神经递质紊乱、脑血管病变、不良的心理社会因素刺激等密切相关。此外,吸烟、酗酒、文化程度低或文盲、社会活动少等因素,也可导致本病的发病率上升。

二、临床表现及功能障碍

1. 记忆力障碍　记忆力障碍是阿尔茨海默病最早出现的症状。早期可仅有记忆力减退,主要表现为患者对新近或刚发生的事情不能回忆,如忘记物品放置的位置;手里拿着某物而寻找此物;忘记重要的约会及已许诺的事;忘了炉灶上正在烧水等。随着病程进展,远期记忆力也受损。

2. 性格改变　常见的有两种改变,一种为以往的性格特征更加突出,如以往具有急躁、易激动、情绪不稳定、多疑等性格特征者,这些特征更加明显,很难与周围人相处;另外一种改变为与以往性格特征截然相反,使人感到患者与以往是两个不同性格的人。

3. 精神和行为异常　患者表现为情绪抑郁或不稳、幻觉、妄想、兴奋躁动、缺少主动性、丧失理性等精神症状,以及游荡、攻击、破坏等行为异常。

4. 言语交流困难　主要表现为语言量减少或沉默不语,语言空洞、缺乏中心。因找不到合适的词语而突然中断讲话,或不适当地加入某些无关的词语,使人无法理解其所表达的意思。

5. 认知缺损　患者表现为难以集中注意力,判断力下降,计算速度变慢或发生困难。严重时,可出现定向力障碍,不能解决生活中遇到的简单问题,如经常迷路,不能辨认熟悉的人,不能依据气温的变化增减衣物,不能根据场合调整衣着等。

6. 日常生活能力、工作、社交能力下降　由于记忆力的减退和认知缺损等原因，患者的生活和工作能力明显降低，不能胜任日常工作和处理生活中的常见问题，或经常出差错，如做事颠三倒四，烧焦饭菜，忘关煤气开关，买东西搞不清价钱，不能按时、按量服药等。由于定向障碍、言语交流困难，患者不愿或害怕外出，而导致社交活动减少，能力进一步下降。

三、检查与评估

1. 运动功能　随着病程进展，患者的运动功能会出现进行性的减退。检查与评估的具体内容，可以依据患者的具体情况而有选择地进行。主要包括运动速度、平衡功能、步态、双侧肢体的协调性、手操控物件的能力以及手的灵活性。

2. 感知功能　主要包括空间关系、深度知觉以及空间视觉定位能力。

3. 认知功能　重点对注意力、记忆力、定向力、判断力、学习能力、交流能力进行评定。常用的评定方法有简易智能精神状态检查量表、韦氏记忆量表、修订的长谷川智能量表（revised Hasegawa's dementia scale，HDS-R）、临床痴呆评定量表（CDR）和阿兹海默病评价量表-认知分表（ADAS-Cog）。

4. 精神及心理方面　重点对抑郁状态进行评定。常用的评定量表为汉密尔顿抑郁量表和老年抑郁量表（GDS）。

5. 日常生活活动能力　患者通常先表现出需要精细运动功能参与的活动能力降低，特别是工具性日常生活活动部分（IADL）。常用的评定用具除了 Barthel 指数和功能独立性评定外，还可以使用日常生活能力量表。

6. 环境方面　可以通过与患者和（或）家庭成员（照顾者）的访谈，以及家访（或实际居住环境的考察）方式，评定患者在现实环境中的作业表现及安全性。

7. 生活质量方面　可以采用 WHO 生活质量评定量表、生活满意度指数和 QOL-AD 量表（quality of life in Alzheimer disease）等工具进行评定。

四、方案与实施

基于疾病呈进行性发展，患者存活期普遍较长（平均生存年限为 5~10 年）的特点，阿尔茨海默病的康复治疗需要多专业组成团队的共同和长期参与，且治疗应同时干预患者及其照顾者。治疗方案应该依据患者的个体需要而量身定做，同时适合于其所处的疾病阶段。治疗采用的路径是整体观和以解决问题为中心。干预可以是一对一形式，也可以是小组形式。

（一）治疗目的

分为早期、中期和晚期 3 个阶段。

1. 早期　可以持续 1~3 年，患者仅表现为近期记忆功能和认知功能的减退，工作和家务能力受到轻微影响，可以正常生活与参与社交。此期的治疗目的主要为：尽可能维持患者各领域的功能独立；教授家人和（或）照顾者如何应对与阿尔茨海默病患者相处所带来的压力。

2. 中期　可以持续 2~10 年不等，患者近、远期记忆明显障碍，流利性失语，语言理解及换语障碍，习惯改变，不能完成工具性日常生活活动，生活需要他人照料，但仍可自己进食、如厕等。此期的治疗目的主要为：鼓励患者进行身体锻炼与活动；

促进其与他人交流和参加社交；对环境做出适当调整，并帮助其适应。

3. 晚期　仍然可以持续 5～12 年，患者的智能严重低下或完全丧失，记不住任何事情和新的信息，不能辨认亲近的家庭成员，对外界刺激丧失有意识的反应，少语或缄默，生活完全不能自理，因失去姿势控制能力而需终日卧床。此期的治疗目的主要为：最大限度地提升或维持患者的生活质量；促进对自我和他人的意识，维持其身体健康；预防或减轻挛缩，令其感觉舒适。

（二）治疗方法

1. 鼓励身体锻炼与活动，以维持移动能力及健康状态。当需要精细运动功能的活动出现困难或不可能完成时，可采用粗大运动性活动，如涉及坐、站、翻身或转身的活动，散步、打保龄球、拉弹力带、拍巴氏球等。必要时，采用夹板以预防挛缩的发生。

2. 尽可能长时间地维持平衡反应及能力，以预防可能的跌倒和损伤。可以进行踩晃晃板、荡秋千、玩跷跷板、打太极拳等活动。

3. 记忆力训练。对阿尔茨海默病患者进行记忆力训练，应关注训练过程，而不是训练结果，即并不一定要患者记住多少信息内容，而在于让其参加了训练，活动了大脑。训练方法包括：

（1）保持与复述：将要记忆的信息先朗读，再口头复述，心中默读，然后复习。

（2）回想：通过提示患者回想事件发生时的环境、情绪和身体状态，以促进记忆。

（3）采用内部策略：即鼓励患者本人以一种损害较轻或正常功能去替代明显缺陷的功能来记住新信息，如患者言语性记忆差，就应鼓励其进行形象性记忆，或反之。言语记忆法包括：联想记忆、组块记忆、时空顺序记忆、首词记忆、比较记忆、自身联系记忆、编故事记忆等。形象记忆法包括：地点放置记忆（将新信息和固定排列的几何部位联系起来，再按顺序反复回顾进行记忆）、链接记忆（将待记信息与相关图像连在一起记忆）和分类记忆（将语言信息转变成不同类型的视觉形象加以记忆）等。

（4）采用外部策略：即利用人体外部辅助或提示来帮助记忆的方法，可以采用日历本、日记本、备忘录和制订日程表的形式。日历本：将所需做的事标注在相应的日期上，或折起一角以提醒患者。日记本：通过写日记的方式，帮助患者记住过去的事。教会患者将日记编上页码，并在最后一页做索引以便查找。备忘录：将需要做的事写在备忘录上，并帮助患者养成每日翻备忘录的习惯。日程表：将一日内要完成的活动或任务，按完成的时间先后次序制成日程表，每完成一项，用笔删除该项。

4. 针对性认知训练　训练时，应使用简单的、只有 1～2 步的指令，以避免患者混淆或产生焦虑情绪。认知训练包括不同的训练活动，如现实导向性训练、思维能力训练、解决问题能力训练和怀旧治疗等。

（1）现实导向性训练：在患者房间内放一些日常生活中用得着的、简单醒目的物品，如日历、钟表、各种玩具等，训练患者对现实环境，如姓名、地点、日期、星期几、天气等的定向力，并帮助其建立有规律的生活作息，如什么时候起床、就寝、吃饭、服药、洗澡等。

（2）思维能力训练：人的思维过程非常复杂，常涉及分析、综合、比较、抽象、推理、判断、概括等认知能力的参与，其训练内容及难度应依据患者的具体情况而定，可以通过手写卡片、图文阅读、配对游戏、拼图练习、计算机软件来进行。

（3）解决问题能力训练：结合患者实际生活的需要进行训练，如丢了钱怎么办？出门忘带钥匙怎么办？到新地方迷了路怎么办？

（4）怀旧治疗：利用患者现存的、对往昔的记忆，给予追思和强化，以达到改善患者的认知，延缓痴呆病情的进展，愉悦心情，提升生活质量的目的。采取的方法可以是：给患者反复看以往有意义的照片（结婚照、全家福等）；让患者讲述难忘的美好回忆；欣赏收藏的旧物等。

5. 心理治疗和行为干预　目的在于配合药物治疗，改善焦虑或抑郁等情绪，提高患者的记忆力和生活能力，建立对疾病治疗和生活的信心。可按本病的不同病程阶段，进行不同的治疗和干预。

6. 提供有组织的、结构化的、程序化环境，以减少患者焦虑　如在固定的时间、地点，做同样的事；按固定次序，使用相同的用具完成活动；坐在餐桌旁开始午餐之前，告诉患者需要洗手等。

（1）早期：患者症状较轻，可有一定的自知力。此时应把疾病的性质、治疗和预后告诉患者，以帮助其进一步认识自己的病情。鼓励患者如常生活，参加家务劳动，同时，告知患者放弃做那些需紧张用脑和易出现危险的事情（如驾驶汽车、游泳等）。

（2）中期：患者症状较严重，而且自知力丧失，记忆力和生活能力明显下降。为了改善患者的心理状况，可开展怀旧治疗、音乐治疗和支持性的心理治疗。

（3）晚期：患者记忆力大部分或完全丧失，生活不能自理，还常伴随情绪抑郁、幻觉、妄想、兴奋躁动等精神症状。重点对患者的家属及主要照顾者进行心理疏导或治疗，以缓解由患者所带来的焦虑、压抑、恐惧等情绪。

7. 日常生活能力训练　尽可能长时间地维持患者的自理能力。对早期生活尚能自理的患者，主要是督促和提醒他们主动完成所有日常事务性活动，并确保安全。对于失去部分日常生活能力的患者，可采取多次提醒、反复教、反复做的方法，日复一日地训练失去能力的活动，直到学会为止；或通过改良完成活动的方法、步骤、用具等，提高其完成活动的能力及安全性。对于日常生活能力严重丧失但尚能合作的患者，应重点训练吃饭、穿衣、走路和刷牙等自理性活动。训练时，可能需要将活动分成若干步骤，然后，再按步骤进行。训练中，允许患者有充分时间完成，避免催促。必要时，向患者推荐、提供自助具，并训练其使用。

8. 促进患者语言表达和社会化　为患者提供参与喜欢的娱乐活动的机会，当患者不能完成先前的娱乐活动时，可按照患者的兴趣或意愿对娱乐活动进行改良，或探索和发展新的娱乐活动。活动内容可以是读报、看电视、听音乐等被动性活动，更提倡聊天、户外游玩、唱歌、聚会等主动性活动。

9. 环境改善，以增强患者日常生活的适应力，提高安全性　患者所处的环境应简单、整洁、通道畅通、无杂物、远离危险。可以采取常用物品，固定位置摆放；选择圆角、无玻璃的家具；在不同功能的房间门上贴上形象和醒目的标志；在门后的把手上挂一把钥匙，以提醒患者出门别忘记带钥匙；安装感应门铃，以在患者离家时发出声响，而对家人起提示作用；勿将患者单独留在家中，等等。

10. 对家人及照顾者的教育　将疾病的性质、发展过程、治疗和预后告诉家人及照顾者；与他们讨论和改进患者的家居认知训练计划；指导他们正确地照顾和护理患者；教授他们积极应对和处理由于长期照顾和护理患者所产生的精神紧张与压抑,如自我放松和控制技巧等知识,以共同促进和维护患者及其家人(照顾者)的身心健康。

第三节　帕金森病

一、概述

帕金森病是一种慢性、进行性神经系统疾病,是老年人最常见的慢性病之一。早在 1817 年由英国医生 James Parkinson 首先报道,称之为"震颤麻痹",随着对本病的逐渐认识,后被法国著名神经学家 Charcot 提出,将本病命名为"帕金森病"。其不同阶段的表现影响着患者功能状态的各个方面,作业治疗在患者回归家庭及社会中具有重要而独特的作用,本节主要介绍帕金森病所导致的功能障碍、常见的评定方法,以及作业治疗在帕金森病中的作用。

1. 定义　帕金森病(Parkinson's disease,PD)是一种常见于中老年的神经变性疾病,以静止性震颤、运动迟缓、肌强直和姿势异常为主要临床特征。目前认为其特征性病理改变为黑质多巴胺能神经元大量变性或丢失,残存的神经元胞浆中 Lewy 小体形成。

2. 流行病学　PD 患病率随着年龄增长而增加,40 岁以前少见,据调查,我国 65 岁以上人群患病率约为 1 000/10 万,70～90 岁年龄组达高峰,80 岁以后有所减少。在地区分布上,我国以中南地区最高,华北地区最低。男性稍高于女性。

3. 危险因素　虽然帕金森病的病因目前尚不清楚,但已明确环境、遗传以及神经系统老化与其均有关。目前认为帕金森病并非单一因素所致,而是多种因素交互作用的结果。据调查,10% 的患者有家族史,绝大多数患者为散发。此外,基因易感性可使患病几率增加,但并不一定发病,只有在环境因素及衰老的共同作用下,通过氧化应激、线粒体功能衰竭、蛋白酶体功能紊乱、免疫/炎症反应、钙稳态失衡、兴奋性毒性、细胞凋亡等机制导致黑质多巴胺能神经元大量变性、丢失,以致发病。

二、临床表现及功能障碍

本病多于 60 岁以后发病,偶有 30 岁以下发病者。起病隐匿,进展缓慢。典型的帕金森病患者表现为一侧肢体症状,即非对称性表现,症状常始于一侧上肢,逐渐波及同侧下肢,再波及对侧上肢及下肢。根据帕金森病患者的表现,一般可分为两大类,一类以静止性震颤为主要表现;另一类则以肌强直和运动迟缓为主要表现,少有或没有静止性震颤。其他症状和体征可能同时存在。

1. 静止性震颤　为首发症状,多始于一侧上肢远端,静止时出现或明显,随意运动时减轻或停止,劳累或紧张时加重,入睡后消失。其典型表现为拇指与示指呈"搓丸样"动作。

2. 肌强直　肢体被动活动时肌张力增高,特点为被动活动时,全关节范围内张力大小一致,且基本不受被动运动的速度和力量的影响,类似弯曲铅管的感觉,故称为"铅管样强直";在有静止性震颤的患者中,可感到均匀增加的肌张力中出现断续停顿,如同转动齿轮,故称为"齿轮样强直"。并且当对侧肢体随意活动时肌张力增加。

3. 运动迟缓　随意运动减少，运动缓慢、笨拙、易疲劳。可见面容呆板、双眼凝视、瞬目减少，呈现"面具脸"；口、咽、腭肌运动障碍，吞咽活动减少，语速减慢，语调低；书写时，字越写越小，呈"写字过小征"。

4. 姿势异常　平衡功能减退，姿势反射消失进而引起姿势不稳、易跌倒、步态异常，是病情进展的重要标志。患者有跌向一侧或向后跌倒的倾向，自坐位、卧位起立困难。行走时，上臂摆动幅度减少或消失，步幅减小，启动、转弯或跨越障碍时步态障碍尤为明显。在迈步后，身体向前冲，以极小的步伐越走越快，不能及时止步，称为"慌张步态"；有时在行走中全身僵住，不能动弹，称为"冻结"现象。

5. 其他　患者常伴有便秘、出汗异常、脂溢性皮炎（脂颜）、直立性低血压、性功能减退等自主神经症状。吞咽活动减少时可出现口水过多、流涎。逼尿肌反射亢进引起尿频、尿急、夜尿增多。此外，约半数帕金森病患者存在抑郁和睡眠障碍，约 2/3 患者在疾病进程中都会出现疼痛症状，10%～30% 的患者在疾病晚期并发痴呆。常见的功能障碍见表 10-1。

表 10-1　帕金森病引起的功能障碍

运动	认知
静止性震颤	信息处理能力障碍
肌强直	痴呆
动作迟缓	精神及心理
动作启动及执行障碍	抑郁
步态异常	焦虑
感觉/疼痛	睡眠障碍
自主神经功能紊乱	幻觉等精神症状
便秘	胃肠功能
脂颜	吞咽困难
排汗异常	便秘
直立性低血压	性功能障碍

三、检查与评估

全面了解帕金森病患者的功能障碍才能更好地为患者提供有效治疗，目前尚缺乏能详细描述患者功能状态的专用量表，因此，治疗师需要根据患者的需要和治疗的侧重点，选择适宜的评估方法对患者进行评定，比如可选用 Ashworth 评定量表评定患者的肌张力，用 Berg 平衡量表评定患者的平衡功能，用 Hoffer 步行能力分级、起立行走、10 米步行测试等对患者的步行能力进行评价，用肉眼观察或者三维步态分析方法对步态进行评定。

（一）一般身体运动功能评定

1. 关节活动范围测量　可用关节量角器进行测量。

2. 肌力评定　可采用徒手肌力检查法，也可借助专门的肌力测试装置进行评定。

3. 肌张力评定　常用 Ashworth 量表或改良 Ashworth 量表进行评定。

4. 平衡功能评定　主要有 Berg 平衡量表、"站立-走"计时测试、Fugl-Meyer 量

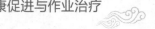

表和 Lindmark 运动功能量表中的平衡功能部分。此外,还可采用平衡测试仪进行测试。

5. 步行能力评定　包括定性分析和定量分析两种方法,定性分析由康复医师或治疗师采用观察法,通过对比正常步态,并结合病理步态的特点,从而做出定性结论。常用量表有 Holden 步行能力分级、Holden 步行功能分类量表等。定量分析是通过采用专门的仪器获得患者步行的运动学及动力学数据进行分析。运动学参数包括步长、步幅、步宽、步行速度、足偏角等;动力学参数包括步行时的作用力与反作用力大小、方向和作用时间、肌电活动等。

6. 认知、心理功能的评定　认知的评定常用韦氏智力量表和简易智能精神状态检查量表。心理功能常用汉密尔顿抑郁量表(HAMD)、抑郁状态问卷(DSI)、汉密尔顿焦虑量表(HAMA)、焦虑自评量表(SAS)等进行评定。

7. 其他身体功能的评定　根据患者功能障碍的表现,选用相应量表或方法对患者吞咽、言语、呼吸、排泄功能进行评定。

（二）日常生活活动能力评定

包括生活自理(进食、更衣、洗漱等)、转移(轮椅使用、行走)、交流及家务劳动等方面。常用 Barthel 指数或 FIM 量表进行评定。

（三）综合评定

1. 统一帕金森评定量表(unified Parkinson's disease rating scale,UPDRS)UPDRS 是目前帕金森病的临床和研究中应用最广泛的量表,该量表从精神和行为、日常生活、运动检查、并发症四个方面进行评价,共计 42 项,分数为 0～199 分,得分越高,病情越重。UPDRS 既可以反映患者整体的功能情况,也可以根据单项评定得分评价患者某一方面的功能情况。UPDRS 一般需要进行两次,一次在停药至少 12 小时,患者觉得情况最糟糕的时候(即"开"的阶段)评定,另一次在患者服药后感觉状况最佳时(即"关"的阶段)进行评定。

2. Hoehn-Yahr 分期(表 10-2)　Hoehn-Yahr 分期是目前国际上较通用的帕金森病严重程度评估方法,根据功能障碍水平和能力障碍水平来综合评定。神经影像学研究显示,Hoehn-Yahr 分期级别的增加与多巴胺能神经元的缺失相关,并且与标准的运动功能障碍量表、残疾量表和生活质量量表有高度的相关性。

表 10-2　Hoehn-Yahr 分期

分期	症状
0 期	无症状
1 期	单侧疾病
2 期	双侧疾病但无平衡障碍
3 期	轻至中度双侧肢体症状,平衡障碍,保留独立能力
4 期	严重障碍,在无协助的情况下仍能行走或站立
5 期	病人限制在轮椅或床上,需人照料

3. Webster 量表　该量表从 10 个方面对患者的功能进行评价,每一项分 4 个等级,临床上可用 10 项所得分数相加的总和来判断患者病情的轻重,最低分 10 分,最高分 30 分,分数越高,疾病的严重程度即致残情况越重。Webster 量表操作简便,易

笔记

于掌握。

帕金森病患者有复杂的躯体、心理和社会等方面的功能性障碍，在评定过程中还应该充分考虑环境因素、社会和背景因素或者与患者个人相关的因素对功能的影响，患者对一项任务或者作业的功能性分析，还可以使用运动和处理能力评价量表和加拿大作业表现评估量表等进行评定。

四、方案与实施

（一）方案的制订

帕金森病患者病程缓慢，并且同时伴有躯体、心理和社会等各方面问题，因此更适合以患者为核心的治疗方法，确保患者关键的功能问题都被考虑和解决。由于患者的疾病分期、评估结果和治疗目标不同，以及个体之间存在差异，因而在治疗顺序上也有所区别。

1. 治疗目标与重点

疾病早期：患者仅有一侧肢体障碍，或两侧肢体都有障碍但平衡功能无障碍，治疗目标主要是尽量维持患者在家庭、工作、社会上的活动。这一时期的治疗重点为：①协助患者养成参与活动的习惯；②教会患者代偿方法，比如用加粗带把的用具以减少震颤影响，使用有扶手的座椅以方便站起，重新布置家居以减少跌倒的危险等；③改造工作环境，教会患者工作简化的技巧及工具改良的方法，以减少潜在的危险；④为患者制订每日的训练计划，维持关节全范围的活动、躯干控制训练、放松技巧等；⑤做好患者及家属的帕金森病宣教工作。

疾病中期：随着病情加重，患者开始出现姿势翻正障碍，日常生活活动能力逐渐受限，此期应以提高患者日常生活活动能力和安全防护为主要目标。治疗的重点有：①继续每日训练计划，以维持患者的关节活动度、动作协调性、姿势控制，改善姿势步态的异常；②使用提示技术，增进患者生活的独立性和活动的速度与顺序性；③使用辅助器具代偿手指活动的不足，利用视觉提示技术弥补认知功能的减退；④指导患者处理"冻结"现象，比如避免去拥挤的场合，提高注意力，一次只做一件事等；⑤指导患者在药物有效时间内从事重要活动；⑥评估患者的家庭环境，并根据评估结果进行改造，如增加照明，加高马桶座椅，使用安全扶手、助行器、轮椅等。

疾病晚期：患者病情全面发展，功能障碍严重，日常生活需全部辅助，此期治疗师应最大限度地维持其原有的功能和活动能力，使用代偿方式减轻患者运动功能的障碍。

在治疗过程中应定期对患者做评估，及时修改治疗方案，使其更符合患者目前的需要和目标。

2. 干预措施 ①使用合适的评价工具来评价和测量患者的功能情况；②教授患者利用视觉、听觉、认知和本体感觉的提示技术，改善运动作业功能；③在做有挑战的活动前，鼓励患者先进行内心演练，为活动做好准备；④使用提示技术，比如提示卡片，一个相关的特定地点或感觉，促进患者回想和使用特定的作业活动；⑤为患者仔细挑选辅助用具和装备，详细介绍适应性策略和技术，以提高患者的活动独立性。

（二）提示策略

使用提示的方法对帕金森病患者运动功能障碍的改善非常有效，根据呈现方式，提示技术可分为内部策略和外部策略。

1. 内部策略 在疾病的早期和中期,内部策略比较常用,并且方法很多,对晚期患者,使用内部策略时应尽量简化。使用时,应注意引导患者集中注意力。

(1)树立积极的态度和情绪:由于基底核与边缘系统有着非常密切的联系,而边缘系统与情感有关,如果在动作一开始就能保持一个积极的态度,可以更好地促进功能的改善。

(2)内心演练和内心对话:在活动开始之前,使用内心演练方法,尽可能详细地想象动作细节可以让帕金森病患者对将要进行的活动提前做好准备。在活动过程中,患者自己用简短的指导语默念要做的动作,会有效地改善其功能。也可以让患者对自己大声说出指导语,这样既使用了内在认知机制,也调用了听觉通路。

2. 外部策略 对帕金森病患者而言,使用外在的感觉刺激是改善运动技巧的有效方法,甚至可以通过外在的提示帮助患者改善交流能力,使用时,适时地集中注意力也是至关重要的。

(1)视觉提示:为了改善患者的功能,可用简单的指导语做成提示卡,将提示卡放在患者需要进行活动的地方,可以促进将学习的运动策略转移到日常生活中。根据患者的习惯和需求,指导语可以是标准化的文字,也可以使用个体化的文字。关键词必须严格排序,并且适合于需要进行的活动。

(2)听觉提示:①自我听觉提示。通过帕金森病患者自己发出的声音,来启动一个活动任务或运动程序。②口头指令。根据患者情况,治疗师或陪护人员说出简明的指令,可用来提示、启动和维持患者的运动。指令要清晰、简短和固定,不应太轻柔或以谈话的语气呈现。③音乐和节奏。音乐和节奏可以激发随意运动和维持运动的流畅性,因此在治疗中可以利用这一优势来对患者进行治疗。对有启动困难和"冻结"患者,还可以训练患者用节拍器来启动动作。

(三)治疗方法

1. 上肢功能训练 由于疾病的影响,帕金森病患者常常存在够取、抓握和操作物体能力的障碍,进行与日常生活活动相关的上肢功能训练对改善患者生活质量有非常重要的作用。根据患者情况,制订个体化的功能性作业治疗,可以使患者上肢的活动能力处于最佳水平。

可以进行的作业活动有:①扣扣子,用不同大小和形状的扣子练习;②穿脱衣物;③用不同大小、形状和重量的杯子进行够取、抓握和喝水练习;④将水从一个杯子倒入另一个杯子;⑤用拇指和食指捏取小物品(比如把螺丝和螺母组合好后再分解开、捏牙签、捏豆子等);⑥拨打家人、朋友和同事的电话号码;⑦书写练习;⑧上肢交互运动训练;⑨捏橡皮泥、陶土制作、用针线做手工缝纫、编竹筐、操作电脑键盘、演奏乐器等治疗性作业活动。

为了更好地适应生活环境,每一种练习应当作出多种变化,用不同的物体,不同大小、形状、质地和重量,并用不同的运动速度和距离进行练习。也可以根据患者需要,设计一些增加肌肉力量的作业活动。

2. 书写练习 帕金森病患者由于臂、腕肌肉强直,逐渐出现写字困难,笔迹弯曲,越写越小,称之为小写症。临床研究显示,外在提示可以增加字体的大小和清晰程度,改善患者的书写能力。

技巧和策略：①使用"出水"流畅的笔；②握笔器可以使患者更加舒适和放松地握住笔；③使用有线条或有格子的纸张，让患者沿着横线（格子）书写，并注意比较字体的大小；④书写的时候集中注意力，并且不能急躁，避免背景音乐或者嘈杂环境的干扰；⑤书写时提醒自己："写大点"，"写慢点"，"稳一点"；⑥书写过程中可以停下来做一些牵伸，如双臂打开、两手掌对压，然后继续书写。

3. 进食　帕金森病患者进食速度减慢，但只要患者能够完成，都应鼓励其自己进食。进食的步骤包括：①拿起杯子 / 食物；②将水杯送至口边 / 将食物放进嘴里；③饮水 / 咀嚼；④吞咽。

技巧和策略：在进食前先指导患者对动作程序进行内心演练，进食过程中通过语言对活动的关键成分进行提示，或者在患者进食的地方放置提示卡，促进进食过程的顺利完成。帕金森病患者常伴有吞咽障碍，以口腔期最常见，可以对患者进行吞咽训练和采取相应的代偿措施，调整食物的性状，改善患者吞咽功能。调整餐具，必要时为患者配备进食辅具。

4. 穿衣　帕金森病患者每天要花很长的时间穿脱衣物，而且很容易感到疲劳，指导患者选择安全、省力、舒适的体位和技巧完成穿脱衣物有重要意义。

技巧和策略：①站着穿脱衣物很容易引起疲劳，而且还会引起平衡问题，因此，一般选择坐位进行；②选择易穿脱、重量轻、保暖舒适的衣服，选择穿脱方便、舒适、支撑好、有弹性、摩擦力大的鞋；③穿衣时，将所有要穿的衣服放在一起，并按照一定的顺序放好；④穿衣之前运用内在提示方法，想象自己穿衣服的动作；⑤穿衣时，边穿边默念（或大声念出）关键动作，如："将右手伸进衣袖，然后向上拉"或"捏住纽扣，找到孔，将纽扣推入孔中，然后拉出来"；⑥在确保有良好平衡功能的情况下，可以站起来将裤子提起；⑦坐下来将所有的扣子和带子系紧。

在穿脱衣服的过程中，指导患者集中注意力，恰当地运用提示技术。

5. 移动和转移

（1）床上翻身和坐起：翻身和从床上坐起来是一个复杂的序列性运动。包括：①掀开被子；②将骨盆移到床的中央；③旋转头和颈部；④将腿放置于床沿外；⑤将手臂伸向要翻身的方向，支撑坐起；⑥移动躯干到直立坐位；⑦调整身体平衡，保持直立坐位。

技巧和策略：①床的高度、硬度要适中，不影响体位的变换；②有条件的患者可在床边安装扶手来帮助患者翻身和坐起，扶手位置应与肩同高，便于患者抓握；③在翻身和坐起之前，先在内心对整个过程进行演练；④利用桥式运动（仰卧位，屈膝，将臀部抬离床面）由床中间向床边移动；⑤翻身之前先转头，对侧手跨过身体用力抓住床沿，协助骨盆的转动，完成翻身；⑥坐起时，同侧肘关节用力支撑身体，对侧手抓住床沿保持身体稳定；⑦可以通过视觉和听觉提示，按顺序激发患者的每一个运动成分；⑧提示患者有意识地将注意力集中到每一个动作中；⑨有条件的患者可以抬高床头或在床上方系一根绳子，辅助患者更轻松地完成。

由于帕金森病对自主神经的影响，同时患者括约肌控制能力减退，通常在夜间需要进行翻身和坐起，而此时多巴胺的浓度比较低，因此，建议患者晚上服用长效的多巴胺药物，可以促进患者在床上的活动。

（2）坐 - 站转移：帕金森病患者在进行坐位到站立位的转移时通常会出现顺序错

误，从而导致站起困难。因此，首先应当让患者明确正确的起站步骤：①臀部移至椅子前缘；②双足分开，踝关节置于膝关节后方；③身体前移，使鼻尖超过足尖；④双手支撑，向下推压扶手，快速站起。

技巧和策略：①椅子的高度不宜太低、底座要牢固、扶手高度要适中。对于站起功能较差的患者应适当地增加椅子高度。在训练过程中，可以通过降低椅子的高度和减少扶手，逐渐增加训练难度。②站起来时，指导患者将身体重心充分前移，减少髋和膝的力矩。③运用内部提示和外部提示策略可以促进患者完成坐-站的转移；④对于运动不能的患者，可以使用本体感觉提示，站起来时做轻微向后和向前摆动身体的动作，使患者更容易站起来；⑤对于转移困难的患者，家属或照料者可以抬高椅子的后腿辅助患者站起，因此，治疗师应当教会家属及照料者正确的辅助方法和注意事项，避免患者跌倒和损伤。

由于翻正反射和平衡反应失调，患者在改变姿势和转体时容易出现姿势调节障碍，在进行移动和转移训练时，可根据障碍程度选择伴有转体动作的游戏，患者出现姿势障碍时，要注意纠正姿势。

6. 如厕　如厕是一项必不可少的序列性日常生活活动，包括：①从床或椅子转移至厕所；②脱下裤子；③坐在坐便器上；④局部清洁并站起；⑤整理衣物；⑥转移出厕。

技巧和策略：由于帕金森病患者常常伴有便秘，应嘱患者多喝水。在厕所安装固定扶手，卫生纸和冲水开关置于患者易够取的地方。厕所地面应保持干燥或放置防滑垫，避免患者跌倒。另外还可以对患者的衣服进行改造，便于在厕所内穿脱。

7. 洗澡　洗澡是一项复杂的 ADL 活动，首先应评价患者在洗澡过程中的安全性。其活动成分包括：①准备更换的衣服；②转移至浴室；③准备水；④入浴、洗澡；⑤整理衣物；⑥转移出浴室。

技巧和策略：①浴室地板应铺防滑垫，墙上应安装扶手来帮助患者进出浴室。②淋浴应选用合适的浴椅。③使用浴缸时，可以使用浴板进出浴缸，步骤如下：将浴板放在浴缸上，站起，背对浴板坐下；双腿分别抬移至浴缸内；滑到浴缸中央，面对水龙头坐在浴板上。④洗澡时可用长柄刷、带圈的毛巾进行清洗。

8. 传统功法训练　太极拳、八段锦、五禽戏等传统功法训练是动静结合、刚柔相济、意气相随、身心并重的锻炼方法。帕金森病患者以肢体功能障碍为主要特点，动功着重于改善患者的运动障碍，静功则以调整大脑整体功能为主，动静结合，要求患者呼吸缓慢而有节奏、动作柔和而有力量、注意力集中而精神放松，可以改善其运动障碍程度、提高姿势控制和平衡功能，对患者有良好的整体调节作用，也体现了中医既病防变、病后防复的"治未病"作用。

9. 环境改造　帕金森病患者对复杂的视觉刺激非常敏感，环境的布局会对帕金森病患者动作的流畅性产生极大影响，对患者家庭和工作环境进行改造，可以减少视觉对患者活动产生干扰。

常用的环境改造方法如下：①过道和楼梯两侧安装栏杆，并且固定所有栏杆和卫生间扶手。②将患者家中的家具摆放至一侧，减少视觉混乱的同时，增加患者步行区域的宽度。③避免铺设有图案或不同颜色的地板，以免患者出现"冻结"现象。④在有图案的地板上交错铺设覆盖物,覆盖物要跨越房间门槛,避免患者在门槛处引起"冻结"。⑤地板标记,在患者经常行走的过道上平行地贴上有颜色的条带(条带颜色必须与过道颜色形成对比,间距与患者的步长匹配),可以增加步长,同时可以有效地防止"冻结"现象的发生;在房间或走廊的拐角处可以沿转角贴一个扇形,提示患者转弯。⑥走道、楼梯处有充足的灯光照明,并且灯的开关位于患者容易触摸的位置。⑦在患者经常发生冻结的地方放置提示卡。

10. 其他问题的处理

(1)启动困难:对于启动困难的患者,可让其在内心演练该动作的步骤,并且在内心演练过程中让更多的感觉参与进来,这样能更清晰地指导接下来的动作。也可以调用对该动作的回忆策略,促进动作的启动。利用视觉或听觉来启动,比如在启动步行时,治疗师或陪护人员可以将脚放置在患者脚的前方,让其以跨越障碍物的方式启动步行,也可以施加听觉刺激"跨过我的脚"。还可以训练患者利用节奏来启动动作,比如"1,2,3,站起来",节拍可以在患者心中默念,也可以念出来。

(2)跌倒的预防:帕金森病患者由于姿势控制能力减退、步态异常、冻结等原因,很容易发生跌倒。降低患者跌倒风险的方法有:①在走道、台阶和卫生间安装扶手并固定;②缓慢地由卧位和坐位站起,预防直立性低血压;③转弯时,先转脚;④行走时注意脚下,如果手中持有物品,应将物品放入背包中携带;⑤建议患者随身携带报警器,以便随时可以呼救。

(3)姿势控制:帕金森病患者的典型异常模式为弯腰驼背模式,长期的不良姿势影响了正确的本体感觉的传入,患者很容易发生跌倒。在日常生活活动能力的训练中,治疗师应教会患者如何保持良好的姿势:①有规律地进行松弛和牵伸训练;②让患者面对镜子进行坐位和站立位的训练,经常检查患者的姿势并及时纠正;③背靠墙练习,患者足跟尽量靠近墙壁站直,用背部和头贴墙面,维持姿势一定时间;④为患者选择合适的坐椅。

帕金森病患者的作业治疗是多样化的,在实践中,要根据患者的具体情况和需要制订适合的方案,定期对其功能进行评定,及时更改治疗计划,才可以保证治疗效果。

第四节 老年人摔倒的预防

一、概述

1. 定义 老年医学中,将摔倒定义为:老人(特别指高龄老人)在站立和步行时,由于难以维持稳定的直立姿势,以至于身不由己地跌倒在地。

2. 流行病学 年龄越大,摔倒的发生率越高,且女性高于男性。据报道,65岁以上的家居老人中,21%~23%的男性和43%~44%的女性曾摔倒过。老年人的髋关节骨折,90%以上是由摔倒所致;在美国,每年大约有9 500位老人死于摔倒。

3. 危险因素 摔倒的危险因素可以分为内在因素和外在因素两种。在老年人群中发生的摔倒和引发的损伤,大多数是内在、外在因素相互作用的结果。具有多种危险因素的老人,摔倒的风险会出现指数级的增加。

(1)内在因素:与年龄增加或疾病有关的平衡能力受损、移动能力降低、肌肉无力、缺少运动、认知损害，大小便的自控能力降低而导致去厕所匆忙；由于内耳疾病、直立性低血压、服用镇静剂和降压药，或由于颈椎病、脑动脉硬化等原因引起的头晕和眩晕；由于白内障、青光眼等眼部疾病导致的视物模糊、视野变窄、缺少远近层次和立体感减弱；药物导致的精神不振、注意力涣散等；足部胼胝、畸形等异常情况；穿着不合脚或不防滑的鞋类，或鞋带散开等。

（2）外在因素：主要是环境方面。33%～50% 的摔倒与环境有关。家居环境中常见的危险是走道上有杂乱的电线、地面不平、椅子太低太软、光线不足、门槛过高、地面打滑等。摔倒最常发生的地点在卫生间、卧室和厨房。室外摔倒多见的地方是路牙和楼梯台阶，尤其是楼梯的第一级和最后一级。在医疗机构和老人院中，摔倒最常见的地方是床旁（在上床和下床时）和厕所。

二、摔倒的后果

1. 发生骨折　占摔倒者的 3%～5%，且多为髋关节、骨盆、前臂等重要部位的骨折，而绝大多数的骨折发生在 70 岁以上老人中。

2. 死亡率增加　因摔倒而住院的老人，只有 50% 能在摔倒以后存活 1 年；大约 5% 的髋关节骨折老人在住院期间死亡，在 12 个月内的总死亡率为 12%～67%；在年龄、性别相当的人群中，髋关节骨折患者的死亡率比无髋关节骨折的人高出 12%～22%。

3. 生活质量降低　由摔倒所导致的骨折、软组织损伤，其直接后果往往就是功能丧失，影响老人生活的独立性；或老人由于害怕再次摔倒而主动减少活动和社会交往。或因需要较长时间的住院或卧床，而引发焦虑、抑郁等情绪。所有这些因素，都会使得老人的生活质量降低。

4. 家庭负担增加　许多摔倒后重返家庭的老人，由于存在着某些功能缺陷，需要家人的协助和支持，或需要借助辅助器具，甚至是专职保姆的帮助才能正常生活，家庭负担因此而增加。

5. 社会负担增加　老年人摔倒后所需的治疗和护理非常多，而这些方面所耗费的人力、物力和经济费用是巨大的。

三、检查与评估

1. 对象　所有因摔倒而住院的老人；在过去 12 个月有摔倒史，或在行走、转弯、转移中有不稳情况或有迷惑者；被认为具有高风险摔倒因素的人群，如阿尔茨海默病、帕金森病、脑卒中患者。

2. 方式　基于摔倒为多因素作用的结果，在可能的情况下，摔倒风险的评估应由多学科组成的医疗团队进行而非个人。

3. 时机　主要在个人环境发生改变，健康或功能状况出现变化，发生一次摔倒后和出院前进行。

4. 内容　主要是对能够导致老人摔倒的风险因素进行评估，且评估需要考虑与一个人健康、功能状态有关的内在和外在因素。

5. 躯体功能　重点为感觉功能、下肢的关节活动度与肌力、姿势与平衡能力及移动能力。

（1）感觉功能：主要包括上、下肢的本体觉与振动觉，视觉（视力、视野、光适应、辨距及辨色）以及听力。

（2）下肢的关节活动度与肌力：除关注髋、膝、踝关节的活动度以及与其活动相关的肌群力量之外，还应注意有无足部疾患如鸡眼、溃烂、胼胝、疼痛、畸形等。

（3）姿势与平衡能力：方法包括在不同支撑平面（双脚并立、前后迈步状、前后呈一条直线、单脚着地）的站立位下，保持 10 秒钟；站立位下，轻推老人的前胸部；让老人沿一条直线行走；单腿直立并转身 360°；迈步测试（15 秒内，单腿上下 7.5cm 高砖头的次数）以及功能性取物的距离（如肩关节前屈、外展 90° 取物）等。

（4）移动能力：方法可以采用 6 分钟走、计时坐到站、计时起身走等标准化测试，也可以要求老人完成卧位与坐位、坐位与站位的相互转换，不同路面上的行走（平坦、不平坦、木质、大理石、塑料、草地、有坡），上、下楼梯，绕障碍行走，从地面捡拾物件以及携物行走等动作或任务。

6. 认知功能　通过面谈和使用简易智能精神状态检查量表，重点对老人的注意力、定向力、对周围环境的观察力、安全意识等能力做出判断。

7. 服用药物情况　镇静剂、抗抑郁制剂、抗帕金森制剂、利尿剂、降压药、安眠药等药物，可产生精神不振、注意力涣散、直立性低血压等症状，从而增加发生摔倒的风险。

8. 精神心理方面　通过面谈和使用简版老年抑郁量表（GDS-15），重点对老人的情绪（紧张、兴奋、低落、焦虑或抑郁）、合作能力、个人意志及心理动机等进行判断与评估。

9. 环境评估　主要对老人目前所处的实际环境进行评估，要在老人通常完成这些活动的时间和地点进行，而且使用相同的辅助用具。评估时，应重点关注老人对环境装置的使用（电灯开关、呼叫铃、开窗、打开橱柜够物、取放个人用物）和交流能力（请求帮助与交流需要的能力），环境对老人造成的限制以及安全性。

10. 家庭评估　主要通过家访形式进行。全面而重点突出的家庭评估，对有效预防摔倒发挥着极其重要的作用，可以显著降低高危人群的摔倒发生率。全面的家庭评估涉及所有老年个体可能存在的摔倒风险因素，并包括其常穿的鞋、助行用具、佩戴的眼镜、助听器、大小便习惯、床与厕所的距离，以及患者家庭成员或照顾者的照顾态度、技巧与能力等内容。最后，还需确定老人是否需要他人的监护或体力帮助。

四、方案与实施

根据世界卫生组织的报告，如果没有政策制定者、研究者、实施者共同采取的行动，由摔倒所带来的经济和社会负担在未来的几十年将以蔓延的速度增加。政策的作用就是为预防摔倒融入实践提供基础设施和支持性条件；研究者就是要提供证据以支持预防措施的有效应用；实施者就是依据政策所制定的标准和方案，将有效的证据应用到实践场所。

在人群数量快速增长的老年人群中，摔倒的风险因素复杂而多样，这就需要具有系统化的预防策略，并提前采取行动。预防摔倒的工作不仅需要包括护士、物理治疗师、作业治疗师、医生、药剂师、营养师、社工等组成的健康和社会服务团队的参与，还应尽可能包括为老年人的健康和安全服务的相关部门和社会各界人士。

1. 治疗目的　主要包括：降低老人摔倒和意外死亡的机会；减少因摔倒后骨折所造成的老人不能步行和（或）生活不能自理等；降低老人因害怕摔倒，而减少活动与社会交往的障碍心理的发生率；为创建健康老龄化社会这一目标作贡献。

2. 治疗方法　有效的预防摔倒方案应依据评估的结果发展而来，并能够系统地干预被证明存在的风险因素。预防摔倒方案中至少应包含下列内容：

（1）教育：对象除了老人以外，还应包括家庭成员、照顾者，甚至是老人入住的养老护理机构的工作人员。内容主要包括：谁是发生摔倒的风险人群？为什么？什么是已知的可以减低风险的措施？能够做些什么去解决降低风险的障碍？教育方法包括通过收音机、电视、互联网、发放印刷品等途径，传播预防摔倒的信息，或者通过讲座、会议、持续的教育方案等进行宣传。还有就是发展供卫生服务人员和服务提供者使用的国家教育和训练指南，将预防摔倒纳入日常卫生和社会服务制度中。

（2）确保移动安全：①进行实际移动能力评估。②通过书面、语言、视觉等交流形式，与家庭成员或照顾者一同确定老人安全移动的范围或区域。③确定将助行用具摆放在老人喜欢离床的一侧，并在可能的情况下圈定具体的摆放位置。④确定在移动的过程中，穿着合适的防滑鞋。不鼓励老人着袜或穿拖鞋行走。⑤确定已配备需要使用的辅助用具，包括眼镜、助听器、拐杖等，并能够熟练和安全地使用。⑥必要时，监护或帮助老人。

（3）鼓励身体锻炼：特别是能够改善步态、下肢协调性与肌肉力量、移动能力、平衡能力的锻炼性活动，是多因素干预方案中最重要的内容之一。尽管有关锻炼的最佳类型、时间、频度和强度的研究较少，但持续进行 10 周或更长时间的锻炼是必要的。最好由专业人士提供和制订个性化的运动处方，以确保运动的安全和有效。

（4）积极参与功能性和娱乐性活动：尽量保持日常生活自理，保留或发展新的兴趣、爱好，积极参加手工艺、有组织地出外游玩、参加烹饪小组、朋友聚会等活动，以尽可能多的方法让每天变得充实和积极。

（5）健康教育：向无认知损害的老人，提供有关所用药物的服药时间、剂量、副作用，以及与食物、其他药物和补充剂的相互作用等方面的教育。确定没服用不必要的非处方用药，并提醒其按时和定期复诊。

（6）控制和减少尿失禁的发生：从本质上来说，尿失禁并不是摔倒的直接危险因素，但老人为了避免或减少尿失禁的机会而频繁和匆忙地排尿，会大大增加摔倒风险。

（7）控制和减少摔倒发生的医学情况：如治疗心律失常和安静状态下的低血压；停止或减少使用能引发直立性低血压或有镇静作用的药物；纠正视觉和听觉障碍等。

（8）环境改善。

（9）其他：包括必要的认知和行为干预，安全转移的训练，营养补充，补充维生素 D 和钙，辅助具的提供和修理，以及使用髋关节保护垫等。值得注意的是，部分身体或药物方面的限制措施，并不能有效减少摔倒的发生，反而有证据支持增加了摔倒风险。

学习小结

1. 学习内容

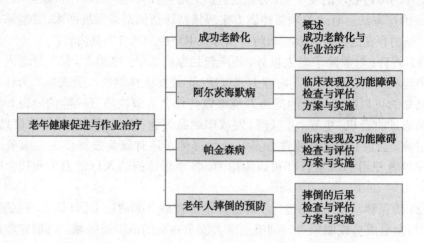

2. 学习方法

认真阅读、理解本章阐述内容,学习与增龄有关的机体结构和功能改变等相关知识,掌握成功老龄化的意义,阿尔茨海默病及帕金森病的作业治疗方法,老年人摔倒的后果及如何预防等。

(舒 乐)

复习思考题

1. 成功老龄化的意义是什么?
2. 阿尔茨海默病的作业治疗原则是什么?
3. 如何制订帕金森病各期治疗的目标与重点?
4. 帕金森病作业治疗的干预措施有哪些?
5. 摔倒预防的评估对象主要包括哪些人群?
6. 预防摔倒方案的基本内容有哪些?

第十一章

精神障碍的作业治疗

📖 学习目的

　　学习精神障碍及精神卫生的定义、精神障碍的病因和分类；学习常见精神障碍；理解作业治疗学在精神卫生领域的观点，掌握作业治疗在精神卫生领域所使用的理论基础、评估及治疗方法，为进一步的临床实践打下基础。

　　学习要点

　　常见精神障碍的分类；作业治疗学在精神卫生领域所使用的理论基础、评估及治疗方法。

第一节　精神障碍与精神卫生

一、精神障碍及精神卫生的定义

　　精神障碍是一类具有诊断意义的精神方面的问题，特征为认知、情绪、行为等方面的改变，可有痛苦体验和（或）功能性损害。例如，阿尔茨海默病有典型的认知（特别是记忆）方面的损伤，抑郁症有明显病态的抑郁体验，而儿童注意缺陷障碍的主要特征是多动。这些认知、情绪、行为的改变使得服务对象感到痛苦、功能受损或增加服务对象死亡、残疾等的危险性。精神障碍患者因患病不能正常工作、学习，行使自己的社会责任，也可能由于社会歧视而丧失工作、学习及生活的机会。

　　精神卫生是健康不可或缺的重要组成部分。世界卫生组织规定："健康不仅为疾病或羸弱之消除，而系体格、精神与社会之完全健康状态。"该定义的一个重要含义是，对精神卫生的描述，超出了没有精神疾患或残疾的范畴。

　　精神卫生的概念是指一种健康状态，在这种状态中，每个人能够实现自己的能力，应付正常的生活压力，有成效地从事工作，并能够对其社区作出贡献。从积极意义上来说，精神卫生是个人保持健康和社区有效运作的基础。

二、精神障碍的病因

　　与感染性疾病不同，对于大多数所谓功能性精神障碍，目前还未找到确切的病因

笔记

与发病机制,也未找到敏感、特异的体征与实验室指标。精神障碍与其他躯体疾病一样,均是生物、心理、社会(文化)因素相互作用的结果。

(一)生物学因素

影响精神卫生和精神障碍的主要生物学因素大致可以分为遗传、神经发育异常、感染、躯体疾病、创伤、营养不良、有毒有害物质等。

1. 遗传　大部分精神障碍都不能用单基因遗传来解释,而是多个基因相互作用,使危险性增加,加上环境因素的参与,产生了精神障碍。遗传因素所产生的影响程度称为遗传度。了解遗传度最有效的办法是双生子研究,如果疾病与遗传相关,那么同卵双生子的同病率应高于异卵双生子,通过比较同卵双生子和异卵双生子的同病率,即可计算出遗传度。例如,精神分裂症同卵双生子同病率不到50%。

2. 神经发育异常　神经发育异常学说认为神经发育障碍者的大脑从一开始就未能够正常发育,由于遗传和某些神经发育危险因素的相互作用,在胚胎期大脑发育过程中就出现了某些精神病理改变,这些改变的即刻效应并不显著,随着进入青春期或成年早期,在外界环境因素的不良刺激下,最终导致疾病发生。

3. 感染　感染因素能影响中枢神经系统,产生精神障碍。神经性梅毒主要为神经系统的退行性变。引起精神障碍的感染还有HIV感染、弓形虫感染、单纯疱疹性脑炎、麻疹性脑脊髓炎、慢性脑膜炎、亚急性硬化性全脑炎等。

(二)心理、社会因素

心理、社会因素既可以作为原因在精神障碍的发病中起重要作用,如创伤后应激障碍等;也可以作为相关因素影响精神障碍的发生、发展,如神经症、心理生理障碍;还可以在躯体疾病发生、发展中起重要作用,如心身疾病。

1. 应激　任何个体都不可避免地遇到各种各样的生活事件,这些事件常常是导致个体产生应激反应的应激源。

2. 人格特征　人格是个体在日常生活中所执行出的情绪和行为特征的总和,此特征相对稳定并可预测。有些人的性格自幼就明显偏离正常、适应不良,达到害人害己的程度,称之为人格障碍。

三、常见精神障碍的分类

精神障碍的分类是将纷繁复杂的精神现象,根据拟定的标准加以分门别类。常见的精神障碍分类系统包括:世界卫生组织编写的《疾病和有关健康问题的国际统计分类(ICD)》,美国精神病学会出版的《精神障碍诊断与统计手册(DSM)》及《中国精神障碍分类与诊断标准(CCMD)》。

(一)ICD系统

ICD-10主要分类如下:

F00-F09:器质性(包括症状性)精神障碍;

F10-F19:使用精神活性物质所致的精神及行为障碍;

F20-F29:精神分裂症、分裂型及妄想性障碍;

F30-F39:心境(情感性)障碍;

F40-F49:神经症性、应激性及躯体形式障碍;

F50-F59:伴有生理障碍及躯体因素的行为综合征;

笔记

F60-F69：成人人格与行为障碍；

F70-F79：精神发育迟缓；

F80-F89：心理发育迟缓；

F90-F98：通常发生于儿童及少年期的行为及精神障碍；

F99：待分类的精神障碍。

（二）DSM 系统

美国精神病学会于 1952 年出版了《精神障碍诊断与统计手册》第一版，称为 DSM-1。最新版本为 2013 年出版的 DSM-5，根据有关疾病或残疾的不同方面，将每个精神障碍诊断分为五个轴：

第一轴：除了精神发育迟滞和人格障碍之外的所有心理诊断类别。

第二轴：人格障碍与智力发育迟缓。

第三轴：一般医疗状况；急性医疗状况和身体障碍。

第四轴：影响精神障碍的心理社会因素。

第五轴：全球功能性评估或儿童全球功能性评估。

（三）CCMD 系统

《中国精神障碍分类与诊断标准》出版于 1978 年，最新版本为 2013 年出版的 CCMD-4，其主要分类如下：

0：器质性精神障碍；

1：精神活性物质所致精神障碍或非成瘾物质所致精神障碍；

2：分裂症（精神分裂症）和其他精神病性障碍；

3：情感性精神障碍（心境障碍）；

4：癔症、严重应激障碍和适应障碍，及神经症；

5：心理因素相关生理障碍；

6：人格障碍、习惯和冲动控制障碍，及性心理障碍；

7：精神发育迟滞与童年和少年期心理发育障碍；

8：童年和少年期的多动障碍、品行障碍，及情绪障碍；

9：其他或待分类的精神障碍和精神卫生情况。

第二节　常见精神障碍

一、精神病性障碍

精神病性障碍为一组重性精神障碍，是所有病因不明精神疾病中最严重的一类疾病，它直接导致服务对象不能有效地与他人社交，不能正常地生活和工作，出现各种怪异或退缩行为，甚至冲动暴力行为。精神病性障碍中，精神分裂症最常见。

精神分裂症是一组病因未明的重性精神病，以思维障碍为核心症状，多在青壮年缓慢或亚急性起病，临床上往往表现为症状各异的综合征，涉及感知、思维、情感和行为等多方面的障碍，以及精神活动的不协调。服务对象一般意识清楚，无意识障碍和明显的智力障碍，但部分服务对象在疾病过程中会出现功能损害。病程一般迁延，呈反复发作、加重或恶化，部分服务对象最终出现衰退和精神残疾，但有的服务对象经过治疗后可保持痊愈或基本痊愈状态。

精神分裂症服务对象早期可逐渐变得退缩、孤僻，不再关心自己的仪表等，学习或工作的成绩开始恶化。到了显症期，服务对象开始出现明显的精神病症状，如幻觉、妄想、思维形式紊乱、言语行为紊乱或孤僻、退缩等。显症期主要障碍有：感知觉障碍（如幻听、幻视）、思维障碍（如妄想）、情感障碍（如迟钝、淡漠）、意志行为障碍（如孤傲离群、活动减少）。

精神分裂症的症状包括阴性症状与阳性症状，阴性症状的表现有情感平淡、言语贫乏、意志减退、快感缺乏和社会孤立等；阳性症状的表现有幻觉、妄想、兴奋、紊乱的言语和行为（瓦解症状）等。在治疗过程中，阳性症状首先消失，而阴性症状的改善较为困难。

二、心境障碍

个体在一段时间之内，持续性地保持某种情绪状态，称为心境。心境障碍又称情感性精神障碍，是以显著而持久的情感或心境改变为主要特征的一组障碍。

（一）抑郁症

抑郁症又称抑郁障碍，起病多缓慢，可由精神因素或躯体疾病诱发，常有失眠、疲乏、无力、工作学习效率降低，各种内感性不适。情绪的消沉可以从闷闷不乐到悲痛欲绝，自卑抑郁，甚至悲观厌世，可有自杀企图或行为；甚至发生木僵；部分病例有明显的焦虑和运动性激越；严重者可出现幻觉、妄想等精神病性症状。每次发作持续至少2周以上，长者甚或数年，多数病例有反复发作的倾向，每次发作大多数可以缓解，部分可有残留症状或转为慢性。

典型症状：其典型表现为抑郁综合征，情绪低落是抑郁综合征的核心。主要体现在服务对象感到心情的压抑、沮丧、烦恼、悲伤等，其中压抑感最为常见。在抑郁的内心体验基础上，服务对象可出现兴趣下降或消失，以及"三无症状"和"三自症状"。"三无症状"指服务对象感到无望、无助和无价值的情况。在"三无"症状的基础上，服务对象可发展为"三自症状"，即自责、自罪、自杀行为。

伴随症状：思维迟缓、意志活动减退、认知功能损害、躯体症状。

思维迟缓使服务对象体验到自己的思维联想速度缓慢，反应迟钝，思路闭塞，自觉"脑子好像是生了锈的机器"，"脑子像涂了一层糨糊一样"。临床上可见主动言语减少，语速明显减慢，声音低沉，对答困难，严重者交流无法顺利进行。

服务对象意志活动呈显著持久的抑制。临床执行行为缓慢，生活被动，不愿和周围人接触交往等。伴有焦虑的服务对象，可有坐立不安、手指抓握、搓手顿足或踱来踱去等症状。

认知功能损害主要表现为近事记忆力下降、注意力障碍、反应时间延长、警觉性增高、抽象思维能力差、学习困难、语言流畅性差，空间知觉、眼手协调及思维灵活性等能力减退。

躯体症状主要有睡眠障碍、乏力、食欲减退、体重下降、便秘、身体任何部位的疼痛、性欲减退、阳痿、闭经等。

（二）躁狂症

躁狂症起病可急可缓，发病前数日即可出现睡眠障碍，如不易入睡或早醒、白天头晕、疲乏、食欲减退、心绪不宁，有的可呈现沉闷抑郁。发作时以情感高涨或易激惹为主，伴随精力旺盛、言语增多、活动增多，严重时伴有幻觉、妄想、紧张症状等精神病性症状。躁狂发作时间需持续一周以上，但除了老年期外很少超过一年。一般呈发作性病程，每次发作后进入精神状态正常的间歇缓解期，大多数服务对象有反复发作倾向。

主要表现：情感高涨，其实质是过分的、与外界环境不相称的欢乐、喜悦等内心体验在大部分时间内取代了正常情感，但在有的情况下别人也可体验到烦躁易怒。

伴随症状：睡眠减少、食欲改变、性欲改变、体重改变、精神病性症状、其他症状。精神病性症状除了夸大观念或夸大妄想外，有的服务对象还会出现幻听、被害妄想、关系妄想等。其他症状如自主神经功能紊乱的各种表现、焦虑情绪等。

（三）双向障碍

以抑郁发作与躁狂或轻躁狂发作交替出现，或躁狂抑郁混合发作为特征的一类精神障碍。双向障碍目前为快速循环发作，即在过去 12 个月中至少有 4 次情感障碍发作。

三、神经症性障碍

旧称神经症，起病常与社会心理因素有关，病前多有一定的易感素质和人格基础；症状主要表现为脑功能失调症状、情绪症状、强迫症状、疑病症状、各种躯体不适感等，疾病痛苦感明显，但社会功能相对完好，病程大多持续迁延。

（一）惊恐障碍及恐惧症

惊恐障碍又称急性焦虑障碍，其主要特点是突然发作、不可预测、反复出现的强烈惊恐体验，一般历时 5～20 分钟，伴濒死感或失控感，服务对象常体验到濒临灾难性结局的害怕和恐惧，并伴有自主神经功能失调的症状。惊恐障碍是一种慢性复发性疾病，伴随显著的社会功能损害。惊恐障碍的特点是莫名突发惊恐，随即缓解，间歇期有预期焦虑，部分服务对象有回避行为。

恐惧症是一种以过分和不合理地惧怕外界某种客观事物或情境为主要表现，服务对象明知这种恐惧反应是过分的或不合理的，但仍反复出现，难以控制。恐惧发生时常常伴有明显的焦虑和自主神经紊乱症状，服务对象极力回避导致恐惧的客观事物或情境，或是带着畏惧去忍受，因而影响其正常生活。恐惧症主要临床表现有广场恐惧症、社交焦虑障碍、特定恐惧症。

（二）广泛性焦虑障碍

广泛性焦虑障碍是一种以焦虑为主要临床表现的精神障碍，服务对象长期感到紧张和不安，常常有不明原因的提心吊胆，并有显著的自主神经功能紊乱症状、肌肉紧张及运动性不安。病程不定，但趋于波动并成为慢性。多数服务对象合并有抑郁障碍或其他焦虑障碍。

（三）强迫障碍

服务对象表现来源于自我的强迫观念和强迫行为，多数服务对象认为这些观念和行为是没有必要或异常的，是违反自己意愿的，强迫与反强迫的强烈冲突使服务对象感到焦虑和痛苦，但无法摆脱，病程迁延者可表现出仪式性行为，此时焦虑和精神痛苦减轻，但社会功能严重受损。

常见临床表现主要包括强迫观念、强迫动作和行为、回避行为。

强迫观念：包括强迫思维、强迫性穷思竭虑、强迫怀疑、强迫联想、强迫回忆、强迫意向。

强迫动作和行为：主要有强迫检查、强迫洗涤、强迫性仪式动作、强迫询问。

回避行为：回避可能是强迫障碍最突出的症状，服务对象回避触发强迫观念和强迫行为的各种情境，在疾病严重时回避可能成为最受关注的症状。

四、应激相关障碍

应激相关障碍是一类与应激源（主要是精神创伤或精神应激）有明显因果关系的精神障碍。应激相关障碍主要包括急性应激障碍、创伤后应激障碍与适应障碍三大类。其中创伤后应激障碍是临床症状最严重、预后最差、可能有脑损害的一类应激障碍。

应激源是作用于个体，使其产生应激反应的刺激物。人类的应激源十分广泛，按不同的环境因素，将应激源分为三大类：家庭因素、工作或学习因素和社会因素。

（一）急性应激障碍

急性应激障碍，又称急性应激反应，是指以急剧、严重的精神刺激、生活事件或持续困境作为直接原因，服务对象在受刺激后立即发病，有强烈恐惧体验的精神运动性兴奋，行为有一定的盲目性，或者为精神运动性抑制，甚至木僵。如果应激源被消除，症状往往历时短暂，一般在几天至一周内完全恢复，预后良好，缓解完全。

（二）创伤后应激障碍

创伤后应激障碍是由于受到异乎寻常的威胁性、灾难性心理创伤，导致延迟出现和长期持续的精神障碍。这类事件包括战争、严重事故、地震、被强暴、绑架等。几乎所有经历这类事件的人都会感到巨大的痛苦，常引起个体极度恐惧、害怕、无助之感。事件本身的严重程度是产生创伤后应激障碍的先决条件，研究提示，"创伤性体验"应该具备两个特点：第一，对未来的情绪体验具有创伤性影响；第二，是对躯体或生命产生极大的伤害或威胁。当然个体人格特征、个人经历、认知评价、社会支持、躯体健康水平等也是病情和病程的影响因素。

（三）适应障碍

适应障碍是指在明显的生活改变或环境变化时产生的、短期的和轻度的烦恼状态和情绪失调，常有一定程度的行为变化等，但并不出现精神病性症状。典型的生活事件包括居丧、离婚、失业、转学、迁居、患重病、经济危机、退休等，发病往往与生活事件的严重程度、个体心理素质、心理应对方式等有关。

第三节　作业治疗学在精神卫生领域的理论及认识

一、作业治疗学所使用的心理社会学理论

服务于精神卫生领域的作业治疗师需对服务对象有相对全面的认识，包含相应的生理、精神及社会文化因素，以设计更有效率及意义的治疗。因此，透过不同关于精神健康的理论，认识服务对象及他们的需求的过程变得至关重要。在这些理论中

较为突出的有：人文学、生理心理学、精神动力学及行为认知学。每个理论体系都代表着对精神障碍及精神卫生领域独特的看法及假设，包括相关的病因学因素和相应的治疗策略。在实际应用中，没有一个理论可以独立支持作业治疗师解释面对的精神病因病理学现象和精神卫生因素。更多当代的治疗师使用折中方法，从众多的理论中汲取概念和技能，来理解和解决服务对象所面临的问题。此方法意味着治疗师将其个人认为最合适的部分提炼出来，综合采集的元素，发展为一个综合疗法。虽然导致方法起效因素众多，但使用这样的方式解决复杂的精神卫生需求比较合乎科学性原则。

（一）人文学

人文学观点强调价值和人的内在潜力，关注服务对象与治疗者之间诚信的关系。无论何专业的实践者都可以运用该心理学的哲学原理及方法参与解决服务对象的心理压力。源自于理论最初对个人经历的关注，人文学观点较其他心理学理论（比如生理心理理论、习得性学习理论及认知过程理论）更具有包容性。

人文学的观点在作业治疗学的应用十分广泛，最为核心的部分是以人为本的观念，在《作业治疗实践框架：领域及过程》这类指南性的文件中均有体现。作业治疗师一直尝试引导每个服务对象意识到其个体的价值。以人为本的作业治疗方法认为服务对象是可以被允许、被鼓励分享他们各自的经验和才能，与作业治疗师一起合作，达到他们自己认识到的有意义的治疗目的。着眼其具备的优势和自我认定，服务对象可通过自我实施和管理的方式获得资源及技能，从而进入恢复的进程中。自助小组，有时被称作互助小组，被认为对慢性精神障碍、情绪障碍等均有很高的价值，这些小组的建立均基于人文学的原理。另一方面，作为治疗进程中的一部分，使用人文学的原理与服务对象建立关系也十分有用。对服务对象保持公正的态度（提供同理心）对整个治疗中的改变过程至关重要。治疗师努力创造让对象感觉安全、愿意表达自我、学习新的或复习旧的知识技能、投入原本有的角色并愿意与社会保持接触的更佳环境。

（二）生理心理学

生理心理学提供了关于精神活动现象与潜在行为之间联系的认识。通过这一理论，精神障碍的症状被认为源自于潜在的生物学效应。长久以来，生理因素被认为是异常行为可能的决定因素，但除了梅毒鉴定以外，没有证据可以证明生理因素是一系列精神症状的原因，包括妄想症以及神经麻痹。于是，科学家们不断从生物学方向找寻其他精神障碍的原因。

生理心理学理论为作业治疗师提供了许多有用的信息，帮助他们与患有精神障碍的服务对象共处。了解这种疾病的生物逻辑基础可以指导临床实践者制订适当的治疗计划。例如，了解精神分裂症的生物学基础可以让其认识到药物治疗在症状治疗中的重要性。与服务对象一起制订药物常规或时间表可能是治疗的重点。此外，家庭成员和照顾者可以通过理解疾病的生理心理学基础消除自责，更好地协助服务对象投入治疗及生活。

生理心理学理论也可以作为感官调制的基础。感官调制的方法被用于作业治疗实践中，成为行为管理的一种工具。在这种方法中，服务对象感官的敏感性和需求被评估，然后处理。通过感官调制技术降低自我和他人的攻击性行为具有积极的结果。

287

由于现代科学的进步,通过磁共振成像(MRI)、脑磁图(MEG)、正电子发射断层扫描(PET)、计算机断层扫描(CT),科学家能够深入地研究大脑及其过程。随着技术进步和药物疗法在缓解心理障碍方面的巨大进展,使得临床实践者能够更好地了解异常行为的生理机制。

(三)精神动力学

精神动力学最初着眼于个人情绪和个性化的发展,认为儿童的早期经历是形成个性的重要因素。精神分析治疗是奥地利著名精神病学家西格蒙德·弗洛伊德所创建的一种特殊心理治疗技术,既可适用于某些精神疾病,也可帮助人们解决某些心理行为问题。它是建立在潜意识理论基础上的。认为许多精神障碍的发病原因,主要根源于压抑在潜意识内的某些本能欲望、意念、情感、矛盾情绪与精神创伤等因素的作祟。这些被压抑的东西,虽然人们自己不能觉察,但在潜意识内并不安分守己,而是不断兴风作浪,从而引起服务对象自己也不理解的焦虑、紧张、恐惧、抑郁与烦躁不安,并产生各种精神障碍症状。有些精神分裂症、躁郁症与偏执性精神病的精神病性症状,可以通过精神分析,从其潜意识的心理机制方面获得较深的理解。此外,人们日常生活中发生的失言、笔误、错误言行与意外事故等心理行为问题,都与人们的潜意识心理活动有关,也可通过精神分析治疗得到帮助。弗洛伊德之后的许多心理学家都在新的方向上采用了心理动力学模型。弗洛伊德自己强调儿童早期是人格形成的阶段。新弗洛伊德主义的理论学家把弗洛伊德的理论扩展了,包括发生在个体整个人生的社会影响和互动。

心理动力学理论对西方文化产生了深远影响,对其的理解可以帮助作业治疗师保持对内在因素的敏感性,以及理解早期童年经历如何影响服务对象现有的生活状态。防御机制和适应不良的应对机制的理论也可能被证明在实践中对作业治疗师有价值。此外,自我反思的工作模式也是作业治疗师可以通过心理动力学理论所汲取的。考虑这些因素可能有助于治疗过程,并为服务对象制订更有效的治疗计划。这种思想也支持作业治疗实践框架所定义的以自己为媒介的治疗方式。

(四)行为学

行为主义的基本原则是所有行为都是习得的。这与作业治疗学的理念和实践不一致,作业治疗学认为行为除了受学习影响之外,还可能受到各种因素的影响,如与环境的相互作用和感觉调制。然而,作业治疗师和健康促进者经常将一些行为准则,如强化和奖励运用在作业治疗实践中,特别是运用在长期护理机构、精神障碍患者以及校正有行为问题的儿童。

因为行为的策略是相对具体的,不需要复杂的言语、认知、心理的能力,它们可以被有效地用于这些人群。此外,了解服务对象的学习历史,包括加强环境突发事件影响的行为,可以在设计治疗方案时向作业治疗师提供信息,可能有助于更积极的结果并对服务对象非常有用。服务于成年人的作业治疗师也可以协助服务对象明确可能可以激励或帮助他们(服务对象)的强化因素,并促进这些强化因素融入到其每日或每周的生活规律中。

(五)认知学

虽然对认知过程的兴趣有着悠久的历史,但当传统行为学里异常行为作为心理过程的中介效应被驳斥后,认知学在精神障碍中的重要性才开始出现。因此,认知观点的支持者认为,行为不仅受外界环境刺激因素的影响,环境刺激所引起的反应也会影响其行为。这些理论家认为人们想什么、相信什么、期望什么、记住什么,将会影响他们的行为。特定条件下,功能失调的认知过程会产生精神障碍。此外,改变一个人的认知(使其更具功能性和适应性)可以改善精神状况。虽然行为主义者认同精神世界的存在,但是他们认定行为是认知的原因。另一方面,认知心理学家认为认知是精神病理学中的主要因素,因此,应作为治疗的优先目标。

认知学显然是当代作业治疗学临床思维中比较突出的一个。它关注认知行为的认知过程,是实证研究中一个非常丰富的领域。此外,在心理评估和治疗介入中纳入认知成分,为许多服务对象提供了更全面和有效的治疗结果。通过功能性评价、期望、归因和信念,治疗师也许能够更好地帮助服务对象认识到自己的认知过程,包括他们的情绪,从而促进服务对象行为和情绪的变化。许多生活技能性的活动都可体现作业治疗师如何应用认知学的概念。活动分析及活动分级皆是从认知的角度简化及构建任务,并运用认知学的方法去分析个体在自然环境和社会环境中的参与需求。

二、作业治疗学中对个人和社区精神卫生的观点

许多因素影响个人和社区的精神健康,包括个人应对机制和社会支持。这些因素可分为三类:生物、心理和社会/环境。一些例子可在表 11-1 中显示:

表 11-1　多因素影响个人和社区的精神健康

生物	心理	社会/环境
生化	压力事件	流离失所
脑血管意外	学习障碍	事业
脑外伤	亲密关系	性别失认
基因	丧亲	种族歧视
酒精	孤独	肆意破坏
耳聋	滥用	迁徙
疾病状态	陷入悔恨	天灾
污染		灾难事件
核泄漏		噪音

现代社会的快速变化以及地域和社会流动性的增加,正在强化个体的发展,同时削弱诸如大家庭等支持性社会结构。由于生活的变化和过渡,生命周期的压力可能是引出问题的关键方面。一般来说,人们有相当的能力承受过渡和其他创伤事件的压力。压力是一个过程,其中感知到的需求(内部或外部)与可用的应对资源不符将导致心情(抑郁)影响感情("我没用")的恶性循环,并且倾向于改变行为(不参与活动),反过来又会增加抑郁症的程度。

当经历一些消极情绪刺激时,个体可以产生积极情绪,以及从消极情绪体验中快速恢复的能力,被称为情绪弹性。情绪弹性是人们应对日常生活事务所具备的一种情绪能力,使人们能够承受压力的潜在破坏性影响,并在面临逆境时保持高度的自尊和自我效能。抑郁、焦虑、躁狂等心理异常现象的发生很大程度上是因为情绪弹性缺失造成的,而且会导致各种情绪障碍,甚至造成各种社会适应不良现象。

（一）保护因素

已经发现保护个体免受压力和逆境破坏性影响的因素主要分为四种：个人因素、家庭因素、生活经历和社会因素。

1. 个人因素（包括个人特征） 具有轻松气质的个人更有可能与他人和谐相处、相互作用，其他个人特质可以防止压力损害，包括良好的解决问题的能力、有效的社会技能、乐观主义、道德观念和高度的自尊心。其他因素，包括良好的情绪弹性，个人对优势和局限性的认识，相信自己的努力可以有所作为，并有能力与他人同情。其他个人因素包括童年时期对家庭的依恋、充足的营养和学业成就。

2. 家庭因素 一个具有安全感、稳定和谐的家庭可以促进积极的精神健康。家庭中其他的保护因素还包括强烈的家庭道德规范，至少有一个支持，可以是照顾父母或是在童年时期与其他成年人有支持关系。此外，与父母关系密切也是一个保护因素。家庭的支持也在家庭中起到非常重要的作用，比如承担家务，这也是一个长远的保护因素。

3. 生活经历 增加一个人有较多自尊感和自我效能感成长的机会。例如成功完成任务，包括学术成功、承担责任、社会成功、就业以及非学术追求，如体育或音乐的成功。有证据表明，自我效能感最初形成于幼儿时期，可以通过后来的生活经历来改变。

4. 社会因素 积极的心理健康是通过与社区的联系感和社区网络的依附来促进的。这可以是通过参与一个特定的社区小组来达成，如信仰小组。健康社区有强烈的文化认同感和自豪感，有强有力的行为规范来互相约束。

（二）风险因素

风险因素也可分为个人因素、家庭因素、生活经历和社区因素四个方面。

1. 个人因素 包括产前脑损伤或出生损伤，早产儿出生体重低，婴幼儿健康状况差，身体或智力残疾，脾气差，社会技能低，缺乏自尊。

2. 家庭因素 包括有一个未成年母亲和/或单亲，童年缺失父亲，家庭庞大，反社会模式，家庭不和谐和暴力，对孩子的缺乏监督和监督不善，父母长期失业，父母精神错乱，父母有犯罪记录，家教严苛或不一致，与社会隔离和缺乏温暖及亲情。

3. 生活经历 包括身体、性和情感虐待，离婚和家庭分离，家庭成员死亡，贫穷或经济不稳定，转学，以及战争或自然灾害。

4. 社会因素 包括社会经济不佳，社会或文化歧视，社会隔离，邻里犯罪和暴力，住房不足，交通工具、商店和娱乐中心等社区设施不足。

精神健康促进策略可能针对这些领域的其中一个或全部，一旦建立起来，预防和早期干预在精神健康方面比治疗疾病更有效。

第四节　精神卫生领域的作业治疗工作流程

一、评估及结果评价

（一）评估及结果评价过程

评估及结果评价可分为三个阶段，见图11-1：

1．初次评估　提供服务对象一个机会去了解其对作业治疗的期望，并让其开始认识作业治疗师。初次评估可视为定义问题、解决问题或找出欲达成目标的一步。这个步骤让治疗师可以收集服务对象的信息，以有效地找到问题、设立结果目标和安排治疗。初次评估的确立对精神卫生领域的作业治疗师而言至关重要，一些切实的难题在此需要有效处理。

首先，由于精神障碍对象的特殊性，与之建立关系常较其他人群需要使用更多专业技能。所有的接触前需做充分准备，对其一般情况如年龄、职业、婚姻、家庭状况、入院日期、病历号、临床诊断、临床治疗过程等尽量从服务对象病历中摘取，力求客观有效；接触时明白自己所传递出的态度、语言、语调、语气、姿态、表情是否令人舒适；接触时的过程是否自然流畅；与服务对象之间的距离及角色关系是否恰当。

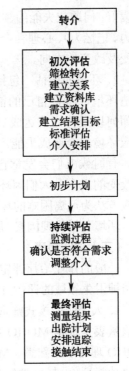

图 11-1　评估及结果评价过程

其次，在确认关系较为稳定的基础上，评估的过程常需分为几次进行。方式可分为直接观察法及间接评定法。直接观察法是让服务对象进入一个作业活动中，治疗师观察其在参与活动时的各项能力。间接评定法是指针对不能直接观察到的项目，通过询问方式进行了解和评定的方法，包括信访、电话询问和面谈等，如了解其兴趣爱好和生活习惯。可供使用的评估包括结构化评估与非结构化评估，前者可以减少偏误、提供可解读的信息；后者可以在自然情境下收集信息。

最后，通过一系列的接触和观察，作业治疗师可以完成初次评估。初次评估可以涵盖的部分包括：服务对象的基本信息、精神状态及作业治疗模式指导下的作业表现分析，最常用的便是人类作业模式。其治疗优势与问题、挑战，用以引导接下来的治疗目标与策略。在这个阶段需要精准明确地了解服务对象的情况，且引出新的想法，促成想要改变的行动。

2．持续评估　在介入治疗的过程中，让治疗师和服务对象可以察觉或自我察觉改变，决定是否已符合治疗目标的需求，确定是否需要修正治疗方案，检测原定目标是否仍然适合，可以进一步收集信息、调整治疗或是回顾之前安排的结果。

3．反馈性评估　在介入结束时，评价是否达成结果目标，并安排适当的追踪计划。在一些阶段中，会明显发现不是无法达到预期结果，就是有原因导致当时没有进一步进展。理想状态下是由治疗师和服务对象一起决定是否要结束治疗，但某些情况下，可能是单方面的决定。

（二）评估范畴

服务于精神卫生领域的作业治疗师，需要对服务对象的整体包括精神状态、个人经历、生活面貌及能力技能水平等均有把握。从治疗策略入手，确定服务对象的需求，再提供专门和深度的评估。在某些情况下，服务对象会清楚地知道需要什么协助，且不接受太广泛性的评估。的确，有些评估被视为是不恰当的，甚至是有侵略性的。

1．服务对象的评估　包括以下层面：作业活动、日常生活活动、特点与优点、兴趣爱好；问题或失能的领域范围：感觉动作技能（听觉、手眼协调能力）、认知技能（注意力、记忆力）、心理社会技能（倾听、轮流排队），评估后确认服务对象渴望和期待的改变及改变的方向。

2. 环境的评估　包括以下层面：人与环境无法分开，需要学习如何适应环境，或改造环境以符合自己的需求。通过在环境中行动，及接受行动带来的影响，人们学习如何以最佳方式达成目标。行动所需的技能只有在探索环境和动作中发展，无法适应环境将会造成失能。健全的环境会让人们使用各种各样的方式来符合他们的需求。有时候人们会发觉自己在某种环境下无法以健康的方式调适，或者环境无法提供改变的机会。人们因环境因素而变得不健康，于是疾病促使人去满足自身的需求，适应方法为远离困难的环境，或改变身旁其他人的态度和行为。

环境包括物理因素（居住地、工作场所、社区）和社会因素（社交世界）。

（三）评定量表

一般的作业治疗评定量表已在本书第五章康复评定中阐述。本段主要介绍常见于精神卫生领域的评估方法。

1. 人类职能模式筛选量表（model of human occupation screening tool，MOHOST）

该量表是根据 MOHO 理论发展出来的一种重要评估工具，使用此工具者，均需对 MOHO 理论非常熟悉。MOHOST 从生物 - 心理 - 社会学层面对服务对象进行全面客观地功能评价，较好地解决了在精神康复过程中应该为服务对象做什么、怎么做、效果评价标准等问题，从而使各种康复治疗更加具有指导性与有效性（表 11-2）。

表 11-2　人类职能模式筛选量表

评分总则：

支（S）	Strength	支持职能参与
小（D）	Difficulty	小部分干扰职能参与
大（W）	Weakness	大部分干扰职能参与
妨（P）	Problem	妨碍职能参与

优势及限制分析：

评分总表：

职能动机				职能形式				沟通与互动技巧				处理技巧				动作技巧				环境			
对能力的评价	对成功的预期	兴趣	义务	例行公事	适应感	责任感	角色	非语言技巧	谈话	口语表达	关系	知识	计划	组织	问题解决	姿势与移动性	协调度	力量与费力度	精力	物理空间	物力资源	社会团体	职能需求
支小大妨	支小大妨	支小大妨	支小大妨	支小大妨	支小大妨	支小大妨	支小大妨	支小大妨	支小大妨	支小大妨	支小大妨	支小大妨	支小大妨	支小大妨	支小大妨	支小大妨	支小大妨	支小大妨	支小大妨	支小大妨	支小大妨	支小大妨	支小大妨

2. 与 MOHOST 相关联的评定量表　在完成 MOHOST 的测量后,如有需要还可以选用其他工具进行更加详细的评估(图 11-2)。

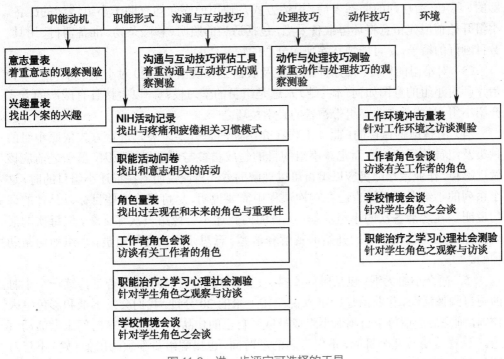

图 11-2　进一步评定可选择的工具

二、治疗实施

世界作业治疗师联合会把作业治疗学定义为通过治疗性的作业活动去促进个体及团体参与到家庭、学习、工作场所、社会及其他环境中,保持不同角色、习惯和生活流程。因此如何设计、调控及运用作业活动也是作业治疗师服务于精神障碍领域的核心。不同于其他方向,作业治疗师最常在此领域使用的治疗途径是通过对人文学和行为认知学的理解而衍生出的团队动力学及小组治疗。

（一）小组治疗的流程

小组治疗包括介绍、活动、分享、处理、概化、应用、总结 7 个步骤。

1. 介绍　在作业治疗师带领小组的初期阶段,治疗师对服务对象了解有限,仅知道成员是谁,他们的障碍及来参加小组的原因,组员还未认识彼此。因此,小组集合后,治疗师先向小组做自我介绍,包括治疗师的名字、职称及即将开始的小组名称。即使成员彼此认识对方,仍需要求成员轮流向小组说出自己的名字并互相问候。此过程可让成员们知道彼此的姓名、认同他们为小组的一员,并邀请他们参加小组。

（1）热身活动:是一种抓住小组注意力的活动,既可以是有结构性的,也可以是即兴随性的。但热身活动应该达到几项目标:游戏可产生自发性及趣味性,也可让成员重新聚焦,不管来小组前有何想法都可以让他们专心于当下的小组事务中去。如果热身活动顺利进行，就可使小组成员注意到接下来的活动，并鼓励他们在小组中合作。

（2）准备情绪：选择热身活动以产生适当的情绪很重要，但只依靠热身活动是不够的，环境、治疗师的面部表情、说话方式及使用的媒介均有助于小组情绪的准备。小组开始前应先留意将环境准备妥当，包括适当的照明、移除杂物、准备器材、用具、数目刚好的椅子，尽可能地移除使人分心的物品。

（3）对小组的期待：治疗师的态度及表情会反映出他（她）对小组的期待。不管治疗师对小组的意图如何，他（她）永远是组员的学习模范。以直接且有威严的方式介绍小组，是成为专业小组带领者的必学技巧之一。

（4）清楚地解释目的：此项工作在介绍期间是首要之务。进行方式依照小组的种类及组员的理解能力而定。小组的目的与成员参与此小组的原因，虽然之前应该做过解释，作业治疗师仍应以组员可以理解的方式再次说明。在描述小组目的时，这个系列的小组课程目标也应在首次课程中简要说明，尽可能将这些目标以具体的词句说明。在之后各次的小组活动中，目的的叙述不会像第一次那么久，但每次的活动目标都应在当次小组的开始前就解释清楚，意思是再次提醒组员，小组如何帮助他们。

（5）简介小组大纲：包括时间安排、工具及过程。比如，课程若是持续一个小时的画自画像活动，作业治疗师可以说："接下来的 20 分钟，我们会发下纸和彩色笔来作画，画完后会请每个自画像小组成员展示自己的作品，并用后半节时间来做活动讨论。"这样说明有几个目的，不仅告之活动时间，也提醒组员不须画出他（她）不想对团体分享的部分，给予他们机会去控制他（她）想在小组面前呈现的形象。当他们知道要说明自己的作品，他们会画得更专心，轮到分享环节时也会更有准备。介绍的步骤在每个小组活动时都相似，结构可以不那么正式，或可以加入操作环节，但基本元素不变，每个元素在小组效果的成败上，都是举足轻重的。

2. 活动　在规划活动时应考虑许多因素，在专业环境中，这是一个非常复杂的过程，包括作业治疗师所学的关于个人、健康状况、相关失能、评估、治疗计划、活动分析与活动合成及团体动力学。选择一个适当的治疗活动需要设计所有临床推理的过程，通常治疗师需要花 2~3 年的时间来学习。若在接触理论前先学习团体技巧，会有过程过度简化及不够全面的问题。简单而言，选择治疗性的活动需考虑以下问题：时间性，治疗目标，组员生理及心理的能力，带领者的知识和技巧，对活动的调整。当带领以组员为中心的小组时，尽量让组员依照他们的需求及重要性来共同选择活动。

（1）时间性：活动安排需简短，活动所占时间应不超过这个小组课程的1/3。依照七步骤形式，一小时小组需将活动时间适当地调整到 10～20 分钟内完成，并达到治疗目标。

（2）治疗目标：目标设定是为了成果，是组员及作业治疗师共同努力想要完成的事。设定治疗目标需评估每个组员的需求，并运用治疗师对个人能力和障碍的了解来做处理。转介者如医院的治疗团队、医师及护师可能已经确认了服务对象的问题，而小组目标应符合多数组员的需求。因此每个组员都有可能有不同治疗目标，这需从不同层面找到小组治疗目标的契合。一旦目标确立，即是设计或选择活动的开始。

（3）组员生理及心理的能力：活动的选择或是体验取决于组员生理及心理的能力。假设组员是没有生理或心理障碍的 20 岁大学生，在活动上几乎没有限制。真正的挑战可能是吸引他们的兴趣以产生新的及有意义的学习。当组员为老年人时，生理及精细动作的活动可能受限。用气球玩空中排球的游戏或以兴趣为主题的讨论较为合适。当小组组员的认知受限为主要考量时，较多肢体性及具体性操作活动比较适合。

（4）带领者的知识和技巧：小组的带领者通常会以他（她）熟悉或者曾经做过的活动作为小组的选择。有上过舞蹈课程的带领者对于律动性的活动带领起来会比较自在；一个较有艺术天分的带领者可选择绘画活动。手工艺、游戏、教育或者社交经验是较为熟悉且可调整的活动。

（5）调整活动：调整活动需要活动分析及合成的知识，以及作业治疗临床推理的复杂过程，从许多知识体系引进的概念影响作业治疗师对治疗媒介的选择。

3．分享　无论在哪种情况下，带领者都有责任让每个组员均有机会分享，并确保每位都会得到认同。认同可以经由口语及非口语的方式表达。有时，一个微笑或点头就已足够。组员通常会回应另一位组员的分享，但是治疗师仍须以身作则，表现重视与关心的回应。有时，组员会因各种因素而不愿意分享，治疗师需支持及鼓励服务对象或者是确保不会有负面的结果。依照怎样的顺序分享并不重要，通常以询问是否有自愿者先开始是最好的方式，让各组员觉得自己在小组中有自己的掌控权。

4．处理　处理阶段是最困难的一个步骤，需要组员表达对经历、带领者及其他组员的感受。感受可以引导行为，这对个体在作业治疗小组中有绝对的影响，如果这些情绪没有被表达出来，就无法真正了解小组的成效。在正面经历下，表达感受并不困难，但负面经历通常使人逃避去表达它，不管是带领者或组员都是一样。过程处理得当时，可以获得一些重要且相关的讯息。整个处理过程可分别影响作业活动参与及参与障碍的部分。

5．概化　概化是指小组中认知学习的部分。作业治疗师回顾小组对活动的反应，并将这些反应整理为通则。小组中讨论的通则并非事先计划的，而应直接从成员的反应得知。

6．应用　应用阶段紧接在概化阶段之后，但是更为深入。治疗师协助小组了解如何将学习到的通则应用到日常生活中去。应用就是要回答这样的问题："现在你知道事情的本质是如此，那你应该怎么做呢？"

7．总结　总结的目的是治疗性小组中最重要的部分，使小组成员可以正确了解并记住，总结是无法事先计划好的。要强调的部分直接从小组的反应而来。小组的情绪也非常重要，特别当组员对小组有正面的感受或是过程中情绪变好，作业治疗师将这些感受说出来，可帮助组员记得小组的正面经验。

（二）常见小组治疗的类型及实例

1．日常生活技能小组　生活技能一般是指一个人有效地应付日常生活中的需求和挑战的能力，是一个人保持良好的精神状态，在其所处的文化环境中和在与他人交往中所表现出来的适当和健康的行为。精神障碍类疾病患者病程多迁延，常遗留有自理能力及社会功能缺陷。研究表明，患者总病程、总住院时间、连续住院时间越长，其日常生活能力缺陷越严重，而出院天数和参加作业治疗次数越多，其日常生活能力缺陷程度越轻。但病程在 5 年内的服务对象社会功能缺陷尚不严重，及早对服务对象进行生活技能训练，不仅能预防社会功能缺陷的发生，减少疾病复发，还能提升服务对象的生活质量。

生活技能小组包括学习生活技能、培训生活技巧，使精神障碍的服务对象获得独立生活能力。生活技能训练的内容主要涵盖个人卫生、饮食、理财、出行、基本社交礼仪、求助、合理着装等。当训练的类型和频率与疾病的阶段联系在一起时，服务对象可以学习和保持社会交往和独立生活的各种技能。在相应情境中，给予服务对象机会、鼓励和强化时，他们可以使用日常生活中的普通技能。根据一定的入组和排除标准，选择合适的成员以小组训练的形式进行理论讲解及实践练习，并加以强化，要求服务对象在日常生活中不断使用学习到的各种技能，料理自己的一切生活，定期召开康复座谈会，给予一定正性鼓励。训练内容可以根据现实条件而做出相应调整，但应以帮助服务对象恢复基本的独立生活能力为原则。

2. 社交技能小组　社交技能是指符合社会规范，得到社会认可的人际行为能力。社交技能包括衣着得体、谈吐得当、合理地表达感受、保持恰当的人际交往距离等内容，还包括在不同场合能做出相应的恰当行为。患精神障碍与疾病的服务对象在记忆、注意、学习等广泛的认知领域均存在功能缺陷，这些缺陷影响了其日常生活中包括社交技能在内的多种技能的掌握。社交技能缺陷影响了这些服务对象建立和维持社会关系、独立生活和就业，严重影响了他们的生活质量和社会功能。Bellack 在其社交技能训练教程中，将复杂的社交技能分解成一个个单元，分别进行训练。这些单元包括四种基本的社交技能（发起谈话、维持谈话、表达积极感受、表达消极感受）、会谈技能、决断技能、处理冲突的技能、集体生活技能、交友约会的技能、维护健康的技能、职业／工作的技能等。

3. 心理教育小组　心理教育小组使用行为认知学的理论，教育服务对象理解必须掌握的知识，例如药物自我处置技能小组。该小组的设计，是为了帮助服务对象逐渐独立地使用抗精神病药物来治疗自己的疾病。包括 4 个技能领域：

（1）获得抗精神病药物作用的有关知识，包括：学习药物如何起作用的知识，了解为什么需要维持治疗和服药有何益处。

（2）学会自我管理和评价药物作用的正确方法，包括：学会正确服药和评价药物疗效的方法。

（3）识别和处置药物的副作用，包括：学习服药会产生哪些副作用，如何处理这些副作用。

（4）学会与医务人员联系商讨有关药物治疗问题的技能，包括：学习当服药过程中出现问题时寻求帮助的方法，例如，如何给医院医生打电话、汇报症状和病情的进展等。

每个技能领域都被分为 7 个学习步骤，包括：内容介绍；看录像和提出与回答问题；角色扮演；资源管理；解决新出现的问题；实地练习；家庭作业。

学习小结

1. 学习内容

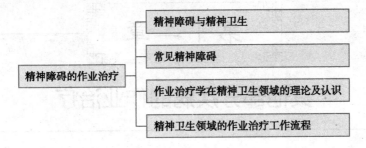

精神障碍的作业治疗 ——
- 精神障碍与精神卫生
- 常见精神障碍
- 作业治疗学在精神卫生领域的理论及认识
- 精神卫生领域的作业治疗工作流程

2. 学习方法

认真阅读、理解本章阐述内容,学习与精神障碍有关的定义及临床常见分型,掌握评价过程并熟悉一些精神障碍治疗的方法。

（施晓畅）

复习思考题

1. 精神障碍及精神卫生的定义是什么?
2. 心境障碍的分类有哪些?
3. 作业治疗在精神卫生领域所使用的理论基础有哪些?
4. 怎样完成精神卫生领域作业治疗的评估及治疗流程?
5. 作业治疗在精神卫生领域有哪些治疗策略?

第十二章

其他部分疾病的作业治疗

> **学习目的**
>
> 通过学习烧伤、冠心病、慢性阻塞性肺疾病、肥胖症等疾病的作业治疗评估及实践,使学生了解上述疾病在作业治疗专业领域的原则和方法,并能结合具体病例进行矫形器的设计制作和应用、良好体位摆放、心理社会适应训练、慢性疾病的功能性活动及功能锻炼等。
>
> **学习要点**
>
> 烧伤、冠心病、慢性阻塞性肺疾病、肥胖症等疾病的临床表现与功能障碍、作业治疗原则、作业评定、治疗方案的制订与实施。

第一节 烧 伤

一、概述

烧伤是指热力(火焰、热水、热蒸汽、热油、热水泥等)、电流以及化学物质和放射性物质作用于人体皮肤、黏膜、肌肉等造成的损伤。烧伤主要是皮肤损害,严重者可伤及皮下组织、肌肉、骨骼、关节、神经、血管甚至内脏,可发生一系列的局部和全身性反应或损伤。热力烧伤中又以热液烫伤为主。

由于伤后瘢痕增生、挛缩等影响,大部分烧伤者会遗留各种功能障碍,需进行康复治疗。据统计,至少有1/3的烧伤患者由于瘢痕增生而发生不同程度的功能障碍和毁形,如肌腱挛缩、关节脱位、运动功能障碍、心理障碍等。及时开展康复治疗有利于这些症状的控制、缓解或消除,最大限度地减轻这些症状的影响,同时促进肢体功能恢复,提高生活自理能力和职业能力,促进烧伤患者重新参与社会生活。

作业治疗在烧伤的康复治疗中发挥十分重要的作用,主要通过压力治疗控制烧伤后瘢痕增生,减少瘢痕所导致的关节挛缩与变形;应用矫形器预防瘢痕挛缩、保持关节功能、预防畸形;通过 ADL 训练促进烧伤患者生活独立;通过职业训练促进再就业,使患者平等地参与社会生活;通过功能性活动改善肢体功能,提高手的灵活性、肢体协调性,改善心理状态,促进患者重返社会等。

298

二、临床表现及功能障碍

1. 运动功能障碍　是烧伤后最常见、对患者影响最大的障碍,根据烧伤部位和程度不同,可表现为关节活动障碍、肌力减退、平衡协调障碍、步行障碍、手功能障碍等。造成以上障碍的可能原因有肿胀、疼痛、瘢痕增生、挛缩、畸形、长期制动等。

2. 生活自理能力障碍　常表现为步行能力障碍,进食、穿衣、如厕、洗澡、个人卫生等活动障碍。主要原因为瘢痕增生、关节挛缩、肢体畸形等。

3. 感觉障碍　表现为感觉减退、疼痛、瘙痒等。感觉障碍程度与烧伤深度和瘢痕增生程度有关,主要原因为神经末梢破坏、瘢痕增生等。

4. 工作能力障碍　表现为工作能力下降,甚至完全不能参加工作。主要原因为运动功能障碍、容貌受损、心理障碍等。

5. 心理障碍　表现为烦躁、焦虑、抑郁、性格改变等,心理障碍与烧伤程度、功能障碍程度、家庭支持等因素有关。

6. 社会参与障碍　表现为不合群、不愿意参加社会活动,甚至不愿外出等,与运动障碍、容貌损害、生活自理能力障碍、工作能力障碍、家人及社会支持等因素有关。

三、检查与评估

(一)临床评定

烧伤后临床评定主要指烧伤面积、深度、严重程度等方面的评定。由于烧伤深度与是否需要进行压力治疗有关,本节仅对烧伤深度评定进行介绍,其他内容详见《外科学》。

1. 烧伤深度的评定　常采用三度四分法。

Ⅰ度烧伤:伤及表皮,局部出现红斑,轻度肿胀,表面干燥,有疼痛和烧灼感,皮肤温度稍高。因生发层健在,再生活跃,2~3 天后症状消失,3~5 天脱屑痊愈,不留瘢痕,不需压力治疗。

浅Ⅱ度烧伤:伤及整个表皮直到生发层,出现较大水疱,渗出较多,去表皮后创面红肿、湿润,剧痛,感觉过敏,皮肤温度增高。由于生发层部分损伤,上皮的再生有赖于残存生发层及皮肤附件。若无感染或受压,1~2 周愈合,无瘢痕,有色素沉着,不需压力治疗。

深Ⅱ度烧伤:伤及真皮深层,水疱较小,去表皮后创面微湿,浅红或红白相间,可见网状栓塞血管,感觉迟钝。因可残留部分真皮,可再生上皮,创面可自行愈合。如无感染或受压,3~4 周愈合,形成一定肉芽组织,留瘢痕,需常规进行压力治疗。如残留上皮感染、破坏,可呈Ⅲ度烧伤表现。

Ⅲ度烧伤:伤及皮肤全层,甚至皮下组织、肌肉、骨骼。创面无水疱,蜡白或焦黄,干燥,皮肤如皮革样坚硬,可见树枝状栓塞血管,感觉消失。因全层皮肤以下损伤,创面修复依靠需依赖植皮和周围正常皮肤长入。3~5 周焦痂自行分离,出现肉芽组织,愈合后往往留有瘢痕或因瘢痕增生挛缩而致畸形,需预防性加压治疗。

2. 烧伤面积的评定　烧伤面积通常指Ⅱ度以上烧伤部位的面积总和,常用评定

笔记

方法有手掌法和中国九分法（具体评定方法见《外科学》）。

3. 烧伤严重程度的评定（具体评定方法见《外科学》）。

（二）功能评定

功能评定包括肌力评定、关节活动度评定、手功能评定、ADL 评定、职业能力评定、生存质量评定等。

（三）瘢痕评定

1. 主观评定　常用温哥华瘢痕量表（Vancouver scar scale，VSS）对瘢痕整体情况进行评定，应用目测类比法对疼痛和瘙痒情况进行评定。VSS 是临床上最为常用的瘢痕评定量表，主要评估瘢痕与正常皮肤的分别，内容包括色泽、血液循环、柔软度及厚度 4 项（表 12-1）。

2. 客观测量　包括应用颜色辨别系统分析瘢痕的颜色，应用软组织触诊超声系统测定瘢痕的厚度，应用硬度检测系统检测瘢痕的硬度，采用激光多普勒血流测定仪测定瘢痕的血流情况等。

表 12-1　温哥华瘢痕量表

检定项目	方法	分数
色泽（pigmentation）	1. 利用硬胶片按压在瘢痕上 2. 观察瘢痕的色泽 3. 利用正常皮肤的色泽与瘢痕色泽进行比较	0 = 正常颜色 1 = 浅白色或浅粉红色 2 = 深浅混集 3 = 深色
血液循环（vascularity）	1. 放开胶片 2. 观察瘢痕的血液循环程度	0 = 正常 1 = 粉红色 2 = 红色 3 = 紫色
柔软程度（pliability）	1. 手指轻按瘢痕 2. 感觉瘢痕的柔软度	0 = 正常 1 = 柔软 2 = 有少许拉紧 3 = 有点硬 4 = 令关节弯曲，很难把关节伸直 5 = 已造成永久性软组织挛缩，例如关节畸形
瘢痕厚度（height）	利用软尺或间尺度量瘢痕突出皮肤的厚度	0 = 正常（平坦的） 1 = >0～1mm 2 = >1～2mm 3 = >2～4mm 4 = >4mm

四、方案与实施

（一）烧伤作业治疗原则

烧伤作业治疗原则与整个康复治疗原则一致，即早期介入，全程服务；预防为主，重点突出；团队合作，全面康复。

"早期介入"指烧伤后尽早开展作业治疗服务，受伤之时起就需要作业治疗介入，而不是等到创面愈合，甚至瘢痕增生、关节挛缩后才开始。如烧伤早期的体位摆放、矫形器应用等在烧伤后早期就应及时跟进。"全程服务"指在烧伤治疗的全过程均进行作业治疗服务，而不是烧伤后期才进行，作业治疗服务包括早期的体位摆放、矫形器应用；中期的功能性活动、ADL 训练、压力治疗；后期的职业康复、出院前准备、环境改造等；出院后的家庭康复指导、跟踪随访等。

"预防为主"指烧伤作业治疗应以预防瘢痕增生和关节挛缩为主，预防功能障碍的出现，而不是等功能障碍出现了才进行治疗，因为一旦出现了瘢痕增生和关节挛缩、脱位，其治疗十分困难，疗效也远不及早期预防。"重点突出"指烧伤后作业治疗的重点应放在控制瘢痕增生和关节挛缩、提高 ADL 能力和工作能力、促进患者重返社会生活等方面。

"团队合作"指作业治疗师应与烧伤科医生、康复医生、其他康复治疗师、护士等专业人员紧密合作，全面考虑，共同完成；"全面康复"指烧伤作业治疗不仅针对肢体功能上的康复，更要针对心理、职业和社会功能提供全面的治疗服务。

（二）烧伤作业治疗方法

烧伤后常用的作业治疗方法包括健康教育、体位处理、矫形器应用、压力治疗、日常生活能力训练、手功能训练、功能性作业活动训练、职业训练、社会适应训练、环境改造、辅助器具选择与使用训练等。

1. 健康教育　烧伤早期就应针对患者进行烧伤康复知识教育，让患者了解伤后创面愈合过程，清楚瘢痕生长过程，对可能出现的瘢痕增生、瘙痒等症状有基本认识，清楚治疗方法及注意事项，更重要的是让患者建立信心、积极参与康复治疗过程。

2. 体位处理　为预防瘢痕挛缩，伤后早期开始应将烧伤肢体置于对抗可能出现瘢痕挛缩的位置，如颈部烧伤应去枕仰卧位或将枕头置于颈后部而不是头部，颈后部烧伤则将枕头置于枕后部，肘部屈侧烧伤应将肘关节置于伸直位，伸侧烧伤应将肘关节置于屈曲位，屈伸侧均烧伤则应将肘关节置于功能位。全身大面积烧伤者体位摆放方法如下（图 12-1）。

3. 矫形器应用　矫形器在烧伤的不同阶段均能起到较好的治疗作用，早期用于保护关节及肌腱，预防畸形，促进创面愈合，协助体位摆放；中后期用于预防及矫正畸形，扩大关节活动范围。

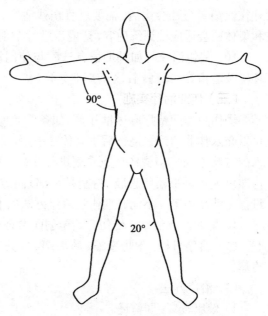

图 12-1　大面积烧伤患者早期体位摆放示意图
颈部：伸直或过伸，去枕；肩关节：外展 90° 并外旋转；肘关节：伸直；前臂：旋后；腕手部：保护位，即腕关节背伸 30°，掌指关节屈曲 70°，指间关节伸展，拇指外展对掌位；躯干：伸直位；髋关节：外展 10°，避免外旋；膝关节：伸直位；踝关节：背伸 90°。

烧伤后常用的矫形器包括颈托、肩外展矫形器、肘关节伸展矫形器、手保护位矫形器、拇指外展矫形器、分指矫形器、髋关节外展矫形器、膝关节伸展矫形器、踝足矫形器等。

4. 压力治疗　压力治疗是经循证医学证实的抑制烧伤后增生性瘢痕最有效的方法之一，是烧伤治疗的常规方法。主要用于抑制增生性瘢痕，缓解疼痛及瘙痒症状，预防及治疗肢体肿胀等。

5. 日常生活能力训练　根据烧伤者 ADL 和需求评定结果进行针对性的 ADL 训练，包括床上活动、穿衣、进食、转移、如厕、个人卫生、家务活动等内容，并为有需要者制作生活自助具，如肩肘关节挛缩者可制作加长手柄的勺子，协助完成进食活动，手抓握功能差者可制作加粗手柄工具、C 形夹、万能袖带等自助具，帮助患者完成日常生活活动。

6. 手功能训练　手部是最易发生烧伤的部位，并且手部烧伤后功能影响也最为明显，因此烧伤后手功能训练十分重要，治疗方法包括压力治疗、矫形器应用、功能性活动（手工艺、园艺、游戏等活动）、手法治疗等内容。

7. 功能性作业活动训练　包括生产性活动、手工艺活动、艺术活动、园艺活动、体育活动、治疗性游戏等，这些活动可提高肢体运动、感觉功能，改善疼痛、瘙痒等症状，改善心理状态，促进参与或重新回归社会生活。

8. 职业训练　针对职业评定结果及未来工作计划或安排，针对性地进行体能强化训练、工作强化训练、工作模拟训练、职业培训、职业指导等内容，使患者早日重返工作岗位。

9. 社会适应性训练　烧伤后因肢体功能障碍、心理障碍，加上容貌的毁损，患者往往惧怕参与社会生活，需要进行伤残适应、社会适应训练，早期可采取小组式活动和集体社会适应性训练内容，适应后进行个别性的训练。

10. 其他治疗　如辅助器具选配与使用训练、感觉脱敏训练、出院前准备、家居环境改造指导、家庭/社区康复指导等。

（三）作业治疗实施

烧伤后作业治疗应尽早开始，如条件允许，伤后在不影响抢救的情况下第一时间可以介入作业治疗。烧伤后生命体征平稳，无生命危险后即可介入，只是不同时期介入的方法不同。烧烫伤后应立刻进行冷疗，早期抬高肿胀的肢体，伤后 24～72 小时内即可使用矫形器将患肢（特别是手部）固定于正确的位置，早期未受伤肢体或关节进行主动活动等。不同时期作业治疗方法如下所述：

1. 早期作业治疗　受伤开始至创面愈合时期。

（1）治疗目标：预防挛缩、畸形；保持关节活动范围；促进创面愈合；减轻肿胀、疼痛。

（2）治疗方法

1）健康教育：同前述。

2）体位摆放：同前述。

3）矫形器应用：早期主要是协助体位摆放、固定和保护矫形器的应用，如肩关节外展矫形器（图 12-2A）、手保护位矫形器（图 12-2B）等。

（3）活动：视受累关节及皮肤和创面情况进行主动或被动活动，轻柔活动受累关节，保持 ROM，预防挛缩及僵硬。

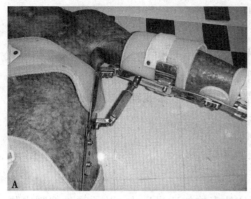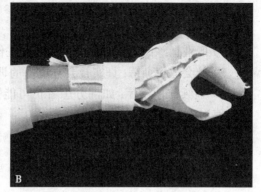

图 12-2　烧伤早期矫形器
A. 肩关节外展矫形器；B. 手保护位矫形器

2. 中期作业治疗　创面愈合至瘢痕成熟时期（伤后 1、2 个月至 1、2 年）。

（1）康复目标：控制瘢痕增生；预防挛缩、畸形；保持和增加关节活动范围；增强肌力和耐力；提高生活自理能力；提高工作能力。

（2）治疗方法

1）压力治疗：对于Ⅲ度烧伤或超过 3 周愈合的创面，在创面愈合后就应开始压力治疗，早期可先从每日 8 小时开始，过渡到全天加压。具体方法见本节前述内容。

2）矫形器应用：此期继续使用保护矫形器，出现关节挛缩者需要使用渐进性矫形器（图 12-3A）或动态牵伸矫形器（图 12-3B）

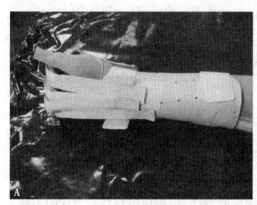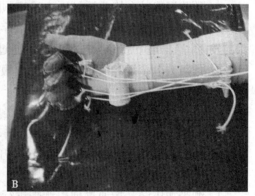

图 12-3　烧伤中期常用矫形器
A. 渐进性矫形器；B. 动态牵伸矫形器

3）功能性作业活动。

4）ADL 训练。

5）辅助器具配备及使用训练。

6）社会适应性训练。

7）职业训练：早期体能强化为主，瘢痕稳定后进行工作强化训练、工作模拟、职业培训等。

8）家庭康复指导及环境改造：包括出院前准备、家庭康复指导、环境改造等。

3. 后期作业治疗　瘢痕成熟后（伤后 1、2 年以上）。

（1）康复目标：重返工作岗位及重新参与社会生活。

（2）作业治疗方法

1）职业训练：职业强化、职业培训、工作安置等。

2）社会适应训练：真实社会环境下的训练。

3）继续前期治疗：如部分患者仍可能需要使用矫形器或辅助器具，部分患者还需要使用压力治疗。

五、压力治疗

（一）基本概念

压力治疗又称加压疗法，是指通过对人体体表施加适当压力，以预防或抑制皮肤瘢痕增生，防治肢体肿胀的治疗方法。常用于控制瘢痕增生、防治水肿、促进截肢残端塑形、防治下肢静脉曲张、预防深静脉血栓等。

（二）压力治疗作用

1. 预防和治疗增生性瘢痕　通过持续加压使局部毛细血管受压萎缩，数量减少，内皮细胞破碎，从而造成瘢痕组织局部的缺血、缺氧，而缺血、缺氧又可抑制胶原纤维的产生、加速胶原纤维降解，使胶原纤维结构重组而平行排列，从而抑制瘢痕增生和促进瘢痕成熟。

2. 控制肢体水肿　通过加压可促进血液和淋巴回流，减轻水肿。

3. 促进截肢残端塑形　通过适当压力使截肢后残肢尽早塑形，以利于假肢的装配和使用。

4. 预防深静脉血栓　通过压力治疗预防长期卧床者下肢深静脉血栓的形成。

5. 防治下肢静脉曲张　通过压力治疗预防从事久坐或久站工作人群下肢静脉曲张的发生，当出现下肢静脉曲张时也可通过压力治疗改善症状。

6. 预防关节挛缩和畸形　通过控制瘢痕增生可预防和治疗因增生性瘢痕所致的挛缩和畸形。

（三）压力治疗的方法

常用的压力治疗方法包括绷带加压法、压力衣加压法和压力面罩加压法，一般在使用压力衣加压前，通常使用绷带进行加压治疗。在临床工作中，还需配合压力垫和支架等附件以保证加压效果。

1. 绷带加压法　指通过使用绷带进行加压的方法，根据使用材料和方法的不同，绷带加压法可分为弹力绷带加压法、自粘绷带加压法、筒状绷带加压法、硅酮弹力绷带法等。

（1）弹力绷带加压法：主要用于早期瘢痕因存在部分创面而不宜使用压力衣者。弹力绷带为含有橡皮筋的纤维织物，可按患者需要做成各种样式。使用时根据松紧情况和肢体运动情况需4~6小时更换一次。开始时压力不要过大，待患者适应后再加压力，至患者可耐受为限。治疗初愈创面时，内层要敷1~2层纱布，以减轻对皮肤的损伤。

弹力绷带加压法优点为价格低廉，清洗方便，易于使用，缺点为压力大小难以准确控制，可能会导致水肿、影响血液循环、引起疼痛和神经变性。

使用方法：对肢体包扎时，由远端向近端缠绕，均匀做螺旋形或8字形包扎，近端压力不应超过远端压力；每圈间相互重叠 1/3～1/2；末端避免环状缠绕。压力以绷带下刚好能放入两指较为合适。

（2）自粘绷带加压法：用于不能耐受较大压力的脆弱组织，可在开放性伤口上加一层薄纱布后使用。主要用于手部或脚部早期伤口愈合过程中。对于 2 岁以下儿童的手部和脚部，自粘绷带能够提供安全有效的压力。

自粘绷带加压法的优点为可尽早使用，尤其适合残存部分创面的瘢痕；此外，可提供安全有效的压力于儿童手部或足部。缺点为压力大小难以控制，压力不够持久。

使用方法：与弹力绷带加压法基本相同，以手为例，先从各指指尖分别向指根缠绕，然后再缠手掌部及腕部，中间不留裸区以免造成局部肿胀，指尖部露出以便观察血运情况。

（3）筒状绷带加压法：用于伤口表面可承受一定压力时，弹力绷带和压力衣之间的过渡时期。这种绷带为长筒状，有各种规格，可直接剪下使用，根据选择尺寸不同，提供不同的压力。

具有使用简便、尺寸易于选择等特点，尤其适于 3 岁以下生长发育迅速的儿童。单层或双层绷带配合压力垫可对相对独立的小面积瘢痕组织起到较好疗效。缺点为压力不易控制、不持久，不适合长期使用。

（4）硅酮弹力绷带法：硅酮和压力疗法是目前公认的治疗烧伤后增生性瘢痕的有效方法，因此，有人将两者结合使用。现已有成品销售，使用更加方便。国内有学者报道弹力套与硅凝胶合用，比单独使用任何一种的效果更好，疗程明显缩短，使用更方便，而且对不宜长期使用加压疗法者更具有优越性。而国外的一些研究尚未发现两者结合使用优于单一疗法的证据。

2. 压力衣加压法　即通过制作压力服饰进行加压的方法，包括成品压力衣加压法、量身定做压力衣加压法和智能压力衣加压法等。

（1）成品压力衣加压法：可通过使用购买的成品压力衣进行压力治疗。如选择合适，作用同量身定做的压力衣。国内已有生产厂家进行成品压力衣的生产和销售。

优点为做工良好，外形美观，使用方便及时，不需量身定做，适合不具备制作压力衣条件的单位使用。缺点为选择少，合身性差，尤其是严重烧伤肢体变形者难以选择适合的压力衣。

（2）量身定做压力衣加压法：利用有一定弹力和张力的尼龙类织物，根据患者需加压的位置和肢体形态，通过准确测量和计算，缝制成头套、压力上衣、压力手套、压力肢套、压力裤等使用。

优点为压力控制良好、穿戴舒适、合身。缺点为因制作程序较复杂，需时较长，制作成本高，外形通常不如成品压力衣美观。

（3）智能压力衣加压法：智能压力衣是目前较新的压力衣制作方法，也属于量身定做压力衣的一种，但制作工序已智能化，应用专门的制作软件及硬件进行制作。

除了具有量身定做压力衣的优点外，还具备制作方便、节省时间以利于早期使用、合身性更佳、外形美观等优点。缺点为制作成本高，价格较贵。

3. 压力面罩加压法　由于头面部形状不规则，眼睛周围、口周、鼻周等部位难以加压力，绷带无法使用，压力衣（压力头套）对眼周、口周加压效果不佳，近年出现通过压力面罩加压的方法。

笔记

（1）低温热塑板材压力面罩：应用无孔低温热塑板材直接在头面部制作的压力面罩，取型方法同矫形器，取型后割出眼、口等位置，使用弹性带（橡皮筋带）固定于头部。

优点：操作较简单，可对口周、眼周施加有效压力；缺点：透气性差，相对于高温材料美观性稍差。

（2）透明压力面罩：使用特殊材料——透明高温板材制作的压力面罩，制作方法同高温板材矫形器，利用石膏、牙科取型粉制出面部形状的阴模，封好口鼻位置，灌石膏制作阳模，修模，将加热的高温材料在石膏阳模上成型，修改、加弹性带子固定。

优点：可对口周、眼周施加有效压力，美观性较好；缺点：透气性不佳，制作技术要求较高，制作过程复杂。

4．附件的应用　在进行压力治疗时往往需要配合使用一些附件以保证加压效果，同时尽量减少压力治疗的不良反应。

（1）压力垫：是指加于压力衣或绷带与皮肤表面之间，用以改变瘢痕表面的曲度或填充凹陷部位，以集中压力在所需部位的物品。由于人体形状不规则，为了保持凹面或平面瘢痕均匀受压或增加局部压力，需在穿着压力衣时配置压力垫以达到更好的治疗效果。压力垫常用的材料有海绵、泡沫、塑性胶、合成树脂、合成橡胶、热塑板等。

（2）支架：是用硬的热塑材料或其他材料制成的支托架，置于压力衣或绷带下面，用于保持肢体的正常形态以预防应用压力治疗引起的畸形。常用于保护鼻部、前额、双颊、耳廓、鼻孔、掌弓等易受损伤或易变形的部位不受长期加压而损害。支架常用材料为低温热塑材料。

（四）压力治疗的原则

1．早期应用的原则　压力疗法应在烧伤创面愈合后尚未形成瘢痕之前就开始。有研究指出，加压治疗开始时间越早，其治疗和预防效果越好。一般10天内愈合的烧伤不需使用压力疗法；10～21天愈合的烧伤应预防性加压包扎；21天以上愈合的烧伤必须进行预防性加压包扎；已削痂植皮的深Ⅱ度、Ⅲ度烧伤应预防性加压包扎。

2．合适的压力/有效压力　理想的压力为24～25mmHg（有效压力10～40mmHg），接近皮肤微血管末端之压力，若压力过大，皮肤会缺血而溃疡，压力过小则无法达到治疗效果。四肢压力可大一些，躯干压力过大会抑制肺扩张，影响呼吸。头面部、儿童压力应小些。一般单层压力衣最多只能达到20mmHg左右压力，要达到足够的压力必须用双层或加压力垫。研究表明，临床上使用10%缩率的压力衣，内加9mm的压力垫可取得较为理想的效果。

有效压力是指在不同体位或姿势下，压力始终保持在有效范围，如腋下为最易发生瘢痕严重增生的区域，当上肢自然下垂或肩关节活动时，作用在腋部的压力会明显下降，因此需要应用"8"字带来保证活动时有足够的压力。此外，文献指出，压力衣使用1个月后，压力会下降50%，所以应定期调整，保证有足够的压力。

3．长期使用　长期使用指压力治疗应持续到瘢痕成熟时为止。从创面基本愈合开始，持续加压至瘢痕成熟，至少需半年到1年时间，一般需1～2年，严重者甚至需应用压力治疗3~4年时间。另外长期使用也指每天应用的时间长,每天应保证23小时以上有效压力,只有在洗澡时才解除,每次解除压力时间不超过30分钟。

（五）压力治疗的适应证与禁忌证

1. 适应证

（1）增生性瘢痕：适用于各种原因所致的瘢痕,包括外科手术后的瘢痕和烧伤后的增生性瘢痕。

（2）水肿：适用于各种原因所致的肢体水肿,如外伤后肿胀,偏瘫肢体的肿胀,淋巴回流障碍导致的肢体肿胀,下肢静脉曲张性水肿,手术后的下肢肿胀,乳癌根治术后上肢肿胀等。

（3）截肢：用于截肢残端塑形,防止残端肥大皮瓣对假肢应用的影响。

（4）预防性治疗

1）烧伤：预防烧伤后21天以上愈合的创面发展成增生性瘢痕,预防瘢痕所致的关节挛缩和畸形。

2）长期卧床者：预防下肢深静脉血栓的形成。

3）久坐或久站工作者：预防下肢静脉曲张的发生。

2. 禁忌证

（1）治疗部位有感染性创面：此时加压不利于创面的愈合,甚至会导致感染扩散。

（2）脉管炎急性发作：因加压加重了局部缺血,使症状加重,甚至造成坏死。

（3）下肢深静脉血栓：加压有使血栓脱落的危险,脱落栓子可能导致肺栓塞或脑栓塞,造成严重后果。

（六）不良反应及处理

压力治疗过程中可能会出现部分不良反应,尤其是在压力应用之初和运动量较大时,但通常不影响压力治疗的应用。常见的不良反应包括：

1. 皮肤损伤　绷带或压力衣可对瘢痕造成摩擦,导致皮肤损伤,还会出现水疱和局部溃烂,尤其是新鲜瘢痕。处理方法：可在绷带或压力衣下加一层纱垫,四肢可用尼龙袜做衬,减少压力衣和皮肤之间的摩擦,出现水疱后,抽出其中液体,涂以甲紫。只有破损严重或创面感染时才解除压力。

2. 过敏　一小部分人可能对织物过敏,发生皮疹或接触性皮炎。可加一层棉纱布进行预防,过敏严重者可考虑其他方法。

3. 瘙痒加重　尤其在起始的1~2周。可能与织物的透气不良、皮肤出汗、潮湿、化学纤维的刺激有关。一般无须特殊处理,瘙痒可在压力作用下减轻。

4. 肢端水肿　主要因近端使用压力而导致肢体远端血液回流障碍,造成远端肢体水肿,如压力臂套可导致手部肿胀。处理方法：如近端压力较大,远端亦应加压治疗,如穿戴压力手套或压力袜。

5. 发育障碍　偶见于儿童,国外有压力治疗影响儿童发育的报告,如颌颈套引起下颌骨发育不良而后缩。此外,如压力使用不当(如未使用支架保护)可引起手部掌弓的破坏、鼻部塌陷、胸廓横径受损出现桶状胸等。处理方法：预防为主,使用压力垫和支架保护易损坏部位,如鼻部、耳部、手部等。

（七）压力治疗应用注意事项

1. 应用前解释说明　临床实践证明,使用压力治疗的最初两周关系到患者能否

307

坚持正确应用压力治疗,因此使用前的解释说明非常重要。治疗师应深入向患者讲解瘢痕的发生发展过程、压力治疗的作用、效果、长期使用的原因和不使用压力治疗的可能后果。因压力治疗早期可能会引起部分不适,如发生水疱、皮肤破损、瘙痒等,但两周后以上情况会好转,除控制瘢痕外,压力治疗还有一定的止痒作用,如果患者前两周能坚持压力治疗,一般都能坚持完整个治疗过程。

2. 压力衣应用注意事项

(1) 设计制作注意事项

1) 所有瘢痕都应被压力衣覆盖,至少在上下 5cm 范围。

2) 若瘢痕位于关节附近或跨关节,压力衣应延伸过关节达到足够长度,这样既不妨碍关节的运动,又不致压力衣滑脱。

3) 在缝制过程中,应避免太多的接缝;另外,在特定区域加双层及使用尼龙搭扣固定等方法,可减少压力衣的牵拉能力。

4) 若皮肤对纯合成的弹力纤维材料过敏而不能穿戴时,应考虑换用其他材料或方法。

(2) 穿戴注意事项

1) 未愈合的伤口、皮肤破损有渗出者,在穿压力衣之前,应用敷料覆盖,避免弄脏压力衣。

2) 为了避免瘢痕瘙痒和搔抓后引起皮肤破损等问题,穿压力衣之前可用油膏和止痒霜剂、洗剂擦洗。对于多数人而言,适当的压力可明显减轻瘢痕处的瘙痒。

3) 穿戴压力衣期间,极个别患者可能有水疱发生,特别是新愈合的伤口或跨关节区域,可通过放置衬垫材料进行预防。如果发生了水疱,应保持干净并用非黏性无菌垫盖住。只有在破损后的伤口过大或感染时才停止使用,否则应持续穿戴压力衣。

4) 在洗澡和涂润肤油时,可除去压力衣,但应在半小时内穿回。

5) 每个患者配给 2～3 套压力衣,每日替换、清洗。

6) 穿脱时避免过度拉紧压力衣。先在手或脚上套一塑料袋,再穿戴上肢部分或下肢部分会比较容易。

(3) 保养注意事项

1) 压力衣应每日清洗以保证足够的压力。

2) 清洗前最好浸泡 1 小时,然后清洗。

3) 压力衣应采用中性肥皂液于温水中洗涤、漂净,轻轻挤去水分,忌过分拧绞或用洗衣机洗涤。

4) 不可机洗,如必须用洗衣机洗涤时应将压力衣装于麻织品袋内,避免损坏压力衣。

5) 压力衣应于室温下自然风干,切勿用熨斗熨干或直接暴晒于日光下。

6) 晾干时压力衣应平放而不要挂起。

7) 定期复诊,检查压力衣的压力与治疗效果,当压力衣变松时,应及时进行压力衣收紧处理或更换新的压力衣。

3. 绷带加压注意事项

(1) 绷带缠绕应松紧适宜,压力大小均匀,远端压力不应高于近端。

308

（2）及时更换及清洗绷带以保证需要的压力。一般绷带使用 4 小时内应重新缠绕或更换。

（3）注意观察肢体血运情况，避免压力过大影响肢体血液循环。

4．压力面罩加压注意事项

（1）确保压力面罩合体：由于压力面罩较硬，稍不合体就会造成局部压力过大或过小，导致皮肤损伤或达不到治疗效果。

（2）定时清洗：由于透气性不佳，穿戴后要及时清洗以免出现异味。

（3）定时解除压力：每穿戴压力面罩 2 小时后应解除压力几分钟并清洗面罩，以保护面部皮肤，避免因面罩透气性不佳、汗液聚集造成皮肤损害。

5．压力垫和支架应用注意事项

（1）压力垫应覆盖所要加压的整个瘢痕组织，包括瘢痕组织外 3～5mm。

（2）压力垫不宜过大，过大则不能建立需要的曲度。瘢痕面积较大时可进行分区处理，优先处理影响关节活动的区域和增生明显的瘢痕。

（3）靠近关节的压力垫应结合动力因素进行处理（如表面割出 V 形），以保证不影响关节活动和在关节活动时仍保证足够的压力。

（4）压力垫应定期清洁，保持局部卫生。一般同样的压力垫需要有两套。

（5）确保穿戴位置正确。因压力垫通常不易穿戴，在穿戴过程中易错位，穿戴位置不合适容易引起局部不适。

（6）支架应光滑妥帖，不应产生局部压迫，必要时可加用衬垫。

6．定期检查和调整　应定期检查和调整压力衣、压力垫和支架，以确保安全和保证压力在有效范围，出现过松或过紧情况应及时找治疗师调整。

7．压力治疗应配合其他治疗共同应用　如矫形器、功能性活动、牵伸、手术等。主动活动对维持关节活动是十分必要的，穿戴压力衣可进行一般性活动但不能进行剧烈运动。

第二节 冠 心 病

一、概述

冠状动脉粥样硬化性心脏病（简称冠心病）是导致人类死亡和残疾的最常见原因之一。随着冠心病的发病率在全世界范围内呈逐年上升的趋势，以及急救医学和临床医学水平的不断提高，更多冠心病患者的生命得以挽救，使得冠心病的康复成为全球重点关注与发展的内容。

冠心病康复通常需要多学科成员组成的团队参与，医生、护士、作业治疗师、物理治疗师、运动生理学家、营养师、社会工作者均在冠心病康复中发挥作用。作业治疗师主要通过评估和分析冠心病患者的日常生活活动，帮助他们改良先前需要和乐于进行的活动，使其能够安全地继续从事该类活动，拥有积极的、有意义的、高质量的生活。

1．定义　冠心病是由于血脂增高、血管壁损伤等原因，导致冠状动脉壁脂质沉积形成粥样硬化斑块，再在粥样硬化斑块的基础上逐渐形成血栓，造成冠状动脉狭窄、阻塞,引起心肌缺血甚至坏死的心血管疾病。

2. 流行病学 美国心脏协会 2005 年报告称:心脏疾病是美国首位的死亡原因,在所有死亡人员中,41% 是由心脏动脉疾病引起,大约有 5 700 万或占美国人口 45% 的人患有不同类型的心脏动脉疾病。在中国,根据北京市卫生局发布的《2010 年北京市居民死亡原因分析》报告,在北京居民的死亡原因中,心脏病占第 2 位。

3. 危险因素 有 10 项危险因素,包括年龄、性别、家族史、吸烟、高胆固醇、高血压、肥胖、糖尿病、心理压力、长期伏案的生活方式,可以增加罹患心脏动脉疾病的机会,其中,前三项为不可控的危险因素。随着年龄的增加,患心脏病的风险增加。男性心脏病发病年龄较女性提前 10 年,但女性随着更年期的临近,心脏病的风险逐渐增加,并一直持续到 70 岁,且发病率超过男性。在直系亲属中,如有男性在 55 岁之前发病,女性在 65 岁之前发病,则风险增加;有兄弟姐妹发生心脏病者,其心脏病发生率较没有兄弟姐妹发生心脏病者增加 3～4 倍。

二、临床表现及功能障碍

1. 心绞痛 是冠心病的主要临床表现。心绞痛是指心前区出现压迫、缩窄、烧灼性疼痛,可以向左上肢内侧、左颈部、下腭、上腹部等部位放射,持续时间一般为数分钟,很少超过 25～30 分钟。常见的诱因为用力、情绪激动、劳累等。去除诱因或服用药物后,疼痛往往可以突然缓解。

2. 乏力、心慌、胸闷,甚至呼吸困难 心功能不全患者,会明显地出现此类临床表现。

3. 肌力、体能、耐力的降低 可能是骨骼肌血流灌注减少的结果。

4. 日常生活活动能力下降 由于疼痛或虚弱,患者可能不能完成需要高举上肢过头的活动,如脱套头衫,取高处橱柜中的物品等。出于担心或恐惧,患者可能会有意识地停止某些活动。

5. 工作能力下降 患者可能因为疼痛、虚弱或工作任务所需耗能超过了安全限制等原因,不能继续从事先前的工作。

6. 精神、心理异常 患者可能因为疼痛、虚弱、害怕死亡,而出现压抑、焦虑情绪以及无望、无助感。

三、检查与评估

1. 心血管的一般功能 主要包括血压、心率和脉搏。

2. 肌力、体能、耐力 患者常出现肌力与体能下降,精细运动与灵活性减低,容易疲劳等情形。

3. 心电运动试验 评估患者的心肺功能状态,并确定相对安全的运动或活动水平。常用的运动试验方法有心电监护下的运动平板试验和功率自行车试验。

4. 日常生活活动能力 通常采用 Barthel 指数和功能独立性测定量表进行评定。

5. 工作分析与能力评定 可以将根据心电运动试验测定的结果,与特定工种所需的能量消耗水平进行比较,以评定患者是否具备安全从事某种工作活动的能力。表 12-2 是美国心脏协会在 1989 年发表,后来被世界卫生组织所推荐的某些工作活动所需的能量消耗情况。

笔记

310

表 12-2 某些工作活动所需的能量消耗

工作活动	能量需求		
	kJ/ min	kcal/min	METs
面点店的一般活动	11.7	2.8	2.3
装订书籍	11.7	2.8	2.3
木工的一般活动	15.9	3.8	3.2
女侍者、保姆	11.7	2.8	2.3
室外建筑工人	25.1	6.0	5.0
电工：铅管内铺线	15.9	3.8	3.2
农民：捆草、清扫谷仓	36.8	8.8	7.3
放牧家畜	15.9	3.8	3.2
驾驶收割机／拖拉机	11.7	2.8	2.3
饲养动物	18.4	4.4	3.7
救火队员	20.9	5.0	4.2
林业：用斧伐木（快速地）	79.5	19.0	15.8
剥树皮	23.0	5.5	4.6
搬运木头	50.2	12.0	10.0
放平木头	36.8	8.8	7.3
机械加工（用机器）			
加工金属板	11.7	2.8	2.3
操纵车床	14.6	3.5	2.9
操纵冲压机	23.0	5.5	4.6
水泥工、混凝土工	32.2	7.7	6.4
搬运工、推重物（>75kg）	32.2	7.7	6.4
操纵大功率设备	11.7	2.8	2.3
园林工	20.9	5.0	4.2
养路工	27.6	6.6	5.5
修鞋匠	11.7	2.8	2.3
用铁锹挖沟	39.3	9.4	7.8
坐位：轻工作（集会／准备、办公室／接电话、驾驶汽车等）	7.1	1.7	1.4
缝纫工作：一般的	11.7	2.8	2.3
紧急的	18.4	4.4	3.7
打字、修表	7.1	1.7	1.4
步行（5km/h）	16.3	3.9	3.3
轻松漫步或站立，负重<25kg	20.9	5.0	4.2
漫步或站立，负重29~40kg	23.0	5.5	4.6
漫步或站立，负重50~74kg	29.7	7.1	5.9

注：MET，指代谢当量（metabolic equivalent, MET）。1 MET 代表机体静息状态下的代谢率，约为每千克体重每分钟耗氧 3.5ml[3.5ml/（kg·min）]。世界卫生组织曾对日常生活活动、家务劳动、文娱活动、职业劳动中代谢当量进行测定，供制订治疗方案时参考。

6. 精神与心理方面 可以根据患者的具体情况进行选择性评定。常采用焦虑或抑郁自评量表,以评定患者有无焦虑或抑郁情形。

四、方案与实施

(一)治疗目标

冠心病的作业治疗可分三个时期进行。

Ⅰ期:是指发生急性心肌梗死,接受冠状动脉旁路移植术或经皮冠状动脉腔内成形术,或不稳定型心绞痛患者的整个住院时期。此期的治疗目标主要为:预防由于卧床带来的肌肉力量丢失;通过检查和评估患者的功能性活动能力,确定患者适当的家居活动;教育患者个人存在的风险因素,并教授降低这些风险的办法。

Ⅱ期:是指自患者出院起,至病情稳定性完全建立为止的一段时期,通常为5～6周的时间。此期的治疗目标主要为:在安全限度内,逐步恢复患者包括轻度家务劳动、娱乐活动在内的一般性日常生活活动能力。

Ⅲ期:是指病情处于稳定状态的时期。康复对象主要包括陈旧性心肌梗死、稳定型心绞痛、隐匿性冠心病、冠状动脉旁路移植术和经皮冠状动脉腔内成形术后的人群。此期的治疗目标主要为:在安全限度内,全面提高患者的运动与活动能力;控制和改善冠心病的危险因素;尽可能恢复患者病前的生活和工作;提升患者的生活质量。

(二)治疗时机(Ⅰ期)

在过去8小时内,没有新的或再发的胸痛,没有新的、明显的心律失常或心电图改变,肌酸激酶和(或)肌钙蛋白水平没有升高,没有出现新的心力衰竭失代偿征兆(静息时呼吸困难伴湿啰音)。

(三)可继续进行活动的指征

在康复进程中,当患者活动后出现以下反应,可继续进行活动:适量的心率增加;与静息时相比,收缩压增加10～40mmHg;心率监测没有新的心律失常或 ST 段改变;没有心悸、呼吸困难、过度疲乏、胸痛等症状出现。

(四)须停止活动的指征

在康复进程中,当患者活动后出现下列情况时,须立即停止活动:舒张压>110mmHg;收缩压下降>10mmHg;明显的室性、房性心律失常;二度或三度房室传导阻滞;不能耐受运动的症状体征,包括心绞痛、明显气短、心电图缺血改变等。

(五)治疗方法

1. Ⅰ期 刚开始的治疗是一对一的形式,以便于作业治疗师可以通过面谈了解患者的生活方式,并评估患者对于运动或活动的心血管反应。运动或活动需要在心电监护下进行,并记录心率、血压、运动心电图变化和症状。

(1)适当的运动和(或)活动:具体的内容可以是:

第一天:充分床上休息后,下床到椅子上,床边大小便。

第二天:例行第一天活动,坐位下,轻微的柔韧性活动,房间内走步。

第三天:站立位下,轻微的柔韧性活动,大厅内行走5～10分钟,2～3次。

第四天:站立位下,轻微的柔韧性活动,大厅内行走5～10分钟,3～4次。

随着患者的能力进展,运动或活动的时间可以逐渐增加,活动内容可以参考表12-3。

表 12-3　适用于 I 期心脏康复的活动

活动	方法	MET	平均反应心率
如厕	便盆	1～2	比休息时每分钟增加 5～15 次
	尿壶（床上）	1～2	
	尿壶（站立）	1～2	
洗澡	床上洗澡	2～3	比休息时每分钟增加 10～20 次
	盆浴	2～3	
	淋浴	2～3	
走路	平坦路面：		比休息时每分钟增加 5～15 次
	每小时 3.2km	2～2.5	
	每小时 4.0km	2.5～2.9	
	每小时 4.8km	3～3.3	
上体运动	站立时：		比休息时每分钟增加 10～20 次
	上肢运动	2.6～3.1	
	躯干运动	2～2.2	
腿部体操		2.5～4.5	比休息时每分钟增加 15～25 次
爬楼梯	1 层楼 =12 个台阶：		
	下 1 层楼	2.5	比休息时每分钟增加 10 次
	上 1～2 层楼	4.0	比休息时每分钟增加 10～25 次

（2）危险因素的教育：针对患者个人存在的危险因素进行教育，并教授降低这些危险因素的办法。

2. Ⅱ期　每一个患者在出院前，都要给予其一个个性化的家居康复治疗方案，内容包括活动和运动指引；活动或任务简化；性生活指导；运动不耐受的症状和体征等。方案尽量与患者的生活方式相适应。如果可能，最好在开始前，给患者做个心电运动试验，然后，依据试验结果制订运动或活动方案。

（1）心肌梗死患者的家居作业训练方案：心肌愈合需要 4～8 周时间，在这一时期，患者的活动通常被限制在 2～4MET 的范围。重点解释可以增加心脏压力和负荷的活动或任务（弯腰用力、上肢上举过头）。当患者能够快步走或爬两层楼梯（接近5MET）而没有不耐受的症状时，他们就能够重新恢复性生活。由于某些心脏病药物可能对患者的情绪、性功能和个人意愿产生重要影响，所以，当这些情况发生改变时，应告知他们与医生联系，考虑更换新药。告诉患者，当出现下列运动不耐受的症状与体征时，应立即停止活动：胸痛或疼痛放射到牙齿、颌部、耳朵或上肢；呼吸短促、运动性疲劳；轻度头痛或头晕；反胃或呕吐；1～3 天内体重不寻常地增加 1.4～2.3kg。

（2）冠状动脉旁路移植术后患者的家居作业训练方案：在术后 2～5 周进行运动试验，根据运动试验的结果给患者提供安全的运动和活动。因为胸骨被打开，需要告知患者，在术后 6～12 周内，避免提举和推拉 4.5kg 以上的物件，尤其是身体侧方的提举和拉的动作；端起一个重的水瓶或咖啡壶时，要用双手端起，一只手托住底部，另一只手抓住把手。有些患者在进行复诊时，主诉在居家活动中做某些动作时听到有"咔嗒"声，那么患者需避免任何引起"咔嗒"声的活动，并禁止上肢的一切运动。

（3）经皮冠状动脉腔内成形术后患者的家居作业训练方案：心电运动试验可以早

笔记

至术后 2～3 天，但常规是在术后 2～5 周进行，6 个月时重复。一方面评估患者能够耐受的运动水平，一方面判断有无血管再狭窄。所采用的运动形式，应该是患者有兴趣参与的、能够完成和坚持的，如果患者喜欢散步，可以建议其在商场散步、运动平板上行走、户外散步等。在腹股沟处行导管穿刺者，应在穿刺部位已基本愈合后，再开始下肢运动。

3. Ⅲ期 程序性治疗一般为 2～3 个月，自我锻炼应该持续终身。具体的治疗方法应依据个体的实际情况而定，在治疗内容的选择上，需充分考虑并尊重其兴趣、爱好、特长、生活习惯等因素，以促进其拥有健康、平衡、高质量的生活。

（1）增加患者的体能与耐力：根据运动试验的结果，提供在安全限度以内不同内容与强度（MET）的活动，形式可以是个人性的，也可以是小组性的。活动内容可以参见表 12-4～表 12-6。

表 12-4 家居性活动的代谢当量

MET	活动内容
1.0～2.5	拖地、去尘、直起身、取食、布置餐台、缝纫和编织、将食品之类的杂货放回原处、整理床铺、安静地站起、用驾驶型的割草机修整草坪、性生活、穿脱衣物、睡觉、看电视、洗碗
2.6～4.0	照顾孩子、洗澡、洗漱、散步、跑步、与孩子中等强度的玩耍、平常的家居清洁、下楼、打扫车库、耙草、提 6.8kg 重物步行
4.1～6.0	擦窗子、用力移动家具、跪着擦地板、清理下水道、刷外墙漆、粉刷和给室内贴墙纸、除草
6.1～10.0	提着杂物上楼、从盒子中搬出家用品、每分钟铲土超过 7.3kg、负重 22.7～33.6kg 站立或行走

表 12-5 休闲和娱乐活动的代谢当量

MET	活动内容
1.0～2.5	乘坐动力船、乘船钓鱼、用气泵充气、打字、使用电脑进行轻度的办公室工作、打牌、弹钢琴、使用缝纫机、坐着学习、读书、写字
2.6～4.0	栽秧、打鼓、喂小型的农场动物、站着捆扎小到中等的盒子、站着工作的酒吧招待、院中散步
4.1～6.0	铺地毯或地砖、缓慢地劈木材、干农活、喂牛、木匠活、打磨家具表面、筑路、提重物
6.1～10.0	干农活、捆干草、用混凝土涂抹墙壁、移动重物、携带消防水带的消防员

表 12-6 锻炼和体育运动的代谢当量

MET	活动内容
1.0～2.5	慢速度的散步、抛接篮球或足球
2.6～4.0	极轻负荷的功率自行车、提举轻到中度的物件、中等速度的散步、牵伸运动、瑜伽、水中有氧运动
4.1～6.0	骑车 16.0～19.0km/h、躲避球、跳房子、有氧舞蹈、中等费力的活动
6.1～10.0	8～9.6km/h 的跑步、打篮球、跳绳、竞走、中等速度游泳、中等速度的骑车＞19.2km/h

笔记

（2）增加柔韧性的活动：柔韧性差会导致日常生活能力下降，增加腰背痛的危险。需以缓慢、可控制的方式进行，并逐渐增加活动范围。建议每周 2～3 天，活动范围力求达到产生轻度不适感，但无疼痛，并保持该体位 30～90 秒，期间保持正常呼吸。

（3）压力管理的指导和训练：由于疼痛、虚弱和对生命安全的担心，患者常承受很大的心理压力，甚至产生焦虑和压抑情绪。指导和训练患者：采用腹式呼吸方法；将注意力集中于安慰性的事实或想象；对活动水平的自我监测；突发心脏问题的应急处理等技术，利于舒缓压力，减轻焦虑与压抑。

（4）体重控制与管理：冠心病患者通常伴有肥胖，而肥胖本身又是导致或加重冠心病的重要因素，因此，有必要对冠心病患者实施体重控制与管理计划。干预办法主要包括增加运动，配合饮食和行为干预。

（5）提供辅助用具及必要的日常生活指导和训练：部分冠心病患者可能会因为疾病的严重程度，或受到其他伴随疾病如骨性关节炎、慢性阻塞性肺疾病等的影响，出现日常生活能力受限的情形，作业治疗师可以针对其受限活动进行指导和训练，如用坐位代替站位，或提供长柄夹、晾衣叉等辅助用具，以减少上肢上举过头的需要，从而减轻心脏负担。

（6）心理与社会支持：通过提供讨论性的小组或咨询活动，鼓励患者表达情感、思想、需要，促进与焦虑、害怕、生活方式、饮食、社交技巧等主题相关的讨论。帮助患者建立、发展家庭与社会支持力量，提高其社会适应力。

（7）危险因素的管理和干预：在冠心病的危险因素中，吸烟、高胆固醇、高血压、肥胖、糖尿病、心理压力及长期伏案的生活方式，被认为是可以干预的，具体方法包括：①戒烟；②减少饮食中脂肪、特别是饱和脂肪（<总热量的 7%）和胆固醇（<200mg/d）的摄入，增加 ω-3 脂肪酸、可溶性纤维（10～25g/d）和植物性固醇（2g/d）的摄入；③多吃水果、蔬菜，适量饮酒（酒精摄入量少于 30ml/d），限制盐的摄入（氯化钠盐<6g/d 或钠盐<2.4g/d）；④控制高血压与体重，增加运动；⑤控制糖尿病，规律运动；⑥增加心理调节能力，积极参加社交活动，争取社会支持；⑦改良生活方式，增加活动时间，避免久坐。

（8）职业康复：对于年龄在 50 岁以下的青壮年患者，他们往往具有正常的躯体功能和骨骼肌质量，大部分患者可以在出院后很快恢复工作。美国心脏协会 1998 年的报告称：88% 的 65 岁以下冠心病患者能够重返工作。对于心脏负荷试验正常的低危患者，可于 2 周后恢复工作。需要恢复高强度体力工作的患者，可以加强力量训练性活动，并于恢复工作前进行力量性评估，必要时，在严密监控下，对心脏负荷大的活动（如提举重物）进行评估，以确保安全。

（9）康复教育：教育是冠心病康复的重要内容，应贯穿整个康复过程。教育对象包括患者及其家属，教育方式可以是个体化的一对一，或小组性，也可以是举办学习班，编写和派发有关的宣传册或科普文章。内容主要包括：①冠心病的病理生理和临床基础知识；②冠心病的所有已知危险因素及可采取的干预措施；③如何处理突发心脏问题；④利用代谢当量系统，教会患者建立完成不同任务需要不同水平能量消耗的概念；⑤教授有关能量节省与工作简化的概念；⑥教会患者制订时间管理表，合理安排休息与活动，建立自理、工作、娱乐间的平衡；⑦运动中的注意事项；⑧需干预的临床问题。

笔记

第三节　慢性阻塞性肺疾病

一、概述

慢性阻塞性肺疾病（chronic obstructive pulmonary disease，COPD）是一种呼吸系统常见的慢性疾病，由于其患病人数多，死亡率高，社会经济负担重，已成为一个全球性的重要公共卫生问题。在世界范围内，慢性阻塞性肺疾病居当前死亡原因的第4位，70%的慢性阻塞性肺疾病患者主诉正常生活受到限制。

慢性阻塞性肺疾病的康复就是通过多种锻炼程序和持续的教育与管理，阻止或延缓肺部病变的进展，有效地利用现存的肺功能并争取改善肺功能，提高体力活动能力，改善心理及情绪状态，延长寿命及提高生活质量。

1. 定义　慢性阻塞性肺疾病是一种具有气流受限特征的、可以预防和治疗的疾病，气流受限不完全可逆、呈进行性发展，与肺部对香烟烟雾等有害气体或有害颗粒的异常炎症反应有关。COPD主要累及肺，但也可引起全身的不良反应。

2. 流行病学　目前有关慢性阻塞性肺疾病的流行病学资料大多源于发达国家，且由于其定义的变迁，以及有关该病的流行病学调查采用的标准不同，很难保证数据的准确性。我国每年因慢性阻塞性肺疾病死亡的人数达100万，其死亡率在城市和农村分别列当前所有疾病死亡原因的第4位和第1位。

3. 危险因素　主要包括遗传、吸烟、呼吸系统感染，接触粉尘、废气和烟雾的职业环境，空气污染和社会经济地位低下等。

二、临床表现及功能障碍

1. 慢性咳嗽、咳痰、劳力性呼吸困难　这是慢性阻塞性肺疾病患者的主要临床表现。合并感染时，可出现咳血性痰或咯血。严重时，可出现呼吸衰竭的症状。

2. 体能、耐力、活动能力降低　由于肺的气体交换功能受到阻碍，机体常处于慢性缺氧状态，加之慢性咳嗽、咳痰、异常呼吸模式等因素所造成的额外体能消耗，慢性阻塞性肺疾病患者在体能、耐力，对活动的耐受性方面，均会出现不同程度的降低。

3. 姿势控制异常，平衡和移动能力降低　由于体能下降、容易疲劳、呼吸困难等原因，慢性阻塞性肺疾病患者为了减少肌肉用力，增加肺的通气量，通常采用驼背、吸气时双侧耸肩的适应性呼吸模式，进而引发姿势控制异常，影响平衡和移动能力。

4. 日常生活活动能力降低　由于体能下降、容易疲劳，活动会加重呼吸困难等原因，慢性阻塞性肺疾病患者可能会出现日常生活活动能力下降或不同程度的依赖情形。

5. 焦虑和（或）抑郁　有大量的研究表明，慢性阻塞性肺疾病患者抑郁和焦虑的发病率明显高于其他疾病患者，且抑郁、焦虑状态的共患率在50%左右。

6. 生活质量低下　慢性阻塞性肺疾病患者由于肺功能减退，活动能力逐渐丧失，常常表现出社会活动明显减少，甚至与社会隔离，加上用于疾病诊治所带来的沉重经济与精神负担，其生活质量严重下降。

三、检查与评估

1. 肺功能测定及检查 用于了解患者肺功能的受累范围、程度和可恢复性,并可以客观和动态地观察疾病的进展情况和判断治疗效果。内容重点包括:

(1) 最大通气量:是指以尽可能大的幅度和尽可能快的呼吸频率呼吸时,每分钟的肺通气量,是临床上反映气道通气功能的重要指标。COPD 患者常出现显著降低。

(2) 第一秒用力呼气量/用力呼气量:嘱患者深吸气到肺总量后,用爆发力快速将全部肺活量在最短时间内呼出,即可测到用力呼气量的曲线,此为容量-时间曲线。计算出第一秒钟的用力呼气量和总的用力呼气量,然后,再计算出第一秒用力呼气量与用力呼气量的比值。该指标可以反映气管、支气管阻力情况的特征,从而判断被检查者有无阻塞性气道功能障碍、阻塞程度及其可逆性。慢性阻塞性肺疾病患者该比值<70%。

(3) 残气量/肺总量:残气量是指最大呼气末,肺内残留的气体量;肺总量,是指最大吸气末,肺内所含气体的总量。慢性阻塞性肺疾病患者,由于肺弹性回缩力下降,肺总量增加,同时,由于气道早期闭合,使得残气量增加,因此,该比值通常>40%。

2. 上肢和手的肌力、关节活动度 可使用握力计、量角器和徒手肌力评定等用具及方法进行评定。

3. 姿势控制、平衡和移动能力 可通过观察、平衡仪测定、实际完成功能性活动等方法进行评定。

4. 体能、耐力,对活动的耐受性 可采用 6 分钟或 12 分钟行走距离测定,运动平板或功率自行车试验等方法进行评定。如果慢性阻塞性肺疾病患者同时伴有心脏病,还应该评估患者对活动或运动的心血管反应。

5. 认知技能 主要通过谈话和观察患者实际完成功能性活动等方法,了解其对疾病及由疾病所带来的问题的认识,在生活中的安全性。必要时,需对患者的认知能力进一步评估。

6. 日常生活活动能力 可以采用 Barthel 指数或功能独立性测量来评定。在进行日常生活能力评估的同时,应注意观察患者的呼吸模式,有无屏气、呼吸变浅促,或呼吸时上抬肩部的现象,并测量心率和血压。必要时,通过监测血氧饱和度,如在完成日常生活活动中,血氧饱和度低于90%,就要考虑吸氧。

7. 精神与心理方面 常用评估量表有贝克抑郁量表、贝克焦虑量表、老年抑郁量表,以及抑郁自评量表和抑郁状态问卷等。

8. 生活质量方面 目前广泛用于慢性阻塞性肺疾病患者的普适性生活质量评估量表有 WHOQOL 简表、SF-36 健康调查简表和疾病影响程度量表(the sickness impact profile,SIP)等。特殊性生活质量评估量表有圣乔治呼吸问卷(the St George's respiratory questionnaire,SGRQ)、慢性呼吸疾病调查问卷(chronic respiratory questionnaire,CRQ)和西雅图阻塞性肺疾病调查问卷(the Seattle obstructive lung disease questionnaire,SOLDQ)等。

四、方案与实施

(一) 治疗目标

由于慢性阻塞性肺疾病是不能够被完全逆转或纠正的慢性障碍，因此，对该病患者的治疗目标主要是在障碍的限制下，令其最大限度地发挥功能。具体目标如下：

1. 患者具备完成功能性活动所需要的体能、耐力、关节活动度。

2. 患者能够最大限度地完成与障碍限制相一致的日常生活活动。

3. 在完成日常生活活动期间，患者有恰当的呼吸能力。

4. 保持良好的精神、心理状态，享有高质量的生活。

5. 维护和促进患者的肺健康，延长寿命，降低死亡率。

(二) 治疗方法

1. 日常生活指导 以保证患者能够顺利地完成一天的任务与活动。

(1) 制订计划：计划好一天所要做的各种事情，什么是必须做的，然后，排好先后完成的顺序；在身体状况好的时候，做费力的工作；尽量采取坐位下完成活动；复杂与简单的工作交替着做；复杂的工作，分步骤在不同的时间里做；在家庭成员间养成分工合作的习惯。

(2) 利用工具完成日常活动：如使用带轮子的推车搬运重物，使用带烘干功能的全自动洗衣机、自动洗碗机、自动升降的晾衣架、自动饮水机或电子水瓶、吸尘器等工具完成家务活动。尽量坐着干活，推动物体比拉动物体省力。

(3) 出现呼吸困难时的处理方法：先坐下，用双手撑住膝部，使身体稍向前倾，并尽力保持情绪镇定和放松。如果就近没有凳子或椅子，可以在附近找一可以依靠的物体就地坐下，手腕交叉置于脑后以利于呼吸。闭上眼睛，尽可能地放松腹部、胸部、颌部肌肉。必要时，拨打急救电话。

(4) 活动简化与能量节省技术：洗澡是一项特别费力的活动，因为热而潮湿的空气和较多上肢与手的用力活动会增加呼吸难度。最常采用的建议是：洗澡时使用排气扇或保持浴室门敞开，以减低空气湿度；坐在椅子上洗澡；在洗头、剃须、搓洗上肢和胸部时，将肘部支撑于大腿上；着浴袍代替用毛巾擦干身体等。

(5) 饮食指导：慢性阻塞性肺疾病患者和健康人相比，呼吸需要花费更多能量，因此，患者应选择营养丰富、价值高的食物，以保证充足的能量、维生素、微量元素与矿物质等营养物质的摄入，从而保证内脏和肌肉的正常工作。进食时保持心情放松，时间充足，止于"八分饱"。一般说来，均衡地摄取水果、乳制品、肉类、豆类、淀粉类、食用油，就能够保证充足的维生素和矿物质的供应，但如果患者食欲不振，或正在服用药物，就可能需要额外地补充维生素。富含维生素的食物有黄绿色的蔬菜，如海草类、菌类、芋类、菠菜、甜玉米、胡萝卜、南瓜、番茄等，以及如橙子、草莓、哈密瓜、猕猴桃等水果。慢性阻塞性肺疾病患者如果水分摄入不足，可以引起便秘，痰液黏稠不易咳出，口腔黏膜干燥等症状，因此，患者每天应饮用8~10杯水（包括饮料、牛奶、汤等）。

2. 提供患者练习和使用正确呼吸运动的机会 正常情况下，人通过鼻子进行呼吸运动。气体经过鼻腔的过滤与加温、湿润进入肺部，可以有效预防空气中的污物、有害物质及冷刺激对肺造成的伤害，而慢性阻塞性肺疾病患者，由于呼吸运动模式的

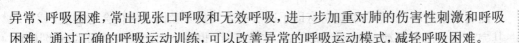

异常、呼吸困难，常出现张口呼吸和无效呼吸，进一步加重对肺的伤害性刺激和呼吸困难。通过正确的呼吸运动训练，可以改善异常的呼吸运动模式，减轻呼吸困难。

3.放松练习 慢性阻塞性肺疾病患者常因气促，而使用辅助呼吸肌，甚至全身肌肉来参与呼吸，这种情形不仅导致体能消耗与身体对氧的需要增加，还会使得全身肌肉处于紧张状态。为了缓解或消除这一紧张状态，可以教授患者适当的放松技术与技巧，具体的做法如下：

（1）传统锻炼的放松功：患者取床上卧位或椅上坐位，松开衣领、袖口、裤带等，以减少对身体的束缚，双眼微闭，思想集中在"静"与"松"上。可以口中缓慢默念"头颈松 - 肩膀松 - 手臂松 - 胸腹松 - 背部松 - 大腿松 - 小腿松"，同时配合相应动作，如此反复，直至身体完全放松。

（2）坐位放松：患者取舒适坐位，头颈与躯干前倾，趴伏在身体前方桌上的被子或枕头上，充分放松肩背部肌肉。

（3）立位放松：患者背靠着墙壁或坚实的家具站立，双脚自然分开并稍离开墙壁或家具，双手自然下垂于身体两侧，含胸、塌背，使肩背部肌肉完全放松。

（4）休息放松：取舒适的坐位或床上半卧位，轻闭双眼，做缓慢、深长的呼吸。

（5）在各种活动中的放松：日常活动尽可能选择在坐位下、桌面上进行，以减少双上肢的用力；活动安排有计划、时间充裕，以减少情绪紧张；边听节奏舒缓的音乐，边完成活动，以音乐节奏带动完成活动的节奏；在完成日常活动时，放松与完成活动无关的身体其他肌群，以减少不必要的肌肉紧张。

4.增加上肢肌力与耐力的练习 大多数慢性阻塞性肺疾病患者，在进行如梳头、晾衣物等上肢性的日常生活活动时，容易出现呼吸困难，其原因在于这样的活动一方面导致肺通气量增加，另一方面导致辅助呼吸肌因参与了上肢活动而减少了参与呼吸方面的做功。增加上肢肌力与耐力的练习，可以减少上肢活动时对辅助呼吸肌的依赖，从而减轻呼吸困难。练习方法可以利用弹力带、橡皮筋、拉力器等作为练习用具；可以通过游泳、划船、打乒乓球等娱乐性活动；也可以采用木工作业、陶艺制作等治疗性活动，更鼓励患者在日常生活中，通过多从事上肢上举过头的活动来发展和获得上肢的肌力与耐力。

5.心理治疗 慢性阻塞性肺疾病患者的心理紊乱或障碍是多方面的，包括认知情感障碍（焦虑、抑郁）、应激相关障碍（急性应激、适应障碍）、神经症（广泛性焦虑障碍和惊恐发作）和人格障碍等，因此，心理辅导与治疗应成为慢性阻塞性肺疾病康复的重要内容。治疗方法主要包括小组讨论，发展支持小组或应激管理小组，传授放松和相关问题（如与配偶、朋友、工作伙伴的相处）的处理技巧，行为干预和必要的认知 - 行为治疗等，以支持和鼓励患者，积极投入和参与现实生活，尽量减少对配偶或照顾者的依赖，达到或保持社会化。

6.提供药物吸入疗法训练 吸入疗法就是利用呼吸道的特点，通过各种吸入装置，使药物以气溶胶或干粉形式进入呼吸道，与呼吸道黏膜结合，发挥药物的局部治疗作用。吸入疗法的装置主要有手控型压力定量吸入器和干粉吸入器两种，具备使用方便、起效快、体积小、易携带等特点。药物吸入疗法对慢性阻塞性肺疾病患者急性期与稳定期的治疗都十分重要。

7.提供或推荐辅助用具，并训练其使用 并不是所有的患者都需要使用自助具，

笔记

但随着病情进展,一些自助具将有助于减少患者发生呼吸困难的机会与程度,或帮助其完成日常所需活动。如弯腰系鞋带、穿裤子时,也许会引起患者明显的呼吸困难,弹力鞋带、长柄鞋拔或长柄夹对其是有帮助的。

8. 改善家居环境　具体做法有:调整家具的摆放位置,保持通道宽敞与畅通;重新安排物品存储位置,将常用物品放在触手可及的地方;合适的操作台高度(比肘部低 6cm 左右);配备能使后背和上下肢得到充分放松的椅子;避免不必要的弯腰、举臂和用力够物动作等。目的在于减少患者的体能消耗,减少呼吸困难发生的机会或程度,增加家居生活的安全性。

9. 长期家居氧疗　长期家居氧疗是指患者脱离医院环境后,在社区或家中施行的长期用氧治疗。长期家居氧疗的适应指征主要包括慢性呼吸衰竭的稳定期、睡眠性低氧血症以及运动性低氧血症。每天吸氧 18～24 小时,持续时间达到 6 个月以上。治疗师可以根据患者的病情需要、经济能力、活动范围(是否需要离家)及家居具体环境等因素,作出推荐,并协助患者进行选择。

10. 患者和家属的教育　通过教育,以提高患者对慢性阻塞性肺疾病的认识和自身处理疾病的能力,更好地配合治疗;主动加强预防措施,维持病情稳定,减少病情反复加重的机会,提高生活质量。可以通过开设慢性阻塞性肺疾病患者学习班、俱乐部、联谊会;组织患者集体观看相关内容的电视节目、录像或听录音带;编写和派发与慢性阻塞性肺疾病有关的宣传册或科普文章;组织慢性阻塞性肺疾病患者防治疾病讨论会,分享各自对疾病防治的经验和体会等多途径、多种方式的教育活动,要求和鼓励患者积极地参加。教育内容包括:① COPD 的病理生理和临床基础知识;②常用药物的作用、用法和不良反应;③吸入用药技术;④一些切实可行的锻炼方法,如腹式呼吸、深呼吸及缩唇呼吸锻炼;⑤一些最基本的判断病情轻重的方法,如 6 分钟步行、登楼梯或呼吸流量峰值(PEF)的测定;⑥赴医院就诊的时机;⑦如何减轻呼吸困难症状;⑧如何识别导致额外呼吸问题的可能伤害;⑨对于符合指征且具备条件者,帮助他们开展长期家庭氧疗,并教授相关设备的使用与保养方法;⑩如何减少与控制危险因素,如戒烟,湿冷季节或空气污染时段避免外出等。

第四节　肥胖与体重管理

一、概述

肥胖是一种广泛流行的、严重的、难以控制的公共卫生问题,是与遗传、生物和行为等多因素有关的疾病。由于肥胖会对患者的身心造成程度不同的损害,因此,对肥胖患者实施减重计划或体重管理势在必行。

1. 定义　肥胖是指构成身体的组成成分中,脂肪蓄积过多,且体重超过标准体重 20% 以上的病理状态。

2. 流行病学　亚洲国家肥胖的总体发病率低于欧美国家。在美国 20 岁及以上人群中,有 50% 的女性和 59% 的男性超重或肥胖,还有约 1/4 的 6～17 岁的儿童和青少年超重或肥胖,居世界最高水平之列,而且还在不断增长。在我国,超重者约占人口总数的 22.4%,肥胖者约占人口总数的 3.1%,且超重和肥胖率存在北方高于南方、城市高于农村、女性高于男性的现象。

3．病因 肥胖的病因非常复杂，主要包括下列几个方面：

（1）遗传因素：肥胖者往往有明确的家族史，如父母亲均肥胖，其子女肥胖的机会可达70%～80%，如父亲或母亲一方肥胖，则其子女肥胖的机会约为40%～50%。

（2）热量摄入过多与消耗减少：一般来说，肥胖者的食欲较好，进食量偏多，不喜欢运动，这些情况极易造成摄入的热量超过机体消耗，能量过剩的结果便是脂肪组织在体内的贮存增加。

（3）不良饮食习惯：饮食习惯是在日常生活中逐渐形成的，常见的不良饮食习惯有挑食、偏食、贪食、暴饮暴食、三餐分配不当、爱吃零食、饮食不规律等。

（4）不科学的进食方法和不良嗜好：进食方法直接关系到进食量的多少与食物的消化吸收，不科学的进食方法包括进食速度过快、边吃饭边看电视或报纸、不注意营养搭配等。喜食重油、重盐的食物，嗜酒、嗜糖、嗜喝含糖的饮料等行为，可以导致或加重热量摄入过剩和营养失调，引发或加重肥胖。

（5）社会心理因素：不幸的童年、既往巨大的心理创伤、现有沉重的思想负担、生活不幸、过度兴奋、抑郁等心理状况都可以增加肥胖的发生率。

（6）某些内分泌疾病或情况：如甲状腺功能减退、库欣综合征、多囊卵巢综合征、胰岛素瘤、生长激素缺乏、妊娠及绝经等内分泌疾病或情况，都可以伴随肥胖。

（7）某些药物的影响：常见的能够促使体重增加的药物有抗精神病、抗抑郁、癫痫药物，类固醇激素、肾上腺素能阻滞剂及糖尿病用药等。

4．肥胖的危害 主要表现在以下几个方面：

（1）使发生多种疾病的机会大大增加：肥胖可使高血压、糖尿病、动脉粥样硬化、冠心病、脑血管病、胆石症、退行性骨关节炎等发病率增加（表12-7）。

表12-7 正常体重人群与肥胖者的疾病发生率（%）

疾病		动脉粥样硬化	高血压	冠心病	胆石症	糖尿病	多发性骨关节炎
体重	正常	28	18	25	1.5	1.5	7.8
	肥胖	52	60	47	9	7	36

（2）生活质量严重下降或恶化：肥胖患者常因体态臃肿、活动不便、动作不灵活、打鼾、多汗等情况而感到自卑，或遭受他人的羞辱和歧视，导致生活质量严重下降或恶化。

（3）内分泌功能紊乱：肥胖极易引起胰岛素抵抗、甲状腺功能低下、性激素水平降低等内分泌功能紊乱。

（4）免疫能力下降：肥胖可使儿童感染性疾病和变态反应性疾病的患病率、严重度和病死率，明显增多于正常儿童；使成人发生呼吸道感染和哮喘的机会大幅度增加；使男性直肠癌、结肠癌、前列腺癌，和绝经期妇女膀胱癌、宫颈癌和乳腺癌的死亡率显著上升。

（5）死亡率上升：研究表明，年龄45岁的超重男性，其寿命比正常体重者短4年。体重指数（body mass index，BMI）>30kg/m^2，或者男性腰围>102cm，女性腰围>88cm的肥胖者，其过早死亡的风险是正常体重者的2倍。

二、临床表现及功能障碍

1. 临床症状 包括体重增加、食欲亢进、呼吸短促、睡眠打鼾、胸闷心慌、怕热多汗、易感疲劳、腹胀便秘等。严重者，还会出现下肢水肿、男性阳痿、女性不育、月经量过少或闭经等症状。

2. 临床分型 肥胖症可以分为单纯性肥胖（或获得性肥胖）和继发性肥胖两种类型。单纯性肥胖与生活方式有关，以过度进食、体力活动过少、行为偏差为特点，约占肥胖患者总数的 95%。继发性肥胖常常出现于多种内分泌、代谢性疾病的发展过程中，也可由遗传、外伤或服用某些药物所引起，约占肥胖患者总数的 5%。

三、检查与评估

1. 身高、体重、腰围、臀围的测量 最好采用同一个测量用具，由同一个人进行测量。

（1）身高：用身高 - 体重计进行测量。被测者脱鞋站在身高 - 体重计的站立平台上，使头、臂、臀、脚跟均与身后的垂直立柱相触，头颅顶点至平台的垂直距离即为身高。

（2）体重：用身高 - 体重计或磅秤进行测量。被测者应仅着内衣，在空腹和排空大小便后测量。国际标准体重公式为：标准体重（kg）= 身高（cm）-100。我国标准体重公式为：标准体重（kg）= 身高（cm）-105，或标准体重（kg）=[身高（cm）-100]×0.9。

（3）腰围：腰围与腹部脂肪含量有关，而腹部脂肪过多是危险因素和死亡的一个独立预测因子。世界卫生组织建议男性腰围>94cm、女性腰围>80cm 作为肥胖的标准。

（4）臀围：《中国成人超重和肥胖症预防与控制指南》中规定，用一根没有弹性、最小刻度为 1mm 的软尺，测得的臀部最大水平周径即为臀围。

2. 计算体重指数（BMI）和腰臀（围）比

BMI 的计算公式：BMI= 体重（kg）/ 身高（m²）。适用于 20～69 岁成年人的肥胖评估，但是，不适用于举重者、体力劳动者和竞技类运动员，因为他们 BMI 的升高不是因为体脂，而是归结于肌肉。理想的 BMI 值为 21kg/m²。世界卫生组织我国，根据 BMI 数值确定的超重和肥胖的界限，以及某些疾病风险分别见表 12-8、表 12-9。

腰臀（围）比计算公式为：腰臀（围）比 = 腰围÷臀围。是测量腹部肥胖的指标，也可以反映存在的健康风险，详细信息参见表 12-10。

表 12-8 WHO 成人超重和肥胖界限

体重分类	BMI（kg/m²）	腰围男性>102cm、女性>88cm 的疾病风险*
正常	18.5～24.9	增加
超重	25.0～29.9	高
Ⅰ度肥胖	30.0～34.9	很高
Ⅱ度肥胖	35.0～39.9	很高
Ⅲ度肥胖	≥40	极高

注：*糖尿病、高血压、心血管疾病的危险性

322

表 12-9 我国成人超重和肥胖界限

体重分类	BMI(kg/m²)	相关疾病风险*	
		腰围(cm)	
		男性<85cm,女性<80cm	男性≥85cm,女性≥80cm
正常	18.5~23.9	—	增加
超重	24.0~27.9	增加	高
肥胖	≥28	高	极高

注:*糖尿病、高血压、血脂异常和危险因素聚集

表 12-10 腰臀(围)比的健康风险阈值表

性别	腰臀(围)比值				
	20~29岁	30~39岁	40~49岁	50~59岁	60~69岁
男	0.87	0.92	0.95	0.96	0.98
女	0.78	0.79	0.80	0.82	0.84

3. 心肺功能评定 以评估体重因素对心肺功能的影响,以及被评估者目前的运动能力及安全性。

4. 其他测定 如生物电阻抗、近红外线交互作用、皮褶测量等。其中生物电阻抗、近红外线交互作用法,在脂肪过多或肥胖成年个体的准确性尚不肯定,因此,应该在严格的条件下使用。尽管通过皮褶测量很容易获得体脂比例的估算值,但在利用这一方法进行体脂的测量和估计时,存在观察者自身变异和观察者间变异,因此,最好与 BMI 一起使用。

5. 膳食评价与生活方式调查 膳食评价是体重管理项目的重要组成部分,主要通过询问方式,对被评估者全天的总能量摄入、脂肪和胆固醇摄入量,以及饮食营养素和纤维素含量是否足够等情况进行评价。通过对被评估者每天的进食时间安排、进食量分配、生活习惯、日常活动、饮食行为、引起过量进食的原因以及社会文化因素的影响等方面的生活方式调查,了解其居家、工作、休闲和运动所产生的能量消耗,评价其能量摄入与消耗是否平衡,并为日后发展健康的、利于体重控制的生活方式提供依据和参考。

此外,还应了解被评估者有无肥胖的家族史,有无基础代谢性疾病如甲亢等,个人的体重变化史,个人对体重和体形的观点等方面的信息,以助于设立更合理、更现实的体重管理目标。

四、方案与实施

(一)治疗目标

一般需要为超重和肥胖者发展和制订长期或终身的体重管理和干预计划。治疗的长期目标主要包括:体重较基值减少 5%~15%,争取控制并维持 BMI 在 <25kg/m² 的范围;消除或降低因超重或肥胖所致健康危险因素的增加;发展持续终身的健康生活方式。

(二)治疗对象

所有体重超重者,都应考虑实施体重控制计划。危险因素越高的人群,减重效果会越好,对健康越有利。特别需要实施体重控制计划的治疗对象包括:BMI>30kg/m²,

或 BMI 为 25~30kg/m² 并伴腹型脂肪分布；女性腰围>88cm，男性腰围>102cm；已出现肥胖并发症的 2 型糖尿病、高血脂、高血压者；BMI>25kg/m² 合并吸烟等危险因素者。

（三）体重管理的临床意义

体重管理包括减轻体重和体重维持两个阶段。减轻体重就是采取能量负平衡，使体重急性减轻；维持体重就是保持失去的体重水平。对超重及肥胖患者实施体重管理，可以达到改善临床症状，减少危险因素，提高生活质量和延长预期寿命的目的。

（四）治疗方案

到目前为止，对于肥胖还没有最佳治疗方案，治疗干预主要侧重于合理营养和平衡膳食，增加体力活动，规律性运动锻炼，生活方式的调整或改变，环境、心理及社会支持，伴随疾病的管理与控制，以及必要的教育与行为干预等。

1. 合理营养和平衡膳食 遵循与肥胖有关的膳食原则，再依据肥胖者（超重者）的食物来源、个人生活习惯，尽量考虑其个人对食物的选择和口味喜好，量身制订营养合理、平衡的膳食计划，以确保安全、顺利地实现减轻或控制体重的目标。

（1）国外学者提倡的与肥胖有关的膳食原则：根据各个国家的食物供应，提供食物选择的指导意见；尽可能平均分配每日的摄食量，不应漏餐；膳食量应充足，避免餐间点心；膳食总能量，脂类和油类≤20%~30%，碳水化合物为 55%~65%，蛋白质≤15%；鼓励食用新鲜水果、蔬菜和粗粮；限制饮酒；每日摄入食盐量应<10g。

（2）中国居民平衡膳食的指导意见：食物多样，谷类为主；多吃水果、蔬菜和薯类；常吃奶类、豆类及其制品；经常吃适量的鱼、禽、蛋、瘦肉，少吃肥肉和荤油；食量与体力活动要平衡，保持适宜体重；吃清淡少盐的膳食；如饮酒应限量；吃清洁卫生、不变质的食物。

（3）中国居民的平衡膳食宝塔：《中国居民膳食指南》以直观的宝塔形式将平衡膳食转化为各类食物的量。虽然平衡膳食宝塔是针对健康人提出的一个营养比较理想的膳食模式，但对已经超重或肥胖的成年人同样具有指导意义。可以利用其与现有的膳食模式进行比较，找出不合理之处；如果需要采取节食措施，也要建立在平衡膳食的基础上。

（4）各类食物的参考摄入量：为了适合不同人群的饮食习惯和能量需要，中国营养学会列出了 3 个能量水平的各类食物的参考摄入量。详细内容见表 12-11。

表 12-11 不同能量水平膳食的各类食物参考量（g/d）

食物名称	低能量（7 531kJ）	中等能量（10 042kJ）	高能量（11 715kJ）
谷类	300	400	500
蔬菜	400	450	500
水果	100	150	200
肉、禽	50	75	100
蛋类	25	40	50
鱼虾	50	50	50
豆类及豆制品	50	50	50
奶类及奶制品	100	100	100
油脂	25	25	25

笔记

（5）各类食物的互换表：包括谷类、豆类、乳类和肉类。详细内容分见表12-12～表12-15。

（6）每日实际应摄入能量的设定与计算：人体的每日总能量消耗包括基础代谢（用于维持人体基本的生命活动，维持生存状态所需的能量）、适应性产热（主要用于食物消化与吸收的生热反应）和体力活动消耗三部分，其中，基础代谢约占能量消耗的70%，适应性产热约占能量消耗的5%～10%，体力活动消耗约占能量消耗的20%～25%。性别、年龄、身高、体重、体形、体温、疾病、环境温度、承受压力的水平等因素，会导致人体基础能量消耗的改变。食物的营养成分、烹饪方法、温度、体积、进食速度、持续时间，人的情绪状态等因素，影响人体适应性产热所需的能量。

表12-12　谷类食物互换表（相当于100g米、面的谷类食物）

食物名称	重量（g）	食物名称	重量（g）
大米、糯米、小米	100	烧饼	140
富强粉、标准粉	100	烙饼	150
玉米面、玉米糁	100	馒头、花卷	160
挂面	100	窝头	140
面条（切面）	120	鲜老玉米（市品）	750～800
面包	120～140	饼干	100

表12-13　豆类食物互换表（相当于40g大豆的豆类食物）

食物名称	重量（g）	食物名称	重量（g）
大豆（黄豆）	40	豆腐干、豆腐泡	80
腐竹	35	素肝尖、素鸡、素火腿	80
豆粉	40	素什锦	100
青豆、黑豆	40	北豆腐	120～160
膨化豆粕（大豆蛋白）	40	南豆腐	200～240
蚕豆（炸、烤）	50	内酯豆腐（盒装）	280
五香豆豉、千张、豆腐丝（油）	60	豆奶、酸豆奶	600～640
豌豆、绿豆、芸豆	65	豆浆	640～800
豇豆、红小豆	70		

表12-14　乳类食物互换表（相当于100g鲜牛奶的乳类食物）

食物名称	重量（g）	食物名称	重量（g）
鲜牛奶	100	酸奶	100
速溶全脂牛奶	13～15	奶酪	12
速溶脱脂牛奶	13～15	奶片	25
蒸发淡奶	50	乳饮料	300
甜炼乳（罐头）	40		

笔记

表 12-15　肉类食物互换表（相当于 100g 生肉的肉类食物）

食物名称	重量(g)	食物名称	重量(g)
瘦猪肉	100	酱牛肉	65
猪肉松	50	牛肉干	45
叉烧肉	80	瘦羊肉	100
香肠	85	酱羊肉	80
大腊肠	160	兔肉	100
蛋清肠	160	鸡肉	100
大肉肠	170	鸡翅	160
小红肠	170	白条鸡	150
小泥肠	180	鸭肉	100
猪排骨	160~170	酱鸭	100
瘦牛肉	100	盐水鸭	110

为了达到减重目的，每日的能量摄入量应低于能量消耗量，使机体处于适当的能量短缺状态。能量短缺的数值通常由减重的目标决定。目前公认的安全和现实的减重目标为：每周减重 0.5~1.0kg，每日的能量短缺值为 500~600kcal(1kcal=4.18kJ)。因此，每日实际应摄入能量值(kcal)＝每日所需热量－(500~600)(能量短缺值)，通常不少于 1 500kcal。

可依据减重者的性别、年龄、身高、体重，采用下列公式，粗略估算其每日所需的能量值(kcal)：

男性：[66+1.39×体重(kg)+5×高度(cm)－6.8×年龄]×活动因子；

女性：[65+9.6×体重(kg)+1.9×高度(cm)－4.7×年龄]×活动因子。

或：每日所需的能量值＝基础代谢能量值×95%×活动因子。

(7) 饮食餐单的制订：饮食应强调低糖、低脂、低胆固醇，富含营养素、复合糖类和膳食纤维的基本原则。在减重的初始阶段，应同时减少总能量摄入和脂肪能量百分比。根据每日实际应摄入的能量，按照平衡膳食宝塔选择各类食物的比例，再兼顾减重者的饮食习惯和个人喜好，确定具体的食物内容及量，并制成不同搭配的进食餐单供其选择，或通过教育，教会减重者自己制订。

2. 增加体力活动　体力活动是人体除基础代谢之外另一种能量消耗的主要形式，因此，在同等进食的条件下，即使是同种性别、同等身高与体重的人，缺少体力活动者发生肥胖的机会也会高于参加体力活动者，或高于职业活动中有较多体力消耗的人。在《中国居民膳食营养素参考摄入量》中，中国营养学会将职业活动建议分成三个活动水平，并按性别给出不同数值的活动因子，以供在设定每日实际应摄入的能力值时作参考。具体内容及应用举例分见表 12-16 和表 12-17。

(1) 目的：增加机体能量消耗，减少摄入的多余能量以脂肪形式在体内积存的机会，以维持体重，或利于体内积存的脂肪被动员，以提供能量的方式被机体消耗，从而使体重减轻。此外，伴随体重减轻的是基础代谢所消耗的能量值的降低，要想维持减重效果，在每日同等数量能量摄入的情况下，必须再增加体力活动 20~30 分钟，以消耗多余热量。

表 12-16 中国成人职业活动水平分级建议

活动水平	职业工作分配时间	工作内容举例	活动水平	
			男	女
轻	75% 时间坐或站立，25% 时间站着活动	办公室工作、修理电器钟表、售货员、酒店服务员、化学实验操作、讲课等	1.55	1.56
中	25% 时间坐或站立，75% 时间特殊职业活动	学生日常活动、机动车驾驶、电工安装、车床操作、金工切割等	1.78	1.64
重	40% 时间坐或站立，60% 时间特殊职业活动	非机械化农业劳动、炼钢、舞蹈、体育活动、装卸、采矿等	2.10	1.82

表 12-17 轻度活动水平工作者每日实际应摄入能量值的计算方法
（每周减重 0.5～1.0kg）

方法	例1	例2
性别、年龄、体重	男、38 岁、95kg	女、43 岁、80kg
估算基础代谢能量值	11.6×95+879=1 981kcal	8.7×80+829=1 525kcal
按 95% 调整	1 981×95%=1 882kcal	1 525×95%=1 449kcal
乘以活动因子得到一日能量所需	1 882×1.55=2 917kcal	1 449×1.56=2 260kcal
扣除减重所需能量短缺按百位数取整	2 917-600=2 317kcal	2 260-600=1 660kcal
得到实际应摄入能量值	2 300kcal	1 700kcal

（2）方法：随时随地抓住机会活动，如用步行登楼梯代替乘电梯；1km 之内的路程步行而不乘车；上下班时，可以提前 1～2 站下车改步行；每周至少 1～2 天不看电视或每天减少看电视的时间，等等。将家居清洁、散步、跳舞、骑车等活动纳入每天的日程安排。

3．规律性运动锻炼 一项由减重达到或超过 13.5kg 并保持 5 年及以上的数千人参加的研究结果表明，规律性运动是与成功的体重控制强烈相关的关键因素之一。有关多种体力活动和运动 30 分钟的能量消耗值，可以参见表 12-18。

表 12-18 多种体力活动和运动 30 分钟的能量消耗值

活动或运动项目	30 分钟的能量消耗（kcal）
静坐、看电视、看书、聊天、写字、玩牌	30～40
轻家务活动：编织、缝纫、清洗餐桌、清扫房间、坐着跟孩子玩	40～70
院中漫步、慢速跳舞、广播体操、骑车（8.5km/h）、站着跟孩子玩	100
步行上学或上班、打乒乓球、游泳（20m/min）、骑车（10.0km/h）	120
快速步行（100～120m/min）	175
打羽毛球、排球、太极拳，跟孩子玩（走、跑）	150
擦地板、快速跳舞、打网球（中等强度）、骑车（15.0km/h）	180
网球、羽毛球比赛，爬山（5°坡度），一般速度慢跑，滑冰（中等）	200
一般速度跑步，跳绳（中速）、仰卧起坐、骑车（19.0～22.0km/h）	200～250
上楼梯、游泳（50m/min）、骑车（22.0～26.0km/h）、跑步（160m/min）	300

笔记

（1）作用：通过规律性运动锻炼，不仅可以增加机体能量消耗，减少体内、尤其是内脏脂肪的沉积，还可以刺激机体的产热反应，提高基础代谢水平，改变肌肉形态和生化能力。

（2）好处：降低血压、血脂，总体降低心脏病的风险；降低患乳腺癌、结肠癌、子宫内膜癌、前列腺癌和肾癌的风险；提高胰岛素受体的敏感性，降低血糖水平；增加骨密度，改善心血管功能和肺功能以及缓解压力、改善情绪等。

（3）强度、频度与时间：每天进行 30 分钟中等强度的运动锻炼或体力活动即可。有充分的科学证据支持，这一运动量能够燃烧显著数量的能量，改善总体健康状况，减少疾病风险，而且，三次 10 分钟运动与一次 30 分钟运动的效果一样。如果减重者多年缺少运动锻炼，而且体重严重超重，推荐花 6 个月的时间达到这一目标。值得提醒的是，在运动数周或数月之后，一旦接近了减重目标，如果维持每日的能量摄入不变，就需要开始每天 60 分钟中等强度的运动以预防体重回升。

（4）方式：可以是散步、骑车、游泳、跳舞、园艺等，任何减重者喜欢或愿意选择和能够坚持的方式。30 分钟的散步约相当于行走 5 000 步。也可以选择由专业人士量身定做的力量性运动训练方案。

（5）注意事项：如果 BMI 超过 $25kg/m^2$，运动时应考虑保护髋、膝关节，以保证能够终身进行运动锻炼；考虑那些可以尽量减少对髋、膝关节产生冲击和对脊柱造成压力的运动。

4. 生活方式的调整或改变　饮食搭配不合理，不良饮食习惯，不科学的进食方法和不良嗜好是导致超重和肥胖的重要因素，也是导致减重失败或不能维持减重成果的主要原因，因此，在体重管理方案中，生活方式的调整或改变是不可或缺的干预内容。

（1）合理营养、能量平衡的饮食结构：参照国外学者提倡的与肥胖有关的膳食原则和中国居民平衡膳食的指导意见，制作每日的饮食餐单，做到饮食结构合理，能量平衡。

（2）良好的进餐习惯：包括养成并遵从一日三餐、定时进餐的习惯；拒绝餐间点心和夜宵；不准备多余食物；在餐前食用水果或素汤；采用增加饱腹感、能量低的食物，如芹菜、包菜、黄瓜、燕麦片等；限制食物体积等。

（3）戒除不良嗜好：不喝含糖饮料；远离西式快餐、油炸食品；尽量减少或避免食用甜点、巧克力等含糖食物。

（4）科学方式进餐：细嚼慢咽，每口食物咀嚼不少于 25 次；限制一口量，因一餐大约进食 100 口；不边看电视边进食；不挑食、偏食、贪食、暴饮暴食；三餐分配得当，可以根据个人实际生活情况，或平均分配三餐的能量供给，或遵循早吃好、午吃饱、晚吃少的原则，或尽可能考虑减重者的生活习惯。

5. 环境、心理及社会支持　肥胖者由于身体通常较常人臃肿，举止不灵活，容易出汗、气喘，睡眠时打鼾等原因，严重影响个人形象，也容易遭受他人的侮辱和歧视，从而产生自卑、颓废、压抑等不良情绪与心理。为了确保减重计划的顺利实施，减缓情绪和心理压力，全面提升减重者的生活信心与生活质量，应对其提供切实有效和长期的环境、心理及社会支持。

（1）创造宽松、友善的环境氛围：肥胖是多因素复杂作用的结果，它并不等同于失败和缺乏毅力。由环境氛围所产生的紧张与压力，会促使过量进食行为的出现，加重肥胖。

（2）发展帮助和支持的力量：让家庭成员参与体重管理计划；帮助建立或加入减

重组织；定期跟踪其包括体重、腰围、臀围、运动时间，摄入的食物类型与总量等内容的个人资料或统计数据，以利于获得支持，及时解决所面临的问题。

（3）自我监控：自我控制的最好办法是写日记或进行包括重要统计数据在内的其他类型记录，并不断更新。

（4）管理压力：每个人不时都会感到压力，压力构成了生活的一部分。压力的来源可以是诸如生病、离异、失业等负性事件，也可以是诸如孩子出生、开始一项新工作等正面事件。有许多研究支持压力是导致人们过量进食的主要原因之一。过量进食能够导致体重增加，体重增加本身又会成为压力。管理压力的方法包括：发现压力源，并处理它，如压力是由照顾老人或孩子引起，可致电亲友，请求他人短时接替；将每日应该做的事情列出清单，编排出先后完成次序，然后，按清单行事；今天完成不了的事情，留待明天完成，或留待没有压力时再做；深呼吸 3～4 次，直至感到冷静和放松；嘱减重者闭上双眼，花大约 5 分钟或 10 分钟的时间，使用视觉想象、描绘一个能令其放松的场景（欣赏匆匆流淌的小溪，风摇曳着树木），并沉浸其中，感受声音、气味，所见到的一切；或听具有抚慰作用的背景音乐，或闭目聆听熟悉的、感觉舒服和放松的音乐片段等。

（5）自我奖励正面行为：美国一项研究发现，奖励年轻人的正面行为远比惩罚其负面行为有效，且奖励正面行为与 10 年及以上长期成功的体重控制有很强的相关性。奖励方式可以是一顿健康餐或运动；陪伴喜欢或重要的人；花半小时做自己喜欢的事（给好友打电话、洗澡、散步）；观看喜欢的电影；购买喜欢的书籍、衣物等。

6. 伴随疾病的管理与控制　帮助与督促减重者积极治疗基础代谢性疾病，控制与肥胖有关的疾病症状；对于已发生功能障碍者，提供相应的功能训练，或提供必要的辅助用具及家居环境改造；进行与疾病相关的健康教育。

7. 必要的教育与行为干预　因肥胖很少能被治愈，所以，应像对待许多其他慢性病患者一样，通过提供必要的教育和行为干预，对肥胖者进行长期，乃至终身的管理。

学习小结

1. 学习内容

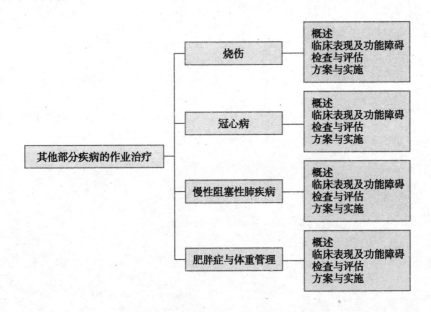

2. 学习方法

认真阅读、理解文中阐述内容,并补充阅读与肥胖密切相关或通常相伴的疾病,如冠心病、糖尿病、多囊卵巢综合征等临床医学知识。结合本节所述内容,理解与学习体重管理与干预计划的临床制订过程。

(胡玉明 余 瑾)

复习思考题

1. 烧伤的定义是什么?
2. 烧伤的作业治疗包括哪些内容?
3. 慢性阻塞性肺疾病的定义是什么?
4. 肥胖的主要危害有哪些?
5. 最常用的肥胖评定方法有哪些?
6. 体重管理和干预的基本内容有哪些?

第十三章

职 业 康 复

📄 **学习目的**

通过学习，形成全面康复的理念，理解职业康复在康复医学中的目的和意义；掌握职业康复评定和训练的思路，熟悉职业康复评定和职业教育的常用方法；为今后在实际康复工作中对伤病患者的就业指导及工作安置等起到积极的理论充实作用。

学习要点

职业康复的概念；职业康复的原则；职业康复评定和训练的思路；职业康复评定和职业教育的常用方法。

第一节 职 业 康 复

一、概述

职业康复是作业治疗的重要内容之一，指通过综合的康复手段，使残障人士和伤病患者就业或再就业，从而促进他们参与或重新参与社会。职业康复是工伤康复体系中非常重要的环节，帮助工伤患者提高工作能力，使其顺利回归和适应工作岗位；协助企业安全适当地安排工伤患者重返工作岗位，降低企业运营成本，降低工伤事故。作为全面康复的重要组成部分，职业康复在残障人士和伤病患者就业和回归社会中发挥着重要作用，从某种程度上说，职业康复水平的高低反映了一个国家整体康复水平的发展状况。

（一）职业与职业康复的概念

1. 工作 工作有两方面内涵，一方面，工作是指劳动生产的过程，是体能或心智上的努力以产生某事或某结果；另一方面，工作是指为维持某个机构或某项事业运作、发展的职务或岗位，与职业相似。工作是每个社会人实现各自社会分工的具体方式，通过工作我们才能更好地参与社会活动，获得报酬、追求价值和获得成就感，达到经济、社会和心理上的目的。工作可分为有偿工作和无偿工作，有偿工作是指按照契约参与工作可获得特定的物质或经济报酬，如医生、治疗师、教师、律师、厨师、清洁工等；无偿工作虽不以物质或经济上的报酬为目的，但也可以实现社会价值、自我

笔记

人生价值等,如学生学习、志愿者工作、家务工作等。

2. **职业** 职业是指从业人员为获取主要生活来源所从事的社会工作类别。职业是参与社会分工,利用专门的知识和技能为社会和个人创造物质和精神财富的工作。《国际职业分类大典》2008版将职业分为10个大类、43个中类、125个小类、436个细类。《中华人民共和国职业分类大典》2015年版将职业分为8个大类、75个中类、434个小类、1481个职业。无论是国际职业分类,还是我国的职业分类,每个职业都离不开职业标准和技能要求,通用的技能包括沟通能力、数学计算能力、学习能力、创新能力、问题解决能力、团队合作能力、信息处理能力等。

3. **职业康复** 是通过多学科的综合康复手段和技术,最大限度地恢复和提高残障人士和伤病患者的身心功能和职业劳动能力,从而促进其重返工作岗位,更好地参与社会,提高生活质量。

（二）残障人士及伤病患者的就业

1. **就业方式** 根据我国现行法律规定,残障人士的就业方式主要包括集中就业、按比例就业、个体就业、灵活就业、工伤保护性就业等。

（1）集中就业:是指残障人士在各类福利场所、机构等单位劳动就业。

（2）按比例就业:是指各有关单位如机关、团体、企业事业单位、城乡集体经济组织,按照一定比例接收安排残障人士就业,并为他们选择适当的工作和岗位。

（3）个体就业:是指残障人士从事个体生产、经营活动,取得劳动报酬或经营收入。

（4）灵活就业:指依照个人主观愿望或通过一定组织,参与社区的便民利民服务以及社区公益性劳动。所从事的岗位包括保洁、保安、车棚管理和报刊收发等工作。

（5）工伤保护性就业:指原用人单位按国家工伤保险政策相关规定,有责任妥善安排工伤职工从事力所能及的工作,不得因工伤而解雇伤残职工。

前四种就业方式适于残障人士,第五种就业方式适于工伤患者。

2. **常见就业障碍因素**

（1）自身因素:年龄、性别、个性特征、教育背景、职业技能、自我效能、动机、躯体功能、认知功能、心理功能等。

（2）环境因素:包括物理、文化、制度环境因素,如工作场所、工作工具、交通、就业政策、企业文化与结构等。

（3）社会因素:家庭态度、社会态度、雇主和同事的态度等。

（三）职业康复的任务和内容

1. **职业康复的任务** 1985年国际劳工组织在《残疾人职业康复的基本原则》中阐明了职业康复六个方面的主要任务:

（1）掌握残疾人躯体、心理和职业能力状况。

（2）为残疾人职业训练和就业的可能性进行指导。

（3）提供必要的适应性训练、身心功能的调整和正规的职业训练。

（4）引导从事适当的职业。

（5）提供需要特殊安置的就业机会。

（6）残疾人就业后的跟踪随访服务。

2. **职业康复的内容概述** 目前我国职业康复开展形式相对单一,内容相对有限。

开展形式主要分为两类,一类是残疾人联合会和民政系统开展的主要针对先天性残疾人群的职业评定、职业咨询、职业培训和指导等职业康复服务;另一类是劳动保障部门和卫生系统开展的主要针对工伤和职业病患者进行的职业访谈、职业评定、职业强化训练、现场工作模拟训练、工作调整与环境改良等职业康复服务。内容主要包括:

(1)职业咨询与职业康复访谈:主要包括基本信息、病史或受伤史、功能史、职业史、就业意愿和动机等;

(2)职业康复评定:主要包括临床检查与评定、就业需求和动机评定、功能性能力评定、工作模拟评定、工作现场评定等,并形成职业康复评定报告;

(3)工作分析:主要分析工作特性、工作要求与患者职业能力间的关系;

(4)职业康复训练:根据职业评定和工作分析的结果,应用生产性活动及现场工作训练提升工伤患者的职业能力及信心。

(5)职业技能培训:根据患者的就业需求和方向,结合职业设计,技能培训师为患者培训新的技能,获得新的职业能力。

(6)就业后随访:跟踪随访患者的工作情况,根据患者和雇主反馈,为其提供适当的指导、建议或者是再训练、再培训。

(四)职业康复的流程

职业康复的流程见图 13-1。

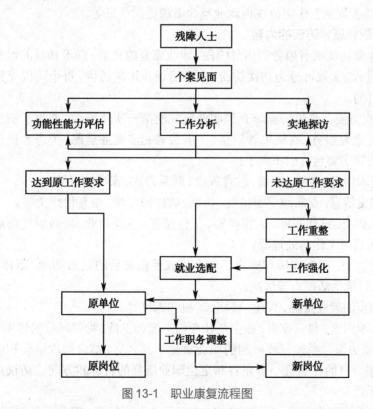

图 13-1 职业康复流程图

(五)职业康复的意义

职业康复作为全面康复的重要组成部分,一方面既可以改善患者的运动、感觉等躯体功能,增加患者生活和工作的互动,提高患者自我效能和自我价值等社会心理功能;进而提高患者的职业能力,帮助患者重返工作,减轻个人、家庭及社会的负担,提高患者生活质量;另一方面也可以通过人体工效学干预,对雇员进行职业健康和安全教育,以降低企业运营成本,降低工伤事故等。

二、职业咨询与职业康复访谈

(一)职业咨询与职业康复访谈的定义和目的

职业咨询是职业康复治疗师在就业问题方面向患者提供咨询的过程。此过程为互动的过程,一方面患者向职业康复治疗师咨询重返工作和职业康复的问题,另一方面职业康复治疗师与患者及其相关人员(如家属、雇主等)针对患者职业需求和职业能力等进行专业的交谈和询问,为职业康复评定、训练和培训等奠定基础。咨询与访谈的目的主要有:

1. 向患者介绍职业康复治疗师的角色、服务内容及职业康复的作用等,建立合作关系,取得患者信任。

2. 恰当地让患者清楚自己的情况、责任和可获得职业康复服务等信息,鼓励患者。

3. 收集患者的基本信息、病史信息、功能史信息、职业信息等。

4. 了解患者的就业意愿、就业动机,以及影响其就业的因素。

5. 与患者及相关人员共同讨论解决问题的方法及目标。

6. 为患者重返工作岗位或再就业整合资源提供信息等。

(二)职业康复访谈的内容

职业康复访谈随着患者的康复阶段,职业康复的进展、需求和目的而分阶段或持续不断地进行,大致可分为初次访谈、中期访谈和末期访谈,每个阶段有针对性的访谈内容和目的。

1. 初次访谈 是患者被转介到职业康复的第一次访谈,主要为了初步达到让患者了解职业康复服务、收集患者信息、了解患者初步就业意愿、为患者提供咨询等目的。访谈内容主要包括但不限于:

(1)基本信息:年龄、性别、教育程度、联系方式、家庭情况等。

(2)病史信息:发病或受伤情况、诊断、临床治疗史、康复治疗史等。

(3)职业史:过往职业、工作经验、工作技能、现在职业、发病或受伤后患者及雇主等相关人员对工作的处理等。

(4)功能史:结合病历和评定了解发病或受伤前后的认知功能、躯体功能、社会心理功能、日常生活能力等情况。

(5)初步的就业意愿、兴趣、目标、动机和态度等。

(6)影响因素:包括家庭、雇主及社会的态度和支持,物理环境的影响等。

2. 中期访谈 经过一段时间的职业康复干预之后,结合初次访谈和职业康复的进展而开展。目的在于进一步完善和定位职业康复的目标和方向。访谈内容主要包括但不限于:

(1)患者的工作意愿、动机、定位、态度等是否有转变,相关人员的期望、目标和态度等。

(2)患者的认知功能、躯体功能、社会心理功能、日常生活能力、职业能力等的进展。

3．末期访谈　一般指患者经过职业康复服务后需从医院重返工作岗位或再就业,在职业康复出院前围绕出院后"职业安置和计划"而进行的访谈,可涉及患者本人、家属、雇主、保险公司、职业中介、社区工作人员等。访谈内容主要包括但不限于:

(1)结合患者的就业意愿、倾向和实际情况与患者共同制订职业安置计划。

(2)让患者及相关人员清楚患者的工作能力范围。

(3)职业安全和健康宣教。

三、职业康复评定

(一)职业康复评定的定义与目的

职业康复评定是指根据一般或特定职业要求或职业标准,对患者及工作环境进行测量和评估以分析患者是否能完成或保持职业中的工作任务的一个系统过程。职业康复评定是一个综合的持续过程,其主要目的在于了解患者能否重返原来的工作岗位或再就业的潜力,具体包括:

1．确定患者职业功能障碍,现有功能和潜在功能。

2．确定患者的其他职业能力,如工作能力、经验、技能等。

3．确定患者的优势和劣势。

4．提供患者自我评估和自我探索的机会。

5．确定干预目标和需要。

6．确定工作耐力。

7．了解患者的工作意愿。

8．了解工作环境。

9．确定职业康复干预计划和方案。

10．判断职业康复干预成效。

11．比较干预方案优劣。

(二)职业康复评定的内容和方法

1．临床检查与评定　当患者转介到职业康复服务机构或部门时,首先由职业康复临床医生进行全面的病史询问和检查,做出诊断,发现或排除可能会影响职业康复过程的注意事项,如高血压、心脏病、疼痛、情绪恶化等危险因素和禁忌证。可通过病历查阅、问诊、体格检查、影像学检查、实验室检查、初步功能评估等实现。

2．就业需求和就业动机评定　患者的就业需求和就业动机在职业康复中起着重要作用,就业需求的高低及就业动机的强弱直接影响职业康复的效果以及患者重返工作的可能性。可通过访谈来获取患者的就业需求和动机,也可以根据马斯洛需求层次理论分析患者的就业需求和动机,或引导动机性访谈,以鼓励患者对工作的追求,激发患者重返工作的信心。

3．功能性能力评定　是指评估患者完成职业参与相关的工作活动的能力,是将个体的健康状态、躯体结构、躯体功能在职业需求、工作环境中互动的过程进行一系列系统的对比、测量和评估。功能性能力评定是判断患者执行一般工作或某一具体工作的能力,从而判断患者重返工作或者调适工作的潜力;可用于确定工作上的活动受限,需要做的工作调整;是制订职业康复目标和计划的重要依据。功能性能力评定

笔记

主要包括认知功能评定、躯体功能评定、社会心理功能评定、工作行为评定、设备评定等。

（1）认知功能评定：工作是一项复杂的社会参与活动，需要具备一定的注意力、记忆力、判断能力、思维能力、组织能力、学习能力、执行能力、交流能力和问题解决能力等认知功能，不同的职业和工作对认知功能水平的要求不一样，需要专业系统的评估才能确定患者能否满足该职业要求，尤其对于脑部受累的患者。常用的认知功能评定方法有简易智能精神状态检查量表、蒙特利尔认知评估量表、LOTCA 认知功能成套测试、韦氏智力测试等。

（2）躯体功能评定：躯体功能是从事工作的重要基础，包括运动功能、感觉功能、手功能、心肺功能等。可通过徒手或利用不同仪器评估患者的活动能力、肌力、肌张力、耐力、关节活动度、平衡、协调、感觉、上肢功能、手功能、手眼协调性以及心肺功能等项目，从而了解患者的躯体功能状况。

（3）社会心理功能评定：主要是对患者的就业意向和处理社会问题的心理能力进行评定。常采用心理测试的方法，如利用残障人士就业意向调查表、残障人士就业动机调查表等。在工伤患者职业康复评定时常使用林氏就业意愿量表（LASER）评定患者的就业意愿以及意愿变化过程。

（4）工作行为评定：工作行为评定则是利用不同的方法，客观地测试以反映患者在工作上的行为表现，也可评估其工作意向及工作上所需的精神状态，加上工作场所的现场观察，从而评估出患者的实际工作行为情况。内容包括工作动力、自觉性、守时性、计划性、仪表、自信心、服从管理能力、接受批评能力、创造力、承受压力能力、行为-反应一致性等。

（5）设备评定：每个国家常用于评定功能性能力的职业康复设备和工具不同。澳大利亚最常用的评定设备有 WorkHab 功能性能力评定（W-FCE）、关键性功能性能力评定（KFCA）和 Valpar 工作样本组合（VCWS）等；美国最常用的是 Isernhagen 工作系统（IWS-FCE）、Blankenship 功能性能力评定（B-FCE）、ERGOS 工作模拟等；中国近十几年来陆陆续续进口了 BTE 康复训练和评估系统用于骨科和神经科患者的康复评定和康复治疗，目前国内各个康复机构常能见到 BTE 设备，但针对性用于职业康复服务的仍不多（图 13-2）。

4. 工作模拟评定 根据各种工作所要求的身体活动，尽量设计和模仿现实工作中真实的工作任务进行评定，从而得出患者能否重返工作岗位的职业能力建议。工作模拟评定的目的包括：一是找出患者存在的复工问题，为制订个性化职业康复计划提供依据；二是评定患者在接近真实工作情况下完成工作任务的能力；三是寻找患者目前工作能力和潜能之间的差距；四是评定患者在工作中存在的风险，尤其是人体工效学方面存在的问题；五是为患者工作重整和强化训练奠定基础。

工作模拟评定一般包括以下三种形式：

（1）工作模拟设备评定：包括 BTE 康复训练和评估系统、Lido 工作模拟平台等，该类工作模拟设备利用多种工具配件来模拟大部分工作所需要的基本动作，工具配件可根据工作的实际需要而采用不同的阻力进行评估。BTE 康复训练和评估系统可以根据不同工作任务需求，选择不同的 BTE 附件模拟评估患者在工作中的任务或动作（如图 13-3），而且根据实际工作任务需求设置不同的模拟参数或模式进行模拟评估。

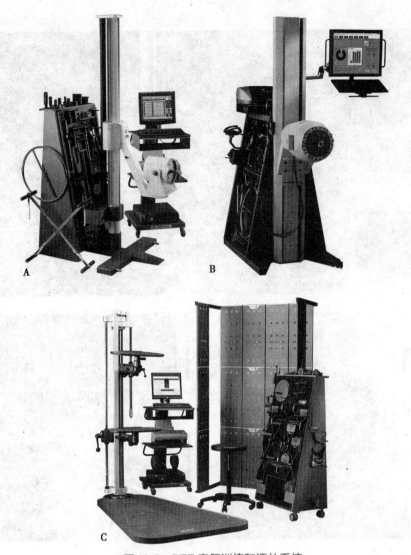

图13-2 BTE康复训练和评估系统

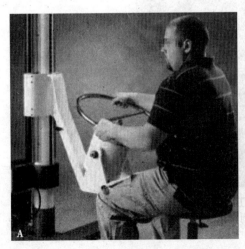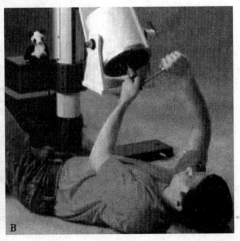

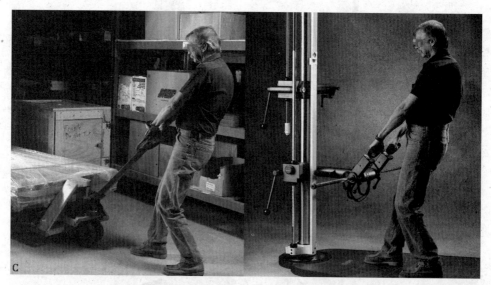

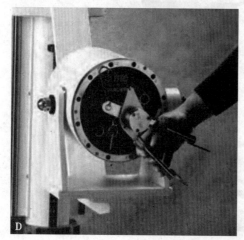
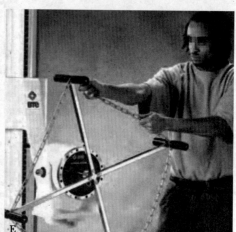

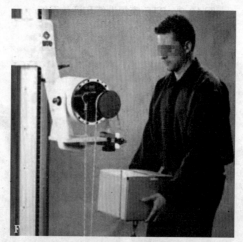

图 13-3　BTE 工作模拟评定

A. 模拟开车；B. 模拟修车；C. 模拟拉车；D. 模拟使用强力剪；E. 模拟拉锁链；F. 模拟搬提物品

（2）Valpar 工作模拟样本评估（VCWS）：包含 20 多种不同设备，主要用于职业评估和职业训练，可以单个工作样本独立使用或多个样本间联合使用，可以独立使用或设备间配合使用。VCWS 可以评估患者肢体功能、认知功能、工作耐力、沟通协调能力、手眼协调能力等模拟工作能力，评估结果可以预测患者的工作能力是否适合大部分工业或生产行业的要求，该工作模拟样本需配合美国劳工局的职业分类大典进行评估工作。我国已有部分单位使用该系统，但还没有与国人的职业要求相匹配。

（3）模拟工作场所评定：亦称模拟工作站，是职业康复治疗师为患者设计的、以评定患者在特定工作岗位的职业能力和工作表现，评定结果为患者重返工作岗位之前做出院计划提供参考。进行该评定前，职业康复治疗师须对患者病前工作环境或计划重返工作岗位的环境进行现场工作探访，既可以向其雇主或同事了解详细的工作任务，也可以实地了解其工作环境，便于设计更真实的工作场所进行评估。然后治疗师根据探访设计不同的工作场所，如搬运工、木工、电工等工作场所，在实际或模拟工作环境中，评估患者的工作潜能和应付一般工作要求的能力表现。

5. 工作现场评定　指职业康复治疗师在患者即将重返的实际工作岗位和环境中对患者功能性能力、工作岗位、工作场所和环境进行评定和分析。主要了解患者的工作能力，重返工作的风险以及需要改良和调整的任务及环境，以确定患者是否能返回原工作岗位安全有效地开展工作。评定的内容可包括工作行为、工作态度、工具使用、工作时间、工作流程、工作任务、工作技能、躯体能力、同事关系、同事态度等。躯体能力方面可包括以下评定：

（1）整体身体姿势评定：常用体力操作任务风险评定（manual tasks risk assessment，MTRA）、Ovako 工作姿势分析系统 OWAS）、快速全身评定方法（rapid entire body assessment，REBA）等。

（2）上肢姿势评定：常用快速上肢姿势评定（rapid upper limb assessment，RULP）、工作负荷指数（job strain index，JSI）等。

（3）工作疲劳度评定：常用 Maslach 工作疲劳感量表（Maslach burnout inventory，MBI）进行评估和问卷调查。MBI 量表评定工作疲劳的三个维度，即情绪疲劳感、工作冷漠感和缺乏个人成就感，共 22 个条目，所有条目采用 0～6 分评定，分别累计每个维度的得分。

（4）疼痛评定：常用视觉模拟评定法（VAS）、数字疼痛分级法（NRS）等。

（5）下腰痛评定：常用 Oswestry 功能障碍指数、JOA 下腰痛评定法等。

四、工作分析

（一）工作分析的定义和目的

工作分析是对具体工作的性质、任务、条件和环境等进行系统和专业的分析，并针对性地在工作量、工作时间、工作氛围等工作强度，以及工作对躯体功能、心理功能、认知功能等功能性能力的要求，工作技能、工作经验等职业能力的要求多方面进行统筹评定和分析，以确定成功完成某一项工作所需要的知识、技能、能力和其他工作特性等信息。工作分析不仅针对雇主的公司或机构，还包括受雇者（患者）。职业康复工作分析的目的主要有：

1. 找出特定工作的主要工作要求，明确每个工作岗位所需的知识、技能、能力，

笔记

以及其他工作特性等要求,以选择合适的就业者。

2. 确定影响人体工效学的因素,这些因素可能与工作方法、工作场所设置、工具使用或设备的设计有关。

3. 人力资源计划、职业发展和培训,工作绩效评估,风险管理。

4. 根据残障人士或伤病患者的需求,分析并设计改造计划,改良设备、调适工作流程及方法、改进工作环境等,这样可使残障人士工作更加安全,更有效率。

5. 通过工作要求与患者职业能力间的关系的分析,制订可行性的职业康复计划。

（二）工作分析信息收集的方法

工作分析信息可以通过许多方式取得,如面谈、问卷调查、结构性工作清单、观察法、日记法、综合措施等。

（三）工作分析的内容和方法

工作分析的覆盖面大、内容多,临床应用中常根据不同目的和侧重点选择基于不同模式的分析技术和策略,如能力模式策略、岗位分析问卷调查、功能性工作分析、工作元素分析法、GULHEMP工作分析系统、美国职业分类大典等。

1. 能力模式策略 为基于工作能力评估分析的模式。

2. 岗位分析问卷调查 以员工为导向的工作活动和工作情形的结构性问卷调查。

3. 功能性工作分析 主要关注完成工作任务的操作能力的评估分析。

4. 工作元素分析法 基于工作行为、智力行为、运动行为以及工作习惯等工作元素的评估和分析。

5. GULHEMP工作分析系统 由加拿大专家提出,GULHEMP为英文字母的缩略词,包含7个部分,分别为G（general,一般体格情况）、U（upper limp,上肢）、L（leg,下肢）、H（hearing,听力）、E（eye,视力）、M（mentality,智力水平）、P（personality,人格特征）。每一部分代表一个功能区域。每部分都分为7级,从完全适合（1级）到完全不适合（7级）。评估员可以使用GULHEMP工作分析系统来评估工人在这七个部分的职业能力,同时获得的数据可以用来评估工作的功能要求特性。通过该方法可以很容易完成这7部分里面患者能力和工作要求之间的比较。

6. 美国职业分类大典（dictionary of occupational titles,DOT）工作分析系统 主要依据1991年美国劳工局出版的《美国职业分类大典》,该系统已设计好收集工作相关信息所需要的各种不同的评估表格,在该系统里,工作分析主要是由工作特性和工人特性两部分构成。任何一个包含工作特性和工人特性的组合或任何单一的工作特性或工人特性的要素都可成为职业能力评定的要求。从社会上残障人士职业能力评定的角度看,可能需要涉及较多的工作特性和工人特性的要素,如残障人士的适应能力、兴趣爱好、工作的对象等。所以,需要从多角度看待职业能力所需评定的内容。如:根据力量的不同,DOT将工作体力要求分为5个等级（表13-1）。

表13-1 DOT中力量的分级

等级	标准
极轻 （坐位工作）	最大提举4.5kg和偶尔提举或运送,例如文件、账簿或细小工具。尽管极轻工作往往被定义为经常坐位下的工作,但是一定程度的步行和站立是必需的。假如一份工作只是偶尔需要步行和站立,且符合其他极轻工作的条件,那么该份工作是极轻的工作

续表

等级	标准
轻	最大提举9.0kg,和经常提举和（或）运送4.5kg的物体。尽管提举的重量常常被忽略,轻工作分类为：①明显需要步行或站立；②大部分时间需要久坐,但必须承担涉及手臂和（或）腿的推和拉动作
中度	提举最大22.5kg,和经常提举和（或）运送11.2kg重的物体
重	提举最大45kg,和经常提举和（或）运送22.5kg重的物体
极重	提举物体重量超过45kg,和经常提举和（或）运送22.5kg或以上的物体

五、职业康复训练与职业培训

（一）治疗性作业活动

1. 治疗性作业活动的定义和目的　治疗性作业活动训练是通过精心选择的、具有针对性的、有目的、有意义的作业活动让患者参与和训练,以维持和提高患者的功能,预防功能障碍或残疾加重,提高患者的参与能力和工作表现。治疗性作业活动是职业康复的基础训练,以提高患者的功能性能力和活动参与能力为主要目的。

2. 治疗性作业活动的选择和训练应遵循的原则

（1）基于对患者全面评估的基础上选择治疗性作业活动,需要对患者的功能情况、职业情况、职业康复需求及康复目标了解清楚。

（2）根据工作分析的结果来选择更具职业康复目的性和参与性的活动。

（3）根据患者需要,对活动进行必要的调适和调整,如工具、材料、体位、姿势、环境、活动本身的调整等。

（4）多采用集体活动的方式进行训练,以提高患者训练的积极性和社交处理能力。

3. 职业康复中常用的治疗性作业活动参考如下,职业康复治疗师应根据患者的实际情况进行适当改良：

（1）直线步行功能训练。

（2）跨过障碍物步行训练。

（3）上下台阶训练。

（4）提举活动训练：地面至腰水平、腰水平至肩水平、地面至肩以上水平、腰水平的左右提举移动等。

（5）物品搬运活动训练。

（6）编织作业活动训练。

（7）剪纸作业活动训练。

（8）软陶泥/陶瓷作业活动训练。

（9）木工类作业活动训练。

（10）金工类作业活动训练。

（二）工作能力强化训练

1. 工作能力强化训练的定义和目的　工作能力强化是指通过循序渐进的具有模拟性或真实性的工作活动来逐渐加强患者在心理、生理及情感上的忍受程度,继而提升他们的工作耐力、生产力及就业能力。工作能力强化侧重于与实际工作密切相关

341

的劳动和生产能力（如速度、准确性、效率）、安全性（遵守安全法则和使用安全性设备的能力）、身体耐力（耐力、重复性工作的能力）、组织和决策能力等。工作能力强化的显著特点是利用真实或模拟的工作活动，以分级的方式经过一定时间的治疗和训练，逐步重建残障人士与实际工作相匹配的工作能力。

2. 工作能力强化的方式和强度　工作能力强化包括工作重整、工作强化、工作模拟训练、工具模拟训练、工作行为训练和现场工作强化训练等方面内容。通常每天持续 4～6.5 小时，每周 3～5 天，持续强化训练 2～8 周，根据患者实际情况和需求进行调整。

（三）工作重整与工作强化训练

1. 工作重整与工作强化的定义和目的　工作重整是指专门针对工作对身体功能的要求而重建服务对象的躯体功能、认知功能、心肺功能等功能性能力和工作行为等职业能力的训练。工作重整是一个个体化的以职业目标为导向的训练，主要通过功能性能力重整、工伤预防、健康教育等几个方面帮助患者重返工作岗位。工作重整的目的是让残障人士参与运动，重新建立工作的习惯、能力、动力和信心。工作强化的目的是集中提升工作能力，以便残障人士能够安全、有效地重返工作岗位。

2. 工作重整与工作强化的方式和强度　工作重整与工作强化跟一般康复训练的不同之处在于，工作重整侧重于与就业或工作相关的功能性能力训练，而非日常生活或休闲活动所要求的功能或能力，训练方式以治疗性活动为主，比治疗性作业活动更具有所重返工作的针对性。常用的训练方式及器具：指导患者运用合适方法（例如正确的姿势、人体动力学原理、工作方法调整等）来控制工作过程中可能受到的来自症状的困扰；计算机或自动化器材，例如 BTE 工作模拟器；一些能模拟实际工作所需的体能要求的器材，例如模拟工作台、多功能组装架等。工作强度以工作能力强化强度为基础，根据患者实际情况和需求进行调整。

（四）工作模拟训练

1. 工作模拟训练的定义和目的　工作模拟训练主要是通过一系列的仿真性或真实性的工作活动来加强患者的工作能力，从而协助他们重返工作岗位的训练。

2. 工作模拟训练的常见方式

（1）工作样本模拟训练：运用各种不同的工作样本来模仿患者在日常工作中的实际要求，最常用的是 Valpar 工作模拟样本。

（2）模拟工作站：运用各种不同的模拟工作站来尽量模拟实际工作中所要求的工序、关键任务、工作强度等。模拟工作站包括一般工作站和行业工作站。一般工作站：包括提举及转移工作站（不同姿势体位）、提举及运送工作站（平滑路面步行，崎岖路面步行）、组装工作站、推车工作站等。行业工作站：包括建筑工作站（粉墙、翻沙、铺地板、铺砖）、木工工作站、电工工作站、金工工作站（图 13-4）、维修工作站、驾驶工作站、厨师工作站、文职工作站、护理工作站、清洁卫生工作站等。

（3）器械模拟训练：利用 BTE 工作模拟设备等。

（4）工具模拟使用训练：治疗师安排残障人士使用一些手动工具，如螺丝刀、扳手、手锤、木刨、钳子等，使其通过使用实际工具或模拟工具，增加工具运用的灵活性及速度。通过模拟使用工具，可以协助他们重新找回原工作中使用工具的感觉，有利于残障人士重新树立"工作者"的角色。

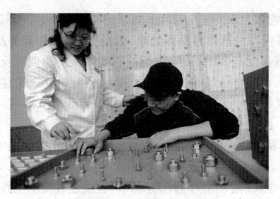

图 13-4 金工模拟工作站

（5）计算机或自动化的工作模拟器。

（6）与雇主联系，或者建立雇主网络，安排患者到实际的工作场地及岗位里进行训练。

（五）工作行为训练

此训练集中发展及培养患者在工作中应有的态度及行为，例如工作动力、个人仪表、遵守工作纪律、自信心、人际关系、处理压力或控制情绪的能力。训练中也会培养他们一些良好的工作习惯，例如在工作中应用人体功效学原理，工作模式及程序的简化。

（六）现场工作强化训练

1. 现场工作强化的定义和目的　患者由于长时间没有参加工作，躯体功能、工作耐力、工作信心以及社会心理活动等方面均下降，身体能力及工作习惯未能适应工作岗位的要求，使他们返回工作后再次受伤的几率增大。现场工作强化训练通过真实的工作环境及工作任务训练，培养他们重新建立工作习惯，提高他们受伤后重新参与工作的能力，协助他们尽早建立"工作者"角色，使用人单位能够更早、更妥善地接纳他们。

2. 现场工作强化训练内容及流程

（1）现场工作评估：确定现场工作强化方案，治疗师需要收集以下信息：残障人士的身体健康及功能康复情况；残障人士的就业意愿及期望；残障人士的伤情处理进展；雇主的态度；用人单位的服务性质及相关制度，尤其是用人单位已经实施的有关职业健康和安全的项目；现场训练中能够安排的工作内容、工作岗位；残障人士工作的流程及方法；残障人士工作需使用的劳动工具、机器设备；工作环境中的人体工效学风险因素；用人单位可以提供的资源和协助。

收集这些资料最好的方法是联系关键人员，这些关键人员包括患者、用人单位负责人或人力资源主管、生产安全主管等，以及卫生保健部门的医护人员，这些人员可以为治疗师提供他们所需要的信息。

进行现场评估后，治疗师就可以确定在用人单位进行的工作强化方案，由治疗师设计出项目服务计划，筛选出会产生受伤风险的工作任务。

（2）实施现场工作强化训练：根据残障人士工作内容的不同，选择在真实的工作环境中安排残障人士进行工作强化训练。治疗师将选出工作流程中关键性的工作任务,或者患者身体能力上未能完全符合其要求的工序,通过安全筛选后安排给残障人士进行训练。训练内容包括体力操作处理、设备使用、工作姿势及方法、操作耐力和同事协作等。训练强度需循序渐进,强调注意残障人士的训练反馈。现场强化训练要求参与的残障人士遵守公司的正常作息制度,治疗时间通常建议安排为全职或半日的工作训练。现场治疗工作强化训练因个体差异而有所不同,但每个训练疗程建议至少持续1周以上。

(3)受伤管理及预防:工作行为教育应用于受伤管理的实践中,包括针对其他职员的工伤预防服务,以预防工伤或再次工伤。

(4)工作安置建议:现场治疗后,为用人单位及患者提出工作调整建议或转换工作岗位建议是协助患者安全返回工作岗位的一个重要项目。

（七）职业技能培训

1. 职业技能培训的定义和目的　职业技能培训是根据患者所希望的职业目标,经职业康复评定、工作分析后,在工作知识、工作技能、工作速度和效率、职业适应性等方面所进行的培训,以促进患者掌握必要的职业技能,建立自信,提高就业意愿,尽快重返工作,重返社会。职业技能培训不全是由职业康复治疗师开展,很多劳动、工作、职业和专业技能需转介到专门的培训机构开展。

2. 职业技能培训内容

(1)基本技能培训:指最普遍的日常工作基本技能,包括读写、计算、学习、推理和解决问题等的技能。

(2)技术性、职业性和专业性技能培训:完成一项特定任务或专业任务应具备的技能,如木材加工、裁缝、电脑培训等。

(3)经营技能培训:是从事商业活动所需的技能,包括人力资源管理、财务管理、策划和组织能力、商业规划等。

(4)职业行为与准则培训:包括岗位公司的规章制度、劳动纪律等。

3. 职业技能培训方式

(1)自学。

(2)以家庭为基础的基本技能培训。

(3)基础教育。

(4)学校的职业培训。

(5)以社区为基础的培训。

(6)在主流培训中心或职业康复中心接受培训。

(7)在职培训或学徒制培训。

(8)雇主和企业提供的技能培训、发展项目培训等。

（八）重返工作的心理和行为矫正

残障人士或伤病患者因伤病造成工作能力一度中断,经过一系列的治疗、医学康复、职业康复、伤残鉴定、工伤赔偿后最终走上工作岗位。整个过程中任何一个环节都会影响到残障人士的心理状态。对残障人士重返工作岗位的心理行为矫正干预是必要的。心理行为矫正又称心理行为改变或心理行为治疗,措施如下:

1. 针对患者的具体问题进行再学习　让患者了解引起自身问题的原因,例如,疼痛让自己身体不适,那么就要求他们了解和学习疼痛的相关知识,并掌握在工作中如何应对和减轻疼痛的方法，以及防止再次受到伤害的技术；如果是医疗过程让他们不满意，那么治疗师有义务让他们了解整个医疗过程，并解释回答他们的问题，最终让其满意，解除心理阴影。

2．对患者进行心理咨询　倾听和了解患者的苦楚和心理问题，帮助他们排解忧愁和分析造成目前问题的原因，尽可能找到解决方法，引导他们采取积极向上的心态，建立正确的工作生活观念，排除负性的心理干扰。如患者不适应生活角色的改变，由于长期生病休息，已不适应繁忙的工作和紧张的压力，因此，要帮助他们适应对自身角色的重新调整和转变。

3．指导患者自我调节和治疗　"授人以鱼不如授之以渔"，每个患者都应建立独立生活的意识和目标，因此，要尽量教授他们独自应对各种问题的方法。如果是身体上的疼痛或其他不适，则教会他们进行肌肉和软组织牵拉、身体放松和关节活动等训练方法；如果是心理上的困惑和压力，则传授患者如何进行自我排解以及排解方式，如：可以通过与他人聊天或运动出汗来缓解心理压力。

六、跟踪与随访服务

跟踪与随访服务是整个职业康复的最后阶段。当患者经过医疗康复和职业康复终于回归工作岗位时，治疗师的工作还没有结束，还要对已成功就业的患者进行跟踪随访服务，掌握其就业情况，当前的身体、心理、工作状况、身体功能能否适应工作强度，心理能否适应环境的改变，人际关系能否处理好，精神状态有没有调整到最佳等。了解了这些问题后，治疗师需要尽早帮助他们解决，并随时调整他们的精神状态，为其提供全面帮助。如果患者不适应新的工作，还要尽量提供新的市场工作信息便于残障人士尝试其他工作。总之，职业康复不但要解决残障人士的就业问题，而且要对那些已经就业的服务对象的工作心态和在工作中出现的问题提供一个交流平台，更好地稳定他们现有的工作，尽可能地帮助重返社会，重返工作岗位，只有这样，才能从物质和精神上树立残障人士和伤病患者继续工作和生活的信心。

七、职业康复的原则

1．早期康复　始于损伤或病患的早期，并持续到损伤或病患经临床治疗后情况基本稳定为止。

2．平等原则　不分民族、种族、性别、职业、病种，每个人都有工作的权利和接受职业康复服务的权利。平等原则是职业康复的最基本原则。

3．实用原则　所治疗内容应符合病、伤、残者的现实情况，具有可操作性，能真正解决他们的实际就业问题。

4．个体化原则　患者由于损伤的部位和程度不同，因此在职业康复的能力上个体差异很大，这就要求我们在进行职业康复时必须按照个体特点从需要和可能两个方面进行，康复手段和方法应与残障人士的伤病情况相对应，并与临床治疗相配合。

5．循序渐进　由于残障人士各方面能力均较正常人有不同程度的功能障碍，因此对他们的职业康复必须循序渐进。从大的方面讲，职业康复的训练必须贯彻残障人士终身，从技术培养阶段讲，也要坚持小步子、多重复，使残障人士逐步掌握职业康复技能。

6. 全程协助 职业康复是一项长期而艰巨的任务,需要残障人士面向社会和家庭,使他们多参与社会活动,以提高适应能力。此外,他们的职业教育训练必须得到社会与家庭的全程支持。因此,把家庭、医疗康复机构和社会纳入职业教育训练的轨道,构成同步教育整体系统。

八、职业康复的社会保障

我国政府制定了一系列的劳动保障和劳动福利等相应政策,扶持、鼓励残障人士参与职业康复和重返工作。具体体现在以下方面:

1. 工作环境的配合。工作场所和环境改造的目的是为了使工作要求能与残障人士的能力相匹配。可行的工作环境改造的内容主要包括:降低工作强度;调整工作程序和步骤;调整工作或休息时间;使用辅助性的工具或设备;应用人体功效学原理对工作场所中的物品或工具进行适当的调整或改造等。

2. 促进残障人士的职业自立,改善残障人士的经济环境和生活质量。

3. 营造良好的社会道德氛围。

4. 制定有关的法律法规,如《中华人民共和国残疾人保障法》《工伤保险条例》《关于促进残疾人按比例就业的意见》等,其中《中华人民共和国残疾人保障法》第三十条规定"国家实施按比例安排残疾人就业制度",按比例就业是指依据有关规定,政府机关、社会团体、企业事业组织、城乡经济组织,应当按照一定比例安排就业,并为其提供恰当的工种、岗位。

第二节 职 业 教 育

职业教育具有养成教育的特点,接受生活教育,进行职业陶冶,是一种生涯教育。残疾人职业教育是残疾人自我发展的重要途径。

一、职业教育训练的目标

残障人士职业教育训练的总目标是:使残障人士重新获得一定的劳动知识和技能,能够顺利地从事技术性或非技术性的工作,自食其力,实现残障人士的自我价值。

二、职业教育的基本内容

职业教育是指教育者有目的、有组织、有计划地对受教育者传授技术知识和技能的活动。与普通教育和成人教育相比,职业教育侧重于实践技能和实际工作能力的培养。

目前,对于残障人士的职业教育,主要采用"全面发展"理念的技能训练模式,即由不同专业的康复工作者,如职业辅导员、教师、工厂技师、社会工作者、康复治疗师等,以小组形式,本着同一信念与目标,协助残障人士在不同领域有均衡而全面的发展,使残障人士达到愉快地就业,有意义地生活。

（一）职前基本能力的教育

在确保残障人士临床病情稳定的情况下,通过职业教育最大限度地发挥其残余能力。尽最大可能使其生活自理,学会家务劳动,掌握基本文化知识,具有交往能力。

具体表现在残障人士的职业选择、康复治疗进程、就业准备、择业与工作适应等事情上,需要职业辅导员在不同阶段,按照个人需要,给予相应辅导。在辅导过程中,着重建立与加强残障人士以下各方面的能力:

1. 自信　残障人士来自不同背景,有着不同种类与程度的残疾,他们大多自我形象较低,自信心不足,对未来就业前景没有太大希冀,要改变这些情况,需要重建患者的自信心。

2. 自立　是指在社会上就业所需的心智与能力,是公开就业的先决条件。因此,在适当时间,安排残障人士到各种机构参与实习工作,使他们能在真实的环境中体验工作、学习的过程,以帮助残障人士适应社会,进一步锻炼他们的自立能力。

3. 自强　在日常生活中,残障人士会面对人生的各种挑战与困难,如选择何种职业、是否能够经济独立、失业后怎么办等,残障人士的挫败,可能较普通人更多。

残障人士在训练期间遇到的挫败困难,职业辅导员应与他们一起去经历、处理和学习,锻炼他们对经历困难的承受能力,处理困难的能力,以及持续学习的毅力,从而增强他们不屈不挠、自强不息的能力。

（二）劳动基础知识

认识劳动的价值、作用、工作态度、工作纪律,懂得劳动者的权益和职业道德;认识并能正确使用常用的劳动工具,有基本的劳动技能。

（三）服务劳动

能在生产单位从事勤杂工作,学会在餐厅帮厨、端菜洗碗、打扫,在商店做服务员等,出院后可从事一般的服务性工作。轻度功能障碍残障人士可学习打字、复印等从事服务劳动的一般技能。

（四）工业劳动

能整理、装配产品,取送货物,掌握缝纫、钉扣、折叠、纺织编织、小五金、木工、包装、手工操作、计算机的使用等今后可能从事的工业劳动的一般技能。

（五）农业劳动

了解农业生产,学会种植,环境绿化,喂养家禽等以后可能从事的农业劳动的一般技能。

三、职业教育实施的阶段

残障人士的职业训练分为渗透期、准备期和适应期三个阶段。

四、职业教育的途径

职业教育采取总体教育与定向培训相结合的方法。总体教育是指使所有在院的残障人士都能接受到职业基本知识技能的教育与训练;定向培训则是根据接受单位的工种和意向及残障人士的特长而确定的。

（一）总体教育

1. 在日常生活中进行渗透　着重培养残障人士的日常生活自理能力。

2. 在康复治疗过程中进行渗透　在康复治疗过程中实行"以残障人士为中心"的原则,着重培养残障人士的主观能动性,使残障人士积极参与康复治疗。这个原则贯穿于职业教育的全过程。

3．在兴趣活动中渗透　科室广泛开展兴趣活动，注重引导、激发残障人士对某一项目的兴趣，并加以专门培养，以利于其形成专长。

（二）定向培训

1．院内实践基地　如工作室、实验工厂、烹饪教室、缝纫教室、打字室、家政室等，利用残障人士进行康复治疗的时间，挑选适合每位残障人士特点的工种或残障人士的劳动特长进行培训。

2．专项编组辅导　作业治疗师按照每位残障人士的工作特点，有针对性地对残障人士实施分组教学的职前培训。根据定向培训的工种，相同工种的残障人士编为一组，由作业治疗师对残障人士进行某项劳动技能的训练。

3．雇佣方指导　请厂方人员来医院指导，放慢进度、分层要求、个别辅导，其间还应视情况适当调整。

4．实践操作　一般在残障人士掌握了一定操作技能后，医院按确定培训的工种选择合适的残障人士到工厂实习，实习结束后要进行多方面的评估、小结。

学习小结

1．学习内容

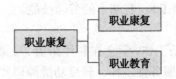

2．学习方法

通过对职业康复的学习，明确职业及职业康复的概念，掌握职业康复评估的方法，工作分析中评估模型的运用，熟悉职业康复的实施流程，了解职业康复相关的社会保障制度。

（刘雪枫　郭华平）

复习思考题

1．什么是职业康复？
2．职业康复的意义有哪些？
3．请简述职业康复的服务流程和服务内容。
4．请简述职业教育的基本内容。

第十四章

环境、社区与辅助技术

学习目标

掌握环境改造、社区康复、辅助技术的基本概念、原则、方法和注意事项。掌握环境改造的基本要求、常用辅助器具的选用、简单自助具及矫形器的制作方法。

学习要点

无障碍环境要求和改造方法；社区康复的原则和内容；社区作业治疗的内容；辅助技术的概念及分类；轮椅的选择和使用；助行器的选择和使用；自助具及简单矫形器的制作。

第一节　环境与改造

一、环境

1. **环境的概念**　环境是指围绕着人类的生存空间，人类赖以生存和发展的外部条件的综合体，是可以直接、间接影响人类生存和发展的各种自然因素和社会因素的总体。《国际功能、残疾和健康分类》将环境因素定义为构成个体生活背景的外部或外在世界的所有方面，并对个体的功能发生影响。环境因素包括自然界及其特征、人造自然界、与个体有不同关系和作用的其他人员、态度和价值、社会体制和服务，以及政策、规律和法律。

2. **人与环境**　人与环境密不可分。一方面，人类的所有活动都发生在相应的环境之中，人们试图通过这些活动去适应、影响和改造环境，使之更适合人类的生存。另一方面，环境也在某种程度上支持和限制着人类的活动，使人类的活动符合相应的环境条件。

环境对健康与功能的影响越来越受到重视。良好的环境有利于人体结构和功能的恢复，促进活动和参与功能，如：良好的医疗条件可以加快疾病康复进程，减少并发症和后遗症的发生；良好的家庭和社会支持利于病人重新参与社会活动；无障碍的环境为残疾人重返社会创造了良好条件。反之，不佳的环境限制着人类活动，如恶劣的自然和经济环境让许多非洲贫困儿童生命受到威胁，更不用说健康成长了。

3. **作业治疗与环境**　作业治疗特别强调环境的作用和环境方面的干预。作业治

疗最为基本的人 - 环境 - 作业模式（PEO）将环境列为重要的一方面，人的活动发生在特定的环境背景下，人的活动影响着环境，环境又影响着人类的作业表现。另一重要的作业治疗实践模式——作业表现模式（OP）也将环境作为作业情景的重要部分。人类作业模式（MOHO）同样重视环境的影响和干预。

二、环境的分类

加拿大作业表现模式中将环境划分为物理环境（例如天气、建筑、地形、温度、物件）、制度环境（例如法律、经济和政治）、文化环境（传统、仪式、庆典、食物、习俗、态度和信仰）、社会环境（如与个人、家庭、朋友和他人的关系）四个主要方面。

ICF 中将环境分为物理环境（人造环境、自然环境、设备、技术），社会环境（社会支持和社会态度），文化、制度和经济环境等方面。并从用品和技术，自然环境和对环境的人为改变，支持和相互联系，态度，服务体制和政策等方面进行分别限定。

三、环境的影响

（一）环境对作业活动的影响

环境对作业活动的影响可以概括为供给和限制两方面。

1. 供给　指的是周围环境为作业活动的进行提供了一定程度的选择和机会。例如，宽阔的公路给了行人和汽车行动的自由，只要是在安全和法律规定范围内，车辆可以自由行驶。

2. 限制　是指环境对个体在进行某些具体的作业活动时有一定的约束和要求。这可能是物理环境本身的限制，也可能是制度或文化的限制。例如，同样是在公路上开车，要求车辆遵守交通规则，不可以超速驾驶，要礼让和顾及行人安全；另外，不同路面本身也对车辆的行驶进行着限制，如弯路较多的路段就要求车辆减速慢行。

（二）环境对心理和情绪的影响

环境的支持或限制程度不同，会对人的心理和情绪造成一定影响。如家人的鼓励和支持会给伤病者战胜困难的信心和勇气，使他们积极进行治疗和正确面对困难。但如果家人过于苛刻地要求患者一定要像伤病前一样去完成活动，稍有差错便进行指责，会令他们承担极大的压力，丧失信心，令他们变得焦虑或抑郁，患者可能反而反抗甚至拒绝治疗。家属对患者过于纵容又容易使他们依赖心理加重，放松对自己的要求，不积极进行治疗。当环境的支持和挑战恰到好处时，人们的表现和能力会达到最佳状态，经过努力最终达到目的会给人们带来成就感，令他们更加自信。

（三）环境对行为技巧和习惯的影响

环境的限制是多方面的，有的限制可以克服，有的限制则必须服从。从总体上讲，随着时间的推移，环境的限制会影响个人的行为技巧和行为习惯的形成。比如，伤残人士康复后回到一个新的工作单位，需要一段时间去了解周围的环境和人，熟悉新的工作制度，以便对自己的行为和习惯进行调整，以适应新的工作环境。

（四）环境对个体的影响

环境对个体的影响包括支持和限制。环境对人类作业活动的影响因人而异，不同的人有不同的兴趣、习惯、角色、能力和价值观，因而，对环境的判断和反应也会有所不同，人们会选择不同的行为方式和途径去达到自己的目标。

四、环境改造

环境改造是通过对环境的适当调整，使环境能够适应残疾人的生活、学习或工作的需要。环境改造是作业治疗的重要工作之一，也是患者能否真正回归家庭和社会的重要条件。对于部分重度伤残患者，环境改造是关系到他们能否实现生活自理、回归家庭和社会的重要内容。

（一）环境改造的分类

据 Christiansen（1997）分类，环境的改造可以分成四个类型：辅助器具的使用、环境物理结构的改造、物件的改造和作业活动的调整。

1. 辅助器具的使用　辅助器具主要是为患者的自理提供有效和重要的帮助，以减少患者对他人的依赖。辅助器具是物理环境中人工物件的一种，因此，辅助器具的使用也是环境改造的一部分。如：轮椅或助行器具的使用可以使部分残疾人到达所需要到达的位置，并且无安全方面的顾虑。

2. 环境物理结构的改造　包括非房屋结构的改造和房屋结构的改造。非房屋结构的改造指的是治疗师帮助患者找一些更安全的地方去存放那些可能引起危险的物品、家具，或重新摆放物件以腾出更多空间方便日常生活活动。另一方面就是房屋结构上的改造，例如：门口、通道和楼梯的改造。改造的目的是为了增加活动的安全性，如，在楼梯上增加斜坡，修补破损的地面，增加门的宽度以便于轮椅通过，浴室和厕所的改造，等等。

3. 物件的改造　物件的改造目的是使物件更实用、易于使用或更易于拿取。在考虑物件的实用性时，必须要注意所选择物件的外观不能太怪异和唐突，同时又要有效地弥补环境的缺陷与不足。另外，物件的使用要配合患者的感觉运动能力和认知功能水平，例如，在楼梯上加装高度适合的扶手，可以弥补病人肌力和关节活动度的不足。对于有认知障碍的病人，可以在扶手上加一些简单的指引或图片，以便于病人理解扶手的使用。

4. 作业活动的调整　作业活动的调整也是环境改造的重要内容，治疗师可以从以下几方面考虑：

（1）简化作业活动：作业活动的复杂程度应与患者的功能水平有关，如果患者无法完成整个作业活动，可以进行简化以适合患者的功能状况。例如，穿带纽扣的衬衫时，可以先将纽扣扣上，作为套头衫穿上。

（2）预定活动流程：提前计划好活动流程，设定好活动的步骤以及所需的时间，规范活动并记录下来，使得作业活动步骤清晰明了，并对有功能障碍的患者进行反复练习。例如，将穿衣活动分解成若干步骤，逐一记录下来，遵照步骤反复强化训练，形成习惯化。

（3）调节活动结果：指降低完成活动的质量和数量要求，以使患者独立完成活动。如，允许患者用比平时更长的时间穿衣，在穿衣活动中也不一定要求穿得和未生病时一样好。

（4）节省体力训练：改变活动形式以节省患者的体力消耗和降低完成活动的技能要求。例如，取高处物体，不必手要举过头顶，可以站在凳子或梯子上去取物；需移动重物（如椅子等）时，不必抬起重物，可以在地面拖动或推动，其间可以多次停顿休息。

（5）注重活动协作：活动可以单独完成，也可以和别人合作完成，必要时可通过

笔记

多人协作完成本来只需一人就能完成的活动。如，抬桌子、备餐、洗衣服均可由多人合作完成。

（二）环境改造的流程

环境改造时，首先要对环境和患者的功能状况进行详尽的评估。在对环境进行评估以后，要根据患者的能力水平和治疗目标对环境干预进行设定。根据目标设定的目的不同，环境可以略低于患者目前水平，或稍高于目前水平。如果治疗目标是提高患者对自己作业活动的满足感和成就感，增强自信以减少患者的焦虑，环境干预的目的就应设定为在环境干预后，环境对患者的要求略低于患者目前的技巧和能力水平。反之，如果治疗目标是通过环境提高患者能力，环境干预的目的就应设定为在环境干预以后，环境对患者的要求要稍微超越患者目前的能力水平，使其能力在不断的实践中得到提高。其具体决定是否需要环境改造可以参见图14-1。表14-1介绍了不同功能水平环境改造的例子。

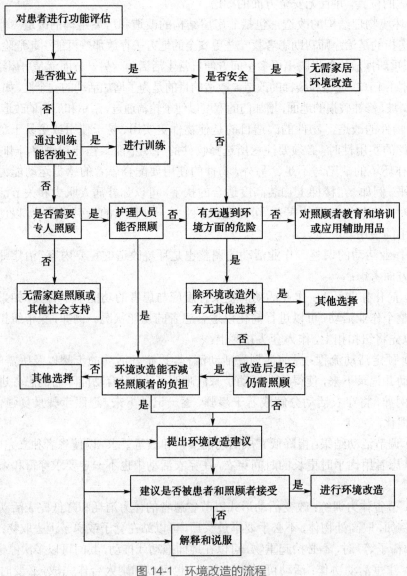

图14-1 环境改造的流程

表 14-1　不同功能水平患者家居环境改造比较表

功能水平	独立步行	不能步行	轮椅独立	轮椅受限	电动轮椅独立
ADL 水平	独立/监护	监护/帮助	转移独立/监护	转移帮助/依赖	转移需或不需帮助
需要空间	最小	适合助行架+照顾者的空间	轮椅尺寸最小或反向转移空间:直径=轮椅对角线长度+5cm 通道最小尺寸=轮椅最大宽度+2倍肘的宽度	轮椅/浴缸/便盆尺寸+辅助者所需空间 最小或反向转移空间:直径=轮椅对角线长度+2cm 通道最小尺寸=轮椅最大宽度+2cm	轮椅空间+制动空间±辅助者所需空间
能否达到	★	★★	★★★	★★★	★★★
功能独立	★★★	★★	★★★	★	★★★
照顾者技术	★	★★★	★	★★★	★★
安全性	★★	★★★	★★	★★★	★★★
类型	现场的间隔或简单修改	次要的家居环境的修改	主要建筑的间隔	主要建筑的间隔	主要建筑的间隔
例子:改变地面水平,如马路边石/台阶	现场的训练	现场的训练±较小的修改	毁坏或降低马路边石或设立适当角度斜坡	毁坏或降低马路边石或设立较陡斜坡	毁坏或降低马路边石或设立斜坡

注:★★★为最优先考虑环境改造;★为最后考虑环境改造

（三）家居环境改造的基本要求

1. 通道　供功能障碍者通行的门不宜采用旋转门和弹簧门,最好使用自动门或趟门,门锁高度和开启的力度要符合患者的能力水平,最好去掉门槛,门扇开启的净宽不得小于 0.80m。有易进出的通道,如水平的路面、较少的台阶、合适的扶手等;通道无障碍物,光线充足,夜间或天气不好时有足够的照明;台阶每阶高度不应大于 0.15m,且不小于 0.10m,深度不小于 0.30m,应进行防滑处理,三级及以上台阶应加扶手;如室内需要装斜坡,其长度与高度之比不应小于 12:1,表面防滑处理,两侧安装扶手。

2. 电梯、楼梯　电梯的深度和宽度至少为 1.5m,门宽不小于 0.80m,电梯迎面应有镜子,以便残疾人观看自己的进出是否已经完成。楼梯至少应有 1.2m 的宽度,每阶不超过 0.16m 高,至少要有 0.28m 深,两侧均需有 0.65~0.85m 高的扶手,梯面要用防滑材料。

3. 走廊　供轮椅出入的通道应有 1.2m 的宽度,单拐步行时通道所需宽度应为 0.70~0.90m,双拐步行时需 0.90~1.20m。通过一台轮椅和一个行人的走廊需宽 1.4m,轮椅旋转 90° 所需空间至少为 1.35×1.35m;以车轮为中心旋转 180° 时需要 1.7×1.7m 的空间;偏瘫患者用轮椅和电动轮椅旋转 360° 时需有 2.1×2.1m 空间;转 90° 需有 1.5×1.8m 的空间。

4. 卫生间　大便池一般采用坐式马桶,与轮椅同高(约 0.40~0.48m),两侧安装扶手,两侧扶手间距离为 0.80m 左右,扶手可采用固定式的,也可以是可移动的,移开一侧以便轮椅靠近。

洗手盆底应为 0.75m×0.65m×0.45m(宽×高×深),以便使用轮椅患者的大腿部进入池底,便于接近水池洗手和洗脸。池深不必大于 0.10m,水龙头采用长手柄式,以便操作,排水口应位于患者够得着处,镜子中心应在离地 1.05～1.15m 处,以便乘轮椅患者应用。

在靠近浴位处应留有轮椅回转空间,卫生间的门向外开时,卫生间内的轮椅使用面积不应小于 1.20m×0.80m。在浴盆的一端,宜设宽为 0.30m 的洗浴坐台。在大便器及浴盆、淋浴器邻近的墙壁上应安装扶手。

5. 室内安排 轮椅进入的房间至少要有 1.5m×1.5m 的空间供轮椅转动,厨房桌面或餐桌的高度在可供轮椅进入的前提下不能高于 0.8m;通过一辆轮椅的走道净宽度不宜小于 1.20m。床应固定不动,床前至少要有 1.5m×1.5m 的空间供轮椅转动;床的高度应与轮椅的座位高度相当。对于非轮椅使用者,床的高度应以患者坐在床边,在髋和膝关节保持约 90° 时,双脚能平放在地面为宜。床垫要坚固、舒适,应在床边设置台灯、电话以及必要的药品。电源插座、开关、电话应安装在方便、安全的位置,电源插座不应低于 0.5m,开关高度不应高于 1.2m。室内外的照明要好,室内温度要能够调节,因部分患者可能存在体温调节障碍,如脊髓损伤患者和烧伤患者。

6. 厨房 台板的高度应适合轮椅使用者的需要,台面下应有 0.65m×0.65m×0.25m(宽×高×深)的空间,较理想的高度不应大于 0.79m,台子的深度至少有 0.61m。台面应有利于将重物从一个地方移到另一个地方。桌子应能使轮椅使用者双膝放到桌下,其高度最好可以升降。最好配备一个带有脚轮的小推车,把一些物品能够很容易地从冰箱或其他地方移到台上。

7. 地面 室内的地面应平整,地面宜选用不滑及不易松动的材料。室内地板不应打蜡和放置地毯,要保证患者能够从一个房间进入到另一个房间的通道没有阻碍,所有的物件要保证安全。门把手最好为向外延伸的横向把手以利开关;入口处擦鞋垫的厚度和卫生间室内外地面高度差不得大于 20mm。供视力残疾者使用的出入口、地面,宜铺设有触感提示的地面块材或涂刷色彩艳丽的提示地面图标。

第二节 社区与家庭

社区与家庭是构成个人生活的基本单位,在功能障碍者康复中发挥着重要作用。以往在国内的康复治疗实践中,更多的是重视功能康复,而对活动和参与层面重视程度不足。家庭和社区是活动和参与的最基本和最主要的场所,因而家庭和社区康复是残疾人能否真正回归社会的前提。

一、社区与社区康复

(一)基本概念

1. 社区 WHO 于 1974 年对社区的定义为:社区是指一固定的地理区域范围内的社会团体,其成员有着共同的兴趣,彼此认识且互相来往,行使社会功能,创造社会规范,形成特有的价值体系和社会福利事业。每个成员均经由家庭、近邻、社区而融入更大的社区。

2. 社区康复　社区康复是 WHO 向世界各国,尤其是发展中国家建议的一种新型、经济、有效的康复服务形式,是我国实现"人人享有康复服务"这一目标的重要措施之一。

2004 年,世界卫生组织、国际劳工组织、联合国教科文组织对社区康复的定义为:社区康复是在社区发展的过程中为残疾人提供康复、平等参与及交往的一种策略。社区康复通过多方参与来实施,包括残疾人本身,家庭,社区以及适当的卫生、教育、职业及社会机构共同来贯彻执行。

（二）社区康复的结构

根据世界卫生组织 2010 年发布的《社区康复指南》内容,社区康复的基本结构包括健康、教育、谋生、社会、赋能五个方面,如图 14-2 所示。

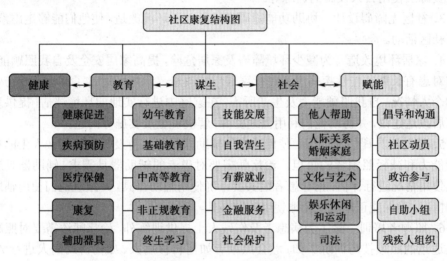

图 14-2　社区康复结构图

（三）社区康复的特征

1. 给残疾人提供就近的服务。

2. 需全面考虑。考虑到活动性、交流、无障碍环境、教育、工作、社区生活技巧、社会意识等各个方面。

3. 动员和利用当地资源。

4. 具备有效的转介系统。

5. 推动残疾意识和社区态度的正向变化。

6. 倾听残疾人的声音,使残疾人参与到计划制订、实施、评估中去。

7. 获得政府支持（具可持续性）。

（四）社区康复的目标

社区康复的最终目标是改善残疾人或慢性病患者的生活质量,具体包括以下几个方面:

1. 尽可能服务更多的残疾人。

2. 确保满足基本的需要。

3. 帮助他们走出家门,参与到家庭和社区生活中去。

4. 充分利用社区资源。

5. 培养自尊、自爱和赋能。

6. 残疾人有主要的发言权。

（五）社区康复的内容

1. 家居训练　根据患者及伤残人士的需要,治疗师协助他们制订日常生活活动计划,进行日常生活技能训练及娱乐活动训练。例如,协助有认知障碍的脑卒中患者设计日常生活时间表,帮助他们及照顾者应付日常生活需要,让他们可选择有意义的生活。此外,治疗师也会在家庭中实地提供自我照顾及家务训练,使训练能更有效地贴近他们的日常生活需要,提高独立生活能力。

2. 社区训练　社区训练包括购物训练、财政预算训练、使用交通工具训练、认识社区资源及使用公共设施的训练等。

3. 社区无障碍设计　协助功能障碍者进行社区环境改造,使他们能够走出家门,参与社区活动。

4. 家居环境改造　为减少环境障碍及家居危险,提高家居安全及自我照顾能力,常需对患有长期或慢性疾病患者进行家居环境改造。治疗师通过了解患者及伤残人士的个人情况、自我照顾能力及生活所需,在家庭中进行实地的环境评估,提供适当的家居改造建议,并协助他们利用当地资源,解决资金及实施等问题。

5. 辅助器具评估及训练　使用适当的辅助器具能维持及提高病伤残人士的独立生活能力和减轻照顾者的负担。治疗师需要对患者的辅助器具需求、辅助器具适合性及使用情况进行评估,指导患者购买及正确使用辅助器具,并跟进他们使用辅助器具的情况,确保能正确及安全地使用辅助器具。

6. 照顾者培训　除了为病患者及伤残人士提供训练外,治疗师还需要对照顾者提供适当的照顾技巧训练。如,教会照顾者如何转移病人、如何协助病人进行 ADL 活动、出现特殊情况（如癫痫）时应如何处理等。

7. 社区资源运用以支持患者及家人的需要　治疗师需要认识社区资源的种类及其服务内容,在提供专业评估和治疗的同时,治疗师要了解患者及家人的需要和困难,及时寻找或转介合适的社区资源予以解决,支持患者及家人在社区生活。

8. 转介患者予适当的服务　作业治疗的理念是全面性的,故此,社区作业治疗师除了提供作业治疗服务外,也会按患者及伤残人士的个别需要,适当地转介患者至其他相应的服务。如为困难家庭向残联申请辅助器具补助,转介有需要者到社区康复中心等。

以下活动通常被视为最有帮助的社区康复活动:①社会辅导;②运动和日常生活活动技巧训练;③促进贷款申请;④提高社区认知;⑤促进职业训练/学徒计划;⑥促进本地自助小组,家长会和残疾人组织的组成;⑦促进和领导的联系;⑧促进入学（学费/老师的接受等）。

二、社区作业治疗

社区作业治疗是社区康复的重要组成部分,是指在社区为患者或残疾者提供与其日常生活活动、休闲娱乐活动或学习、工作等相关的训练和指导,实地评估、改造家居和社区环境,是医院康复服务的一项重要延伸。旨在帮助患者或残疾者提高日常生活、社会生活或工作的独立能力,提高生存质量,使患者真正融入家庭和回归社会。

（一）社区作业治疗的原则

根据社区康复及社区作业治疗的概念和意义,社区作业治疗的基本原则可概括为如下几点:

1.立足社区 患者是在家庭或社区的层次上进行的康复治疗或作业治疗,让其家庭及社区对患者和残疾者的生存质量及其全面的康复,承担起责任。

2.共同参与 患者或残疾者与其家庭成员或社区人员共同参与作业治疗活动。

3.经济实用 鼓励应用简便、经济、实用、有效的手段和方法,因地制宜地开展作业治疗。

4.共享资源 充分利用社区的各种资源,通过当地的医疗卫生保健系统,为患者或残疾者提供康复服务。

5.完善系统 应建立较完善的转诊系统并要有医院康复资源中心的支持,定期对患者或残疾者进行康复评估和提出指导性建议。

（二）社区作业治疗的工作内容

社区作业治疗的服务全面而广泛。从患者计划出院时开始,到回到社区后的长期跟进,社区作业治疗师均应参与评估、提供训练及治疗,促进患者的康复及协助他们重返社区。社区作业治疗大致上可以分为出院前准备、出院后跟进及社区长期随访三个阶段。

1.出院前准备 对拟出院的患者,作业治疗师应提供相应的作业治疗指导,协助患者及家人做好出院前准备,使患者能早日安全地回到熟悉的家居环境。具体内容如下:

（1）了解患者的病情、身体功能、活动能力、生活自理能力和家庭环境,与家属、医生、护士及其他相关人员进行讨论,制订出院计划。

（2）根据患者及家人需要,为患者提供训练,包括:①教会家人照顾患者的方法;②提供适当的辅助器具并进行相关指导;③查找社区资源,进行转介服务。

（3）安排出院前家访,评估家居环境及提出环境改造建议,为患者准备一个无障碍的家居环境,利于促进患者早日出院,重返社区。

2.出院后跟进 出院后跟进内容包括:

（1）评估出院前计划的成效,修改训练计划及强化照顾者照顾技巧等。

（2）详细评估患者辅助器具方面的需要和使用方法,确保他们安全、正确地使用辅助器具,减少照顾者的负担及提高患者的自我照顾能力。

（3）重新评估家居及社区环境和患者适应情况,检讨及修改环境改造建议和社区训练方法,使患者克服环境困难,融入社会。

（4）转介患者到相应的社区治疗服务机构。

3.社区长期随访 提供长期随访服务,以确保患者或伤残人士能在家中及熟悉的社区中得到持续性的治疗服务,从而令他们能健康、安全地继续于家中及社区生活,有效降低他们的再入院率。使长期患者或伤残人士能维持身体、心理、社交三方面的健康,促进他们重投社区生活。

三、家庭与家庭康复

1. 家庭 家庭是以婚姻和血缘关系为纽带的基本社会单位,成员包括父母子女及生活在一起的其他家属。家庭支持在康复中发挥着十分重要的作用,家庭成员对伤病者或其他事务的看法和态度将影响到其个人的行为和行动。

2. 家庭康复 是以家庭为基地进行康复的一种措施。帮助患者具有适应家庭生活环境的能力,参加家庭生活和家务劳动,以家庭一员的身份与其他成员相处,使家庭康复成为康复医疗整体服务中的一个组成部分。在专业人员的指导下由家庭训练员(患者家属)负责。主要开展家庭康复训练,内容有疾病知识介绍和防治处理方法,简易康复器材的使用,康复性医疗体育训练,家务活动训练等。

3. 家庭成员在康复中的作用

(1) 提供基本的治疗和生活条件:家庭成员有对伤病者提供基本生活保障和医疗的责任和义务,而基本生活和医疗保障是康复的前提。对患者来说,家庭支持尤为重要。

(2) 监督、鼓励或协助患者参与康复治疗活动:家庭成员最了解患者的情况,在康复治疗过程中起监督、沟通、帮助的作用。没有家庭成员参与的康复治疗是不成功的治疗。

(3) 治疗的直接实施者:家庭成员是部分治疗项目的实施者,特别是对于慢性病、长期伤残者,出院后或病房内康复治疗的主要实施者由家庭成员承担。

(4) 资源整合者:家庭成员是患者康复治疗资源的整合者,特别是出院后的患者,家庭和社区康复资源主要通过家属进行整合,以合理利用资源,达到最佳治疗效果。

(5) 辅助器具的保养和维护者:通常,家庭成员承担着保养和维护辅助器具的任务,需掌握轮椅等辅助器具检查和简单维修技巧以确保安全应用。

(6) 功能评估和治疗计划的参与者:由于与患者共同生活,家庭成员更了解患者的功能变化,对患者功能状态和治疗效果进行基本评估,协助治疗方案的调整。

4. 家庭成员的教育 由于家庭成员在康复中起着举足轻重的作用,在整个康复进程中对家庭成员的宣传教育十分必要。教育内容包括:

(1) 让家庭成员了解患者病情、治疗及预后等情况,取得理解与配合。

(2) 指导家庭成员协助患者进行日常生活和治疗。如教会家属安全地将患者从轮椅转移到床上的方法。

(3) 教育家属对患者进行鼓励和支持。

(4) 指导家属整合康复资源。

(5) 指导家属进行家庭环境改造(包括辅助器具使用、物理环境改造、物件的合理摆放、活动方式调整等)。

(6) 教会家属基本护理和训练技巧,如体位摆放、导尿、排痰等。

第三节 辅 助 技 术

辅助技术在全面康复中发挥越来越重要的作用,特别是当一些疾病或损伤造成不可逆转的功能障碍时,如完全性脊髓损伤、截肢等,传统的强化和促进方法已不能解决所有问题,但辅助技术为这些人正常的活动和参与创造条件,使之成为可能,如脊髓损伤者可利用轮椅生活自理并能正常工作,截肢者利用假肢可实现正常步行。

一、基本概念

1. 辅助技术　是指用来帮助残疾人、老年人进行功能代偿以促进其独立生活并充分发挥他们潜力的多种技术、服务和系统的统称。其内涵包括 3 个方面。①技术:硬件(器具)、软件(方法);②服务:适配服务和供应服务;③系统:包括研发、生产、供应、服务和管理。辅助技术可概括为辅助器具和辅助技术服务两个方面。

2. 辅助器具　2004 年所发布的国家标准《残疾人辅助器具分类和术语》中,残疾人辅助器具的定义是"残疾人使用的,特别生产的或一般有效的,防止、补偿、减轻、抵消残损、残疾或残障的任何产品、器械、设备或技术系统。"在 2001 年世界卫生大会通过的国际功能、残疾和健康分类(ICF),将辅助技术定义为"改善残疾人功能状况而采用适配的或专门设计的任何产品、器具、设备或技术"。

3. 辅助技术服务　根据联合国相关规定,辅助技术服务是指"任何协助个体在选择、取得及使用辅助器具过程中的服务,都称为辅助技术服务"。其内容包括需求评估、经费取得、设计、定做、修改、维护、维修、训练及技术支持等。

规定内容还包括:"国家应保障支持性服务的发展与供给,包含身心障碍者的辅助器具,以助其在日常生活中增加独立性并能行使权力。

(1) 国家应依身心障碍者的需要,保障辅助器具的供应、提供个人协助与翻译服务,作为达到机会均等的重要标准。

(2) 国家应支持辅助器具的发展、制造、分布及服务,以及传播辅助器具相关知识。

(3) 为达成以上目标,应利用相关的工业知识,在高科技工业国家,应充分利用其相关产业,以增进辅助器具的标准性及有效性,国家应尽量利用当地本身的物资及生产设备,来发展及生产简单与低价位的辅助器具,而身心障碍者本身也可以参与其中。

(4) 国家应了解到所有的身心障碍者应可得到正确的辅助器具(其中包含经济上的协助),这表示国家应是免费提供或是以很低的价格提供给身心障碍者购买。

(5) 在康复服务中提供有关辅助器具服务时,国家应考虑残疾儿童的特殊需要,其中包含设计、耐用程度、适用年龄等考虑。

(6) 国家应支持针对重度残疾及多重障碍者有关个人协助计划及翻译服务的发展与供给,这类计划将增加身心障碍者在家中、在工作上、在学校以及休闲活动上的参与程度。个人协助计划应对身心障碍者有决定性的影响。"

二、辅助技术的作用

辅助技术的应用,在一定程度上消除或抵消了残疾人的缺陷和不足,克服了他们自身的功能障碍,在一定程度上消除了残疾人重返社会的物理障碍,实现残疾人的平等、参与和共享。辅助技术服务则促进了辅助器具作用的实现。辅助器具的作用包括:

1. 代替和补偿丧失的功能　如假肢可代替所丧失的肢体功能,助听器、助视器可补偿视听功能。

2. 提供保护和支持　如矫形器可用于骨折的早期固定和保护。

3. 提高运动功能,减少并发症　如轮椅、助行器等可以提高行动和站立能力,减少长期卧床造成的全身功能衰退、压疮和骨质疏松等。

4. 提高生活自理能力　如个人卫生辅助具和自助具能够提高衣、食、住、行、个人卫生等生活自理能力。

5. 提高学习和交流能力　助听器、书写、阅读、电脑、打电话自助具可提高学习和交流能力。

6. 节省体能　如助行器具的使用减少了步行时的体能消耗。

7. 增加就业机会,减轻社会负担　如截瘫病人借助轮椅和其他辅助具完全可以胜任一定的工作。

8. 改善心理状态　如病人可借助辅助器具重新站立和行走,脱离终日卧床的困境,可平等地与人交流,大大提高患者生活的勇气和信心,改善心理状态。

9. 节约资源　缩短住院时间,减少人、财、物力浪费。

10. 提高生活质量　运动能力的增强、独立程度的增加、心理状态的改善可使病伤残者平等地参与社会、生活、娱乐和工作,从而提高生活质量。

三、辅助技术分类

(一)辅助器具分类

1. 按使用人群分类　不同类型的残疾人需要不同的辅助器具。根据《中华人民共和国残疾人保障法》,我国有七类残疾人,加上部分有需要的老年人,分别需要不同的辅助器具,包括如下:

(1)视力残疾辅助器具:如助视器、眼镜和导盲杖等。

(2)听力残疾辅助器具:如助听器。

(3)言语残疾辅助器具:语训器、沟通板。

(4)智力残疾辅助器具:如智力开发的器具和教材。

(5)精神残疾辅助器具:如手工作业辅助器具或感觉统合辅助器具等。

(6)肢体残疾辅助器具:如假肢、矫形器、轮椅等。

(7)多重残疾辅助器具:根据残疾情况,可能需要上述多种辅助器具。

(8)老年人辅助器具:如老花镜、手杖、轮椅等。

这种分类方法的优点是使用方便,有利于使用者,缺点是反映不出这些辅助器具的本质区别。特别是许多辅助器具并不局限于上述某一人群使用,属于通用辅助器具。

2. 按使用环境分类　不同的辅助器具用于不同的环境,根据辅助器具的使用环境分为以下几类:

(1)生活用辅助器具。

(2)移乘用辅助器具。

(3)通讯用辅助器具。

(4)教育用辅助器具。

(5)就业用辅助器具。

(6)文体用辅助器具。

（7）宗教用辅助器具。

（8）公共建筑用辅助器具。

（9）私人建筑用辅助器具。

该分类方法的优点是使用方便、针对性强、对康复医生写辅助器具建议时很实用，缺点是反映不出这些辅助器具的本质区别，而且有些辅助器具如电脑辅助器具，在许多不同的环境下都需要，所以不是唯一使用环境。

3. 按使用功能分类 2014 年 6 月，民政部颁布了《中国康复辅助器具目录》，按辅助器具的功能分为 12 个主类、93 个次类和 538 个支类。这 12 个主类分别是：

（01）矫形器和假肢（06）

（02）个人移动辅助器具（12）

（03）个人生活自理和防护辅助器具（09）

（04）家庭和其他场所使用的家具及其适配件（18）

（05）沟通和信息辅助器具（22）

（06）个人治疗辅助器具（04）

（07）技能训练辅助器具（05）

（08）操作物体和器具的辅助器具（24）

（09）用于环境改善和评估的辅助器具（27）

（10）家务辅助器具（15）

（11）就业和职业训练辅助器具（27）

（12）休闲娱乐辅助器具（30）

前面括号里的数字为《中国康复辅助器具目录》编码，后面括号内为该类辅助器具的国际编码。该分类方法每一辅助器具都由三对数组组成，每组两位数，依次代表主类、次类、支类。

（二）辅助技术服务分类

根据美国 1998 年发布的相关内容，辅助技术服务包括下列 6 个项目：

1. 对功能障碍者的辅助技术服务需求评估。

2. 辅助器具的取得 包括采购、租用或其他途径。

3. 与辅助器具使用有关的服务 如选择、设计、安装、定做、调整、申请、维护、修理、替换。

4. 整合医疗、介入或服务的辅助器具资源。

5. 为使用者提供辅助器具使用的训练或技术协助 对身心障碍者家庭成员的训练或技术协助，如果适合的话也可以包括监护人、服务提供者或法定代理人。

6. 为相关专业人员提供辅助器具使用的训练或技术协助 为专业人员（包括提供教育和康复服务人员）、雇主，或其他提供服务、雇用、深入涉及身心障碍者主要生活功能的人提供训练或技术协助。

四、辅助技术应用流程

辅助器具选配必须由专业人员经严格的评定、使用前后训练、必要的环境改建、安全指导和随访等环节，不适当的辅助器具或使用不当不仅造成资金的浪费，还可能导致残疾加重，甚至带来严重安全问题。所以，康复辅助器具需进行严格管理，规范流程,以便最大限度地发挥辅助器具的功能和减少不必要的浪费。

（一）筛选并确定服务对象

提供辅助技术服务前应了解以下信息:

1. 决定辅助器具需求的适合性

（1）转介来源:由谁转介,转介的目的是什么?

（2）筛选信息:包括障碍程度、年龄及障碍发生时间、障碍进展、可能的辅助器具经费来源等内容。

（3）未来辅助器具介入会变更的可能性,例如手术、搬家、药物改变等。

2. 了解使用者的需要,确认使用者的目标及想要的结果。

3. 记录使用者基本需求及问题所在。

4. 决定是否可由辅助技术满足使用者的需求。

5. 开始搜集适当的基本资料。

（二）辅助技术评估

功能障碍不同,所需使用的辅助器具也不同,进行辅助器具选配前一定要进行系统地评定,了解使用者的目前功能及预后情况,以选择最适合使用者的辅助器具。除身体功能评估外,还应对活动和参与功能进行评估,如,需要使用辅助器具进行什么样的活动,活动的场所、过程等。当然,并不是所有评定均由作业治疗师完成,可以由康复治疗组的其他成员完成相应工作。

1. 运动功能评定 肌力、耐力、ROM、平衡、转移能力、ADL 能力等。

2. 感觉功能评定 深浅感觉、复合感觉(实体觉)、视觉、听觉等。

3. 认知功能评定 注意力、记忆力、学习能力、理解力、沟通能力、应变力。

4. 心理功能评定 抑郁、焦虑等。

5. 情绪行为评定 有无攻击行为、自伤行为、过激行为等。

6. 环境评定 家居环境、学习环境、工作环境、社区环境等。

7. 活动和参与水平的评定 会进行哪些活动、哪些人参与、场所、时间、过程等。

（三）辅助器具处方

根据评估结果,决定如何提供辅助技术服务,决定租用、制作(定做)还是购买,出具辅助器具处方。辅助器具处方主要考虑辅助器具的类型、尺寸、材料、使用范围。如需购买,需包含辅助器具的名称、型号、尺寸、材料、颜色、承重、其他配件、特殊要求等。如需制作,则需提供辅助器具名称、尺寸、材料、承重、其他配件、特殊要求、图纸等内容。

此外,还要考虑使用者的意愿、操作能力、安全性、重量、使用地点、外观、价格等问题。

（四）选配前训练

在配置前应进行系统训练,以利于日后更好地应用辅助器具。训练内容根据功能评定结果选择,一般包括肌力、耐力、ROM、平衡、转移、感觉、认知训练,以及心理治疗等。

（五）制作或选购

需考虑的因素如下:制作的时间、体位、使用者的耐受程度、配装过程、安全性、是否符合人体功效学和生物力学原理、制造商的信誉、维修保养等。最好能提供给使用者样品并试用,以便其选择最喜欢且适合其功能的产品。

（六）辅助器具使用训练

训练应包括穿戴或组装、保持平衡、转移、驱动、利用辅助器具进行 ADL 活动等内容,具体每一类辅助器具使用训练详见相关章节。

（七）使用后评定

配备了辅助器具并进行适当训练后一定要进行再次评定,以了解是否达到了预计的功能,使用者能否正常使用,是否需要进行改良,有无安全方面的顾虑等,如存在问题应及时进行处理。

经评定,如果使用者可以安全独立地使用辅助器具,就可交付使用并给予详细的使用保养指导;如果达不到功能需要,则需对辅助器具进行改装;如果存在环境方面的限制而影响使用,应进行环境的改良并进行环境适应训练;如果使用者不能独立使用而需要他人护理,则应教会护理者正确的使用及保养方法。

（八）随访

辅助器具交付使用后要根据产品情况定期进行随访,了解使用过程中存在的问题及是否需要进行跟踪处理,随访最好以上门服务的形式进行,也可以委托社区康复人员进行,或通过电话、问卷等进行。

五、辅助技术应用注意事项

（一）从使用者的需要出发

1. 与辅助器具使用者建立良好的合作关系。

2. 作好解释和说明,鼓励使用者参与讨论,避免使用专门术语、艰涩词句。

3. 目标制订过程要加入辅助器具使用者及团队的参与。

4. 辅助器具使用者是选择何种辅助器具最终的决定者。

（二）确保安全,不可造成伤害

1. 所提供的辅助技术在满足功能需要的同时,确保产品安全和使用过程安全。

2. 适当的时候,可转介给其他专业人员共同合作。

3. 随时注意自己与使用者的卫生、安全事项。

（三）注重使用者的能力及潜力

1. 辅助技术应用的主要目的是让使用者进行活动和参与,而非以康复治疗为主。

2. 辅助技术最终目的是增加功能独立,同时降低疾病影响。

3. 提供辅助技术者在考虑服务对象能力的同时,还需要考虑其潜力。

（四）介入或解决问题的方法需简单有效

1. 通过全面评估,从整体看使用者的问题。

2. 考虑多方面的解决方法。

3. 考虑短期、长期的辅助器具应用与可能结果。

4. 考虑使用者特殊需求的个别化处理方法。

5. 尽量与使用者原来代偿方式不要差异太大。

6. 寻求最简单但是有效率的方法。

（五）考虑阶梯化的辅助器具处理介入原则

1. 重新修改活动。

2. 发展或训练必需的技巧或能力。

3. 在市面上寻找给一般人使用的产品，或发挥创意使用。

4. 在市面上寻找给身心障碍者使用的产品。

5. 修改市售产品，给身心障碍者使用。

6. 量身订制或重新生产制作全新的产品。

六、常用的辅助器具

作业治疗常用的辅助器具包括轮椅、助行器、生活自助具、矫形器等。

(一) 轮椅

轮椅是步行或转移困难者的有效代步工具，对于一些严重功能障碍者来说（如脊髓损伤），轮椅是他们赖以行动的双腿。但轮椅的作用绝不仅是肢体伤残者的代步工具，更是使他们参与社会活动的工具，在残疾人重返社会中发挥着重要作用。

1. 轮椅的基本结构（图14-3）

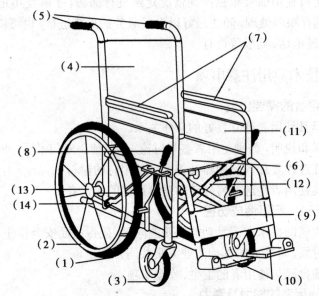

图 14-3　轮椅的基本结构

(1)轮胎；(2)大轮；(3)小轮；(4)靠背；(5)手推把；(6)椅座；(7)扶手；(8)手闸；
(9)脚托；(10)脚踏板；(11)侧板；(12)轮椅架；(13)轮轴；(14)防倾杆

(1) 骨架：指轮椅的框架结构，可由铁质、不锈钢、铝合金或其他轻金属制作。承受力以不锈钢为最强，重量以铁质为最重。较轻的轮椅推动较省力，且便于携带或运输。

(2) 轮胎：有充气胎、硬胎（实心胎）及 PU 实心胎等三种轮胎。充气胎具有良好的避震功能，较适合在户外使用，但容易被尖锐物品刺破，有时需要经常充气；实心胎结实耐用，应用方便，不需充气，但避震效果差，主要适合室内或平坦路面使用；PU实心胎介于两者之间，结实耐用又有一定的防震效果，目前使用较多。

(3) 大轮：大轮常为轮椅的后轮，直径为 20.32～66.04cm 不等，一般手推轮椅常见的尺寸是 50.8cm 及 60.96cm，配有手推轮圈。手推轮圈是轮椅驱动部分，应有适度摩擦力，不宜太光滑，以便于自行推动。大轮的轮辐有两种形式，一种是钢线轮辐，一种是玻璃纤维轮辐。前者重量较轻,但需经常检查及调整钢线的张力,且较容易受损;后者的优点是不需要维修及保养,但重量较重。

(4)小轮:小轮常为轮椅的前轮,直径为 10.16～20.32cm 不等,最常见的是 15.24cm 或 20.32cm。直径过小则难以通过障碍物,直径过大则容易触碰脚部,不方便轮椅转向。

(5)刹车系统:利用杠杆原理来锁住轮子运动的装置。为方便侧面转移方式的使用者,其刹车手柄高度不可超过椅面。上肢肌力不足的患者,则手柄可加长,或为长度可调整型。

(6)座椅:座椅系统可以粗分为坐垫与靠背两部分。由于轮椅的设计与使用目的不同,有多种不同的材质与款式。最简单的就是各以一片布料制成坐垫与靠背,但此种布料不足以支持适当的坐姿,且用久后容易变形;另也有以硬板为底,上面加上其他材质(如海绵、气囊等)做成的坐垫或靠背,较能提供适当支撑,避免骨盆倾斜产生继发的脊椎侧弯。通常此类硬底式坐垫或靠背可设计成从轮椅骨架上拆卸或安装以便于收折轮椅。

(7)扶手:有固定型及可移开型两类,后者又分为"可拆卸"及"后掀式"两种,以方便使用者从侧面转移。扶手依长度不同又可分为全长式、近桌式、可调高度式等。

(8)脚踏板:主要分为固定式及可旋开取下式两类。可旋开取下式又有两种,一种可调节脚踏板的角度,便于配合背部可后倾轮椅;另一种则是单纯的旋开取下式。可旋开取下式脚踏板可以使轮椅更接近转移目标,让患者较安全轻松地转移。

(9)防倾杆:主要用于防止轮椅向后翻覆,确保轮椅使用的安全。

2. 轮椅的功能

(1)改善行动能力:通过使用轮椅可提高病伤残者的行动能力,这是轮椅的基本功能。

(2)增强肌力、耐力:通过驱动轮椅,可增强使用者上肢的肌力及耐力,改善运动功能。

(3)改善呼吸,提高心肺耐力:通过使用轮椅进行适当活动,可改善心肺功能。

(4)改善膀胱控制能力:通过坐位下活动,促进膀胱排空,改善膀胱控制能力。

(5)预防压疮等并发症:轮椅活动减少卧床时间,有助于避免一些骨突部位长期受压,减少了压疮的发生机会。

(6)改善血管舒缩能力:适当的体位变换有助于改善血管舒缩能力,对治疗直立性低血压有一定帮助。

(7)增强躯干控制能力:维持轮椅坐位需要躯干控制的参与,有助于提高躯干控制能力。

(8)改善心理状态:轮椅使重度伤残者摆脱了长期卧床的困境,并且可以平等地参与许多日常生活活动和社会活动,有助于改善使用者的心理功能。

(9)提高 ADL 能力:轮椅的使用者可以完成多种转移及活动,部分使用者可借助轮椅生活完全自理。

(10)提高工作能力:轮椅的使用使病伤残者有机会进入到职场,增加就业或再就业的机会。

(11)促进参与社会活动:通过轮椅的使用,可促进使用者参与到社会活动中去,如集会、旅游、访友等。

（12）提高生活质量：通过轮椅的使用，可协助改善身体功能、心理状态，促进活动和参与，有助于提高生活质量。

3. 轮椅的分类 根据《中国康复辅助器具目录》，轮椅分为手动轮椅车和动力轮椅车两大类。

（1）手动轮椅车

1）双手驱动轮椅车：包括后轮驱动轮椅车、前轮驱动轮椅车、带坐便轮椅车、洗浴轮椅车、定制轮椅、多功能手动轮椅车、篮球轮椅、乒乓球轮椅、竞速轮椅车、站立式手动轮椅车、斜躺式手动轮椅车、雪地轮椅车、沙滩轮椅车、泳池轮椅车。

2）摆杆驱动轮椅车：包括双手摆杆驱动轮椅、杠杆驱动型轮椅。

3）单手驱动轮椅车：包括单手轮驱动轮椅车和单手摆杆轮驱动轮椅车。

4）电力辅助手动轮椅车。

5）脚驱动轮椅车。

6）护理者操纵的轮椅车：包括助推式轮椅车、可躺式轮椅车、高靠背带坐便轮椅车、带坐便或餐桌轮椅车、站立式轮椅车。

（2）动力轮椅车

1）电动轮椅车：包括室内型电动轮椅车、室外型电动轮椅车、道路型电动轮椅车。

2）机动轮椅车：包括三轮机动轮椅车和四轮机动轮椅车。

3）爬楼梯轮椅车：包括行星轮式爬楼梯轮椅车、履带式爬楼梯轮椅车。

以上为《中国康复辅助器具目录》中的分类，日常生活中也常用习惯性分类：普通轮椅、高靠背轮椅、坐便轮椅、运动轮椅、电动轮椅、特殊轮椅（如升降轮椅、站立轮椅、爬楼梯轮椅）等。

4. 轮椅的选择原则 轮椅选择遵循辅助器具选择的一般原则，包括通用设计原则和个体化原则。

（1）通用设计原则：在有市售产品的情况下，首选市售的通用设计辅助器具。基本原则包括：

1）公平原则：不受其他条件限制，公平对待每一个有需要者。

2）简单实用原则：在保证功能的前提下，尽可能选择简单、易得、易用的轮椅。

3）不伤害原则：所选轮椅必须是安全的，即使使用过程中发生意外时，所致伤害或副作用也应该是最轻的。

4）节省体能原则：轮椅的应用应有利于节省能量消耗，在不导致疲劳的情况下易于舒适地使用。

（2）个体化原则：进行轮椅选择时，必须考虑使用者的个人情况，以作为选择轮椅时参考。需要时对轮椅进行修改，修改也不能满足需要的则需量身定制。

1）功能导向原则：所选轮椅应结合使用者的身体功能和认知心理功能，满足基本功能需要并有助于发挥功能潜力。

2）合身原则：所选择的轮椅尺寸符合使用者的需要。

3）弹性使用原则：使用者可根据自己的需要和喜好选择轮椅。

5. 轮椅的选择

（1）轮椅选择的基本要求：①安全。需考虑质量、刹车、边缘、防翻轮、保护带等内容。②实用。适合使用者的功能、使用环境、转移及护理需要。③使用方便。尺寸合适，方便转移和驱动，方便保养和维护。④位置稳定：需考虑椅座、靠背、头托、坐姿维持、固定带等维持坐姿稳定的部件或因素。⑤舒适。椅座、靠背、坐垫、扶手、脚踏、坐姿维持等应利于使用者舒适地应用轮椅。⑥压力分布均匀。提供合适的椅座、坐垫、坐姿维持、脚踏，令使用者均匀地分布压力，特别是臀部压力分布均匀，减少压疮风险。

（2）根据使用者驱动轮椅的能力选择

1）完全不能操纵者只能选用他人推动的轮椅。如双侧上肢完全瘫痪以及有严重智力障碍者等。

2）双侧上肢虽无驱动轮椅的力量，但有残余能力可推/拉动小手把或按动开关者可选用普通电动轮椅。

3）极严重肢体功能障碍而不能通过手和上肢控制轮椅者，可选用颌控、气控或声控电动轮椅。

4）肩、肘肌有驱动力量，但手的握力不够者可在手轮圈上包塑料海绵，或选用带有突起的手轮圈。如 C_5 脊髓损伤者可利用肱二头肌的肌力操作水平推把；而肩手关节活动受限者可选用垂直推把；手指屈曲运动受限而不易握拳时选用加粗推把。

5）只有一只手能驱动轮椅者，可选用单侧驱动轮椅或选用电动轮椅。

6）偏瘫患者可以选用底座低的普通轮椅，用健手驱动手轮圈，健足着地控制方向。

7）双上肢肌力差者应安装延长杆以便于操作车闸。

8）躯干控制较好、坐位平衡佳者（如残疾运动员），可选运动轮椅进行竞技运动。

（3）根据使用者的姿势和体位选择

1）髋关节强直者应选用可倾斜式靠背轮椅。

2）膝关节强直者应选用可抬起的脚托支架。

3）双下肢完全瘫痪者应选择带腿托的轮椅，在脚托上还应有脚跟环。

4）有可能发生压疮者应加用轮椅坐垫。

5）下肢截肢特别是双侧大腿截肢者，要把轮椅的车轴后移，安装后倾杆。

6）不能维持坐位稳定者应加用安全带固定。

7）躯干肌麻痹伴有严重麻痹性脊柱侧弯者宜选用手动式担架车。

8）不能长时间维持坐位或不方便减压者可选用可站立式电动轮椅。

9）由于工作或生活需要而需经常拿取高处物体者可使用可升降式电动轮椅。

（4）不同疾病、损伤与轮椅选择

1）偏瘫：如果无认知障碍、有较好的理解能力和协调性者，可选单侧驱动轮椅；病情严重者选用他人推动轮椅。平衡功能好者可选用座位高度较低的标准轮椅，安装可拆卸式脚托和腿托，以使脚充分着地，用健侧的上下肢完成操作。若需要帮助转移者最好选用可拆卸式扶手。

2）截瘫：除高位胸髓损伤者需考虑躯干的平衡控制问题外，对轮椅的要求基本相同。普通轮椅（标准轮椅）基本可满足日常生活的需要，扶手和脚踏板最好选用可拆卸式以方便转移。若需要从后方完成转移动作，可在靠背上安放上拉链或选择可倾倒式靠背的轮椅；踝部有痉挛或阵挛者需增加脚踝带、脚跟环。生活环境的路面状况较好时选用实心轮胎以提高速度，并配合较厚的坐垫防震。

笔记

3）四肢瘫：C_4 及以上损伤者可选择气控或颌控电动轮椅或由护理者操作的轮椅。C_5 以下损伤者可通过上肢的屈曲操作水平把手，故可选择前臂控制高靠背电动轮椅，功能较好者可选用轻便的手动轮椅。有直立性低血压者应选用可倾斜式高靠背轮椅，安装头托，并配合选用膝部角度可调的开合可卸式脚托。车轴要尽可能靠后，安装倾倒杆，并选择较厚的坐垫。

4）截肢：双下肢截肢者轮椅坐位时身体重心后移，轮椅易向后方翻倒。解决办法有：①把轮椅车轴后移以使人体重心落在车轴前方，防止向后方倾倒；②在脚踏板上加沙袋或其他重物以使轮椅重心前移；③加装防翻轮；④在早期可使用大车轮在前的轮椅，若有假肢时要安装腿托和脚托。此外，在截肢早期，轮椅上应配有帮助维持下肢良好体位的配件，如小腿截肢者轮椅坐位时在腿下加一长的腿托，以使膝关节保持在伸直位，避免膝关节屈曲挛缩而影响日后的步行功能。

5）帕金森综合征：病情严重者可选择多功能轮椅（高靠背轮椅）。

6）脑瘫：多选择儿童轮椅并配坐姿保持系统。

7）老年人：普通轮椅或护理者推动轮椅。

8）下肢伤残及其他：下肢伤残者一般选用标准轮椅；年老、体弱、病情严重者一般选用他人推动轮椅。其他障碍要根据残疾或损伤的程度、关节活动情况、肌力以及体重、躯干平衡、生活环境等综合考虑。

6. 轮椅应用流程　包括以下 8 个步骤：

（1）转介：可由医生、社工或其他相关人员转介有需要进行轮椅相关服务者给治疗师，也可以是需要者自我转介，寻求相应服务。

（2）评估：对第一需要者进行功能评估并考虑生活方式、职业、家庭环境等因素。

（3）轮椅处方：根据评估结果，结合使用者、照顾者及家庭成员的需求，制订轮椅处方，其内容应包括：轮椅类型、尺寸、附件和改造等。

（4）提供或订购轮椅：根据轮椅处方寻找合适的轮椅。

（5）轮椅准备：包括轮椅的组装、初步适配、改造等工作。

（6）适配：使用者试用轮椅，看轮椅是否符合使用者的功能需要，如需进行改造或姿势支持，需待这些工作完成后再次试用。

（7）使用训练：训练使用者或照顾者如何安全有效应用和保养轮椅。

（8）随访维护及维修：定期随访以检查轮椅，并为需要者提供进一步训练和支持。同时为有需要者进行轮椅保养及维修服务。如需更换轮椅，则重复以上步骤。

7. 轮椅处方　轮椅处方是康复医师、治疗师等根据残疾者的年龄、疾病及损伤的程度、健康状况、转移能力、生活方式等开具的轮椅选择方案。轮椅处方应包含的内容有：一般情况、轮椅型号、尺寸、材料、驱动方式、轮胎、座位、靠背、扶手、脚踏、颜色、承重、其他配件等。

轮椅的基本尺寸要求如下：

（1）座位宽度：根据 WHO 最新资料，建议轮椅座宽即为坐位时两臀间宽度。如果座位太窄，上下轮椅比较困难，臀部及大腿组织受到压迫，舒适度也受影响；如座位太宽则操作不便，进出窄的门口和通道困难，且坐位稳定性受影响。

（2）座位长度：测量坐下时后臀部至腘窝之间的水平距离，将测量结果减 3～6cm，即为轮椅座位长度，如两侧长度不等，取短的一侧长度进行计算。如座位太短，体重主要集中在坐骨上，局部易受压过多；座位太长会压迫腘窝部，影响局部血液循环，并易刺激该部皮肤。

（3）座位高度：脚踏板高度为坐下时足跟（或鞋跟）至腘窝的距离，再减去坐垫的高度（通常为 5cm），脚踏板离地至少 5cm，因此轮椅座高应为腘窝至足跟（需经常穿鞋者为鞋跟）的距离减去坐垫高度再加 5cm，以上如无须坐垫，则不需减去坐垫高度。

（4）扶手高度：WHO 建议在考虑安全及舒适性的前提下，扶手高度越低越好。

（5）靠背高度：普通靠背的高度为肩胛下角至座位的高度再加上坐垫的高度（通常为 5cm）；低靠背的高度为胸腔下端至座位的高度再加坐垫的高度。WHO 建议在考虑安全及舒适性的前提下，靠背高度越低越好。

（6）脚踏板高度：如上文所述，脚踏板高度为坐下时足跟（或鞋跟）至腘窝的距离，再减去坐垫的高度（通常为 5cm）。另外，要求脚踏板离地至少 5cm，以方便上下斜坡及过障碍。

8. 轮椅适配　选定轮椅后，要进行适配检测，以确保配备的轮椅符合要求，具体如下：

（1）座宽：轮椅直立坐姿下检测者双手放于臀部两侧，要求手指刚能通过，不紧不松。

（2）座深：轮椅直立坐姿，臀部及后背触及靠背情况下，腘窝与坐垫间应有 2～3 指距离（3～6cm）。

（3）脚踏高度：足部平放脚踏板上，检测者的手放于使用者大腿下方，要求手部"无压无缝"。脚踏离地面距离不少于 5cm。如需脚驱动轮椅，需调整座位高度至足部刚好能平放于地面为合适。

（4）靠背高度：原则上越低越好，但需考虑使用者的平衡功能和躯干控制能力，同时应有良好的舒适度。

（5）后轮位置：要求手自然下垂时应在后轮轴心位置；手在大轮 12 点位置肘关节屈曲 90°。

（6）同时需考虑坐位平衡情况，在进行轮椅驱动时应可保持安全坐姿。

（7）轮椅各部件固定牢固，螺丝无松动滑脱，刹车安全有效。

（8）臀部压力测试：使用者轮椅独立坐姿下，WHO 推荐采用简易压力测试方法（图 14-4）。分级标准见表 14-2。

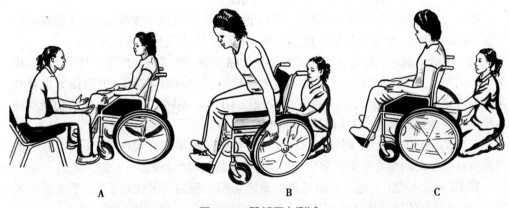

图 14-4　臀部压力测试
A. 向使用者解释；B. 放置手指于坐骨结节下方；C. 活动手指并感觉压力

表 14-2 简易臀部压力测试法分级

分级	等级	标准
1 级	安全	指尖可上下活动 5mm 或更多
2 级	注意	指尖不能活动,但能轻易滑出
3 级	危险	指尖被牢牢压紧,难以拿出

9. 轮椅的使用

(1)平地驱动:操纵前先将刹车松开,身体向后坐下,眼看前方,双上肢后伸,稍屈肘,双手紧握轮环的后半部分。推动时,上身前倾,双上肢同时向前推并伸直肘关节,当肘完全伸直后放开轮环,如此重复进行。对一侧肢体功能正常、另一侧功能障碍的患者,如偏瘫、一侧上下肢骨折等,可以利用健侧上下肢同时操纵轮椅。方法如下:先将健侧脚踏板翻起,健足放在地上,健手握住轮椅。推动时,健足在地上向前踏步,与健手配合,将轮椅向前移动。

(2)上下斜坡:上斜坡时注意保持上身前倾,重心前移,其他方法同平地推轮椅。如果上坡时轮椅后倾,很容易发生轮椅后翻。如不能将重心足够前移,则可退行上斜坡。下斜坡时则反之:上身向后靠,重心后倾。

(3)大轮平衡技术:是指在小轮悬空离地、大轮支持的情况下,保持轮椅平衡而不致摔倒的一种技术。这种技巧对越过环境障碍帮助极大,如上下台阶或人行道。大轮平衡只适用于双手健全、手眼协调正常的患者。开始学习这种技术时,应在治疗人员的指导和保护下进行,以保证训练时安全。

具体技术分准备、启动、保持平衡 3 个步骤。①患者端坐在轮椅中,头稍后仰,上身挺直,双上肢后伸,肘稍屈,手紧握轮环,拇指放在轮胎上;②先将轮环向后拉,随后快速向前推,此时小轮便会离地;③根据轮椅倾斜方向,调整身体和轮环,如果轮椅前倾,则上身后仰同时向前推轮环;如果轮椅后倾,则需上身前倾同时向后拉轮环。

(4)上下台阶:上一级台阶或过马路边石时,可先使用大轮平衡技术,抬起小轮,置于台阶上,放下的同时驱动后轮,利用惯性和上肢力量,配合躯干前倾,使大轮翻过台阶。或先采用大轮平衡技术抬起前轮,倒退至台阶边,利用上肢力量将轮椅拉上台阶,退至安全位置后放下小轮,此方法较前一方法费力但易于掌握。此外,上多级台阶时只能应用这一方法而无法应用前一方法。

下台阶时先用大轮平衡技术抬起前轮,面向台阶轻轻放下大轮,此时注意重心的控制,避免摔倒,大轮落至台阶下地面后放下小轮。下多级台阶方法相同。

(5)轮椅上减压:为减少臀部尤其是坐骨结节处过度受压,预防压疮的发生,轮椅坐位时应定时进行减压。一旦患者可坐轮椅就需学习如何减压,并应指导患者和家属养成定时减压的习惯,每半小时至少减压 10 秒。不同节段损伤因残留功能不同需使用不同的减压技术,具体做法参考如下:

1) C_5 完全损伤患者:用一侧肘部从后方绕过轮椅手把并勾住手把,利用屈肘的力量将身体拉向同侧并使躯干前屈,从而使对侧减压,然后进行另一侧。

2) C_6 完全损伤:无肱三头肌功能的患者可将一侧肘关节绕过手把,手支撑于大轮上,利用肘部的被动锁定支撑身体上抬,完成一侧减压,然后进行另一侧。

3) C_7 完全损伤:患者有一定的伸肘功能,可将手支撑于一侧扶手上,另一侧屈

肘,前臂支撑于扶手上,用伸肘的力量将同侧躯干上抬进行减压,然后进行另一侧。

4) C_8 完全性损伤者:可一手支撑于扶手上,另一手支撑于对侧大轮,双侧同时伸肘,使支撑于扶手侧充分减压,然后进行另一侧。

5) $T_1 \sim T_4$ 完全性损伤者:双上肢可同时支撑于两侧大轮上,使躯干上抬,但由于躯干上部力量及平衡的影响,还不能将手支撑于轮椅扶手上将躯干充分抬高。

6) T_5 及以下完全损伤:患者双上肢肌力足够,上部躯干控制良好,可直接将手支撑于两侧扶手上充分抬高躯干进行减压。

7)帮助下减压:部分患者由于损伤严重、体重过重、并发症等原因不能进行自我减压,需要照顾者帮助进行。方法为:①帮助者跨步站立于轮椅后面,患者双臂交叉放于胸前,帮助者双手从患者双腋下穿过,抓住患者的前臂;②帮助者双臂紧贴患者胸壁,伸直髋部,利用躯干和下肢的力量抬起患者,此时应注意不能将患者重量放在腋部以免造成肩部损伤;③抬高 20~30 秒后慢慢放低。若帮助者力量或身高不足,不能完成上述动作,也可将患者轮椅后倾数秒,通过改变受力点位置来完成减压。

(二)助行器

辅助人体支撑体重、保持平衡和行走的器具称为助行器,也可称为步行器、步行架或步行辅助器等,是下肢损伤者常用的辅助器具,具有保持身体平衡,减少下肢承重,缓解疼痛,改善步态,改进步行功能等作用。

1. 助行器的作用

(1)保持平衡:如老年人、非中枢性失调的下肢无力、下肢痉挛前伸不佳、重心移动不能的平衡障碍者站立平衡的维持。

(2)辅助行走:用于辅助下肢无力者、平衡欠佳者以及体力虚弱者步行,这也正是使用助行器的最主要目的。

(3)支持体重:用于下肢无力、类风湿关节炎及关节病等致负重而疼痛时,或下肢骨折早期不能支撑体重时等。

(4)增强肌力:由于使用助行器时需经常用手或上肢支撑身体,因此有增强上肢伸肌肌力作用。

(5)警示作用:可提醒他人了解使用者存在摔倒或受伤的危险,注意避免与其碰撞,如盲人所使用的导盲杖等。

2. 助行器的分类 根据分类方式不同,助行器有不同的分类方法。

(1)根据助行器的结构和功能分类:根据结构和功能不同,可将其分为无动力式助行器、功能性电刺激助行器和动力式助行器。

(2)根据操作方式进行分类:《中国康复辅助器具目录》将助行器归为个人移动辅助器具主类,包括单臂操作助行器和双臂操作助行器。

1)单臂操作助行器:指用单臂操作的单个或成对使用的助行器,通常称为拐杖,包括手杖、肘拐、前臂支撑拐、腋拐和带座拐杖。

2)双臂操作助行器:单个使用的需用双臂进行操作的助行器,包括框式助行架、轮式助行器、座式助行器和台式助行器。

3. 助行器的选用原则 选用助行器时应考虑的因素包括:使用者的一般情况(如身高、体重、年龄、诊断、环境、生活方式、使用目的等)、使用者的功能状况(包括认知能力、平衡能力、下肢负重能力、步行能力、步态、握力和上肢力量)。选用的原则

笔记

如下：

1）符合功能需要：助行器首先应满足使用者的功能需要，因此需对使用者进行系统的功能评定，包括身体功能、认知心理功能、环境和社会等方面。

2）美观、安全、耐用：因使用者存在下肢肌力不足、平衡障碍或疼痛，存在损伤或摔倒的危险，故选择助行器时一定要保证安全，此外，在保证安全的基础上可结合使用者的个人爱好选择适合其使用的产品。

3）使用方便，易操作：目前市售产品基本能符合这一要求。

4）轻便、舒适：在安全的前提下尽量选用轻便的产品，如铝合金材料的助行器，此外，握把、臂托、腋托尽量选用舒适的外形和材料。

5）价格合理：考虑使用者的经济能力和必要性，一般国产产品均能符合使用者需要，因此不一定需要多花两到三倍的价格去购买进口产品。

6）购买维修方便：为方便使用者日后使用，售后服务也是需要考虑的内容之一。

4. 助行器的选择

（1）单足手杖：适用于握力好、上肢支撑力强的使用者，如偏瘫病人的健侧、老年人等。

（2）多足手杖：用于平衡能力欠佳、但抓握能力较好的使用者。

（3）前臂支撑拐：主要适用于握力差、前臂力较弱或平衡功能稍差而不能使用手杖，但又不需要使用腋拐者，如部分脊髓损伤、脊髓灰质炎患者。

（4）腋拐：主要适用于截瘫或较严重的下肢伤病患者。

（5）框式助行架：适用于立位平衡差、下肢肌力差而不宜使用拐杖的患者或老年人。

（6）轮式助行器：适用于上肢肌力差，单侧或整个提起步行器有困难的下肢肌力不足或立位平衡差的使用者。

（7）座式助行器：主要适于老年人和下肢肌力不足或立位平衡较差的使用者社区活动或购物时使用。

（8）台式助行器：主要适于步行不稳的老年人、全身肌力低下者、脑血管疾病引起的步行障碍者、慢性关节炎患者以及长期卧床者的步行训练等。

5. 助行器长度（高度）的选择与调节

（1）手杖长度的选择

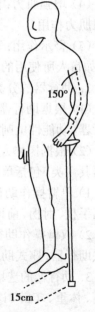

1）一般使用者：使用者穿鞋（需使用下肢矫形器者需穿矫形器）站立，地面到大转子的高度即为手杖的长度。

2）肢体畸形者：若使用者的下肢或上肢有短缩畸形时，让使用者穿上鞋或下肢矫形器站立，肘关节屈曲30°，腕关节背伸，小趾前外侧15cm处至背伸手掌面的距离即为手杖的长度（图14-5）。

3）直立困难患者：患者仰卧，双手置于体侧，肘关节屈曲30°，测量自尺骨茎突到足跟的距离，然后加2.5cm，即为手杖高度。

（2）前臂支撑拐长度的选择

图14-5 手杖长度的选择

1）把手到地面的长度：把手位置的确定同手杖。

2）把手至前臂托的长度：腕背伸，手掌面至尺骨鹰嘴的距离。

（3）腋拐长度的选择

1）确定腋拐长度最简单的方法是身长减去41cm即为腋拐的长度（图14-6A）。

2）站立时腋窝至地面的高度即为腋拐的长度。

3）下肢或上肢有短缩畸形，可让患者穿上鞋或下肢矫形器仰卧，将腋杖轻轻贴近腋窝。在小趾前外侧15cm处与足底平齐处即为腋杖最适当的长度（图14-6B）。

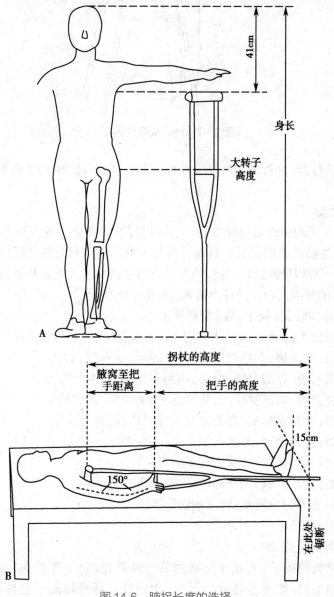

图14-6　腋拐长度的选择

4）把手位置：确定方法同手杖。

（4）框式助行架：高度选择如图14-7所示，把手的高度与手杖高度相同。轮式助行器、座式助行器高度选择与框式助行架相同。

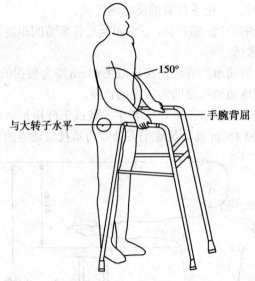

150°

手腕背屈

与大转子水平

图 14-7 助行架高度选择

(5) 台式助行器：助行架的高度应以身体直立，肘屈曲 30° 的状态下，将前臂放在平台上为宜。

（三）自助具

自助具是一类利用患者残存功能，无须外界能源，单凭患者自身力量即可帮助其独立完成日常生活活动的器具。自助具多与上肢功能和日常生活活动有关，自助具的使用不仅是一种积极的治疗手段，而且还有助于树立患者重返社会的信心。

1. 自助具的种类　自助具种类繁多，一般可分为：

(1) 进食类：匙、叉、筷子、碟、盘和杯子等。

(2) 梳洗修饰类：如带 C 形手柄的牙刷、改装指甲剪、带吸盘的刷子等。

(3) 穿着类：穿衣棒、扣纽扣自助具、拉锁环、穿袜器、鞋拔。

(4) 阅读书写类：如翻书器、书架、书写自助具、折射眼镜等。

(5) 通讯交流类：如敲键杖、改装键盘、改装鼠标、沟通板等。

(6) 炊事类：如特制砧板、开关水龙头自助具、改装刀具等。

(7) 取物类：如拾物器、长柄夹等。

(8) 文娱类：如持牌器、改装游戏手柄等。

(9) 沐浴类：如长柄刷、带套环毛巾、特殊手套等。

(10) 其他：如开门自助具、特殊柄钥匙等。

2. 常用的自助具

(1) 进食类自助具

1) 加装弹簧的筷子：在筷子尾端加装一弹簧片，筷子在松手后由弹簧的张力自动分离（图 14-8），用于手指伸肌无力、力弱或灵活性较差不能自行释放筷子的患者。

2) 加长把手的叉、匙：适用于上肢活动受限，够不到碟或碗的患者。

3) 加粗把手的叉、匙：适用于指屈曲受限或握力不足的患者。把手加粗后即易于握持（图 14-9）。

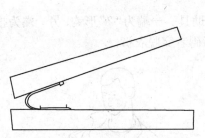

图 14-8 加装弹簧的筷子

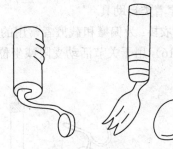

图 14-9 加粗把手的叉、匙

4）倒 T 形锯刀：利用垂直的压力和呈锯状等优势来克服切割的困难（图 14-10）。

5）L 形刀：亦可用手握进行摇切（图 14-11）。

6）锯刀：可利用手和臂的力量以及刀呈锯状的优势，来克服切割的困难（图 14-12）。

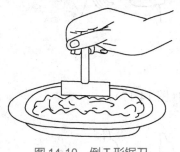

图 14-10 倒 T 形锯刀

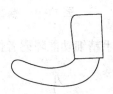

图 14-11 L 形刀

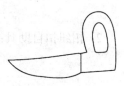

图 14-12 锯刀

7）配有碟档的碟子：其作用为防止食物被患者推出碟外（图 14-13），适合单手操匙者和手灵活性、稳定性欠佳者。

8）C 形握把的杯子：适用于握力不足的患者，用时四指一起穿入 C 形的中空部分（图 14-14）。

9）带吸管夹及吸管的杯子：适合手无法持杯的患者喝水或饮料（图 14-15）。

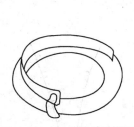

图 14-13 配有碟档的碟子

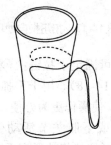

图 14-14 C 形握把的杯子

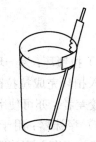

图 14-15 带吸管的杯子

10）克服震颤的勺子：近年国外研究出一款专门适合帕金森患者进食的勺子，可抵消手部震颤，利于进食。

（2）梳洗修饰类自助具

1）加长手柄工具：主要用于关节活动受限者。

2）加粗手柄工具：用于指抓握力量不足者或手因指屈曲受限而抓握不足者。

3）C 形手柄工具：用于无法抓握或握持者，如四肢瘫患者。

（3）穿着类自助具

1）穿衣棒：为偏瘫和截瘫者常用的穿衣自助具。一端为"?"形钩，另一端为推拉钩（图14-16），用于关节活动受限或坐位平衡障碍者穿脱衣裤。

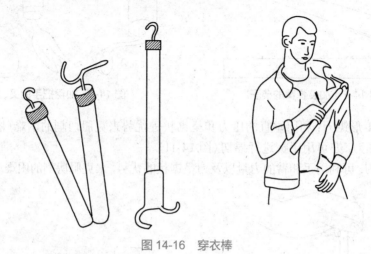

图 14-16 穿衣棒

2）扣纽扣自助具：用于手精细功能障碍者扣纽扣（图14-17）。

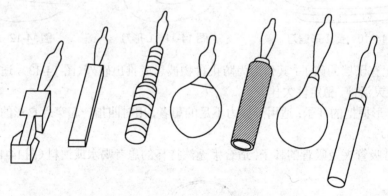

图 14-17 扣纽扣自助具

3）拉锁环：为一环形结构，可固定于拉链上，将手指套入扣环完成拉拉链动作（图 14-18）。用于手抓、捏功能较差者。亦可使用环形带子，使操作更为方便。

4）穿袜器：用于弯腰困难或下肢关节活动受限者。将袜子套入穿袜器后拉动绳子便能将袜子穿于脚上（图 14-19）。

5）鞋拔：用于平衡功能较差或躯干及下肢关节活动受限者。

（4）阅读书写类自助具

1）翻书器：用于手功能障碍者阅读时翻书（图14-20）。

2）书架：用于不能持书者阅读时固定书，同时有助于保持良好的阅读姿势（图14-21）。

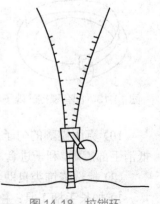

图 14-18 拉锁环

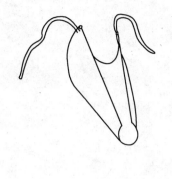
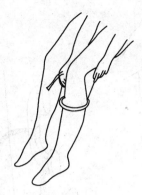

图 14-19　穿袜器

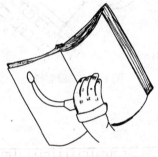

图 14-20　翻书器

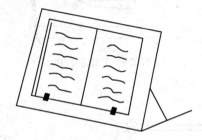

图 14-21　书架

3) 折射眼镜：用于卧床者阅读（图 14-22）。

4) 书写自助具：用于手功能障碍者书写，可根据使用者的功能和材料进行多种变化（图 14-23）。

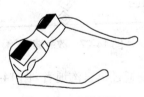

图 14-22　折射眼镜

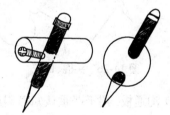

图 14-23　书写自助具

（5）通讯交流类自助具

1) 打电话自助具：为固定于电话听筒上一 U 形物品，帮助抓握困难者持电话，而手功能更差者需使用电话固定器（图 14-24）。

2) 敲键杖：敲键杖（图 14-25）用于手指功能差而不能敲击键盘者，固定于手掌上通过腕关节屈曲或尺偏完成输入，对于上肢功能严重障碍者可以使用头棍或口棍（图 14-26）输入。

3) 改装键盘：用于手功能障碍者，可根据需要选用单手输入键盘、加大键盘等（图 14-27）。

4) 改装鼠标（图 14-28）：用于手功能障碍者，可根据功能需要选用追踪球、摇柄式鼠标、吹吸口控鼠标等。

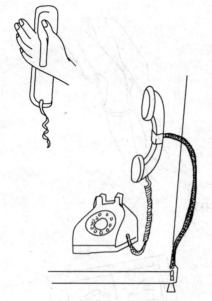

图 14-24 打电话自助具

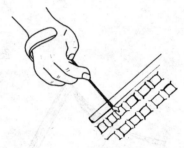

图 14-25 敲键杖

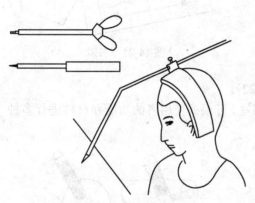

图 14-26 头棍、口棍

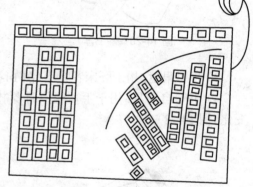

图 14-27 改装键盘

5) 沟通板：用于严重认知障碍或言语障碍而不能通过语言沟通者（图 14-29）。

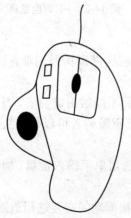

图 14-28 改装鼠标

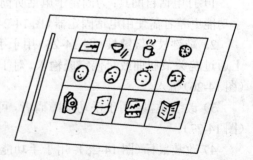

图 14-29 沟通板

（6）炊事类自助具

1）特制砧板：通过一些突起的钉子，可很好地固定食物（图 14-30）。主要用于偏瘫或一侧上肢截肢者。

2）开关水龙头自助具：固定于普通水龙头上，使手功能障碍者可利用加长的手柄轻松开启和关闭水龙头（图 14-31）。

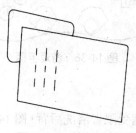

图 14-30　特制砧板

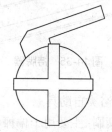

图 14-31　开关水龙头自助具

3）改装刀具：主要用于手功能障碍者（图 14-32）。

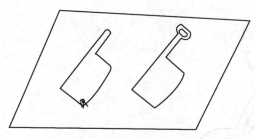

图 14-32　改装刀具

（7）取物类自助具

1）拾物器：一端为控制握把，另一端为可开合的叉状开口，通过绳索相连，通过控制握把可拾起地上或稍远处物品（图 14-33）。主要用于不能弯腰拾物者，如脊髓损伤者或强直性脊柱炎患者。

2）长柄夹：作用类似于拾物器，但没有绳索结构（图 14-34）。

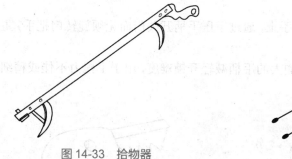

图 14-33　拾物器

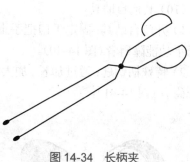

图 14-34　长柄夹

（8）文娱类自助具

1）持牌器：用于手功能障碍者，可固定扑克牌于持牌器上而无须用手持牌（图 14-35）。

2）游戏手柄：通过加粗或加长游戏手柄可使手功能障碍者亦能轻松玩电子游戏（图14-36）。

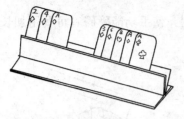

图 14-35　持牌器

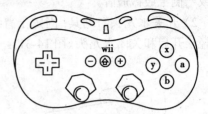

图 14-36　游戏手柄

（9）沐浴类自助具

1）长柄刷：主要用于偏瘫者或上肢关节活动范围受限者清洗后背（图14-37）。

2）带套环毛巾：用于手抓握毛巾有困难者清洗背部（图14-38）。

3）特殊手套：用于手抓握困难者，可通过手套擦洗身体或涂抹肥皂（图14-39）。

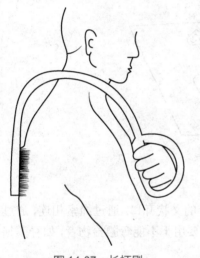

图 14-37　长柄刷

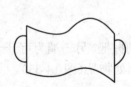

图 14-38　带套环毛巾

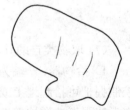

图 14-39　特殊手套

（10）其他自助具

1）开门自助具：固定于门把手上，通过下压手柄开关门而无须旋转门把手，主要用于手功能障碍者（图14-40）。

2）特殊柄钥匙：通过加长、加大的手柄减轻开锁难度，用于手捏力不佳或精细动作障碍者（图14-41）。

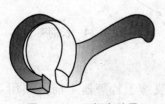

图 14-40　开门自助具

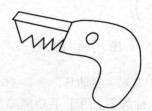

图 14-41　特殊柄钥匙

笔记

3. 自助具的选用和制作原则　以实用、可靠和经济为原则，有市售产品尽量利用市售品或在市售品的基础上稍加修改。如无现成的市售品可用则需自制。一般认为制作自助具应遵循以下原则：

（1）应能达到其使用目的，并可改善患者生活自理能力。

（2）简便、易制作、易学：尽量选用结构简单、易制作、易使用的自助具。

（3）美观、坚固、耐用：多数患者需长期使用自助具，因此自助具应坚固耐用、外形美观，这样也可提高患者使用的积极性。

（4）使用的材料易清洁：生活自助具使用频率较高，且与人体直接接触，因此需经常清洗，以保证卫生，所以自助具的材料应易清洁，易保存。

（5）易于调节：自助具应为可调性的，以满足患者需要，并在患者长大或体型发生变化时也能调节使用。

（6）轻便、舒适：因患者多数存在运动功能障碍，尤其常见的是肌力不足，所以自助具应尽量做到轻便。但对于协调障碍者，有时需加重自助具的重量以增加动作稳定性。

（7）材料价格低廉，购买方便：尤其对于经济条件不佳的使用者，如 C_6 脊髓损伤患者，使用带 C 形夹的勺子完全可独立进食，而没有必要花费几万元去购买自动喂食器。

4. 常用自助具的制作及应用

（1）制作工具：剪刀、穿孔机、钳子、铁锤、老虎钳、锉、恒温水箱、电吹风、万能胶等。

（2）制作材料

1）低温热塑材料：其热变性温度在 60～80℃，在热水或干燥器中软化、成形，易于操作，且可制作成各种形状。

2）泡沫塑料制品：具有重量轻、稳定性好等特点，制作出来的产品美观舒适。

3）尼龙搭扣：主要用于自助具的固定。

4）木材、钢丝、金属：用于自助具的主体或配件。

（3）常用自助具的简易制作与应用

1）多功能 C 形夹（图 14-42）：C 形夹为形状类似英文字母 C 的结构，可帮助抓握功能较差者有效握持工具，使用时可直接固定于工具手柄上或配合 ADL 套使用。其形状有多种，有的为宽型，其中带有 ADL 套，套口有 V 形缺口，以便将叉、匙、刀、笔

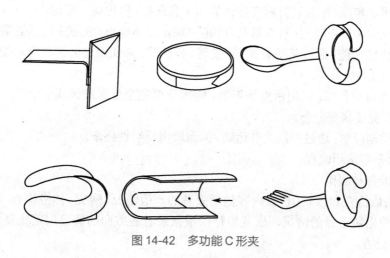

图 14-42　多功能 C 形夹

等的把沿图中箭头方向插入；有的为封闭型，无开口；还有的为开口型，带有可以转动的 ADL 套，可根据需要改变 ADL 套的方向。C 形夹可直接固定于工具手柄上单独使用，也可和长对掌矫形器配合应用。

制作时用宽度为 2～3cm 的条形低温热塑板材，在恒温水槽中加热至软化后，敷贴在患者手上成形、修剪，再用铆钉固定于工具手柄上，或在其掌面固定上可旋转或固定的 ADL 套，如有需要可使用魔术贴加固。

2）万能袖带：也称多功能固定带，其基本结构为一环绕手掌的硬质皮带，采用尼龙搭扣固定，在皮带的掌侧有一插口，用来插食具或牙刷的手柄（图 14-43）。用于握力减弱或丧失者。使用时直接将牙刷或勺子插入手掌部的插口即可。

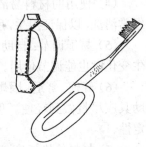

制作方法：选用硬布或皮鞋材料，裁成宽 2～3cm 的长条状，其长度大于手掌沿掌横纹处周长约 5cm，在掌侧制作一个条形袋用于插入固定工具的手柄，并在背侧加尼龙搭扣固定。

图 14-43　万能袖带

3）各类特殊手柄工具：根据需要可制作以下常用手柄，如加粗手柄、加长手柄、带弯手柄、环状手柄等。

制作方法：①加粗手柄。可直接将工具手柄缠上纱布或棉布加粗，也可选用粗木柄、橡胶柄、塑料柄套或自行车把手等材料进行改造。②加长手柄。可直接用长木柄或橡胶柄、塑料柄加长工具手柄，也可选用铝合金条、钢条或低温板材固定于工具手柄上来加长手柄。③带弯手柄。直接用塑料或低温板材加热后弯成需要的形状，也可用木条、铝合金条加铆钉来达到弯曲效果。④环状手柄。用塑料或低温板材加热后弯成环状固定即可。

（四）矫形器

矫形器是在人体生物力学的基础上，作用于人体四肢或躯干，以保护、稳定肢体，预防、矫正肢体畸形，治疗骨关节、神经与肌肉疾病及功能代偿的体外装置。用于上肢的矫形器也称夹板。

1. 矫形器的作用

（1）稳定与支持：通过限制异常运动保持关节的稳定性，以恢复肢体的承重能力。

（2）固定和保护：通过对病变肢体的固定和保护，促进病变痊愈。

（3）预防和矫正畸形：矫形器具有预防、矫正肢体畸形，或防止畸形加重的作用。

（4）代偿功能：通过某些装置（橡皮筋、弹簧等）来代偿失去的肌肉功能，使麻痹的肢体产生运动。

（5）免负荷作用：应用承重矫形器，能部分或完全免除肢体或躯干的承重，促进组织修复，促使病变愈合。

（6）抑制痉挛：通过控制关节运动，抑制肌肉反射性痉挛。

2. 矫形器应用流程

（1）准备和制作

1）病情检查和诊断：检查内容包括患者的一般情况、病史、体格检查、ROM、肌力、目前使用矫形器的情况。康复治疗组根据患者各方面的情况拟定康复治疗方案和矫形器处方。

2）矫形器处方：康复医师应掌握矫形器的基本知识和各种矫形器的结构原理及其适应证。根据患者的情况开具最合适的矫形器处方。处方要求明确，切实可行，要将目的、要求、品种、材料、固定范围、体位、作用力的分布、使用时间等写明。

3）矫形器装配前的治疗：主要用以增强肌力，改善关节活动范围和协调功能，消除水肿，为使用矫形器创造较好的条件。

4）矫形器制作：包括设计、测量、绘图、取模、制造、装配等程序。

（2）训练和使用

1）试穿（初检）：了解矫形器是否达到处方要求，舒适性及对线是否正确，动力装置是否可靠，必要时进行调整。

2）矫形器使用训练：包括教会患者穿脱矫形器，穿上矫形器进行一些功能活动，根据不同品种进行适当训练，如用屈指铰链矫形器进行抓握各种不同大小和形状的物体练习，熟练掌握外部动力矫形器的操纵。

3）终检：由康复医师负责。检查矫形器的装配是否符合生物力学原理，是否达到预期的目的和效果，了解患者使用矫形器后的感觉和反应。矫形器合格后方可交付患者使用。

（3）随访：对需长期使用矫形器的患者，应3个月或半年随访一次，以了解矫形器使用效果及病情变化，需要时应对矫形器做修改调整。

3. 低温板材矫形器的制作过程　矫形器有多种分类方法，作业治疗最为常用的是上肢低温板材矫形器，故本节仅介绍低温板材矫形器的制作步骤。

（1）画纸样：在决定了要制作具体的矫形器后，第一步工作是画纸样，需要根据患者肢体形状绘制轮廓图，以轮廓图为依据，绘制出符合要求的矫形器纸样。具体步骤如下：①绘制轮廓图；②标记标志点；③画出所需纸样：测量肢体尺寸，以肢体轮廓线为基础，适当放大轮廓的尺寸，然后按所设计的矫形器画取相应图样；④剪纸样：沿纸样图剪下纸样。

（2）试样：将剪好的纸样放在肢体上查看是否符合所需要的尺寸。

（3）取材：将纸样放于板材上，沿周围将纸样画于板材上并剪下。

（4）加热及塑形：将裁剪好的板材放入60～70℃水温的恒温水箱中，待材料充分软化后取出，平整地放于桌面上，用毛巾吸干水分；操作者试温后置于患者治疗部位进行塑形。

（5）修整、边缘打磨：观察初步塑形好的矫形器有无偏斜和旋转，关节角度是否达到要求，关节是否保持正常对线和其他治疗需要。如有差异，需在局部加温软化后进行调整，甚至重新塑形。当矫形器的基本形态完成后，应将多余的边缘剪去，并对边缘进行处理以使其光滑。

（6）加装固定带及附件：将处理好的矫形器在肢体上试戴，无明显问题后加装固定带及需要的附件（如弹簧、金属配件、橡皮筋等）。

（7）试穿：将做好的矫形器佩戴于患者肢体上，10～15分钟后取下检查，无不适及无压迫点后，教会患者穿戴和使用方法及注意事项后，交付使用。

4. 矫形器应用注意事项

（1）制作前，必须清楚了解治疗要求及病人的基本情况，查阅病人资料，特别是影像资料（如X线片），以弄清骨、神经、肌腱的稳定情况。

（2）制作前进行必要的解释和说明，使患者了解所要制作矫形的作用、形状、材料、价格等。

（3）制作时需特别注意角度和力量的控制，尽可能使矫形器在满足功能需要的基础上，既合身又舒适。

（4）矫形器的设计要符合三点力学原理及杠杆原理，增加机械效益。

（5）保持重要解剖结构，如保持掌弓，同时应避免骨突处受压。

（6）制作后要教会患者矫形器的穿戴方法、使用时间、注意事项等，最好提供书面材料以确保矫形器得到正确使用。

（7）定期随访并及时调整矫形器，以适应不同时期和不同功能下的需要。

（8）注意安全：注意制作和使用中的安全，配件固定牢固，边缘处理平滑，角度及力量合适。

5. 常用矫形器的制作及应用

（1）手功能位 / 休息位矫形器：主要作用是使腕关节与手指保持在功能位 / 休息位，适用于周围神经损伤、弛缓性或痉挛性瘫痪、腕关节骨折、腕关节挛缩、腕关节烧伤患者等。手功能位 / 休息位矫形器由前臂托和手部共同组成，将腕关节固定于 30°（功能位）或 10°～15°（休息位），拇指外展对掌位，掌指关节、指间关节屈曲位。功能位与休息位矫形器制作方法相同，只是腕关节和手部角度要求不同（图 14-44）。

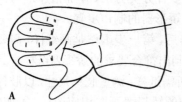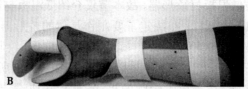

图 14-44　腕手功能位矫形器
A. 矫形器纸样图；B. 矫形器实例图

（2）手部抗痉挛矫形器：主要作用是对抗手屈肌痉挛，降低屈肌张力，适用于脑卒中、脑瘫、颅脑损伤等痉挛型患者。抗痉挛矫形器由前臂为开口朝向背侧的 U 形臂托和手掌托组成，使腕关节背伸 10°～30°，各指伸直并分开（图 14-45）。如果患者肌张力过高而难以在患者手上操作，可以选择相近的正常人手作为模型，塑形后再根据患手情况进行修改。穿戴时需先将手腕及手指缓慢伸展，待松弛后再戴上矫形器。

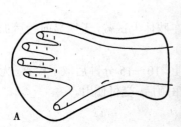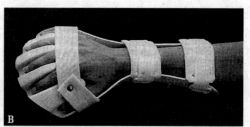

图 14-45　抗痉挛矫形器
A. 矫形器纸样图；B. 矫形器实例图

（3）掌侧腕伸展矫形器：掌侧腕伸展矫形器是指位于前臂及腕关节掌侧，将腕关节固定于背伸位的矫形器（图14-46）。其作用为维持腕关节于功能位，但又不影响手指活动。适用于伸腕肌麻痹、腕关节损伤、桡骨茎突炎、偏瘫等患者，也是动态屈指矫形器的支托部分。

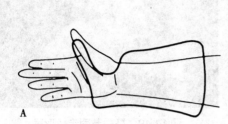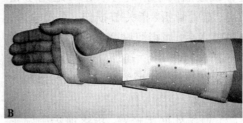

图14-46　掌侧腕伸展矫形器
A.矫形器纸样图；B.矫形器实例图

（4）背侧腕伸展矫形器：背侧腕伸展矫形器指固定于手臂背侧，开口朝向掌侧，使腕关节维持在功能位的矫形器（图14-47）。其作用是保持腕关节在功能位，同时允许手指进行自由活动。适用于桡神经损伤、臂丛损伤、肌腱损伤、多发性肌炎、偏瘫等，尤其适合掌侧面有伤口的患者，也可作为伸腕肌麻痹助动矫形器的基础。

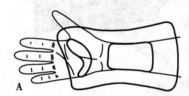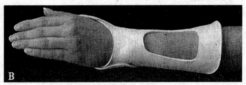

图14-47　背侧腕伸展矫形器
A.矫形器纸样图；B.矫形器实例图

（5）拇指对掌矫形器：是维持拇指于对掌位的矫形器，其作用是使拇指与食指保持在对掌位，利于手部进行抓、捏等功能活动，防止拇内收肌挛缩。适用于正中神经损伤、内收肌挛缩、大鱼际肌损伤、拇指挫伤、腱鞘炎等患者。拇指对掌矫形器制作时将材料裁成T形，横向部分在拇指与食指之间塑形成指托，纵向部分自手部桡侧绕向尺侧，借助固定带将桡、尺侧两端连接固定（图14-48）。

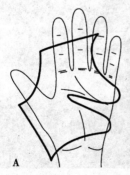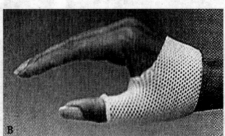

图14-48　拇指对掌矫形器
A.矫形器纸样图；B.矫形器实例图

（6）手指固定矫形器（图 14-49）：是手指受损后固定常用的矫形器，其作用是使伤指制动，有利于组织修复，还可以利用三点力作用原理，对远端指间关节、近端指间关节过伸或过屈的手指进行矫正。适用于指关节炎、指骨骨折、指关节损伤、手指畸形、屈指肌腱术后、屈指肌腱挛缩等。指关节固定矫形器包括指箍、指伸展固定矫形器、指屈曲固定矫形器、掌指关节固定矫形器等几种，制作容易，使用方便。

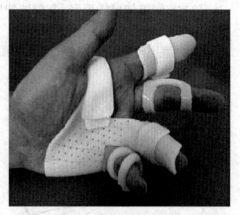

图 14-49　指关节固定矫形器

（7）拇指外展矫形器：指将拇指固定于最大外展位的矫形器，主要用于烧伤、手外伤后虎口挛缩的预防和治疗。制作时将拇指固定于掌侧外展与桡侧外展中间（45°）最大外展位，为达最好效果，需连同食指掌指关节一起固定（图 14-50）。

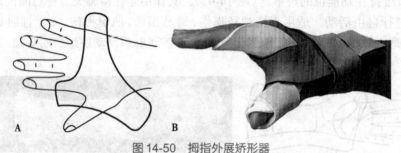

图 14-50　拇指外展矫形器
A. 矫形器纸样图；B. 矫形器实例图

（8）屈肌腱损伤矫形器：为手指屈肌腱损伤手术后保护肌腱组织、防止组织粘连的矫形器。通过矫形器将腕关节固定于屈曲 30° 位，掌指关节屈曲 70° 位，指间关节伸展位。穿戴时还需将患指戴上指套或在指甲上粘上细小的金属钩，利用橡皮筋牵引，诸指的牵引方向均指向舟骨，使之更符合生理活动（图 14-51）。弹力筋止于前臂近 1/3 处，牵伸力量以手指能较容易伸展为好。使用时，主动伸指至掌指关节

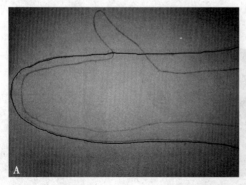

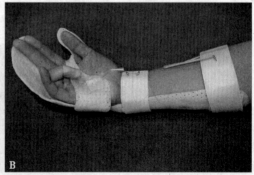

图 14-51　屈肌腱术后矫形器
A. 矫形器纸样图；B. 矫形器实例图

屈曲70°位，通过橡皮筋的拉力将手指屈曲至全范围，从而避免因屈肌主动运动或过度伸展运动导致的肌腱再次断裂，又防止了组织粘连，适用于屈肌肌腱术后的早期应用。

（9）尺神经损伤矫形器：该矫形器能克服因尺神经麻痹导致的第4、5掌指关节过度伸展，主要针对尺神经损伤引起的爪状指畸形。可分为静态或动态矫形器。制作静态矫形器时，将4、5指及掌部分别用条形材料做成环状并黏合在一起（图14-52A）；动态矫形器一般采用低温热塑材料，在手掌做一个半开口的环形箍，开口在尺侧，另采用低温热塑材料在第4、5（或2～5）近指骨中段塑成两个并在一起的指箍，通过弹簧将手掌箍与指箍连起来，指箍的力量压向掌面（图14-52B）。

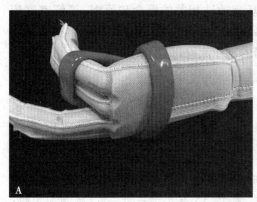
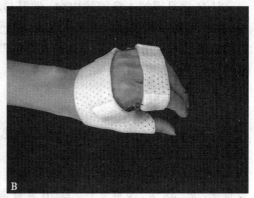

图14-52　尺神经麻痹矫形器
A 静态；B 动态

（10）桡神经损伤动态伸指矫形器：是指将腕关节固定于背伸30°位，预防及纠正桡神经损伤后垂腕、垂指的矫形器。制作时，一般在背侧腕背伸矫形器的基础上加上钢丝，手指可对抗钢丝的阻力主动屈曲，放松时在钢丝的牵拉作用下达至伸展位。制作时根据患者情况，腕关节可采取固定于30°位或使用弹簧圈制作动态腕关节部分（图14-53A）。如仅为桡神经前臂段损伤，临床表现为腕关节活动正常或稍差，仅存在垂指，此时矫形器则不需腕关节及前臂部分，仅需手部部分（图14-53B）。

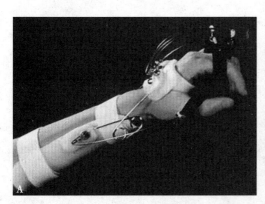
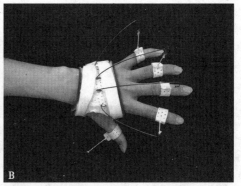

图14-53　桡神经损伤动态伸指矫形器
A. 纠正垂腕、垂指的矫形器；B. 纠正垂指的矫形器

学习小结

1. 学习内容

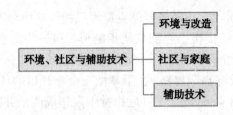

2. 学习方法

认真学习理解本章阐述内容,学习与环境改造相关的概念和原则,了解家庭康复、社区康复中作业治疗的工作内涵,熟悉辅助技术的分类及运用范围,掌握常见病种的辅助技术应用,以及常见轮椅及矫形器的制作流程、适配原则等。

(李奎成)

复习思考题

1. 试分析一个 T_{10} 完全性脊髓损伤患者如能在家中独立生活,家居环境方面的基本要求。

2. 请为一个脑卒中后半年、即将出院的患者制订完整的社区作业治疗计划。患者情况:男,48 岁,家庭支柱,与 70 岁母亲、妻子、15 岁儿子共同生活,病前为司机,诊断脑出血恢复期,右侧肢体偏瘫,可独立步行但步行稳定性差,ADL 部分自理,无明显认知障碍。

3. 请为一个 C_6 完全性脊髓损伤后 1 年的患者选择一台合适的轮椅及可能需要的生活自助具,并出具轮椅处方。

4. 试分析不同助行器的适应证及高度/长度的选择方法。

附录：作业治疗科学研究

一、概述

科学研究即运用科学的理论和方法探索自然界未知的现象与规律。科学研究支持作业治疗的发展，具体包括：

1. 为服务需求提供证据 科学研究对具有功能障碍人群的需求进行研究以确定该人群是否需要作业治疗服务。如通过对慢性疾病患者人群的研究发现，慢性疾病长期影响患者的身体与心理健康，这些影响逐渐阻碍慢性疾病患者在日常生活、工作和娱乐的全方面参与，作业治疗服务能够发挥其专业特点促进该类人群的身心健康、提高生活质量。从而，作业治疗在慢性疾病管理方面形成了其独特角色与服务范围。

2. 连接理论与实践 在作业治疗理论体系中，作业治疗实践模式指导临床实践，而科学研究用于验证：作业治疗理论是否适用于特定服务人群？是否有效起到指导作用？临床试验能够对理论的发展起到促进和修订作用。

3. 为作业治疗实践提供证据 科研者对评估工具的信度效度、适用人群等进行研究，研究结果为作业治疗师临床评估工具的选择提供证据。临床研究者对作业治疗的疗效进行监测与比较，利于作业治疗师提供最优服务。

科学研究、作业治疗理论与实践三者的联系：作业治疗理论指导实践的实施，是临床选择评估与治疗方法的基础；作业治疗的理论与实践是科学研究探索的内容；科学研究为具体的干预手段疗效提供证据，为理论的发展提供反馈。作业治疗师的常见角色之一为科研人员，作业治疗师除了提供专业高效的作业治疗服务外，还需培养科研思维，通过科研的方式发展与完善作业治疗的理论体系与临床证据。

二、作业治疗理论研究与临床研究

（一）作业治疗理论研究

作业治疗的理论研究是对作业治疗基础的哲学思想、概念、模式等理论知识的验证与探索。在理论研究的过程中，研究者可以对已有的作业治疗理论进行验证与优化，也可以发展新的概念以充实和发展学科。

美国作业治疗学家 Kielhofner 与 Bruke 总结：作业治疗理论体系的发展过程中共出现了三个理论体系，经历了两次标志性的转变。最初的作业治疗理论集中在作业以及其在人类生命和健康中的角色，并且聚焦作业作为治疗工具的角色。在 20 世纪 40 年代末，作业治疗受到了医学界的质疑。这些批评者认为作业治疗没有令人信服的临床证据支持其有效性，在批评者的压力下，一些作业治疗师提议将作业治疗理论体系向医学模式发生转变，演化为"机械模式"。机械模式认为人的表现直接与骨骼肌肉、神经运动和心灵功能相关，作业治疗着重于恢复这三个方面的功能，以恢复患者健康。虽然机械模式与现今的作业治疗内涵有所出入，但该模式促使作业治疗师对人的疾病诊断、身体功能与其健康形成了更加深入的理解与探索，并且将作业治疗引入了科学循证的发展轨迹。到了19世纪60年代，Mary Reilly及其同事提出了回归作业本源的思想。新的理论模式强调人 - 作业 - 环境之间的关系，提出人的功能障碍不仅由于疾病，与人身处的环境、个人的经历与信仰同样息息相关。这一模式引导治疗师跳出对人的单一关注，回归了作业治疗最初的全局观念。回归本源的理论模式奠定了现今的作业治疗理论基础。随着诸多实践模式与框架的提出，作业治疗至今已充实、发展成为成熟的作业治疗学科内涵。作业治疗模式相关介绍见本书第三章。同时作业治疗理论的完善与需要临床研究的支持，目前较为成熟的作业治疗理论都已有大量临床证据证明其有效性与可行性。

值得注意的是，近年作业治疗理论的发展加入了来自东方文化的解读。自Michael Iwama于2006年出版书籍《河流模式：文化相关性的作业疗法》，这一具有东方哲学思想的模式在国际逐步发展并得到广泛认可，诸多西方国家的治疗师也参与到河流模式的研究与应用中。作业治疗学科是基于环境的实践，作业治疗在全球范围内的发展应适应当地地域的文化、社会特色。作业治疗科学在中国文化背景下的发展与壮大是值得鼓励的。

（二）作业治疗临床研究

作业治疗临床研究是对有某种作业需求的人群，采用科学系统的方法进行探究的过程。临床科研的实施过程一般包括选题、制订研究方案、收集资料、分析资料、撰写论文五个步骤。

在开始临床研究前，研究者可以思考以下问题：研究对象的需求是什么？该类人群的发病率与死亡率分别是多少？是否已有相关研究发表？我在临床接触与治疗的经验是怎样的？即将展开的研究是需要多学科合作的吗？如果是，我应该向哪个领域的专家进行咨询？研究的开展需采用何种方法？在开展过程中会遇到何种阻碍？研究将有何种研究结果？

在选择合适的研究方法后，研究者展开临床研究并采用科学的统计工具对资料进行分析与整理，最终得出结论。作业治疗常见的临床研究方法分为两种，定量研究与定性研究。研究者应综合考虑研究目的、研究对象、开展研究的场所等因素进行研究方法的选择。

1. 定量研究　也称量性研究，是研究者首先建立假设，采用一定方法收集资料，并研究变量之间关系从而验证假设的研究过程。在定量研究中，作业治疗最为常见的是研究对某一特定服务对象使用某种干预方法的疗效。作业治疗中常见的定量研究方法有以下几种。

（1）实验研究：研究者使用一定方法控制或干预研究对象，并且观察干预效果的过程。实验研究结果可为某种作业治疗的临床干预手段疗效提供证据。实验研究的步骤如下：

1）确定实验目的：例如研究某种干预措施在某一人群的疗效。

2）设置对照组与试验组：对照组与试验组的设置应为同等的。临床试验中，将合格的受试者分出一部分作为对照，对照组不接受任何干预或对照组使用"安慰剂"治疗。如在研究NDT疗法对儿童的疗效时，对试验组采用NDT疗法而对照组进行同等时长的触摸。对照组与试验组的受试者可采用随机法、盲法等进行选择。

3）实施干预前对受试者的各项指标进行测定。

4）对对照组与试验组实施干预：在干预过程中，对照组和试验组应接受相同时长的干预和同等的关注。

5）使用评估工具进行干预后的测定。

6）对实验数据进行分析总结,得出结论。

在实验研究过程中,研究者应注意控制额外变量,即实验中的外部不相关因素,防止影响研究结果。作业治疗研究中的额外变量包括治疗师、受试者、环境和治疗手段四个方面。治疗师相关的额外变量有:治疗师的教育水平、工作经验、性格、思考方式、文化背景等。受试者相关的额外变量有:年龄、性别、婚姻状态、教育水平、与治疗师的关系。环境相关的额外变量有:治疗场所在患者的家中还是门诊或是住院期间?治疗的时长、频率是多少?环境的物理因素如灯光、背景、声音、温度是否影响实验结果?治疗手段相关的额外变量有:实施这一治疗手段是否需要治疗师参加特定的培训?治疗手段是否有统一的流程可遵守?

（2）描述性研究:是通过描述疾病或健康状况在不同时间、地点或人群中的分布情况,探究某些因素与疾病或健康状况间的关系。描述性研究为流行病学研究提供研究基础,其目的包括分析某种疾病的发病因素,描述疾病或健康状况的流行病学情况,用于疾病的早期筛查和监测等。

在作业治疗研究中,描述性研究常被用于探究某种残疾可能导致的功能障碍情况,这有助于作业治疗师对不同人群实施干预时,对其可能出现的作业表现障碍进行预判。同时疾病的患病率和发病率令治疗师了解公众患病的比例与患病风险,从而确定公众对某项作业治疗服务的需求。

（3）常模研究:常模即某个变量的一般或平均数据。许多作业治疗评估工具通过建立常模作为评估标准,评估者可通过被评估人的评估结果与常模进行对比,以判断被评估人的功能表现情况。如使用握力计评估握力时,根据不同人群的年龄、性别建立握力的常模,以此为标准可对比被评估者的握力是否处于正常范围。

（4）相关性研究:相关性研究是对变量之间关系的探究。作业治疗科研中,相关性研究常被用于验证作业治疗理论。根据 MOHO 模式中的理论,个人动机同作业参与有着密切关系。例如,作业治疗师 Peterson 通过对 270 名老年人的调查发现,若老年人认为自己的摔倒概率很大,老年人在娱乐和社交活动的参与会相应减少。这一相关性研究与 MOHO 模式的理论一致。

（5）调查研究:是使用科学方法收集特定范围内的人群数据,并通过统计学分析得出结果的研究。调查研究被应用于健康、社会与教育研究中,其数据可作为制订健康策略、服务项目的参考。作业治疗研究者使用调查研究获得服务人群对作业治疗在各个领域的需求以及满意度。调查研究收集数据的方式包括个人面谈、信件问卷、电话问卷、在线问卷等形式。

2. 定性研究　也称质性研究,是采用多种资料收集方法对研究对象进行探究。定性研究收集的资料有病例、目标人群的个人经历、所处环境等。研究者使用多样的沟通方法探究人对研究事物的感受与认识。因此,定性研究与定量研究相比,更具有人文关怀意识。作业治疗因其特有的对人精神层面与环境的关注,在研究中大量运用了质性研究的方法。作业治疗师通过定性研究,了解患者、家属或公众的价值观、文化观、生活环境或对参与某一作业的看法和感受等。主要的质性资料收集策略可分为以下四种:

（1）参与:研究者收集目标人群在情景中的真实感受,研究者参与到目标人群的环境中以了解环境对目标人群的影响。如为了解地区的无障碍设施情况,研究者可乘坐轮椅使用无障碍设施出行对研究内容产生直观感受。

（2）直接观察：研究者通过观察、记录目标人群在特定环境下的表现，不同于参与的策略，研究者无须参与目标人群的活动，而是作为一名旁观者对其进行观察。如研究者观察并记录下一名自闭症儿童在学校中的表现而不加以干预。

（3）访谈：研究者常通过访谈直接收集资料，形式可分为非结构式访谈、半结构式访谈和结构式访谈。非结构式访谈无特定的访谈内容，更多是根据被访谈者的回答提出新的开放性问题，鼓励被访谈者提供更多的相关信息，如个人感受和经历等。半结构式访谈和结构式访谈中包含较为具体的访谈内容和侧重点，但在访谈过程中也同样包含着开放式的问题以获取被访谈者的更多信息。不同的是，半结构式访谈在限定问题的同时，访谈者可根据回答提出提纲以外的问题，但结构式访谈则仅能提出事先限定的问题。访谈能够直观地获取质性资料，但对访谈者的技巧有较多要求。

（4）分析：研究者通过对文件、电子和纸质材料、照片、日记、作业、报纸杂志等资料的分析，整理出有效信息。

（胡　军　刘倩雯）

主要参考书目

1. 胡军. 作业治疗学[M]. 北京，人民卫生出版社，2011.
2. 窦祖林. 作业治疗学[M]. 北京：人民卫生出版社，2008.
3. 闵水平. 作业治疗技术[M]. 北京：人民卫生出版社，2010.
4. 缪鸿石. 康复医学理论与实践[M]. 上海：上海科学技术出版社，2000.
5. 卓大宏. 中国康复医学[M]. 2版. 北京：华夏出版社，2003.
6. 南登崑. 康复医学[M]. 北京：人民卫生出版社，2004.

全国中医药高等教育教学辅导用书推荐书目

一、中医经典白话解系列

黄帝内经素问白话解(第2版)	王洪图	贺娟
黄帝内经灵枢白话解(第2版)	王洪图	贺娟
汤头歌诀白话解(第6版)	李庆业	高琳等
药性歌括四百味白话解(第7版)	高学敏等	
药性赋白话解(第4版)	高学敏等	
长沙方歌括白话解(第3版)	聂惠民	傅延龄等
医学三字经白话解(第4版)	高学敏等	
濒湖脉学白话解(第5版)	刘文龙等	
金匮方歌括白话解(第3版)	尉中民等	
针灸经络腧穴歌诀白话解(第3版)	谷世喆等	
温病条辨白话解	浙江中医药大学	
医宗金鉴·外科心法要诀白话解	陈培丰	
医宗金鉴·杂病心法要诀白话解	史亦谦	
医宗金鉴·妇科心法要诀白话解	钱俊华	
医宗金鉴·四诊心法要诀白话解	何任等	
医宗金鉴·幼科心法要诀白话解	刘弼臣	
医宗金鉴·伤寒心法要诀白话解	郝万山	

二、中医基础临床学科图表解丛书

中医基础理论图表解(第3版)	周学胜
中医诊断学图表解(第2版)	陈家旭
中药学图表解(第2版)	钟赣生
方剂学图表解(第2版)	李庆业等
针灸学图表解(第2版)	赵吉平
伤寒论图表解(第2版)	李心机
温病学图表解(第2版)	杨进
内经选读图表解(第2版)	孙桐等
中医儿科学图表解	郁晓微
中医伤科学图表解	周临东
中医妇科学图表解	谈勇
中医内科学图表解	汪悦

三、中医名家名师讲稿系列

张伯讷中医学基础讲稿	李其忠
印会河中医学基础讲稿	印会河
李德新中医基础理论讲稿	李德新
程士德中医基础学讲稿	郭霞珍
刘燕池中医基础理论讲稿	刘燕池
任应秋《内经》研习拓导讲稿	任廷革
王洪图内经讲稿	王洪图
凌耀星内经讲稿	凌耀星
孟景春内经讲稿	吴颢昕
王庆其内经讲稿	王庆其
刘渡舟伤寒论讲稿	王庆国
陈亦人伤寒论讲稿	王兴华等
李培生伤寒论讲稿	李家庚
郝万山伤寒论讲稿	郝万山
张家礼金匮要略讲稿	张家礼
连建伟金匮要略方论讲稿	连建伟

书名	作者	
李今庸金匮要略讲稿	李今庸	
金寿山温病学讲稿	李其忠	
孟澍江温病学讲稿	杨进	
张之文温病学讲稿	张之文	
王灿晖温病学讲稿	王灿晖	
刘景源温病学讲稿	刘景源	
颜正华中药学讲稿	颜正华	张济中
张廷模临床中药学讲稿	张廷模	
常章富临床中药学讲稿	常章富	
邓中甲方剂学讲稿	邓中甲	
费兆馥中医诊断学讲稿	费兆馥	
杨长森针灸学讲稿	杨长森	
罗元恺妇科学讲稿	罗颂平	
任应秋中医各家学说讲稿	任廷革	

四、中医药学高级丛书

中医药学高级丛书——中药学(上下)(第2版)	高学敏	钟赣生
中医药学高级丛书——中医急诊学	姜良铎	
中医药学高级丛书——金匮要略(第2版)	陈纪藩	
中医药学高级丛书——医古文(第2版)	段逸山	
中医药学高级丛书——针灸治疗学(第2版)	石学敏	
中医药学高级丛书——温病学(第2版)	彭胜权等	
中医药学高级丛书——中医妇产科学(上下)(第2版)	刘敏如等	
中医药学高级丛书——伤寒论(第2版)	熊曼琪	
中医药学高级丛书——针灸学(第2版)	孙国杰	
中医药学高级丛书——中医外科学(第2版)	谭新华	
中医药学高级丛书——内经(第2版)	王洪图	
中医药学高级丛书——方剂学(上下)(第2版)	李飞	
中医药学高级丛书——中医基础理论(第2版)	李德新	刘燕池
中医药学高级丛书——中医眼科学(第2版)	李传课	
中医药学高级丛书——中医诊断学(第2版)	朱文锋等	
中医药学高级丛书——中医儿科学(第2版)	汪受传	
中医药学高级丛书——中药炮制学(第2版)	叶定江等	
中医药学高级丛书——中药药理学(第2版)	沈映君	
中医药学高级丛书——中医耳鼻咽喉口腔科学(第2版)	王永钦	
中医药学高级丛书——中医内科学(第2版)	王永炎等	